Auf einen Blick

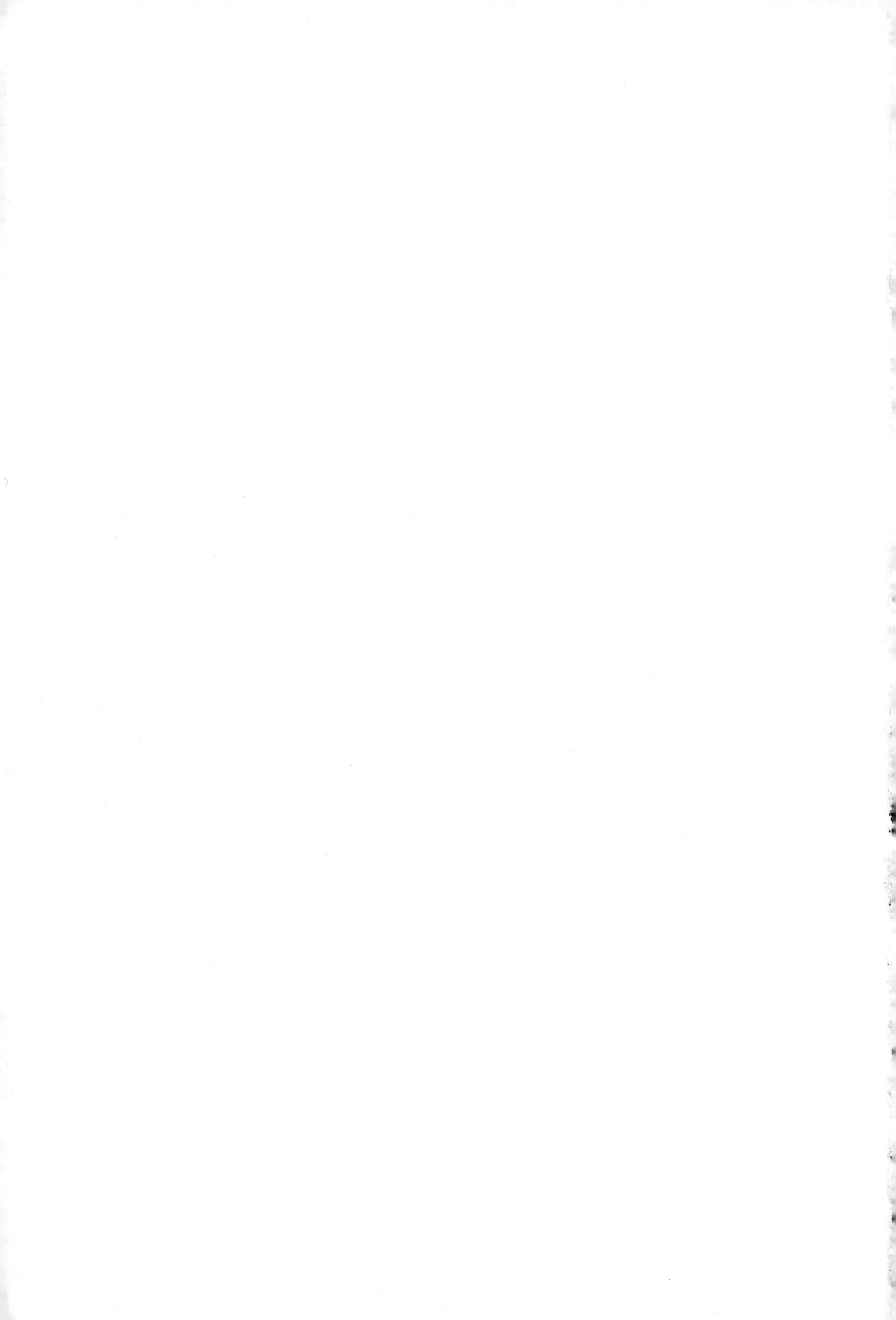

Kurzlehrbuch

Dermatologie

Wolfram Sterry

Viktor Alexander Czaika
Ulrike Drecoll
Ina Hadshiew
Felix Kiecker
Dimitrios Papakostas
Sandra Philipp
Richard Stefaniak
Karola Stieler
Dorothea Terhorst

306 Abbildungen
94 Tabellen

Georg Thieme Verlag
Stuttgart · New York

Bibliografische Information der Deutschen Nationalbibliothek
Die Deutsche Nationalbibliothek verzeichnet diese Publikation in der Deutschen Nationalbibliografie:
detaillierte bibliografische Daten sind im Internet über
http://dnb.d-nb.de abrufbar.

Ihre Meinung ist uns wichtig! Bitte schreiben Sie uns unter

www.thieme.de/service/feedback.html

Wichtiger Hinweis: Wie jede Wissenschaft ist die Medizin ständigen Entwicklungen unterworfen. Forschung und klinische Erfahrung erweitern unsere Erkenntnisse, insbesondere was Behandlung und medikamentöse Therapie anbelangt. Soweit in diesem Werk eine Dosierung oder eine Applikation erwähnt wird, darf der Leser zwar darauf vertrauen, dass Autoren, Herausgeber und Verlag große Sorgfalt darauf verwandt haben, dass diese Angabe **dem Wissensstand bei Fertigstellung des Werkes entspricht.**

Für Angaben über Dosierungsanweisungen und Applikationsformen kann vom Verlag jedoch keine Gewähr übernommen werden. **Jeder Benutzer ist angehalten,** durch sorgfältige Prüfung der Beipackzettel der verwendeten Präparate und gegebenenfalls nach Konsultation eines Spezialisten festzustellen, ob die dort gegebene Empfehlung für Dosierungen oder die Beachtung von Kontraindikationen gegenüber der Angabe in diesem Buch abweicht. Eine solche Prüfung ist besonders wichtig bei selten verwendeten Präparaten oder solchen, die neu auf den Markt gebracht worden sind. **Jede Dosierung oder Applikation erfolgt auf eigene Gefahr des Benutzers.** Autoren und Verlag appellieren an jeden Benutzer, ihm etwa auffallende Ungenauigkeiten dem Verlag mitzuteilen.

© 2011 Georg Thieme Verlag KG
Rüdigerstraße 14, D-70469 Stuttgart
Unsere Homepage: http://www.thieme.de

Printed in Germany

Umschlaggestaltung: Thieme Verlagsgruppe
Umschlagfoto: Creativ Collection, Freiburg
Zeichnungen: Holger Vanselow, Stuttgart
Satz: Hagedorn Kommunikation, Viernheim
gesetzt auf 3B2
Druck: Grafisches Centrum Cuno, Calbe

ISBN 978-3-13-146271-8   1 2 3 4 5 6

Vorwort

Moderne Dermatologie – ein Fach, das intellektuell begeistert und für die Patienten sehr gute therapeutische Möglichkeiten aufweist!

Die Haut hat als Grenzorgan, aber auch als Kommunikationsmedium eine enorme Bedeutung für unsere Gesundheit und unser Wohlbefinden. Erkrankungen der Haut sind extrem häufig, sie umfassen Infektionen, Reaktionen auf Umwelteinflüsse – wie beispielsweise Allergien –, Autoimmunreaktionen, genetische Erkrankungen, aber auch Tumoren und viele andere Erscheinungsformen. Die Dermatologie hat in den letzten dreißig Jahren wissenschaftliche Fortschritte gemacht, die es erlauben, die meisten Krankheitsprozesse weitgehend oder ganz zu verstehen, und einer gezielten Therapie zuzuführen. Integral zur Dermatologie gehören auch die operative Dermatologie und die dermatologische Onkologie, und natürlich die zahlreichen Spezialgebiete.

Unser neues Lehrbuch bringt nun die jungen Dermatologen als Autoren ins Spiel – erfolgreiche Kolleginnen und Kollegen, meist Oberärzte, die in dieser stimulierenden Phase in die Dermatologie eingestiegen sind, und eine klare, entschlackte und gut verständliche Dermatologie lehren. Alte Zöpfe gibt es nicht mehr, sehr wohl aber noch die Morphologie, die es uns erlaubt, in kurzer Zeit rein makroskopisch ein Problem zu analysieren, und die richtigen diagnostischen und ggf. therapeutischen Schritte einzuleiten. Wir hoffen, dass Ihnen dieses neue Lehrbuch gefällt, welches im bewährten Kurzlehrbuch-Konzept vom „typischen klinischen Fall" zur Systematik, und von dort zur Lösung des Problems für den Patienten führt. Unser Ziel war es, Ihnen ein einen guten Überblick zu ermöglichen, mit dem Sie auch Ihre Prüfungen erfolgreich meistern können.

Wir hoffen, dass Sie etwas von dem Enthusiasmus spüren, den wir alle, auch der Verlag, bei der Erstellung dieses Buches gespürt haben, und dass Sie sich von ihm anstecken lassen.

Viel Spaß und Anregung beim Lesen, Lernen und auch beim Wiederholen wünscht Ihnen

Ihr
Wolfram Sterry

Anschriften

Herausgeber:

Prof. Dr. med. Wolfram Sterry
Klinik für Dermatologie, Venerologie und Allergologie
Charité-Universitätsmedizin Berlin
Charitéplatz 1
10117 Berlin

Mitarbeiter:

Dr. med. Ulrike Drecoll
Dr. med. Felix Kiecker
Dr. med. Sandra Philipp
Dr. med. Richard Stefaniak
Dr. med. Karola Stieler
Dr. med. Dorothea Terhorst
Klinik für Dermatologie, Venerologie und Allergologie
Charité-Universitätsmedizin Berlin
Charitéplatz 1
10117 Berlin

Dr. med. Viktor Alexander Czaika
HELIOS Klinikum Bad Saarow
Zentrum für Innere Medizin – Innere Klinik I
Akademisches Lehrkrankenhaus der Charité Berlin
Pieskower Straße 33
15526 Bad Saarow

Priv.-Doz. Dr. med. Ina Hadshiew
Derma Köln
Graseggerstraße 105
50737 Köln

Dr. med. Dimitrios Papakostas
N. Kazantzaki 69
15772 Zografou-Athen
Griechenland

Inhalt

Anatomische, physiologische und immunologische Grundlagen der Haut

„Sommergrippe?"

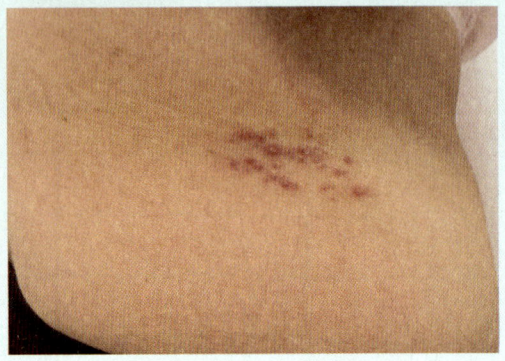

Eine Sommergrippe bahnt sich an

Franziska ist zusammen mit 3 Freundinnen mit dem Rucksack in Zimbabwe unterwegs. Nach 4 Tagen Kanu-Safari und Sonne rund um die Uhr ist sie endlich froh, wieder festen Boden unter den Füßen zu haben. Jetzt geht es weiter zu den Eastern Highlands im westlichen Teil Zimbabwes. Bereits auf der Fahrt dorthin fühlt sich Franziska schlapp und verspürt stärker werdende Muskel- und Gliederschmerzen, v. a. im Rücken. „Das wird bestimmt eine Sommergrippe, so wie sich das anfühlt", denkt sich Franziska und geht abends im Backpackers früh ins Bett.

Von Tag zu Tag mehr Bläschen

Am nächsten Morgen fühlt sie sich nicht besser – eher schlechter. Daher beschließt sie, nicht mit ihren Freundinnen wandern zu gehen, sondern im Backpackers zu bleiben und sich auszuruhen. Plötzlich verspürt sie einen leichten Juckreiz am Rücken und bemerkt beim Kratzen eine kleine Stelle neben der Wirbelsäule, die sich irgendwie holprig anfühlt. Als ihre Freundinnen von der Tagestour zurückkommen, zeigt sie ihnen gleich den Fleck. „Das sind ganz viele kleine Bläschen, die dicht neben einander stehen", stellt eine der Freundinnen fest. „Der gesamte Bereich ist etwa 2,5 cm groß. Und rot ist er auch. Also Mückenstiche können das ja nicht sein, so dicht nebeneinander." Am nächsten Morgen überprüft Franziska gleich die Hautstelle am Rücken. Er fühlt sich an wie am Vortag,

aber jetzt ist ein paar Zentimeter daneben auf gleicher Höhe ein weiteres Areal mit Bläschen dazugekommen. An den darauf folgenden Tagen treten immer mehr kleine einzelne Bläschen auf. Sie reichen jetzt bereits von der Wirbelsäule bis zur seitlichen Bauchwand und bilden einen etwa 5 cm breiten, leicht schräg verlaufenden Streifen. Schließlich beschließt sie zum Arzt zu gehen.

„Did you have chicken-pox?"

Franziska sitzt unruhig in der Notaufnahme. „Hoffentlich ist es nichts Schlimmes", denkt sie, aber da wird sie auch schon aufgerufen. Sie schildert dem Arzt kurz ihr Anliegen, woraufhin er sich gleich ihren Rücken ansieht. „Did you have chicken-pox, when you were a kid?", fragt der Arzt. Als Franziska bejaht, erklärt er ihr, dass sie eine Reaktivierung ihres Windpockenvirus hätte. Zur Behandlung verschreibt er ihr eine zinkhaltige Lotion und ein Virustatikum zum Einnehmen. Schließlich will Franziska noch wissen, ob sich die Erkrankung wie bei den ersten Windpocken in der Kindheit über den ganzen Körper ausbreiten wird. Daraufhin sagt ihr der Arzt, dass die Reaktivierung des Windpockenvirus (Varizella-Zoster-Virus) meist auf bestimmte Hautareale, Dermatome, begrenzt sei und sie kein generalisiertes Exanthem zu erwarten hätte.

Warum gürtelförmig?

Nach überstandener Windpockenerkrankung zieht sich das Virus in die Nervenwurzeln zurück, die rechts und links der Wirbelsäule liegen. Wird das Virus reaktiviert (z. B. durch starke Sonneneinstrahlung oder Stress, wie bei Franziska), wandert es entlang der Nervenbahnen zu dem vom Nerven versorgten Hautareal (= Dermatom) und löst dort die typischen Hautveränderungen aus. Da die Nervenbahnen und damit auch die Dermatome von der Wirbelsäule aus gürtelförmig um den Körper laufen, entsteht das charakteristische klinische Bild, das der Erkrankung den Namen (Gürtelrose) gegeben hat.

Aufgrund der typischen Effloreszenzen (kleine gruppierte Bläschen auf gerötetem Grund, im Verlauf eines oderer mehrerer Dermatome) kann daher die Diagnose schnell und sicher gestellt werden.

1 Anatomische, physiologische und immunologische Grundlagen der Haut

1.1 Funktionen der Haut

Key Point
Die wichtigste Funktion unserer Haut ist die Interaktion mit und der Schutz gegenüber der Umwelt.

Die Haut ist mit einer Gesamtfläche von 1,5–2 m² und einem Gewicht von ca. 3–10 kg das größte Organ des Menschen (**Tab. 1.1**).
Zu den wichtigsten **passiven** Funktionen gehören (**Abb. 1.1**): Schutz vor

Tabelle 1.1	
Zahlen und Fakten zur Haut	
— Oberfläche	1,5–2 m²
— Gewicht von Epidermis und Dermis	ca. 3–10 kg
— Anteil an der Gesamtkörpermasse	7–8 %
— Zahl der Zellen pro cm² Haut	6 Millionen
— Zahl der Nervenzellen pro cm² Haut	500
— Talgdrüsenzahl pro cm² Haut	15
— Durchblutung pro 100 g Hautgewebe	ca. 2–3 ml pro Minute
— Abgabe von Schuppen	10 g pro Tag

Schutz vor

Kälte, Hitze UV-Strahlung Austrocknung   Druck Reibung   chemischen Substanzen   Keimen Allergenen

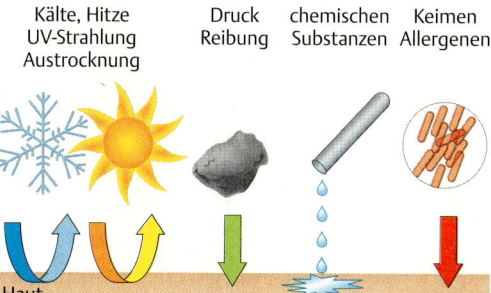

Haut

Abb. 1.1   Passive Funktionen der Haut.

- Kälte, Hitze, UV-Strahlung, Austrocknung
- Druck, Reibung
- chemischen (toxischen) Substanzen
- Keimen, Allergenen

Zu den wichtigsten **aktiven** Funktionen gehören (**Abb. 1.2**):
- Abwehr eingedrungener Keime (Viren, Bakterien) und Allergene
- Resorption von Wirkstoffen
- Abgabe von Schweiß (Kühlung) und Talg (Hydrolipidfilm)
- Thermoregulation durch Durchblutung
- Sinneswahrnehmung (Druck, Temperatur, Schmerz)

1.2 Struktur der Haut

Key Point
Entlang der Blaschko-Linien, Hautspaltlinien und Dermatome können verschiedene Hauterkrankungen angeordnet sein, deren Verteilung typisch für die jeweilige Erkrankung ist.

Es können verschiedene Muster der Haut unterschieden werden. Diese sind für die Entstehung oder Verteilung von Hautveränderungen von Bedeutung.
Blaschko-Linien: Während der Embryogenese wandern Zellen von ihrem Bildungsort entlang sog. Blaschko-Linien in die Haut ein. Durch genetische Variationen können z. B. besondere **Nävi** entlang dieser Linien sichtbar werden (genetischer Mosaizismus) (**Abb. 1.3a**).
Hautspaltlinien: Spannungslinien der Haut sind anatomisch durch die Ausrichtung und Spannung der kollagenen und elastischen Fasern der Haut bedingt. Verschiedene Erkrankungen können typischerweise entlang dieser Spannungslinien angeordnet sein, z. B. **Pityriasis rosea.** Auch bei **Exzisionen** an der Haut sind sie von Bedeutung, da Schnitte entlang der Verlaufsrichtung dieser Linien den geringsten Zug und somit eine bessere Heilung und Narbenbildung bedingen (**Abb. 1.3b**).

Abwehr eingedrungener Keime und Allergene   Resorption von Wirkstoffen   Abgabe von Schweiß und Talg   Thermoregulation durch Durchblutung   Sinneswahrnehmung Druck Temperatur Schmerz

Abb. 1.2   Aktive Funktionen der Haut.

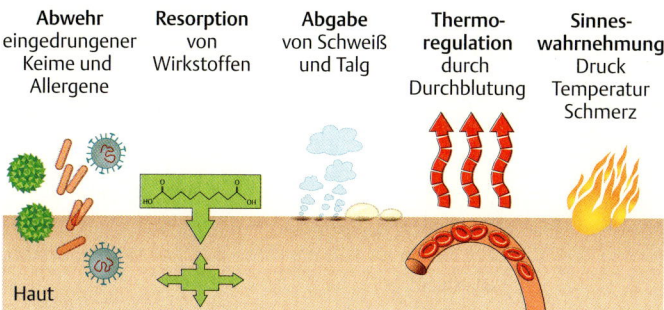

Haut

1

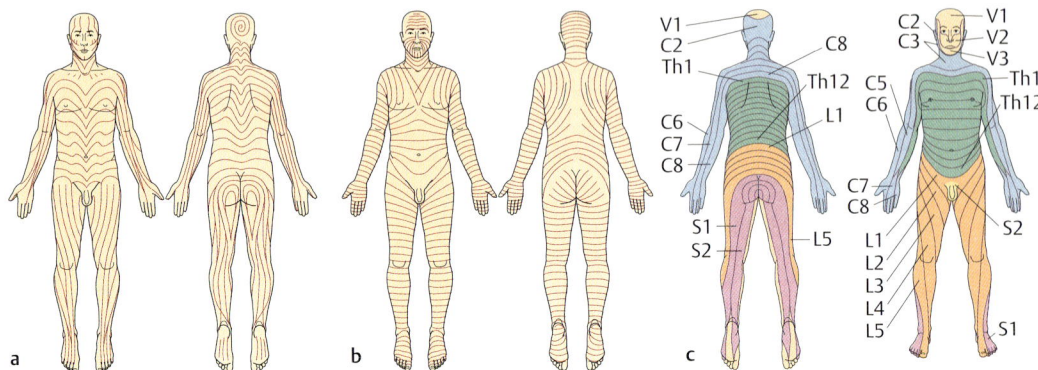

Abb. 1.3 Strukturen der Haut. a Blaschko-Linien. **b** Hautspaltlinien. **c** Dermatome (aus Moll, Duale Reihe Dermatologie, Thieme, 2010).

Dermatome: Dermatome bezeichnen Hautareale, die der segmentalen Nervenversorgung durch die entsprechenden sensiblen Hautnerven zugeordnet sind. Insbesondere Zosterinfektionen und Neuralgien verteilen sich entlang dieser Versorgungsareale (**Abb. 1.3c**).

1.3 Aufbau der Haut

 Key Point
Die Haut besteht aus Epidermis, Dermis und Subkutis, die fest miteinander verbunden sind und verschiedene Funktionen haben. Defekte in der sog. dermoepidermalen Junktionszone sind insbesondere für die Entstehung von blasenbildenden Erkrankungen von Bedeutung.

Die Haut gliedert sich in 3 große Schichten (**Abb. 1.4**):
– **Epidermis** (Oberhaut)
– **Dermis** (Lederhaut, Korium) und
– **Subkutis** (Unterhaut, subkutanes Fett- und Bindegewebe)

1.3.1 Epidermis

Die Epidermis besteht aus einem **mehrschichtigen verhornenden Plattenepithel**, welches primär aus **Keratinozyten** gebildet wird. Zusätzlich finden sich entlang der Basalmembran in regelmäßigen Abständen pigmentbildende Zellen (Melanozyten), Immunzellen der Haut (Langerhans-Zellen) sowie vereinzelt Merkel-Zellen. In der Basalzellschicht der Epidermis sind die Stammzellen der Haut lokalisiert, die für die regelmäßige Erneuerung verantwortlich sind.

Abb. 1.4 Aufbau der Haut (aus Sterry et al., Checkliste Dermatologie, Thieme, 2010).

Haar — sensible Nervenfaser

Stratum papillare
Stratum reticulare

Talgdrüse
Epidermis

Muskelfaszie

Dermis

Muskel

Subkutis

ekkrine Drüse, Endstück

M. arrector pili
apokrine Drüse

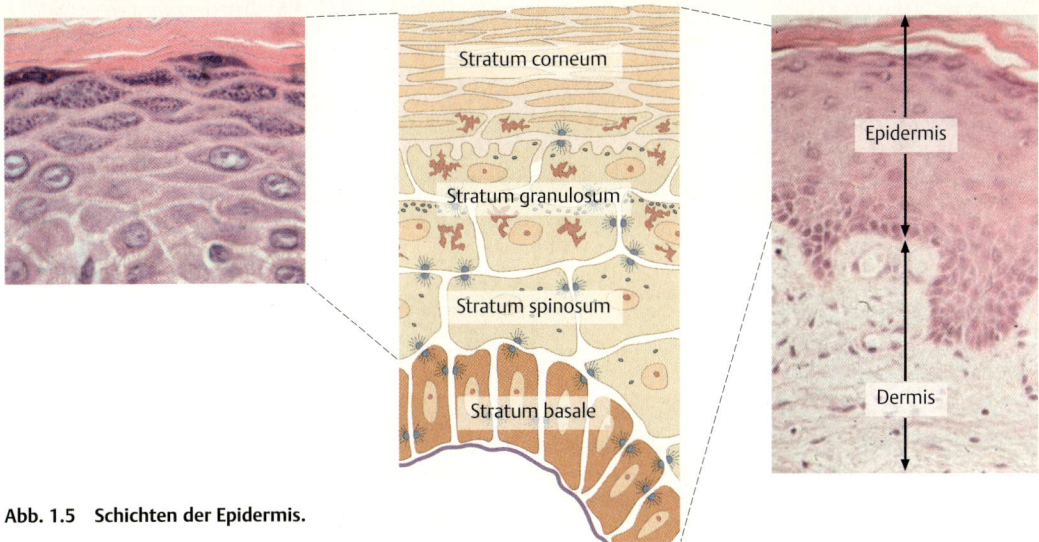

Abb. 1.5   Schichten der Epidermis.

Im Gegensatz zum verhornenden Epithel der Haut besitzt die Schleimhaut keine Hornschicht und keine Haare. Sie ist jedoch ebenfalls eine Schutzschicht, die für die Produktion von Schleim (Muzin) verantwortlich ist. Zudem ermöglichen Schleimhäute Sekretions- und Resorptionsprozesse, enthalten Lymphozyten und können Immunglobuline (besonders IgA) produzieren bzw. sezernieren und schützen so vor Krankheitserregern.

> **MERKE**
>
> In der Epidermis kommen **keine Lymph- oder Blutgefäße** vor. Daher können auch Tumoren, die auf die Epidermis begrenzt sind (z. B. Melanoma in situ) nicht lymphogen oder hämatogen streuen und Metastasen entwickeln.

Schichten der Epidermis

Das mehrschichtige Epithel der Epidermis gliedert sich in (Abb. 1.5):

- **Stratum corneum:** Diese oberste Schicht der Haut besteht aus kernlosen Keratinozyten und ist vor allem für den mechanischen Schutz der Haut wichtig (Hornschwiele). An Handinnenflächen und Fußsohlen ist diese Schicht besonders stark ausgeprägt.
- **Stratum granulosum:** In dieser Schicht finden sich die sog. basophilen Keratohyalingranula, die wichtige Strukturproteine der Hornschicht herstellen.
- **Stratum spinosum:** Es besteht aus einem mehrschichtigen Bereich mit großen polygonalen Keratinozyten, die über spitze Ausstülpungen verfügen

(daher der Name: „spinosum" = spitz, stachelig). Über Desmosomen, Zell-Zell-Kontakte, sind sie miteinander verbunden.

- **Stratum basale:** Diese unterste, einzellige Schicht bildet die Barriere zur darunter liegenden Dermis. In dieser Schicht liegen die Stammzellen der Epidermis, die zur stetigen Regeneration des Epithels beitragen.

Die Ausreifung eines Keratinozyten vom Stratum basale bis ins Stratum corneum dauert in gesunder Haut ca. 4–6 Wochen. Bei einer vermehrten bzw. schnelleren Proliferation (z. B. bei Psoriasis) kommt es zur gesteigerten Bildung von Korneozyten, einer Verdickung des Stratum corneum und vermindertem Abbau von Zellkernen im Stratum corneum (Parakeratose). Eine Störung bzw. Hemmung der Proliferation wird z. B. durch Steroide verursacht, die bei chronischer Anwendung eine Hautatrophie verursachen können. Im Alter wird die Epidermis durch die verlangsamte Proliferation dünner (sog. Altersatrophie).

Zellen der Epidermis

Keratinozyten bilden die Grundstruktur der Epidermis. Die Basalzellen (basale Keratinozyten) sind für die Regeneration verantwortlich. Die kontinuierliche Differenzierung (Ausreifung) der Keratinozyten stellt eine intakte Barrierefunktion sicher.

Melanozyten sind pigmentbildende dendritische Zellen neuralen Ursprungs. Sie stehen entwicklungsgeschichtlich den Nervenzellen näher als den Hautzellen. Ihre Aufgabe besteht in der Synthese des Hautpigments Melanin und dessen Abgabe an die umgebenden Keratinozyten. Die supranukleäre Ablagerung schützt den Zellkern und dessen DNA vor UV-Schä-

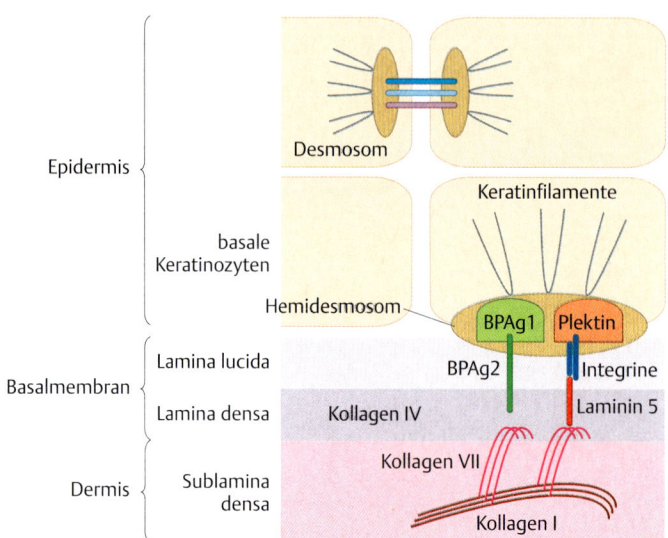

Abb. 1.6 Dermoepidermale Junktionszone.

den. Melanozyten können durch eine Vielzahl von Faktoren aktiviert werden (s. S. 191). Die Zahl der Melanozyten ist auch bei unterschiedlichen Hauttypen gleich. Entscheidend für die Hautpigmentierung ist daher nicht die Anzahl der Melanozyten, sondern v. a. deren melanogene Aktivität.

Merkel-Zellen: Die Merkel-Zelle ist eine weitere Zellart, die ebenfalls der Neuralleiste entstammt. Diese enthält **neurosekretorische Granula** (mit Neuropeptiden und neuronspezifischer Enolase) und ist mit benachbarten Keratinozyten über Desmosomen verbunden, so dass eine nervenzellähnliche Funktion vermutet wird.

Langerhans-Zellen: Diese dendritischen Zellen stellen die wichtigsten **Immunzellen** der Epidermis dar. Sie sind sowohl bei der Antigenpräsentation als auch der Aktivierung von T-Helfer-Zellen von Bedeutung (s. S. 7). Typisch sind sog. **Birbeck-Granula** im Zytoplasma sowie ein mehrfach eingekerbter Kern im elektronenmikroskopischen Bild.

1.3.2 Dermis

Die Dermis stellt das Bindegewebe dar, das zwischen der Epidermis und dem subkutanen Fettgewebe liegt. Sie wird auch Korium oder Lederhaut genannt. Der Grenzbereich von Epidermis und Dermis wird auch als **dermoepidermale Junktionszone** bezeichnet. Hier ist die Basalmembran der Epidermis (bestehend aus Lamina lucida und Lamina densa) über **Rete-leisten** und **Verankerungsfibrillen** (besonders Kollagen VII) mit der Dermis verbunden (**Abb. 1.6**). Reteleisten entsprechen dem Anteil der Epidermis, der am weitesten in die Dermis hineinragt; sie sind mit den dermalen Papillen (Anteil der Dermis, der am weitesten in die Epidermis reicht) verzahnt. So wird ein Ab-

lösen von Epidermis und Dermis bei Einwirken von Scherkräften verhindert.

MERKE

Störungen im Bereich der dermoepidermalen Junktionszone können zum Beispiel zu autoimmun- oder hereditär-bedingten **blasenbildenden Erkrankungen** führen (s. S. 157; s. Abb. 8.1, S. 158).

Weitere wichtige Bestandteile der Dermis sind:
- **Blut-** und **Lymphgefäße**
- sensible und autonome **Nervenfasern** sowie **Sinnesrezeptoren** (Mechano-, Thermo- und Schmerzrezeptoren)
- **Haare:** Diese bestehen aus Haarwurzel und Haarschaft sowie der das Haar umgebenden Wurzelscheide, die mit dem M. arrector pili (dem Haaraufrichtemuskel) sowie einer **Talgdrüse** verbunden sind (s. S. 4).
- **Schweißdrüsen:** Während die **ekkrinen** Schweißdrüsen (am gesamten Körper) primär für die Thermoregulation zuständig sind, produzieren die **apokrinen** Drüsen (insbesondere im Anogenitalbereich, perimamillär und in den Axillen) ein fetthaltiges Sekret, das durch bakterielle Zersetzung den typischen Schweißgeruch hervorruft.

Schichten der Dermis

Die Dermis besteht aus 2 Schichten:
- **Stratum papillare:** Diese obere Schicht der Dermis ist unmittelbar mit der Epidermis verzahnt. Sie besteht aus kollagenem Bindegewebe und elastischen Fasern und ist reich an Kapillaren, Venen und Lymphgefäßen. Hier befinden sich die meisten Zellen (s. u.).

- **Stratum reticulare:** An das Stratum papillare schließt das Stratum reticulare (Netzschicht) an. Es enthält ebenfalls kollagenes Bindegewebe und elastische Fasern. Zudem sind hier Haare, Talgdrüsen und Schweißdrüsen lokalisiert. Darunter liegt das subkutane Fettgewebe.

Zellen der Dermis

In der Dermis befinden sich insbesondere **Fibroblasten**, die das extrazelluläre Bindegewebe (Matrix) generieren. Es besteht primär aus kollagenen Fasern (als Tripelhelix), aus retikulären (Netz-)Fasern (Kollagen III) sowie aus elastischen Fasern, die im Wesentlichen die Straffheit der Dermis bedingen.

Zusätzlich finden sich in der Dermis:

- **Gewebemakrophagen** (Histiozyten)
- **Lymphozyten** (aus dem Lymphknoten über das Blut eingewanderte Immunzellen)
- **Mastzellen** (Immunzellen, die in ihren Granula unter anderem Histamin speichern)

Die Dermis ist reich an feinen **Nervenfasern**, die z. B. Schmerz, Juckreiz, Temperatur und Druck vermitteln, sowie **Sinnesrezeptoren**, wie Meißner-Tastkörperchen (Tast, Berührung, v. a. palmoplantar) und Vater-Pacini-Körperchen (Vibrationsempfinden, palmoplantar, anogenital).

1.3.3 Subkutis

Dieses unter der Dermis gelegene „Polster" besteht aus **Bindegewebe** und **Fettzellen**. Es dient primär der Isolation und dem mechanischem Schutz.

1.4 Immunsystem der Haut und immunologische Reaktionen

Key Point
Die Haut ist nicht nur eine mechanische Barriere gegenüber der Umwelt, sondern auch ein „aktives" Abwehrorgan. Insbesondere Keratinozyten und Langerhans-Zellen spielen hier eine bedeutende Rolle.

Das Immunsystem ist von entscheidender Bedeutung für das Überleben des Gesamtorganismus. Es besteht aus zwei wesentlichen Komponenten, dem **angeborenen** (unspezifischen) Immunsystem und dem **erworbenen** (spezifischen, adaptiven) Immunsystem. Beide Systeme sind über komplexe Mechanismen eng aneinandergekoppelt und unterstützen sich gegenseitig bei Abwehrreaktionen.

1.4.1 Angeborenes (unspezifisches) Immunsystem

Die **Haut** bildet als physikalisch-chemische Barriere die erste Verteidigungslinie bei der Abwehr von Mikroorganismen: Eine intakte Hornschicht mit einem Säureschutzmantel, spezielle antibakterielle Proteine (z. B. Defensine) und auch Bakterien der physiologischen Hautflora (s. S. 52) hemmen das Wachstum pathogener Keime (Pilze, Bakterien, Viren).

> **MERKE**
>
> Störungen in der Lipidzusammensetzung der Epidermis (z. B. bei atopischem Ekzem) führen zu Feuchtigkeitsverlust und **Barrierestörung**, die das Eindringen von Erregern und das Auftreten von infektiösen Hauterkrankungen begünstigt (Impetigo contagiosa, Eczema herpeticatum). Zu häufiges Waschen der Haut (sowohl mit als auch ohne Seife) kann einen ähnlichen Effekt, auch bei Hautgesunden, hervorrufen.

Dringen dennoch Pathogene in die Haut ein, wird zunächst das angeborene Immunsystem aktiviert. Sowohl Keratinozyten als auch Langerhans-Zellen besitzen sog. **Toll-like-Rezeptoren** (TLR) zur Erkennung verschiedener Oberflächenmarker auf Bakterien, Viren und Pilzen. Durch die Ausschüttung von Zytokinen aus den **Keratinozyten** (z. B. Interleukin-8) werden neutrophile Granulozyten angelockt, die die Pathogene phagozytieren und somit inaktivieren. Die **Langerhans-Zellen** in der mittleren Epidermis sind spezialisierte, immunologisch kompetente dendritische Zellen, die dem Knochenmark entstammen. Sie phagozytieren Antigene und wandern über das Lymphsystem in die Lymphknoten. Dort präsentieren sie das Antigen auf ihrer Zelloberfläche den T-Lymphozyten und leiten somit die erworbene Immunabwehr ein. In der Dermis gibt es zudem die sog. **Gewebemakrophagen** (**Histiozyten**), die ebenfalls zur Phagozytose fähig sind. Die Aktivierung von Makrophagen, dendritischen Zellen, Lymphozyten, Mastzellen, Fibroblasten und Endothelzellen erfolgt auch über TLR.

EXKURS

Das Erkennen von „selbst" und „fremd"

Körpereigene Zellen erkennt das Immunsystem durch spezifische Oberflächenmarker auf den Zellen, den sog. **MHC**-Molekülen (MHC = Major Histocompatibility Complex), die beim Menschen auch **HLA**-Moleküle (HLA = Human Leucocyte Antigen) genannt werden. **MHC-I-Moleküle** befinden sich auf allen kernhaltigen Körperzellen und gewährleisten, dass diese als „selbst" erkennbar sind (Toleranz). Werden Körperzellen z. B. durch Viren infiziert, präsentieren die MHC-I-Moleküle körperfremde (virale) Fragmente, wodurch sie vom Immunsystem (CD8-T-Zellen) gezielt eliminiert werden können. **MHC-II-Moleküle** dagegen werden nur von antigenpräsentierenden Zellen (APC), wie Makrophagen, dendritischen Zellen und B-Lymphozyten, ex-

1

primiert und bei präsentiertem Fremdmaterial von CD4-T-Zellen erkannt.

HLA und Transplantation: Besonders bei Transplantationen werden die Gewebeverträglichkeit und das Risiko von **Abstoßungsreaktionen** durch die HLA-Moleküle bestimmt. Je höher die Übereinstimmung von HLA-Komponenten zwischen Organspender und -empfänger, desto geringer das Risiko einer Abstoßung. Selten (z. B. nach Knochenmarktransplantationen) kann es auch zu einer umgekehrten Abstoßungsreaktion kommen (**Graft-versus-Host-Reaktion**), bei der immunkompetente Zellen des Spenders die Organe des Empfängers angreifen aufgrund der unterschiedlichen HLA-Komplexe des Empfängers.

HLA-assoziierte Erkrankungen: Seit einigen Jahren ist bekannt, dass verschiedene HLA-Typen das Auftreten verschiedener Erkrankungen begünstigen können; sie werden daher auch oft zur Diagnosestellung herangezogen. Beispiele:
- **dermatologische Erkrankungen:**
  - Psoriasis: HLA-Cw6 (HLA-B13, HLA-B17, HLA-B37)
  - Sjögren-Syndrom (Kollagenose): HLA-B8, HLA-Dw3
  - Morbus Behçet: HLA-B5
  - Herpes labialis recidivans: HLA-A1
  - Morbus Reiter: HLA-B27
- **andere nichtdermatologische Erkrankungen:**
  - Morbus Bechterew, rheumatoide Arthritis: HLA-B27
  - Zöliakie: HLA-DR3, HLA-DR7
  - Diabetes mellitus Typ I: HLA-Dw21, HLA-DR3, HLA-DR4
  - Myasthenia gravis: HLA-B8

1.4.2 Erworbenes (spezifisches) Immunsystem

Zellen der adaptiven Immunabwehr erkennen Antigene, die von antigenpräsentierenden Zellen (APC), z. B. dendritischen Zellen, präsentiert werden. Hauptakteure sind **T-Lymphozyten**, die für die zellvermittelte Immunantwort verantwortlich sind, und **B-Lymphozyten**, die die humorale Immunantwort (Antikörperproduktion) gewährleisten. Nach Erstkontakt mit einem Antigen bilden sich spezifische **Gedächtniszellen** und **Antikörper**, die bei erneutem Antigenkontakt diesen Angreifer um ein Vielfaches schneller inaktivieren können (**Tab. 1.2**).

1.4.3 Komponenten des Immunsystems
Komponenten des angeborenen Immunsystems
Granulozyten

Neutrophile Granulozyten: ca. 50 % der Leukozyten. Ihre Granula (Vesikel) enthalten Hydrolasen, Defensine, Myeloperoxidase, Proteasen (z. B. Elastase, Kollagenase). Funktion: Abwehr von z. B. Bakterien durch Phagozytose.

Eosinophile Granulozyten: < 2 % der Leukozyten. Ihre Granula enthalten Histamin, Heparin und plättchenaktivierenden Faktor (PAF). Funktion: Abwehr von Parasiten, Würmern.

Makrophagen („Fresszellen")

Makrophagen nehmen Antigene auf, präsentieren sie über MHC-II-Moleküle und aktivieren somit die erworbene Immunabwehr.

Natürliche Killerzellen (NK-Zellen)

NK-Zellen erkennen MHC-I-Moleküle, die auf allen Körperzellen exprimiert werden. Zellen ohne bzw. mit fehlendem MHC-I (z. B. Tumorzellen oder virusinfizierte Zellen) lösen eine Aktivierung der NK-Zellen aus → Zelllyse.

Tabelle 1.2

Eigenschaften und Bestandteile des angeborenen und erworbenen Immunsystems

	angeborenes Immunsystem	erworbenes Immunsystem
Eigenschaften	– bei Geburt vorhanden und voll funktionsfähig – vorderste „Front" bei der Abwehr – **rasche** Verfügbarkeit – geringe Spezifität – Basis für die Auslösung einer erworbenen Immunantwort	– muss nach Geburt erst „ausreifen" – zeitaufwändiger – **hohe Spezifität** – **immunologisches Gedächtnis** (verstärkter Schutz bei erneuter Exposition)
Bestandteile		
Zellen	– Granulozyten – Makrophagen – natürliche Killerzellen (NK-Zellen)	– T-Lymphozyten – B-Lymphozyten
humorale („lösliche") Komponenten	– Komplementsystem – Zytokine – Akut-Phase-Proteine	– Antikörper (Immunglobuline) – Zytokine

Komplementsystem

Das Komplementsystem besteht aus ca. 30 verschiedenen **Plasmaproteinen** (Proteasen, z. B. Esterasen) und deren **Inhibitoren** (z. B. C1-Esterase-Inhibitor). Es ergänzt („komplementiert") das Immunsystem bei einer koordinierten Immunreaktion.

> **MERKE**
>
> Ein **Mangel des C1-Esterase-Inhibitors** führt klinisch zu überschießenden Immunreaktionen, häufig mit Angioödemen (s. S. 111).

Die Aktivierung des Komplementsystems geschieht auf 3 unterschiedliche Wege:
- **klassischer Weg**: Antigen-Antikörper-Komplexe aktivieren die Komplementkaskade.
- **alternativer Weg:** Direkte Aktivierung des Komplementsystems durch unspezifische, AK-unabhängige Stimulierung.
- **lektinvermittelter Weg:** Lektine binden über Mannose direkt an die Zellwand von Mikroorganismen und aktivieren die Komplementkaskade.

Alle 3 Wege führen zur Bildung von Komplement C3b. Nach Rekrutierung weiterer Komplementfaktoren (C5–C9) kommt es zur Lyse der betroffenen Zelle.

> **MERKE**
>
> Ein hereditärer Komplementmangel führt bereits im Kindes-/Jugendalter zu einer **erhöhten Infektanfälligkeit** (z. B. mit pyogenen Hautinfekten, Meningitiden durch Neisserien, Glomerulonephritiden) und **Autoimmunerkrankungen** (v. a. systemischer Lupus erythematodes, SLE).

Komponenten des erworbenen Immunsystems

T-Lymphozyten

T-Lymphozyten tragen an ihrer Oberfläche einen T-Zell-Rezeptor (**TCR**), mit dem sie ein spezifisches Antigen erkennen können. Antigene sind allerdings für T-Zellen nur erkennbar, wenn sie auf **MHC-Komplexen** (s. Exkurs, S. 7) an der Oberfläche von körpereigenen Zellen präsentiert werden.

Es gibt verschiedene Untergruppen (je Oberflächenprotein, CD = Cluster of Differentiation):
- **zytotoxische T-Zellen**
  - tragen **CD8**-Oberflächenproteine
  - erkennen Antigen und **MHC-I**-Komplex der infizierten Zelle
  - induzieren Apoptose
- **T-Helferzellen (TH)**
  - tragen **CD4**-Oberflächenproteine
  - erkennen Antigen und **MHC-II**-Komplex der infizierten Zelle

- **TH1-Zellen:** produzieren IL-2 und IFN-γ, verstärken die **zelluläre** Immunantwort (Abwehr von Bakterien oder Pilzen, Vermittlung der Typ-IV-Reaktion bei Kontaktdermatitis)
- **TH2-Zellen:** produzieren IL-4 und IL-5, verstärken die **humorale** Immunantwort (bes. IgE; Vermittlung von allergischen Reaktionen, Parasitenabwehr)
- **regulatorische T-Zellen (T_{reg})**
  - exprimieren **CD4**-Oberflächenproteine und zusätzlich CD25 und FoxP3
  - modulieren Immunreaktionen
  - verhindern überschießende Reaktionen
  - Toleranzentwicklung

B-Lymphozyten

B-Lymphozyten nehmen ebenfalls Antigene auf und werden durch diese entweder direkt aktiviert oder sie präsentieren die Antigene den T-Helferzellen. Erkennen die T-Helferzellen das präsentierte Antigen, kommt es zur gegenseitigen Aktivierung von B- und T-Lymphozyten über Interleukine. Es folgt eine weitere Differenzierung in **Gedächtniszellen** oder antikörperproduzierende **Plasmazellen**.

Antikörper (AK)

Synonym: Immunglobuline (Ig)

Aufbau: Antikörper bestehen aus 2 identischen **schweren** Ketten (heavy chains) und zwei identischen **leichten Ketten** (light chains), die in einer Y-förmigen Struktur miteinander verknüpft sind. Beide Ketten besitzen sowohl variable als auch konstante Domänen. Antigene werden über die variablen Domänen gebunden (**Abb. 1.7**).

Funktionen:
- Antikörper wirken direkt inaktivierend auf Pathogene.
- Opsonierung: Durch die „Markierung" der Pathogene durch Antikörper werden diese besser für Makrophagen erkennbar.
- Antigen-Antikörper-Komplexe aktivieren das Komplementsystem.

Es gibt 5 verschiedene **Klassen** (Isotypen) **von Antikörpern:** IgA, IgE, IgM, IgG und IgD. Funktionen und Eigenschaften s. **Tab. 1.3**.

Allergische Sofortreaktion (Typ-I-Reaktion): Bei Erstkontakt mit einem Allergen kommt es zu einer T-Zell-gesteuerten Bildung von IgE-Antikörpern, die mit ihrem Fc-Teil u. a. auf Mastzellen binden (**Abb. 1.8**). Diese **Sensibilisierungsphase** verläuft asymptomatisch. Bei **erneuter Allergenexposition** führt die Quervernetzung der IgE auf den Mastzellen zur Degranulation von Histamin und anderen Mediatoren, die eine **Vasodilatation** auslösen. An der Haut ist dies klinisch als Erythem (Rötung) erkennbar. Sekundär kommt es zu Schwellung, Urtikariabildung

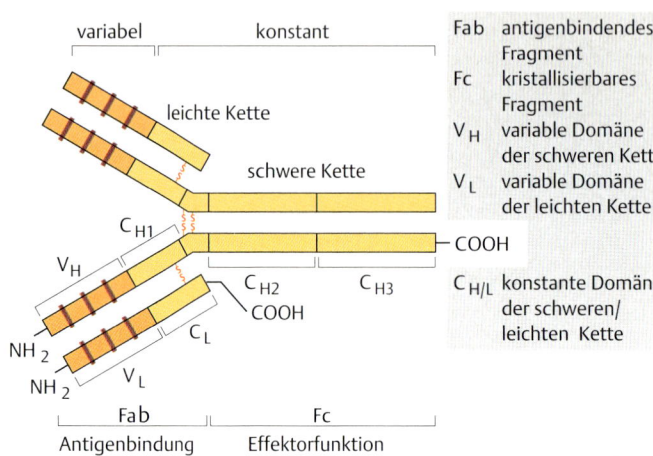

Fab   antigenbindendes Fragment
Fc   kristallisierbares Fragment
V_H variable Domäne der schweren Kette
V_L variable Domäne der leichten Kette
COOH
$C_{H/L}$ konstante Domäne der schweren/ leichten Kette

Abb. 1.7   Struktur eines Antikörpers (aus Hof et al., Duale Reihe Mikrobiologie, Thieme, 2010).

Tabelle 1.3

Antikörperklassen	
Klassen	**Eigenschaften**
IgA	– Homodimer – Produktion auf **Schleimhäuten** – wichtig für die Infektabwehr an Auge, Mund/Nase, anogenital und im Darm
IgE	– Bindung an **Mastzellen, Basophilen** – wichtig für **allergische Sofortreaktion und Schutz vor Toxinen**
IgM	– Pentamer – wird bei Antigen-Erstkontakt als Erstes gebildet (**frische Infektion**) – aktiviert das Komplementsystem (klassisch)
IgG	– wird bei Antigen-Erstkontakt spät gebildet und bleibt lange bestehen (**abgelaufene Infektion**, Immunität) – plazentagängig – Aktivierung des Komplementsystems (klassisch)
IgD	– Monomer – selten (<1 % der Ig) – B-Zell-Oberflächenrezeptor – erkennt und bindet an Epitope von Bakterien

(Quaddeln) und Lymphödem. Erfolgt die Vasodilatation generalisiert, treten systemische Effekte auf, im schlimmsten Fall ein anaphylaktischer Schock (s. S. 100).

Klinische Bedeutung des Immunsystems

Unser Immunsystem, dessen wichtigsten und unmittelbaren Vorposten unsere Haut darstellt, ist ein hochkomplexes, effektives und geniales System, das uns täglich vor den potenziell deleteren Einflüssen unserer Umwelt bewahrt. Trotz Redundanz und multipler Kontrollfunktionen ist dieses System dennoch anfällig für Fehler, wobei sowohl eine Unterfunktion als auch eine Überfunktion schwerwiegende Störungen und klinisch oft sichtbare Hautveränderungen verursacht. Beispiele:

– **Unterfunktion:**
  • angeborene Immundefekte
  • erworbene Immundefekte, z. B. HIV (s. S. 92)
  • iatrogene (medikamentös erzeugte) Immundefekte (Immunsuppressiva, Biologics, Steroide)
  → Konsequenz: vermehrt (opportunistische) Infektionen aller Art (Bakterien, Viren, Pilze, Parasiten), Tod.
– **Überfunktion:**
  • Allergien (s. S. 99)
  • Autoimmunerkrankungen (s. S. 157): z. B. Kollagenosen, Lupus erythematodes, blasenbildende Erkrankungen der Haut, Vaskulitiden, Vitiligo, rheumatisches Fieber, etc.
  → Konsequenz: vermehrt überschießende Entzündungsreaktionen aller Organsysteme möglich, Tod

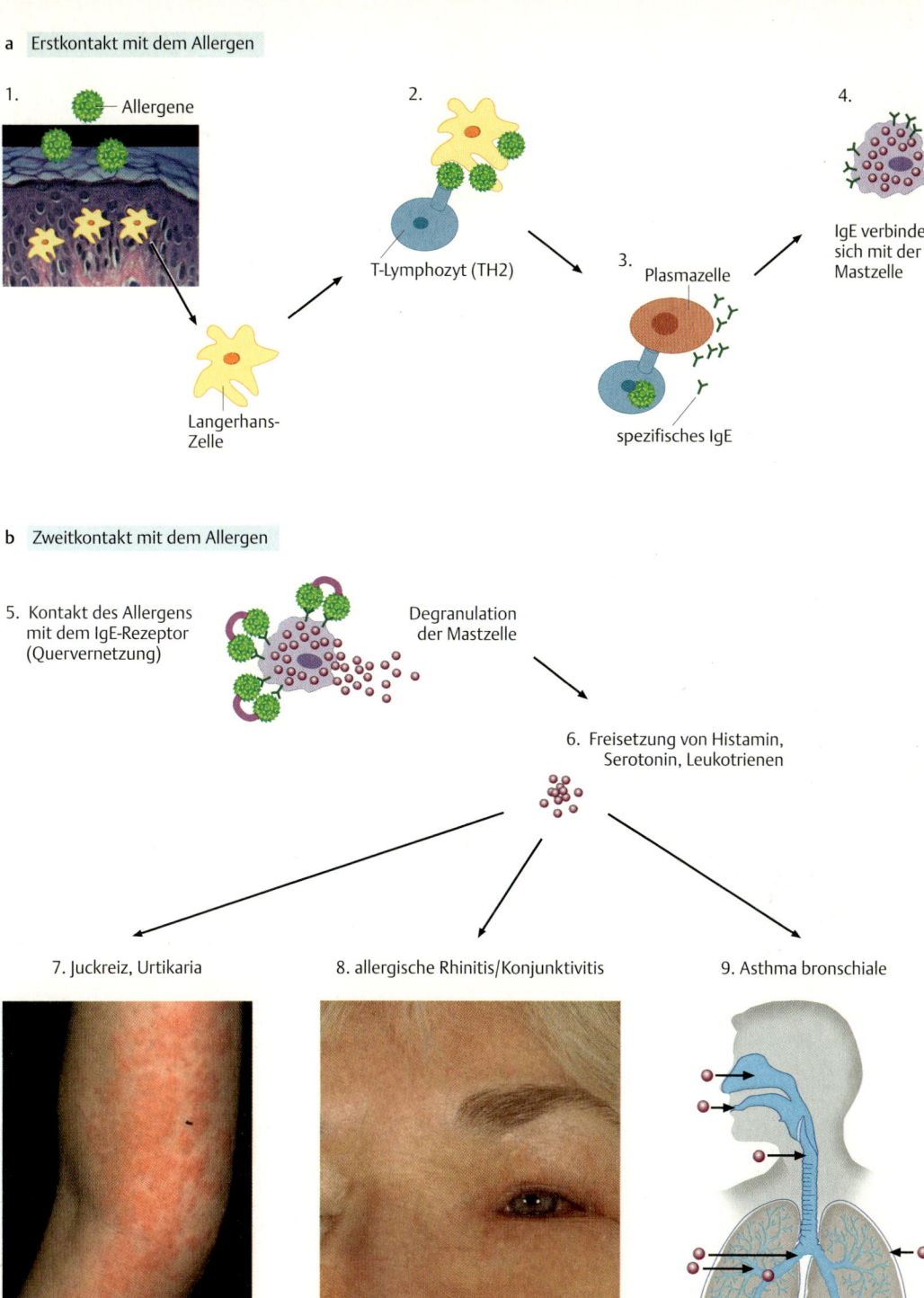

a Erstkontakt mit dem Allergen

1. Allergene

Langerhans-Zelle

2. T-Lymphozyt (TH2)

3. Plasmazelle

spezifisches IgE

4. IgE verbindet sich mit der Mastzelle

b Zweitkontakt mit dem Allergen

5. Kontakt des Allergens mit dem IgE-Rezeptor (Quervernetzung)

Degranulation der Mastzelle

6. Freisetzung von Histamin, Serotonin, Leukotrienen

7. Juckreiz, Urtikaria

8. allergische Rhinitis/Konjunktivitis

9. Asthma bronchiale

Abb. 1.8 Allergische Typ-I-Reaktion.

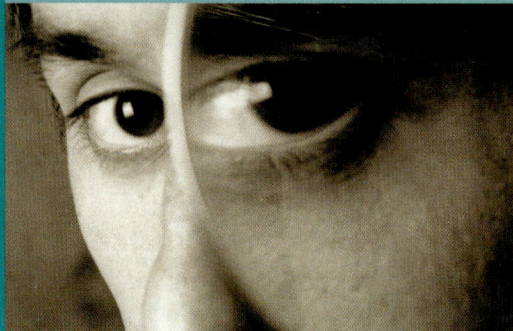

Dermatologische Diagnostik

Korallenrot im Woodlicht

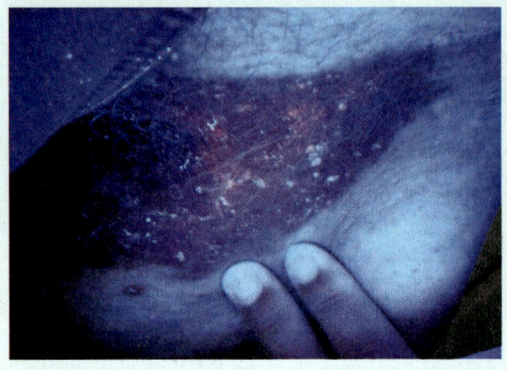

Nebenwirkung der Chemotherapie?

Der 57-jähriger Herr Kowalski wird von seinem Onkologen beim Hautarzt vorgestellt.

Der Patient erzählt, dass bei ihm vor 6 Monaten ein schnell wachsendes Non-Hodgkin-Lymphom diagnostiziert worden sei. Er habe die Chemotherapie (über 6 Monate) mit Cisplatin, Cytarabin und Dexamethason relativ gut überstanden, aber im Verlauf einen juckenden Ausschlag in beiden Leisten entwickelt. „Mein Hausarzt hatte einen Pilz vermutet und mir eine Creme dagegen verschrieben. Anfangs ist der Juckreiz auch besser geworden, aber jetzt juckt es wieder und auch die roten Stellen werden immer größer. Kommt das vielleicht von der Chemotherapie?"

Flächige Rötung und Schuppung

Der Hautarzt bittet Herrn Kowalski sich frei zu machen und inspiziert das gesamte Integument. Dabei fallen ihm sofort etwa 20 x10 cm durchmessende flächige, scharf begrenzt, nicht glänzende, erythematöse Plaques mit feinlammelärer Schuppung in beiden Leisten auf. Eine Randbetonung der Schuppung liegt nicht vor. Der restliche Körper zeigt keine pathologischen Hautveränderungen. Das klinische Bild lässt den Arzt an verschiedene Verdachtsdiagnosen denken: Dazu zählen vor allem Tinea corporis, intertriginöse Kandidose und Erythrasma. Aber auch eine Psoriasis inversa oder ein intertriginöses Ekzem könnten infrage kommen.

Pilz oder Chemotherapie?

„Und ist es nun ein Pilz oder nicht?" fragt Herr Kowalski ungeduldig. „Das kann ich Ihnen ohne weitere Untersuchungen noch nicht sagen", erklärt der Arzt. „Theoretisch möglich wäre es schon. Durch die Chemotherapie wurde ihr Immunsystem unterdrückt, was Sie generell anfälliger für Infektionen mit Viren, Bakterien und auch Pilzen macht." Zur weiteren Abklärung entnimmt der Arzt mit einem Watteträger Abstriche von der erkrankten Haut. Darüber hinaus trägt er noch Schuppen für die mikroskopische Untersuchung (Nativpräparat) und die kulturelle Züchtung auf Selektivagar für Dermatophyten und für Hefen ab. Zuletzt untersucht der Arzt die Hautläsionen mit einer Wood-Licht-Lampe (UV-Lampe mit einem Spektrum von 365 nm). „Korallenrote Fluoreszenz", überlegt der Arzt, „das sieht mir ganz nach Corynebakterien aus. Und die inguinale Lokalisation passt ja auch gut dazu."

Untersuchungsergebnisse

Im Nativpräparat können keinerlei Hyphen oder Sporen nachgewiesen werden. Auch in der mykologischen Kultur ergeben sich keine Hinweise auf eine Pilzinfektion. In den bakteriellen Abstrichen finden sich neben der normalen Hautflora auch Corynebakterien (Corynebacterium minutissimum). Diese Ergebnisse sprechen zusammen mit der korallenroten Fluoreszenz im Wood-Licht für ein Erythrasma; eine durch das Corynebacterium minutissimum ausgelöste oberflächliche Hautinfektion, die bevorzugt die intertriginösen Hautareale (wie Leisten oder Achseln) befällt und u. a. durch Immunsuppression begünstigt wird. Die typische Fluoreszenz im Wood-Licht wird durch die von den Corynebakterien produzierten Porphyrine ausgelöst.

Therapie

Herr Kowalski wird mit einer Erythromycin-haltigen Creme für 3 Wochen morgens und abends behandelt. Alle topischen Steroide und Antimykotika werden abgesetzt. Zusätzlich erhält er eine antiseptische Waschlotion, die er bei der täglichen Dusche anwenden soll. Bereits nach einer Woche ist eine deutliche Besserung sichtbar und nach weiteren 2 Wochen sind alle Hautläsionen komplett abgeheilt.

2 Dermatologische Diagnostik

2.1 Effloreszenzenlehre

Key Point
Die Haut kann vielgestaltige „Hautblüten"
(sog. Effloreszenzen) entwickeln.
Man unterscheidet Primär- und Sekundäreffloreszenzen. Während Primäreffloreszenzen
de novo entstehen, gehen Sekundäreffloreszenzen aus Primäreffloreszenzen
hervor.

2.1.1 Primäreffloreszenzen

Primäreffloreszenzen (**Abb. 2.1**) entstehen spontan auf klinisch gesunder, unveränderter Haut.

— **Macula (Fleck):** Umschriebene Farbabweichung im Hautniveau (d. h. ohne Substanzvermehrung). Verschiedene Farben sind möglich. *Beispiele:*
  - **rot:** verstärkte Durchblutung (Erythem), Ein-blutungen in die Haut (Purpura)
  - **blau:** Hämatom, tiefes Melanin, z. B. dermale Nävi
  - **weißlich** (hypopigmentiert): vermindertes Melanin, z. B. Vitiligo
  - **bräunlich** (hyperpigmentiert): vermehrtes Melanin, z. B. Pigmentnävi
  - **schwarz:** vermehrtes Melanin, Tätowierung, Schmutzeinsprengung (z. B. nach Unfall)

— **Urtica (Quaddel):** Austritt von Serum mit Ent-wicklung eines umschriebenen dermalen Ödems. Charakteristisch ist die Flüchtigkeit der Quaddel (s. S. 109).
  Beispiele: Urtikaria, Mückenstich

— **Papel (Knötchen):** Umschriebene Substanzver-mehrung < 0,5 cm Durchmesser, die über das Hautniveau hinausragt
  Beispiel: Lichen ruber

— **Nodus (Knoten):** Umschriebene Substanzvermeh-rung > 0,5 cm Durchmesser, die über das Hautni-veau hinaus reicht.
  Beispiele: knotiges malignes Melanom u. a. Haut-tumoren

— **Plaque:** Großflächige erhabene Substanzvermeh-rung der Haut.
  Beispiele: Psoriasis, Ekzeme

— **Bulla (Blase), Vesikel (Bläschen):** Mit Flüssigkeit (z. B. Serum, Blut) gefüllter Hohlraum, der in jeder Hautschicht (epidermal, dermal, subdermal)

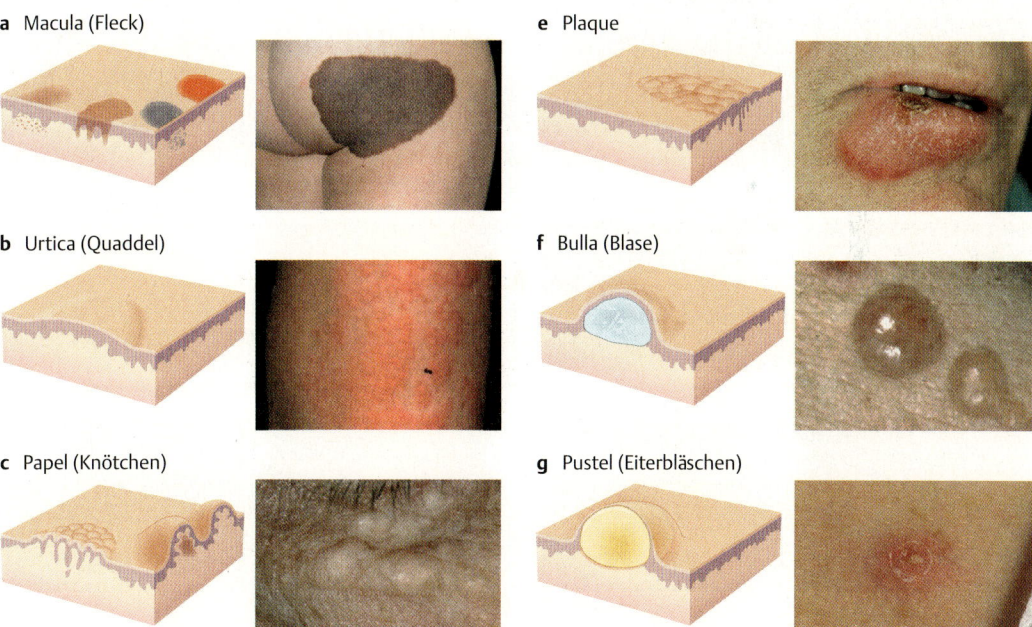

a Macula (Fleck)

b Urtica (Quaddel)

c Papel (Knötchen)

d Nodus (Knoten)

e Plaque

f Bulla (Blase)

g Pustel (Eiterbläschen)

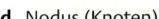
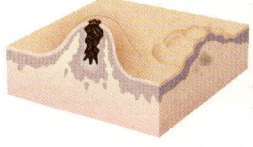
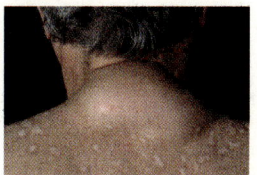

Abb. 2.1 Primäreffloreszenzen.
a Macula (Fleck).
b Urtica (Quaddel).
c Papel (Knötchen).
d Nodus (Knoten).
e Plaque.
f Bulla (Blase).
g Pustel (Eiterbläschen).

vorliegen kann; Vesicula < 0,5 cm, Bulla > 0,5 cm
Beispiele: Pemphigus vulgaris, Herpes simplex
- **Pustel (Eiterbläschen):** Mit eitriger Flüssigkeit gefüllter Hohlraum, der ebenfalls in jeder Hautschicht möglich ist
Beispiele: Follikulitis, Psoriasis pustulosa, Akne

Praxistipp

Flecken liegen im Hautniveau und sind daher nicht tastbar. Bei unsicherem Befund: Augen schließen und Palpation der Hautstelle. Ist der Befund jetzt zu tasten, handelt es sich nicht um eine Macula, sondern um einen Plaque oder eine kleine Papel.

2.1.2 Sekundäreffloreszenzen

Sekundäreffloreszenzen (**Abb. 2.2**) entwickeln sich auf bereits pathologisch veränderter Haut, typischerweise aus bestehenden Primäreffloreszenzen.
- **Squama (Schuppe):** Verdickung des Stratum corneum der Epidermis, die durch eine vermehrte Proliferation der Keratinozyten entsteht. Klinisch zeigen sich unterschiedlich große Areale mit weiß-

lichen Schuppen. Diese können fein- oder groblamellär, festhaftend oder lose sein.
Beispiele: Psoriasis, Tinea, Ichthyosen
- **Erosio (Erosion, Abschilferung):** Oberflächlicher Substanzdefekt in der Epidermis, der stets narbenlos abheilt
Beispiele: bullöse Erkrankungen mit sehr fragiler Blasendecke (z. B. Pemphigus vulgaris)
- **Exkoriation (Kratzartefakt):** Bis in die obere Dermis reichender Substanzdefekt. Durch Verletzung papillärer Gefäße der oberen Dermis kann es zu kleinen punktuellen Blutungen und Krustenbildungen kommen. Defektheilung mit Narbenbildung möglich.
Beispiele: juckende Hauterkrankungen (z. B. atopisches Ekzem), Schürfwunden
- **Crusta (Kruste):** Auflagerung aus eingetrocknetem Sekret, z. B. Serum, Blut oder Eiter aus einer kleinen Wunde
Beispiele: Verletzung, Impetigo
- **Ulkus (Geschwür):** Tiefer Substanzdefekt, der bis in die tiefe Dermis bzw. noch tiefere Strukturen reichen kann. Meist chronischer Verlauf mit

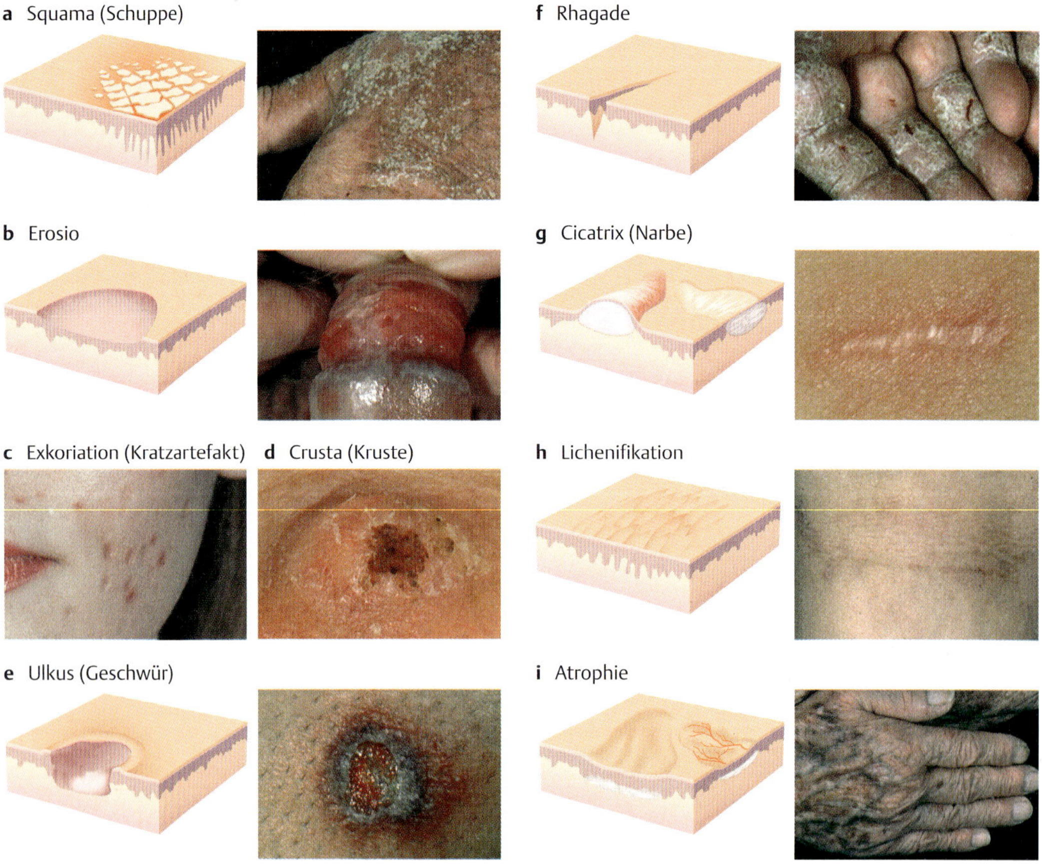

a Squama (Schuppe)

b Erosio

c Exkoriation (Kratzartefakt) **d** Crusta (Kruste)

e Ulkus (Geschwür)

f Rhagade

g Cicatrix (Narbe)

h Lichenifikation

i Atrophie

Abb. 2.2 Sekundäreffloreszenzen. a Squama (Schuppe). **b** Erosio. **c** Exkoriation (Kratzartefakt). **d** Crusta (Kruste).
e Ulkus (Geschwür). **f** Rhagade. **g** Cicatrix (Narbe). **h** Lichenifikation. **i** Atrophie.

schlechter Heilungstendenz; stets Narbenbildung. *Beispiele:* Ulcus cruris venosum, ulzerierte Tumoren.

- **Rhagade:** Spaltförmiger Einriss der Haut, der durch Dehnung spröder Hautareale im Bereich der physiologisch belasteten natürlichen Hautfalten (Hände, Mundwinkel) entsteht.
- *Beispiel:* hyperkeratotisch-rhaghadiformes Handekzem, Perlèche (Mundwinkeleinriss).
- **Cicatrix (Narbe):** Nach tiefem Substanzdefekt (Trauma, Ulkus) entstehender Wundverschluss mit kollagenem Bindegewebe. Narben können hypo- oder hyperpigmentiert sein, im Hautniveau liegen, eingesunken oder leicht erhaben sein. Sonderformen:
  - **hypertrophe Narbe:** auf den primären Defekt begrenzt wulstförmige Narbe
  - **Keloid:** über den primären Substanzdefekt hinausreichende wulstförmige Narbenbildung
- *Beispiel:* OP-Narben mit starken Zug (z.B. nach Herz-OPs).
- **Lichenifikation:** Verdickung der Haut mit vergröberter Hautfelderung und vertieften Hautfurchen als Folge einer chronischen Entzündung. *Beispiele:* atopisches Ekzem, Lichen simplex chronicus Vidal.
- **Atrophie ("Hautverdünnung"):** Eine Atrophie entspricht einen Gewebsverlust; meist sind mehrere Hautschichten betroffen. Epidermis und Dermis werden dünner, die Verzahnung zwischen Epidermis und Dermis wird flacher und es kommt zu einem Verlust der Hautanhangsgebilde. *Beispiele:* Steroidatrophie, Altersatrophie, Acrodermatitis chronica atrophicans

2.2 Anamnese

Die Anamnese sollte folgende Punkte berücksichtigen:

- **allgemein:** frühere oder bestehende Erkrankungen (inkl. Dermatosen), Krankheitsverlauf, Beschwerden
- **Medikamentenanamnese** (→ Arzneimittelexantheme s.S. 113, medikamenteninduzierter Pemphigus s.S. 161)
- **Familienanamnese** (→ erbliche Dermatosen, z.B. Ichthyosen, s.S. 285)
- **Berufsanamnese** (→ allergisch und toxisch bedingte Kontaktekzeme, s.S. 123 bzw. 124)
- **Umgebungsanamnese** (→ Infektionskrankheiten, s.S. 43)
- **individuelle Disposition** (→ Atopie, Allergien, s.S. 99).

2.3 Erhebung eines Hautbefundes

Key Point
Die sorgfältige Erhebung eines korrekten Hautbefundes gehört zu den wichtigsten und auch schwierigsten Fähigkeiten, die jeder Arzt beherrschen sollte. Da man in nahezu allen Fachgebieten mit Hautveränderungen konfrontiert wird, ist es wichtig, den Hautbefund so zu beschreiben, dass ein versierter Kollege auch ohne Ansicht des Patienten eine Diagnose stellen kann.

Jeder Arzt entwickelt im Laufe seines Lebens ein eigenes Schema zur Beschreibung von Hautveränderungen. Es hat sich bewährt, zunächst das Gesamtbild der Hautveränderungen zu erfassen und anschließend erst die Effloreszenzen im Detail zu beschreiben.

1. Beurteilung des Gesamtbildes: Inspektion des Hautorgans aus angemessenem Abstand und bei guter Beleuchtung. Stets sollte die Haut am **gesamten Körper** untersucht werden (Patient ausziehen lassen!), um auch versteckte Befunde, die dem Patienten vielleicht primär nicht aufgefallen sind, entdecken zu können.

- **Anzahl:** solitär (einzeln) oder multipel (mehrfach)
- **Lokalisation und Verteilung**: Anordnung der Effloreszenzen im Verhältnis zur gesamten Körperoberfläche
  - **lokalisiert:** an einer/mehreren Körperstelle(n), möglichst genaue Dokumentation (d.h. nicht nur: „Befund am Bein", sondern z.B. „Befund am lateralen, proximalen Unterschenkel, knapp unterhalb des Fibulaköpfchens")
  - **generalisiert:** über den ganzen Körper verteilt
  - **asymmetrisch**/unilateral (häufig exogene Auslösung) oder **symmetrisch**/bilateral (häufig endogene Auslösung)

> **MERKE**
> Viele Hauterkrankungen haben typische Lokalisationen, sog. **Prädilektionsstellen**, die diagnostisch wegweisend sind. Beispiele:
> - Streckseiten der Extremitäten: z.B. bei Psoriasis vulgaris
> - Beugeseiten der Extremitäten: z.B. bei atopischem Ekzem
> - seborrhoische Areale: z.B. bei Morbus Darier
> - sonnenexponierte Areale: z.B. bei aktinischer Keratose oder Porphyrie

- **Anordnung**: Die Einzeleffloreszenzen können ohne (regellos) oder mit erkennbarem Muster angeordnet sein (**Abb. 2.3**).

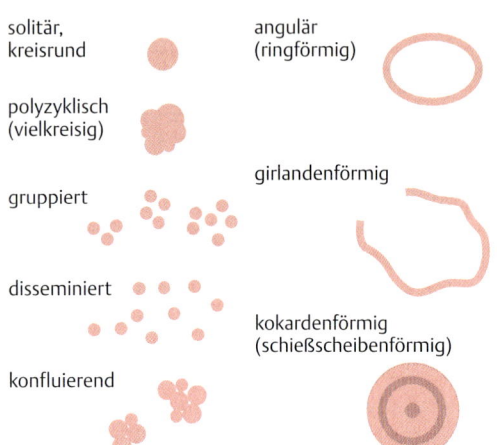

Abb. 2.3 Dermatologische Befunde.

solitär, kreisrund

angulär (ringförmig)

polyzyklisch (vielkreisig)

girlandenförmig

gruppiert

disseminiert

kokardenförmig (schießscheibenförmig)

konfluierend

- **linear:** streifenförmige Anordnung (z. B. epidermale Nävi entlang der Blaschko-Linien)
- **gruppiert** (z. B. Floh- oder Wanzenbisse, Herpes), **herpetiform** (= gruppiert stehende, herpesartige Bläschen)
- **konfluierend:** zusammenfließend (z. B. Masern)
- **disseminiert:** regellos verteilt, „ausgesäht" (z. B. Exantheme)
- **segmental:** Dermatomen zugeordnet (z. B. Zoster)
- **follikulär:** an Haarfollikel gebunden (z. B. Pityriasis rubra pilaris)

2. Beurteilung der Einzeleffloreszenzen: Bestehen mehrere unterschiedliche Befunde, so müssen diese auch im Einzelnen beschrieben werden.

- **Größe:** Wenn möglich sollte der Befund mit einem Lineal ausgemessen oder digital vermessen werden. Beschreibende Begriffe wie erbs- oder münzgroß sind ebenfalls möglich.
- **Form:** z. B. kreisrund, oval, anulär (ringförmig), polyzyklisch (vielkreisig, wolkenförmig), girlandenförmig, kokardenförmig (schießscheibenförmige), unregelmäßig
- **Begrenzung:** scharf oder unscharf

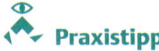 **Praxistipp**

Etwas ist scharf begrenzt, wenn man die Konturen mit einem Stift genau nachzeichnen kann; ist dies nicht möglich, handelt es sich um eine unscharfe Läsion.

- **Farbe:** z. B. rot, blau, braun, livide (rotbläulich); gleichmäßige (homogen) oder ungleichmäßige (inhomogen) Verteilung
- **Oberfläche/Tastbefund:**
  - im oder über dem Hautniveau
  - rau (schuppig, krustig), glatt, glänzend

- derb, steinhart, prall-elastisch, teigig, verschieblich
- **Induration:** Es handelt sich um eine **tastbare** flächige Geweberverfestigung (Konsistenzvermehrung) **im Hautniveau** (z. B. bei zirkumskripter Sklerodermie). Nicht zu verwechseln mit Fleck (keine Verfestigung tastbar) oder Plaque (über dem Hautniveau).

Pigmentnävi bzw. melanomverdächtige Hautveränderungen werden nach der **ABCD-Regel** beurteilt (s. S. 208).

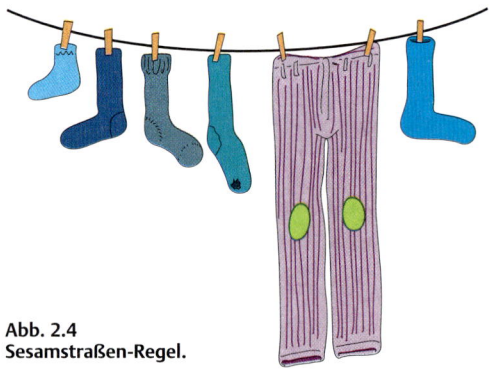

Abb. 2.4 Sesamstraßen-Regel.

Praxistipp

Sesamstraßen-Regel (nach Hadshiew): „Gibt es einen Fleck, der anders aussieht, als die anderen?" (Abb. 2.4). Diese einfache Regel kann zur Eingrenzung der wirklich auffälligen Befunde, z. B. bei Patienten mit sehr vielen Muttermalen, angewendet werden. Auch zur Selbstkontrolle durch den Patienten ist sie sehr gut geeignet.

Zur Erhebung des Hautbefundes gehört immer auch die Inspektion der **angrenzenden Schleimhäute** (d. h. im Mundbereich, Genital- und Perianalbereich), der **Kopfhaut** und der **Nägel**.

MERKE

Steckbrief zur Beschreibung eines Hautbefundes:
- **Anzahl:** solitär, multipel
- **Lokalisation:** lokalisiert (Extremitäten, Stamm etc.), generalisiert
- **Verteilung:** symmetrisch, asymmetrisch
- **Anordnung:** linear, gruppiert, konfluierend, disseminiert
- **Größe:** X × X cm
- **Form:** rund, oval, anulär, polyzyklisch, girlandenartig, kokardenartig etc.
- **Begrenzung:** scharf, unscharf
- **Farbe:** rot, blau, braun etc.
- **Effloreszenzen:** primär, sekundär

Häufig verwendete Begriffe in der Dermatologie:
- **Exanthem:** akuter, typischerweise generalisierter Hautausschlag
- **Enanthem:** akuter Ausschlag im Bereich der Schleimhäute
- **Erythem:** Rötung der Haut
- **Erythrodermie:** generalisierte (d. h. den ganzen Körper betreffende) Rötung mit Schuppung und Lichenifikation der Haut

- **Ekzem:**
  - **akut:** Erythem, Einwanderung von Entzündungszellen, manchmal Bläschenbildung, Schuppung
  - **chronisch:** verdickte und vergröberte Hautfelderung (Lichenifikation) aufgrund wiederholter/anhaltender Irritation der Haut mit Einwanderung von Entzündungszellen

2.4 Weiterführende Untersuchungen

Key Point
Mit Hilfe verschiedener manueller, invasiver und apparativer Untersuchungsmethoden kann der klinisch erhobene Befund eingegrenzt werden.

2.4.1 Holzspatel
Der Holzspatel ist zum einen ein geeignetes Hilfsmittel zur Beurteilung der **Mundhöhle.** Zum anderen lässt sich durch strichförmiges Kratzen ein sog. **Dermographismus** auslösen bzw. überprüfen: Bei normaler Haut entsteht durch die provozierte Vasodilatation eine rote Linie (**roter** Dermographismus, **Abb. 2.5a**). Bei einem überschießenden Gefäßspasmus dagegen, wie er typisch für Patienten mit atopischer Diathese ist, bildet sich eine weiße Linie (**weißer** Dermographismus). Auch eine urtikarielle Reaktion (**urtikarieller** Dermographismus) lässt sich hierdurch manchmal auslösen (**Abb. 2.5b**), die durch mechanische Reizung der Mastzellen und Histaminausschüttung bedingt ist.

2.4.2 Glasspatel
Mit einem Glas- oder Kunststoffspatel können Farbveränderungen in der Haut näher untersucht werden (sog. **Diaskopie**). Sind **Rötungen** durch Gefäßerweiterungen verursacht (Erythem), können sie durch Druck komprimiert werden (**Abb. 2.6**). Bei Einblutungen (Purpura) ist dies nicht möglich und die Rötung bleibt sichtbar. Manche Erkrankungen, wie z. B. Tbc der

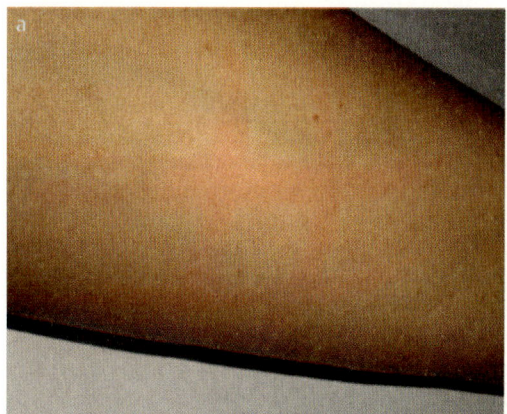
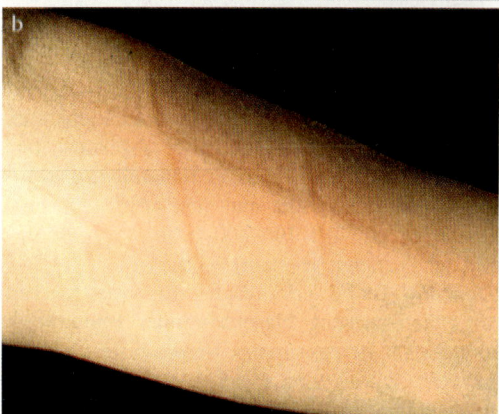

Abb. 2.5 Dermographismus. a Roter Dermographismus (Normalbefund). **b** Urtikarieller Dermographismus.

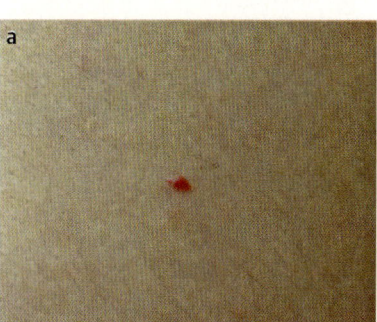
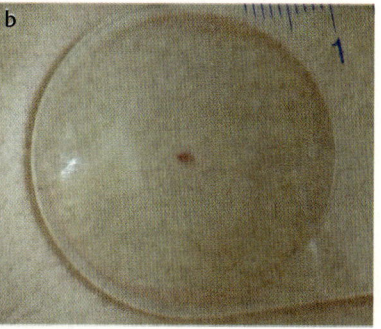

Abb. 2.6 Glasspatel. Die Rötung (Angiom) (**a**) lässt sich durch Druck komprimieren (**b**).

Haut, zeigen unter Glasspateldruck eine charakteristische **apfelgeleeartige Farbe**.

2.4.3 Lupe und Dermatoskop

Hautbefunde können mit einer **Lupe** oder mit einem Dermatoskop vergrößert betrachtet werden, was eine genauere Diagnosestellung ermöglicht. Das Dermatoskop (Auflichtmikroskop) ist ein monokulares Gerät mit einer ca. 10fachen Vergrößerung des Hautbefundes (**Abb. 2.7**). Einige Dermatoskope (Fotofinder) können auch mit einem Computer verbunden und die erzeugten Bilder somit digital gespeichert werden. So können bei erneuten Kontrollen auch minimale Veränderungen erkannt werden.

Neben der Beurteilung von Nävuszellnävi (Muttermalen) eignet sich das Dermatoskop zur Diagnose verschiedenster Hautbefunde:

- Skabies: Untersuchung der Gangstruktur, manchmal Asservierung der Milbe
- Lichen ruber planus: feine, weißliche Streifung (Wickham-Streifung)
- Basalzellkarzinom: Teleangiektasien, die über den perlschnurartigen Rand einsprießen
- Verrucae vulgaris: punktförmige kleinste Gefäße
- seborrhoische Keratosen: Pseudohornzysten
- malignes Melanom: unregelmäßiges Pigmentnetz, mit Abbrüchen, Verdichtungen und Grauschleiern.

2.4.4 Konfokale In-vivo-Laserscan-Mikroskopie

Synonym: Confocal Laserscanning Microscopy (CLSM)
Die konfokale Laserscan-Mikroskopie (CLSM) ist ein nichtinvasives Verfahren, bei dem mittels eines Diodenlasers (830 nm) horizontale Bilder der Haut (Schicht für Schicht) generiert werden. Durch die unterschiedliche Reflexion der verschiedenen Hautstrukturen werden diese in unterschiedlichen Graustufen dargestellt. Die Schichtdicke entspricht in etwa der eines histologischen Präparates bei einer Eindringtiefe von ca. 2–3 cm insgesamt, so dass insbesondere Veränderungen der Epidermis und der oberen Dermis gut dargestellt werden können. Die CLSM eignet sich besonders zur Abgrenzung oberflächlicher benigner Veränderungen von malignen Tumoren (z. B. Basalzellkarzinom, versus benigne papillomatöse Nävi).

2.4.5 Lichtmikroskopie

Der mikroskopische **Erregernachweis** ist ein wichtiger Bestandteil der dermatologischen Diagnostik. Während manche Erreger bereits im **Nativpräparat** erkennbar sind (z. B. einige Pilze, Läuse, Skabies), können andere erst im gefärbten **Ausstrichpräparat** nachgewiesen werden (z. B. Staphylokokken, Mykobakterien).

Bei Verdacht auf **Pityriasis versicolor**, eine typische Hefepilzerkrankung der Haut durch Pityrosporon ovale/ Malassezia furfur (s. S. 75), kann der Erreger im sog. **Abrisspräparat** nachgewiesen werden. Die Haut wird mit einem Stück Tesafilm beklebt und dieses anschließend ruckartig abgelöst (**Abb. 2.8a**). Dabei bleiben Keratinozyten und auch Pilzelemente am Klebestreifen hängen (**Abb. 2.8b**). Nach einer kurzen Färbung mit Methylenblau ist lichtmikroskopisch bei 100–400facher Vergrößerung das typische Bild von Sporen und Hyphen nebeneinander erkennbar („Spaghetti und Fleischbällchen", **Abb. 2.8c**).

Bei Verdacht auf eine **Tinea** (Pilzinfektion der Haut durch Dermatophyten) werden Hautschuppen im Randbereich der befallenen Stelle abgekratzt und nach Behandlung mit 10 %iger **Kaliumhydroxid**-Lösung (KOH) unmittelbar und ungefärbt begutachtet (Nativpräparat). Bei 100–400-facher Vergrößerung sind ggf. Pilzfäden (Hyphen) sichtbar.

Der **Tzanck-Test** ist ein einfacher diagnostischer Test zur Differenzierung **blasenbildender Hauterkrankungen** (z. B. Herpes simplex, Herpes zoster, Pemphigus vulgaris); er wird aber heute nur noch selten durchgeführt. Vom Blasengrund werden Zellen mittels einer sterilen Öse abgetragen, ausgestrichen und nach dem Trocknen eingefärbt (z. B. Giemsa-Färbung). Typisch sind z. B. vielkernige Riesenzellen bei viralen Erkrankungen (Herpes simplex, Herpes zoster) oder

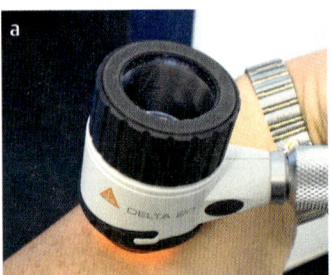 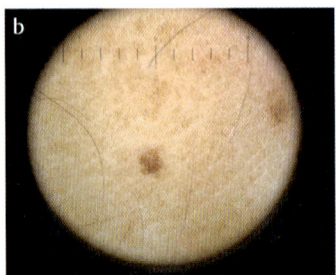 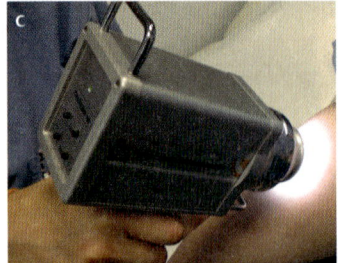

Abb. 2.7 Dermatoskopie. a Dermatoskop. **b** Befund eines Pigmentnävus. **c** Fotofinder.

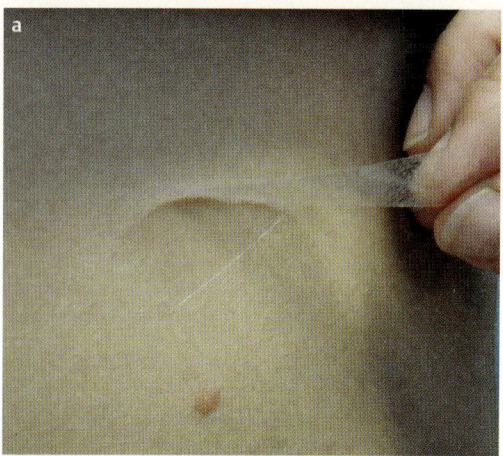

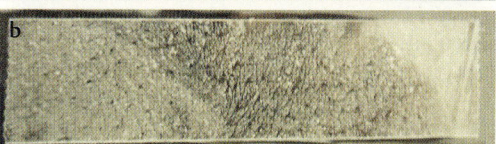

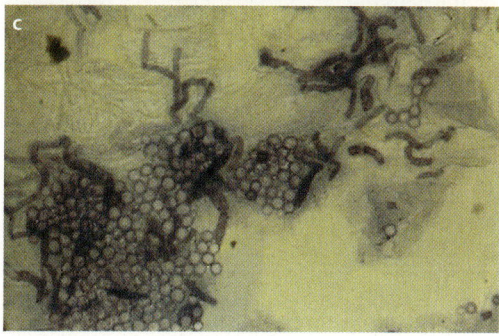

Abb. 2.8 Abrisspräparat bei Pityriasis versicolor (c aus Moll, Duale Reihe Dermatologie, Thieme, 2010).

akantholytische Zellen, d. h. große, aus dem Zellverband gelöste Keratinozyten (z. B. bei Pemphigus).
Zum Nachweis von Bakterien und zur Bestimmung potenzieller Resistenzen auf Antibiotika können auch bakterielle Abstriche und Anzüchtung auf speziellen Nährböden erfolgen.

2.4.6 Materialentnahme

- Abstrich mit Wattetupfer
- Klebestreifenabriss (s. o.)
- Abtragung bzw. Abkratzen von Hautschuppen/ Hautgeschabsel mittels Holzspatel oder Skalpell
- **Hautbiopsie** (Gewebeentnahme):
  - oberflächliche Exzision durch Kürettage (**Abb. 2.9a**) oder Shave-Biopsie (erfasst Epidermis und ggf. obere Dermis)
  - tiefe Exzision durch Stanzbiopsie (Lochstanzverfahren, erfasst Epidermis und Dermis, **Abb. 2.9b**) oder spindelförmige Exzision mittels Skalpell (erfasst alle Hautschichten).

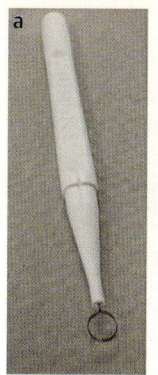
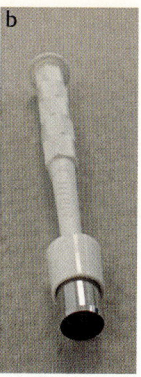

Abb. 2.9 Kürette (a) und Stanze (b).

2.4.7 Histologische Diagnostik

Die entnommene Hautbiopsie kann entweder mittels flüssigen Stickstoffs kryokonserviert oder in Formalin konserviert und anschließend in Paraffin eingebettet werden. Vor der histologischen Beurteilung werden die Präparate in feinste Scheiben geschnitten und danach angefärbt. Häufige **Färbungen** sind z. B. Hämatoxylin-Eosin (HE; **Abb. 2.10**), Giemsa oder Fontana-Masson (Darstellung von Pigment). Zudem können auch Spezialfärbungen (Immunhistochemie) eingesetzt werden, um z. B. bestimmte Zellpopulationen zu charakterisieren (malignes Melanom, Lymphome, Metastasensuche etc.).

Eine besondere histologische Darstellung erlaubt die **Immunfluoreszenz**. Sie wird zur mikroskopischen Darstellung von spezifischen Antigenen im **Gewebe** (**direkte** Immunfluoreszenz) oder als Suchtest von Antikörpern im **Patientenblut** (**indirekte** Immunfluoreszenz) eingesetzt (s. S. 157). Immunfluoreszenztests sind bei Verdacht auf blasenbildende Erkrankungen und Kollagenosen (v. a. Lupus erythematodes) indiziert.

Histopathologische Befunde der Epidermis und Dermis s. **Tab. 2.1**.

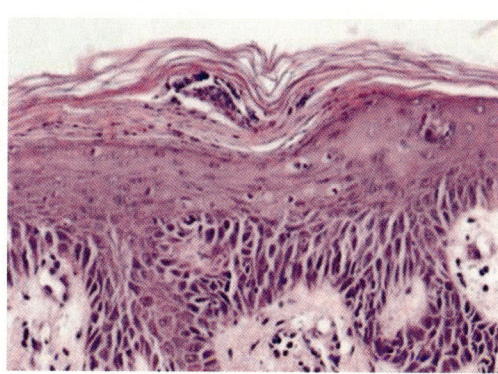

Abb. 2.10 HE-Färbung der Haut.

2

Tabelle 2.1

Histopathologische Befunde der Epidermis und Dermis

Epidermis	– **Orthokeratose:** regelrechte Verhornung der Epidermis – **Dyskeratose:** fehlerhafte Verhornung der Epidermis (Verhornungsstörung) – **Hyperkeratose:** Verdickung des Stratum corneum (Schwielenbildung) – **Parakeratose:** Verhornungsstörung mit Nachweis von Zellkernresten im Stratum corneum – **Akanthose:** Verdickung der Epidermis (mit Verbreiterung des Stratum spinosum) – **Spongiose:** interzelluläres Ödem mit Auseinanderweichen der Epithelzellen und häufig intraepithelialer Blasenbildung – **Akantholyse:** Verlust der interzellulären Kontakte der Keratinozyten mit intraepidermaler Spaltbildung
Dermis	– **Sklerose:** Vermehrung des Bindegewebes, einhergehend mit Verhärtung der Haut – **Fibrose:** Vermehrung des Bindegewebes – **Papillomatose:** Verbreiterung der Papillen der Haut. Hierdurch häufig Verlagerung der Epidermis und Aufwerfung

2.4.8 Polymerase-Kettenreaktion

Synonym: PCR, Polymerase Chain Reaction

Bei dieser molekularbiologischen Methode wird ein spezifischer Anteil der DNA in vitro mittels des Enzyms DNA-Polymerase amplifiziert (d. h. mittels einer Kettenreaktion exponentiell vervielfältigt). Hierdurch können eine Vielzahl von Krankheiten nachgewiesen werden, z. B. virale Erkrankungen (Herpes, Hepatitis, HIV), Borrelien, FSME, Parasiten etc.

2.4.9 Wood-Licht

Wood-Licht (UVA, 364 nm) ist eine spezielle Untersuchungslampe, die diagnostisch die Fluoreszenz bestimmter Hauterkrankungen (z. B. Erythrasma, Vitiligo oder Tinea) bzw. deren Auslöser nutzt. Die charakteristische Fluoreszenz lässt Rückschlüsse auf die zugrunde liegende Erkrankung zu (**Tab. 2.2, Abb. 2.11**).

2.4.10 Sonografie

Die **mittelfrequente** Sonografie (7,5–10 MHz) wird zur Darstellung von tiefen Hautschichten, Venen und Lymphknoten eingesetzt. Insbesondere beim Staging maligner Melanome werden alle relevanten Lymph-

Tabelle 2.2

Wood-Licht-Diagnostik

Erkrankung	Auslöser	Fluoreszenz
Erythrasma (Abb. 2.11a)	Corynebacterium minutissimum	korallenrot, pink
Tinea capitis	Microsporum	grünlich
Pityriasis versicolor	Malassezia furfur (Pityrosporum ovale)	gelb-braun
Onychomykose	Trichophyton mentagrophytes	leuchtend weiß
Vitiligo (Abb. 2.11b)	Pterine	weiß
Acne comedonica (Abb. 2.11c)	Propionibacterium acnes	orange
Porphyria cutanea tarda	Uroporphyrine	orange-rot

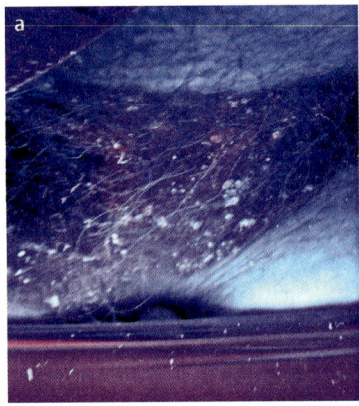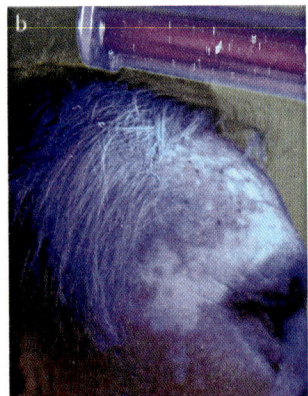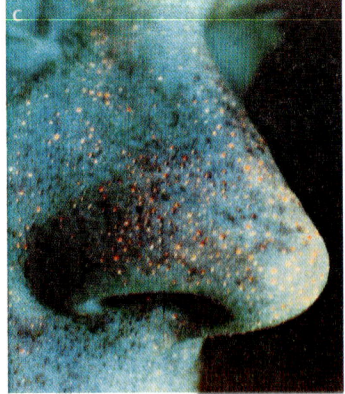

Abb. 2.11 Befunde im Wood-Licht. a Erythrasma. **b** Vitiligo. **c** Acne comedonica.

knotenstationen geschallt. Zur genaueren Beurteilung von Gefäßen wird die farbcodierte **Duplexsonografie** eingesetzt. Diese eignet sich insbesondere zur Beurteilung von Varizen oder Klappendefekten epifaszialer Venen und zum Ausschluss bzw. zur Bestätigung tiefer Beinvenenthrombosen.

Mit der **hochfrequenten** Sonografie (20–50 MHz) können Hautstrukturen in der Epidermis/Dermis bis zur Subkutis beurteilt werden. Sie eignet sich z. B. zur Abgrenzung von Zysten (hypodense/echoarme Raumforderungen) gegenüber Tumoren oder Lipomen (hyperdense/echoreiche Raumforderungen).

2.4.11 Spezielle Untersuchungsverfahren

- Diagnostik von allergischen Erkrankungen (s. S. 101)
- Diagnostik von Gefäßerkrankungen (s. S. 230)
- Diagnostik von Erkrankungen der Haare (s. S. 244)
- Diagnostik von proktologischen Erkrankungen (s. S. 303)
- Diagnostik von andrologischen Erkrankungen (s. S. 311).

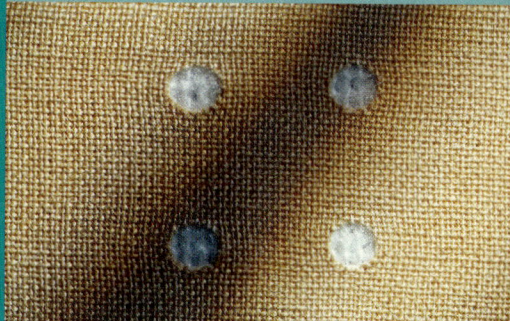

Dermatologische Therapie

Ein Fleck muss weg

Einer ist anders als die anderen

Eine 33-jährige Patientin stellt sich bei ihrem Hautarzt zum Hautscreening vor. Dabei fällt dem Arzt ein Muttermal an der rechten Schulter auf, das insgesamt größer ist als die anderen Muttermale und zudem noch mehrfarbig. Nach Angabe der Patientin hat es sich auch im vergangenen Jahr vergrößert.

ABCD-Regel

An der rechten apikalen Schulter zeigt sich eine asymmetrische, scharf begrenzte, polyzyklische und am Rand etwas ausgefranst wirkende, hellbraune, teilweise auch dunkelbraune, ca. 0,8 cm durchmessende Macula.

Auflichtmikropskopie

Auflichtmikroskopisch zeigt sich insgesamt zwar ein regelhaftes hellbraunes Pigmentnetz, an 2 Stellen bestehen jedoch Pigmentnetzverdichtungen und auch -abbrüche. Keine Grauschleier, keine Gefäßabnormalitäten.

Exzision und Wundverschluss

Aufgrund der klinischen Auffälligkeiten wird der Patientin empfohlen, das Muttermal entfernen zu lassen.

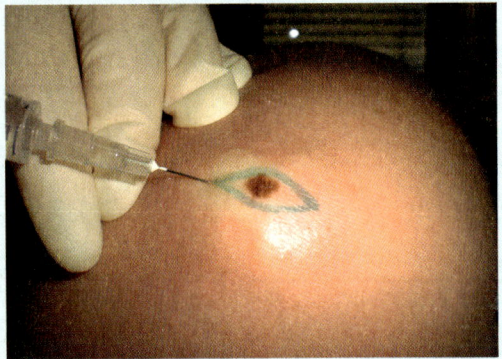

Zunächst wird eine Lokalanästhesie mit Lidocain (mit 1 %igem Adrenalinzusatz) vorgenommen und die Exzision spindelförmig eingezeichnet.

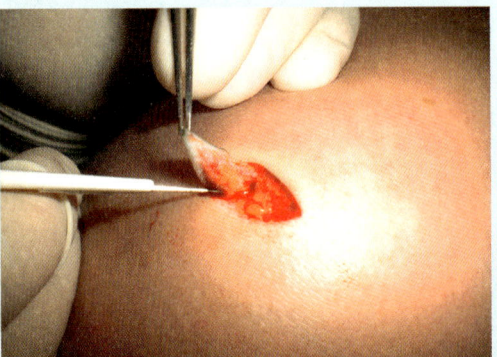

Sobald alles betäubt ist (ca. nach 2 min), erfolgt eine spindelförmige Inzision entlang der Markierung und bis ins subkutane Fettgewebe.

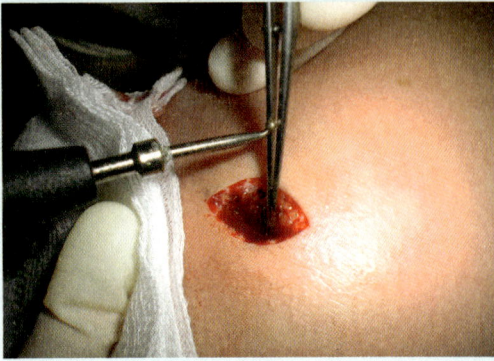

Blutende Hautgefäße werden gezielt elektrokaustisch verödet.

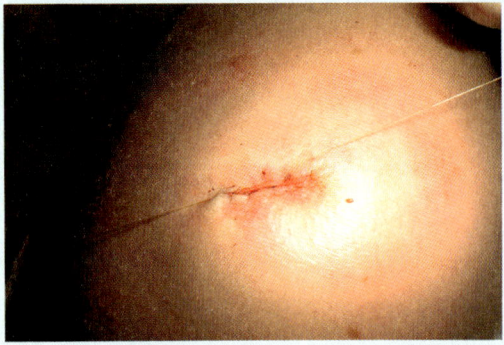

Anschließend werden die Wundränder mit einer fortlaufenden intrakutanen Naht und einem resorbierbaren Monocrylfaden adaptiert.
Zuletzt wird die Wunde mit Klammerpflastern zusätzlich fixiert und mit einem Pflaster versorgt. 2 Wochen muss die Patientin nun auf sportliche Aktivitäten verzichten.

Histologie

Bei der histologischen Untersuchung wird ein Junktionsnävus mit deutlichen Charakteristika eines dysplastischen Nävus festgestellt; es ist jedoch kein Anhalt für Malignität vorhanden. Exzision in toto.

3 Dermatologische Therapie

3.1 Lokale medikamentöse Therapie

Key Point

Durch eine lokalisierte oder großflächige Anwendung von Externa können gezielt Hautveränderungen behandelt werden, meist ohne nennenswerte Resorption und somit ohne systemische Nebenwirkungen. Die Auswahl geeigneter Externagrundlagen kann den Behandlungserfolg optimieren

Bei der lokalen (topischen) medikamentösen Therapie kommen sowohl Fertigpräparate als auch individuelle Rezepturen zur Anwendung. Alle Lokaltherapeutika (**Externa**) bestehen aus einem **Träger** (Grundlage, Vehikel) und einem oder mehreren **Wirkstoffen**.

3.1.1 Träger (Grundlagen)

Je nach Anteil von flüssigen, festen, wässrigen und fetthaltigen Bestandteilen unterscheidet man folgende Grundlagen (**Abb. 3.1**):

- **Salben:** wenig Wasser in Öl, d. h. wasserarme/wasserfreie Grundlage mineralischen (Vaseline), tierischen (Wollfette) oder synthetischen Ursprungs
- **Cremes:** Öl-in-Wasser-Emulsion; lipophile Cremes (fettreich) und hydrophile Cremes (wasserreich)
- **Gele:** Öl-in-Wasser-Emulsion; wasserreicher als hydrophile Creme
- **Lotion und Milch:** Öl-in-Wasser-Emulsionen, Lotion ist flüssiger als Milch
- **Tinktur:** flüssig, (wässrig-)alkoholische Lösung
- **Öl:** flüssiges Fett (z. B. Olivenöl)

- **Puder/Pulver:** feste, aber pulverisierte Mineralien, z. B. Magnesiumsilikat (Talkum), Zinkoxid oder Titandioxid
- **Paste:** Salbe mit Pulveranteil, fest, aber streichbar
- **Schüttelmixtur** (Lotio alba aquosa): flüssige Suspensionen mit hohem Feststoffanteil (z. B. Zinkoxid, Titandioxid), der durch Schütteln in Suspension gebracht werden muss
- **Schaum:** durch Einbringen von Luft in Flüssigkeiten/hydrophile Cremes → flüssiger Schaum

Die Auswahl des Grundlagentyps hängt von verschiedenen Faktoren ab:

- **Akuität der Dermatose:** Akut nässende Dermatosen werden mit feuchten Umschlägen behandelt („**feucht auf feucht**"), die einen austrocknenden Effekt haben. Für chronische Dermatosen mit Hyperkeratose dagegen eignen sich wasserfreie Fettsalben („**fett auf trocken**").
- **Applikationsort:** Behandlung der Kopfhaut mit flüssigen Grundlagen (Öle, Tinkturen, Lotionen), Behandlung der Intertrigines (feuchtes Milieu) mit Pasten
- **Hautzustand** (eher fettiger oder trockener Hauttyp)

Praxistipp

Bei intakter Haut führen lipophile Externa zu einer hervorragenden Resorption, bei nässenden Dermatosen sollten eher hydrophile Externa verwendet werden.

3.1.2 Wirkstoffe

MERKE

Bei großflächiger Applikation, insbesondere auf entzündeter Haut, kann es zu Resorption der Wirkstoffe und systemischen Effekten kommen.

Glukokortikoide

Wirkung und Indikationen I Lokale Glukokortikoide (Steroide) werden zur Behandlung von **entzündlichen Hautkrankheiten** eingesetzt. Entsprechend ihrer **antientzündlichen** und **antiproliferativen** Wirkung werden sie in 4 Gruppen eingeteilt: Gruppe I (niedrig potent) bis Gruppe IV (hoch potent) (**Tab. 3.2**). Ihre Wirkung ist außerdem abhängig von Lebensalter, Körperregion und Art der Hauterkrankung, was bei der Auswahl des Präparates berücksichtigt werden muss.

MERKE

Erhöhte Penetration bei entzündeter Haut, in den Intertrigines (Leiste, Achselhöhle, submammär), unter Okklusion (Folie) und bei Säuglingen/alten Menschen.

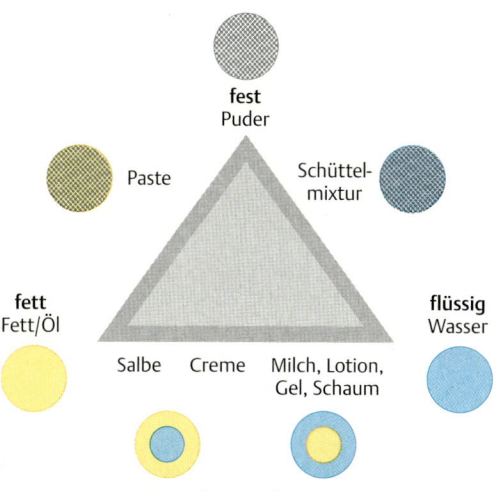

Abb. 3.1   Phasendreieck.

3

Tabelle 3.1

Wirkung und Anwendung von Externagrundlagen

Grundlage	Wirkung	Anwendung
Salben	fettend, okklusiv	z. B. zur Pflege trockener Haut, Therapie von Ekzemen
Cremes	wenig fettend	z. B. mit Antibiotika oder Steroiden zur Entzündungshemmung
Gele	kühlend	z. B. bei Dermatitis solaris
Lotion	austrocknend, kühlend	bei blasenbildenden Erkrankungen (z. B. Herpes-Infektionen oder bullöse Insektenstichreaktionen)
Milch	kühlend, wenig fettend	z. B. mit Steroiden oder Aloe vera bei Dermatitis solaris
Tinktur (meist alkoholisch)	Wirkstoff fettfrei an den Behandlungsort bringen	v. a. für behaarte Kopfhaut geeignet, z. B. Salicylspiritus oder Steroid in alkoholischer Lösung bei Psoriasis capitis
Öl	fettend, okklusiv	„Ölkappe", z. B. Olivenöl mit Salicylsäure bei Ekzemen oder Schuppenflechte der Kopfhaut
Puder/Pulver	austrocknend	für feuchte/intertriginöse Areale, z. B. mit Nystatin bei Intertrigo
Paste	austrocknend, Schutz vor Irritation	für intertriginöse Areale, z. B. bei Windeldermatitis
Schüttelmixtur	kühlend, austrocknend	z. B. bei Varizellen oder Herpes zoster
Schaum	kaum fettend, einfache flächige Applikation	für behaarte Areale, z. B. mit Steroiden bei Ekzemen der Kopfhaut

Tabelle 3.2

Lokale Glukokortikoide

Gruppen	Beispiele
Gruppe I (schwach)	– Hydrocortison 0,25–2 % – Prednisolon 0,4 % – Dexamethason 0,1 % – Hydrocortisonacetat 1 %
Gruppe II (mittelstark)	– Clobetasolbutyrat 0,05 % – Triamcinolonacetonid 0,1–0,5 % – Betamethasonvalerat 0,05 % – Fluocinolonacetonid 0,1 %
Gruppe III (stark)	– Fluocortolon 0,25 % – Methylprednisolonaceponat 0,1 % – Betamethasonvalerat 0,1 % – Mometasonfuroat 0,1 %
Gruppe IV (sehr stark)	– Fluocinolonacetonid 0,2 % – Diflucortonvalerat 0,3 % – Clobetasolpropionat 0,5 %

Anwendung | Stets eher **kurzzeitig stärker potente** Steroide anwenden, als langfristig niedrig potente, da sich die Haut schnell an die Steroide gewöhnt (Down-Regulation der Steroid-Rezeptoren) und die Wirkung zunehmend nachlässt.
Nebenwirkungen | Atrophie, Teleangiektasien, Striae distensae, Hypertrichose, Steroiddermatitis und auch Superinfektionen, Gefahr des Rebound (Wiederauftreten der Erkrankung) nach Absetzen der Steroide.

Lokale Immunmodulatoren
Calcineurin-Inhibitoren
Wirkung und Indikationen | Calcineurin-Inhibitoren (z. B. Pimecrolimus, Tacrolimus) wirken lokal **immunsuppressiv** und werden häufig als Alternative zu topischen Steroiden eingesetzt. Sie hemmen die Phosphatase Calcineurin und verhindern so die Aktivierung des Transkriptionsfaktors NFAT (Nuclear Factor of Activated T-Cells) und somit die Transkription proinflammatorischer Zytokine. Hierdurch kommt es zur verminderten Aktivierung von T-Lymphozyten, Langerhans-Zellen und Mastzellen. Wie Steroide werden sie bei **entzündlichen Dermatosen**, insbesondere bei atopischem Ekzem, eingesetzt.

MERKE

Vorteile von Calcineurin-Inhibitoren gegenüber Steroiden: vergleichbare antientzündliche Wirkung bei verminderten Nebenwirkungen (insbesondere kein Atrophie-Risiko, kein Rebound nach Absetzen) und lang anhaltendem Effekt.

Nebenwirkungen | Anfängliches Brennen; durch lokale Immunsuppression erhöhtes Risiko für bakterielle/virale Superinfektionen sowie erhöhtes lokales Tumorrisiko.

 Praxistipp
Während der Behandlung mit Calcineurin-Inhibitoren sollte ein konsequenter UV-Schutz erfolgen.

Imiquimod

Wirkung und Indikationen I Imiquimod, ein Imidazochinolin-Derivat, wirkt ebenfalls immunmodulierend, wobei seine Wirkung eher **immunstimulierend** als immunsuppressiv ist. Es bindet Immunzellen und fördert die Sekretion proinflammatorischer Zytokine (z. B. Interferon-α, TNF-α, Interleukin-12). Imiquimod ist zugelassen zur Therapie von **Condylomata acuminata** (Feigwarzen) sowie bei **aktinischen Keratosen** und flachen **Basalzellkarzinomen**.

Nebenwirkungen I Rötung/Entzündung der behandelten Stellen sowie Erosionen.

Lokale Vitamin-D_3-Analoga

Wirkung und Indikation I Vitamin-D_3-Analoga wirken **antiproliferativ** und differenzierungsfördernd sowie immunmodulierend und antientzündlich (auf Keratinozyten). Als Wirkstoffe werden Calcipotriol, Calcitriol und Tacalcitol eingesetzt, insbesondere zur Therapie der **Psoriasis vulgaris**.

Nebenwirkungen I Hyperkalzämie (nur bei großflächiger Anwendung durch perkutane Resorption zu erwarten).

Lokale Retinoide

Wirkung und Indikationen I Retinoide (Vitamin-A-Säure-Derivate) wirken vor allem **differenzierungsfördernd**. Die Wirkstoffe Tretinoin, Tazaroten, Adapalen kommen vor allem zur Therapie der **Acne vulgaris** und bei **Verhornungsstörungen** (z. B. Morbus Darier, Lichen ruber) zur Anwendung.

Nebenwirkungen I Hautrötung, Austrocknung durch verminderte Talgproduktion, erhöhte UV-Sensitivität.

Keratolytika
Salicylsäure

Wirkung und Indikationen I Salicylsäure wird zur Abschuppung/Ausdünnung verdickter Hornschuppen/Plaques eingesetzt. Ab ca. 5 % ist dieser **keratolytische** Effekt zu beobachten und kann bis zu einer Konzentration von 60 % an der Haut eingesetzt werden. Typische Indikationen sind Keratolyse bei **Psoriasis**, **Akne** und **Verrucae vulgares**.

Nebenwirkungen I Hautrötung, bei höherer Konzentration „Weißwerden" der Haut durch Quellung der Epidermis.

> **MERKE**
>
> **Keine großflächige Anwendung bei Kindern:** Gefahr der Resorption mit Salicylismus (Übelkeit, Erbrechen, zentrale Unruhe, Hörstörungen, Hyperventilation, Parästhesien), zudem Nierenschäden und Magenulzera.

Harnstoff (Urea)

Wirkung und Indikationen I Harnstoff kann in hoher Konzentration (30–40 %) ebenfalls zum Erweichen und zur Abschuppung verdickter Hornhaut eingesetzt werden. Typischerweise wird er jedoch zur **Behandlung trockener Haut/Ekzeme** eingesetzt, da er in der Lage ist, Feuchtigkeit in der Haut zu binden.

Nebenwirkungen I Hautrötung und Brennen an der Haut (v. a. bei Kindern und bei höherer Konzentration).

Teer

Wirkung und Indikation I Obwohl Teer ein Kanzerogen ist, wird er in gereinigter Form aufgrund seiner guten **antiinflammatorischen** und **antiproliferativen** Wirkung auch heute noch insbesondere bei **Psoriasis vulgaris** angewendet.

Nebenwirkungen I Unangenehmer Geruch, potenzielle Photosensibilisierung.

Dithranol

Wirkung und Indikation I Aufgrund seiner guten **antiinflammatorischen** und **antiproliferativen** Wirkung eignet sich Dithranol ebenfalls zur Behandlung der **Psoriasis**. Es wirkt irritierend und z. T. immunmodulierend und wird typischerweise einschleichend eingesetzt.

Nebenwirkungen I Verfärbung der Haare und Haut sowie der Kleidung (gelb-schwarz), Hautreizung.

Antiinfektiöse Agenzien
Farbstofflösungen

Pyoktanin (Gentianaviolett, Kristallviolett, Methylrosaniliniumchlorid) ist ein bereits seit dem 19. Jahrhundert verwendeter, ungiftiger Anillinfarbstoff. Er wirkt hervorragend **antiseptisch** und kann bei topischen bakteriellen, viralen oder mykotischen **Infektionen** eingesetzt werden (Herpes simplex/Zoster, Pyodermien, Candida-Intertrigo etc). **Nebenwirkungen** sind starke violette Verfärbung der Haut und Hautnekrosen bei zu starker Konzentration. Pyoktanin wirkt auch hemmend auf Keratinozyten und Fibroblasten, so dass keine Anwendung bei chronischen, nichtsuperinfizierten Wunden erfolgen sollte.

Solutio Castellani hat ein ähnliches Anwendungsspektrum wie Pyoktanin. Sein Farbe ist hellrot und enthält Fuchsin-Lösung, Phenol und Resorcin. Typische Indikationen sind **Pyodermien**, **Tinea pedis** und **Ulzera**.

Lokale Desinfizienzien

Häufige verwendete Präparate zur flächigen Desinfektion der Haut sind Halogenderivate (z. B. Jodlösungen oder -salben, Chlorhexidin, halogenierte Chinolinderivate [z. B. Vioform], halogenierte Salicylanilide [Triclosan]), Phenolderivate (z. B. Hexachlorophen) und quaternäre Ammoniumverbindungen. Sie werden präventiv, z. B. zur **Hautdesinfektion** vor operativen Eingriffen, oder aber bei **bakteriellen Infekten** der Haut eingesetzt.

Lokale Antibiotika
Lokale Antibiotika sind zur Behandlung oberflächlicher und umschriebener **bakterieller Infekte** geeignet. Zur Meidung einer Resistenzentwicklung oder Sensibilisierung sollten nur solche Antibiotika verwendet werden, die selten oder gar nicht systemisch eingesetzt werden. Zudem sollte vor jeder Therapie ein bakterieller Abstrich mit Antibiogramm (zur Ermittlung des Keimspektrums und etwaiger Resistenzen) erfolgen.
Häufig angewendete lokale Antibiotika sind: Bacitracin, Tetracycline, Erythromycin, Clindamycin, Gentamicin und Fusidinsäure.

Lokale Virustatika
Aciclovir und **Penciclovir** werden als Virostatikum bei **Herpes-simplex-Infektionen** angewendet. Sie hemmen die virale DNA-Polymerase und damit die Proliferation der Viren.
Imiquimod (s. S. 29) gilt als Immunmodulator. Es wird zur Behandlung von **Genitalwarzen** (Condylomata acuminata) eingesetzt und führt zu Entzündungsreaktion, sekundärer Proliferationshemmung und Zerstörung der HPV-befallenen Zellen.

Lokale Antimykotika
Lokale Antimykotika sind wirksam gegen Dermatophyten, Hefen und Schimmelpilze. Sie können sowohl an der Haut als auch an der Schleimhaut eingesetzt werden.
– Wirksamkeit bei **Dermatophyten, Hefe- und Schimmelpilzen**: Bifonazol, Ciclopiroxolamin, Econazol, Ketoconazol, Miconazol, Cotrimazol (Einschränkung bei Schimmelpilzen)
– Wirksamkeit ausschließlich bei **Hefepilzen**: Amphotericin B, Nystatin, Natamycin

3.2 Systemische medikamentöse Therapie

Key Point
Bei vielen dermatologischen Erkrankungen ist eine topische Therapie nicht ausreichend und häufig erzielt erst die Kombination mit systemisch verabreichten Medikamenten die gewünschte Wirkung. Wie bei jeder systemischen Therapie müssen aber auch hier Nebenwirkungen und Kontraindikationen berücksichtigt (Risiko-Nutzen-Abwägung, Therapieüberwachung) sowie die besonderen Richtlinien für Kinder und Schwangere beachtet werden.

Typische Indikationen für eine systemische Therapie sind:
– großflächige oder tiefe infektiöse Erkrankungen (bakterielle, viral, mykotisch)
– allergische Erkrankungen
– generalisierte, schwere Formen der Psoriasis
– ausgedehnte Acne vulgaris oder Acne conglobata
– Autoimmunerkrankungen.

3.2.1 Antibiotika
Siehe **Tab. 3.3**.

3.2.2 Virustatika
Wirkung und Indikationen ❙ Virustatika werden primär zur Behandlung von **Herpes**-Erkrankungen eingesetzt. **Aciclovir** und seine Analoga (**Tab. 3.4**) sind bei Infektionen mit dem Varizella-Zoster-Virus und Herpes-simplex-Virus indiziert. Es handelt sich um Nukleosidanaloga, die einen Kettenabbruch und somit eine **Hemmung der Virusreplikation** bewirken. Die Wirkstoffe unterscheiden sich durch ihre Bioverfügbarkeit nach oraler Aufnahme; so hat Valaciclovir eine 2–3-fach höhere Bioverfügbarkeit und Brivudin eine 100fach höhere antivirale Aktivität als Aciclovir.
Nebenwirkungen ❙ Übelkeit, Erbrechen und Durchfall, Kopfschmerzen und Schwindel, selten Exantheme. Nephrotoxizität bei Aciclovir (Kreatinin-Kontrolle!).

3.2.3 Antimykotika
Wirkung und Indikationen ❙ Systemische Antimykotika sind bei einigen Infektionen mit **Dermatophyten** (v. a. fortgeschrittene Onychomykose, ausgedehnte Tinea corporis und zoophile Dermatomykosen), bei lokal ausgeprägten oder systemischen **Hefepilzinfektionen** (Kandidose, Kryptokokkose) sowie bei Schimmelpilzinfektionen indiziert (**Tab. 3.5**). Die meisten Antimykotika wirken über Interaktionen mit **Ergosterol** bzw. dessen Synthese (Ergosterol = Bestandteil der Pilzzellmembran).
Nebenwirkungen ❙ Azole sind relativ gut verträglich und nebenwirkungsarm (gastrointestinale Beschwerden, Hepatotoxizität). Terbinafin führt selten zu gastrointestinalen Beschwerden, Hautreaktionen (Exanthem, Urtikaria) oder Leberfunktionsstörungen. Auch Griseofulvin ist in der Regel gut verträglich; zu beachten sind insbesondere die verstärkte Photosensitivität (KI: Porphyrien). Die **höchste Toxizität** besitzt **Amphotericin B** (Nephro-, Hepato- und Neurotoxizität).

Tabelle 3.3

Systemische Antibiotika	
Antibiotika	**Indikationen**
Penicilline nicht penicillinasefest: z. B. Benzylpenicillin G, Penicillin V penicillinasefest: z. B. Oxacillin, Dicloxacillin Breitsprektrum-Penicilline: z. B. Ampicillin + Sulbactam, Amoxicillin + Clavulansäure, Mezlocillin	Infektionen mit Streptokokken und Staphylokokken (z. B. Impetigo contagiosa, Follikulitiden, Furunkel oder Erysipel) Breitspektrum-Penicilline: gramnegative Bakterien (E. coli, Klebsiellen, Proteus, z. B. bei Abszessen und Phlegmonen)
Cephalosporine 1. Generation: z. B. Cefazolin, Cefalexin 2. Generation: z. B. Cefoxitin, Cefaclor 3. Generation: z. B. Cefotaxim, Ceftriaxon	Infektionen mit Streptokokken und Staphylokokken sowie mit Penicillinase-produzierenden Bakterien
Tetracycline z. B. Doxycyclin, Tetracyclin, Minocyclin	Infektionen mit grampositiven und gramnegativen Bakterien (z. B. Acne vulgaris, Rosazea, perioraler Dermatitis und Borreliose)
Makrolide z. B. Erythromycin, Roxithromycin, Clarithromycin, Azithromycin	Infektionen mit Staphylokokken und Streptokokken (z. B. Acne vulgaris, Rosazea, Borreliose)
Sulfonamide Sulfadiazin, Trimethoprim-Sulfamethoxazol	Infektionen mit grampositiven Keimen (Trimethoprim- Sulfamethoxazol; z. B. bei Erysipel), Toxoplasmose (Sulfadiazin) *Cave:* Sulfonamide verstärken die Wirkung von oralen Antikoagulanzien, oralen Antidiabetika und Methotrexat
Aminoglykoside z. B. Gentamicin, Streptomycin und Tobramycin	schwere Infektionen mit gramnegativen Erregern *Cave:* Oto- und Nephrotoxizität
Fluorchinolone z. B. Norfloxacin, Ciprofloxacin, Ofloxacin, Levofloxacin	Infektionen der Haut und Weichteile (z. B. Phlegmone, gramnegativer Fußinfekt und Paronychie) Harnwegsinfekte
Metronidazol (selten verabreicht)	Infektionen mit Anaerobiern *Cave:* Neurotoxizität
Vancomycin (Reservemittel)	Infektionen mit grampositiven Bakterien (z. B. bei schweren Infektionen mit Staphylokokken und bestehender Penicillinallergie) *Cave:* Oto- und Nephrotoxizität

3

Tabelle 3.4

Systemische Virustatika	
Wirkstoff	**Indikationen**
Aciclovir und **Valaciclovir**	– Herpes simplex (HHV-1) – Herpes genitalis (HHV-2) – Varizella-Zoster-Infektion
Brivudin	– Herpes zoster
Famciclovir	– Herpes genitalis – Herpes zoster

Tabelle 3.5

Systemische Antimykotika	
Wirkstoff	**Indikationen**
Itraconazol	Infektionen mit **Dermatophyten** (inkl. Onychomykosen), **Hefen** (Kandidosen) und **Schimmelpilzen** (Aspergillosen)
Fluconazol	Infektionen mit **Dermatophyten** und **Hefen**
Terbinafin	nur Infektionen mit **Dermatophyten**
Griseofulvin	nur Infektionen mit **Dermatophyten**
Amphotericin B	systemische Infektionen mit **Hefen** (Kandidose, Kryptokokkose) und **Schimmelpilzen** (Aspergillosen)

3.2.4 Antihistaminika

Wirkung und Indikationen ▮ Antihistaminika hemmen die Wirkung von Histamin, indem sie spezifisch Histaminrezeptoren (H_1- und H_2-Rezeptoren) blockieren. Da allergische Reaktionen über eine Stimulierung der H_1-Rezeptoren vermittelt werden (Stimulation der H_2-Rezeptoren → gesteigerte Magensaftproduktion), kommen in der Dermatologie meist **H_1-Blocker** zum Einsatz. Während H_1-Blocker der **1. Generation** zentral sedierend wirken, gelangen Antihistaminika der **2. Generation** nur in vernachlässigbaren Mengen in das zentrale Nervensystem und wirken daher kaum sedierend (**Tab. 3.6**). Indikationen sind **allergische** Rhinitis/Rhinokonjunktivitis, allergisches Asthma bronchiale, Urtikaria, anaphylaktoide Reaktionen, Pruritus.

Nebenwirkungen (H_1-Blocker) ▮ Gastrointestinale Beschwerden, Kopfschmerzen, Müdigkeit, Schwindel, Mundtrockenheit.

3.2.5 Retinoide

Wirkung und Indikationen ▮ Retinoide sind synthetische Vitamin-A-Säure-Derivate mit folgenden Wirkprinzipien:

Tabelle 3.6	
Antihistaminika (H$_1$-Blocker)	
Antihistaminika der 1. Generation (sedierend)	**Antihistaminika der 2. Generation (nicht bzw. wenig sedierend)**
– Phenothiazine (Promethazin, Chlorpromazin) – Hydroxyzin – Clemastin – Dimetinden – Ketotifen	– Cetirizin – Levocetirizin – Loratadin – Desloratadin – Ebastin – Mizolastin – Fexofenadin

Tabelle 3.7	
Systemische Retinoide	
Wirkstoff	**Indikationen**
Isotretinoin	– schwere Acne vulgaris, Acne conglobata – Rosazea – kutane T-Zell-Lymphome
Etretinat Acitretin	– Psoriasis vulgaris/pustulosa/arthropathica – Ichtyosen – kutane T-Zell-Lymphome – Lichen ruber – Pityriasis rubra pilaris
Alitretinoin	– chronische hyperkeratotische Hand- und Fußekzeme

– Hemmung der Hyperproliferation von Keratinozyten (Reduktion der Hornschicht), differenzierungfördernd
– sebostatisch (Hemmung der Sebumproduktion)
– immunmodulierend
– antiinflammatorisch
– kanzeroprotektiv

Indikationen sind daher in erster Linie **Verhornungsstörungen** (z. B. Ichthyosen, Psoriasis, Handekzeme) und **schwere Akneformen**. Während Isotretinoin aufgrund seiner stark sebostatischen Wirkung sehr effektiv bei Acne vulgaris ist, kommen Acitretin, Etretinat und Alitretinoin vorwiegend zur Behandlung von Verhornungsstörungen zur Anwendung (**Tab. 3.7**).
Nebenwirkungen ▎ Retinoide haben zahlreiche Nebenwirkungen, die dosisabhängig auftreten und meist reversibel sind: Xerosis cutis, Cheilitis, Nagelveränderungen (Paronychie), Haarausfall, Arthralgien, Muskel- und Knochenschmerzen (Hyperostosen), Hyperlipidämie, Depressionen, erhöhte Photosensitivität. Am schwerwiegendsten ist allerdings die **Teratogenität** von Retinoiden, weshalb diese während der Schwangerschaft strikt gemieden werden müssen.

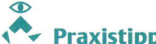

Praxistipp

Keine Kombination von Retinoiden mit Tetracyclinen wegen des erhöhten Risikos eines Pseudotumor cerebri.

3.2.6 Fumarsäureester
Wirkung und Indikationen ▎ Fumarsäureester wirken **antiinflammatorisch** und **antiproliferativ** auf Keratinozyten. Sie hemmen die Sekretion von verschiedenen Zytokinen, z. B. Interferon-γ, TGF-α (Transforming-Growth-Factor-α), NF-κB und IL-6 (Interleukin-6) und erhöhen die Konzentration von IL-10. Indikationen sind schwere Formen der **Psoriasis vulgaris**.
Nebenwirkungen ▎ Sie treten dosisabhängig auf und beinhalten insbesondere Flushsymptomatik sowie Magen-Darm-Beschwerden (Durchfälle, Krämpfe, Übelkeit).

3.2.7 Immunsuppressiva
Zu den dermatologisch relevanten Immunsuppressiva zählen:
– Glukokortikoide
– Azathioprin
– Methotrexat
– Cyclophosphamid (Zytostatikum)
– Mycophenolatmofetil
– Cyclosporin A
– Biologicals

Indikationen ▎ Immunsuppressiva werden vor allem zur Behandlung von **Autoimmunerkrankungen** eingesetzt. Häufige Indikationen in der Dermatologie sind:
– bullöse Autoimmundermatosen (Pemphigus vulgaris, bullöses Pemphigoid)
– Kollagenosen (wie Lupus erythematodes, Dermatomyositis, systemische Sklerodermie)
– schwere Formen der Psoriasis
– Vaskulitiden
– kutane T-Zell-Lymphome

Während der Therapie muss **eine engmaschige Überwachung** der Patienten mit Kontrolle von Blutbild, Transaminasen, Kreatinin und Blutfetten erfolgen.
Nebenwirkungen ▎ Im Vordergrund steht die verminderte Infektabwehr und langfristig die Induktion maligner Tumoren.

MERKE

Vor Therapiebeginn und während des Therapieverlaufs muss eine **engmaschige Überwachung** der Patienten mit Kontrolle von u. a. Blutbild, Transaminasen, Kreatinin und Blutfetten erfolgen. Wichtig ist außerdem ein konsequenter UV-Schutz, da durch die reduzierte Immunüberwachung des Immunsystems ein erhöhtes Risiko für UV-induzierte Hauttumoren besteht.

Glukokortikoide

Wirkung und Indikationen | Glukokortikoide (z. B. Prednisolon) besitzen eine breite **antiproliferative**, **antiinflammatorische** und **immunsuppressive** Wirkung und vielfältige Angriffspunkte (z. B. Hemmung von verschiedenen Entzündungsmediatoren und von Immunzellen). Sie zählen zu den am häufigsten eingesetzten Medikamenten in der Dermatologie. Wichtige Indikationen sind **nichtinfektiöse entzündliche** Dermatosen, **Autoimmunerkrankungen** und schwere **allergische** Reaktionen.

Nebenwirkung | Glukokortikoide verursachen bei **langfristiger** systemischer Anwendung (in Abhängigkeit von ihrer Potenz, Dosis und Dauer der Einnahme) z. T. schwere Nebenwirkungen:

- **Haut:** Atrophie, Striae distensae, Purpura, Hypertrichose, Akne
- **Immunsystem:** erhöhte Infektanfälligkeit, verzögerte Wundheilung
- **Stoffwechsel:** Gewichtszunahme, Manifestation oder Entgleisung eines Diabetes mellitus
- **GIT:** Magenulzera
- **Herz/Kreislauf:** Hypertonie
- **endokrines System:** Nebenniereninsuffizienz
- **Knochen:** Osteoporose, Spontanfrakturen (Prophylaxe mit Kalzium-Vitamin-D-Präparaten)
- **Auge:** Glaukom, Katarakt
- **ZNS:** Psychosen

Anwendung | Zur Vermeidung der Nebenwirkungen wird in der Dermatologie häufig eine **kurzzeitige** systemische Gabe (sog. **Stoßtherapie**) eingesetzt. Dabei werden Dosen von 1 mg/kg KG Prednisolonäquivalent verwendet und die Dosis alle 2 Tage halbiert (**ausgeschlichen**).

Bei **langfristigen** systemischen Gaben sollte stets beachtet werden, dass unterhalb der **Cushing-Schwelle** (ca. 7,5 mg Prednisolonäquivalent) therapiert wird. Durch Kombination mit anderen Immunsuppressiva können zudem Steroide eingespart, d. h. die Dosis verringert werden. Außerdem sollten **präventive Begleitmedikationen** zur Prophylaxe von Osteoporose (Kalzium, Vitamin D) und Magenulzera (Protonenpumpenhemmer/PPI) erfolgen.

Klassische Immunsuppressiva

Azathioprin

Wirkung und Indikationen | Azathioprin hemmt die Purinsynthese (Antimetabolit, Hemmung verschiedener Enzyme). Einsatz vor allem bei **Kollagenosen** (z. B. SLE), **bullösen** Erkrankungen (z. B. Pemphigus vulgaris, bullöses Pemphigoid) oder **Vaskulitiden**.

Nebenwirkungen | Zu den häufigsten NW gehören neben Leber-/Nierenfunktionsstörungen, Knochenmarkdepression und erhöhtes Tumorrisiko.

Methotrexat

Wirkung und Indikationen | Methotrexat ist ein Folsäureantagonist und hemmt die Dihydrofolatreduktase. Indikationen sind schwere Formen der **Psoriasis vulgaris**/arthropathica und **bullöse** Erkrankungen.

Nebenwirkungen | Sie treten in allen Geweben mit hoher Zellteilungsrate auf, v. a. Knochenmark (Panzytopenie) und Schleimhäute (Mukositis, Zystitis).

Cyclophosphamid

Wirkung und Indikationen | Cyclophosphamid bewirkt eine Alkylierung der DNA-Basen. Indikationen sind **Vaskulitiden**, **SLE**, **Dermatomyositis**, Morbus Behçet, chronische Polyarthritis und kutane T-Zell-Lymphome.

Nebenwirkungen | Insbesondere Knochenmarkdepression, Alopezie, hämorrhagische Zystitis und erhöhtes Tumorrisiko.

Mycophenolatmofetil

Wirkung und Indikationen | Mycophenolatmofetil hemmt die Purinsynthese (durch Hemmung der Inosinmonophosphat-Dehydrogenase), besonders in Lymphozyten. Eingesetzt wird dieses Präparat v. a. bei **bullösen** Dermatosen, **Vaskulitiden** und Pyoderma gangraenosum.

Nebenwirkungen | Häufig gastrointestinale Beschwerden sowie erhöhtes Tumorrisiko.

Ciclosporin A

Wirkung und Indikationen | Ciclosporin A hemmt die Calcineurinphosphatase und die Bildung von **IL-2** und anderen Zytokinen (**spezifischer** Ansatzpunkt im Gegensatz zu den anderen Immunsuppressiva). Zu den häufigsten dermatologischen Indikationen gehören: **Kollagenosen**, **SLE**, **bullöse** Dermatosen sowie schwere, therapierefraktäre Ekzeme.

Nebenwirkungen | Häufig Nierenschäden (irreversibel!), Hypertonie, Infektanfälligkeit und Gingivahyperplasie.

Biologicals (Biologics)

Wirkung und Indikationen | Biologicals stellen eine neue Generation von Medikamenten dar. Es handelt sich um gentechnisch hergestellte Proteine, die **spezifische Zytokine** oder **deren Rezeptoren blockieren** und somit die Entzündungskaskade hemmen. Wirkprinzipien:

- Hemmung/Zerstörung von (T-Zell-aktivierenden) **Zytokinen**
- Hemmung der **T-Zell-Migration** (von den Blutgefäßen in die Haut)
- Blockierung der **T-Zell-Aktivierung** und **-Proliferation**
- Zerstörung spezifischer T-Zellen

3

3

Tabelle 3.8	
Biologicals (Biologics)	
Wirkstoff	**Indikationen**
Infliximab (monoklonaler Antikörper gegen TNF-α)	schwere Psoriasis vulgaris, schwere Psoriasis-Arthritis
Etanercept (Fusionsprotein, das TNF-α hemmt)	schwere, therapieresistente Psoriasis-Arthritis
Adalimumab (monoklonaler Antikörper gegen TNF-α)	mittelschwere bis schwere Plaque-Psoriasis, Psoriasis-Arthritis
Ustekinumab (monoklonaler Antikörper gegen IL-12 und IL-23)	mittelschwere bis schwere Plaque-Psoriasis

− Wiederherstellung des Gleichgewichts zwischen entzündungsfördernden und -hemmenden Faktoren

Hauptindikationen in der Dermatologie sind schwere Formen der **Psoriasis** (**Tab. 3.8**).

Nebenwirkungen | Zytokine erfüllen im gesunden Organismus wichtige Funktionen für die Immunabwehr, so dass eine langfristige Ausschaltung, ein **erhöhtes Infektions**- und **Tumorrisiko** birgt. Zudem kann das zugeführte Protein vom Organismus als Fremdkörper erkannt werden und seinerseits eine Antikörperbildung (→ Wirksamkeit ↓) sowie anaphylaktische Reaktionen auslösen.

MERKE

Vor einer Therapie mit Biologicals sollte eine (in)aktive Tuberkulose ausgeschlossen werden, da es unter der induzierten Immunsuppression zu einer Reaktivierung der Tbc kommen kann.

Immunmodulierende Substanzen

Dapson

Wirkung und Indikationen | Dapson (Wirkstoff: Diaminodiphenylsulfon, DADPS) wird primär bei **Lepra** und **Dermatitis herpetiformis Duhring** eingesetzt. Dapson wirkt immunmodulierend und hemmt Chemotaxis und Adhärenz von Immunzellen.

Nebenwirkungen | Methämoglobinämie, Hämolyse, Neuropathie, Agranulozytose und Arzneimittelexantheme.

 Praxistipp

Vor Therapiebeginn muss eine Kontrolle der **Glucose-6-Phosphat-Dehydrogenase (wichtig für den Abbau von Dapson) durchgeführt werden (Cave: bei Mangel erhöhtes Risiko der Methämoglobinämie).**

Clofazimin

Wirkung und Indikationen | Clofazimin wirkt antiinflammatorisch und antigranulomatös und wird bei **Lepra** oder auch, als Off-Label-Use, bei Cheilitis granulomatosa eingesetzt.

Nebenwirkungen | Rötliche Verfärbung von Schweiß, Urin und Tränenflüssigkeit, erhöhte Photosensibilität.

Thalidomid

Wirkung und Indikationen | Thalidomid wirkt antientzündlich und immunsuppressiv. Indikationen sind **Lepra** und **Lupus erythematodes**.

Nebenwirkungen | Teratogenität, periphere Neuropathie (reversibel nach Absetzen), Schwindel, Übelkeit und Müdigkeit.

3.3 Verbände

Besonders häufig verwendet werden:

− **Kompressionsverbände:** z. B. bei chronisch-venöser Insuffizienz oder als Druckverbände nach Operationen (*Cave:* kontraindiziert bei arterieller Minderdurchblutung/pAVK)
− **Hydrokolloidverbände:** Förderung der Wundheilung durch Imitation eines natürlichen Wundmilieus (*Cave:* nicht auf infizierte Wunden, da vermehrtes Bakterienwachstum möglich)
− **Salbenverbände:** Salben in Verbindung mit einer Fettgaze werden eingesetzt, um einen topisch applizierten Wirkstoff an Ort und Stelle zu halten und sein Eindringen in die Haut zu fördern (z. B. Jodsalbenverband).
− **Okklusivverbände:** Abdeckung der behandelten Hautareale mit einer Folie zur Penetrationsverstärkung von Wirkstoffen in die Haut (**Abb. 3.2**).

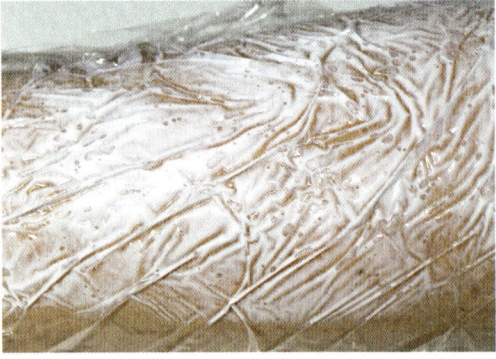

Abb. 3.2   Okklusivverband.

– **Deckverbände:** Schutz einer Wunde durch Baumwollkompressen (fixiert durch Mullbinden oder Gumminetze)
– **Schlauchverbände:** bei großflächiger Anwendung von Externa

> **MERKE**
>
> Die Wirkung der Strahlung hängt v. a. von der Energie der Strahlung (**je kurzwelliger, desto energiereicher**) sowie von der absorbierenden Struktur (Chromophor) ab.

3.4 Phototherapie und Klimatherapie

Key Point
Viele entzündliche Hauterkrankungen lassen sich hervorragend durch natürliches Sonnenlicht oder künstliche UV-Strahlung bessern. Die Eindringtiefe der Strahlung und Dosis bedingt hierbei die Wirkung und muss gezielt für jede einzelne Erkrankung ausgewählt werden. Lichtsensibilisatoren können die UV-Wirkung verstärken und einen schnelleren Therapieerfolg herbeiführen. Bei der Klimatherapie wird sowohl der Effekt der natürlichen UV-Strahlung als auch die besondere Umgebungssituation (z. B. verminderte Pollenbelastung, Reizklima, etc.) therapeutisch eingesetzt.

3.4.1 Phototherapie

Formen der UV-Strahlung ❙ Man unterscheidet UVC (200–280 nm), UVB (280–320 nm) und UVA (320–400 nm). **UVC**-Strahlung wird vollständig in Europa durch die Ozonschicht gefiltert, **UVB**-Strahlung dringt bis zum Stratum basale der **Epidermis** ein (→ Sonnenbrand, Bräunung der Haut), **UVA**-Strahlung kann Fensterglas durchdringen und gelangt bis in die **Dermis** (→ Hautalterung, (**Abb. 3.3**).

Anwendung in der Dermatologie ❙ UV-Strahlung unterschiedlicher Wellenlänge wird schon seit Jahrhunderten zur Behandlung von Hautkrankheiten eingesetzt. Hierbei wird sowohl **UVA-** oder **UVB-Strahlung** entweder allein oder in Kombination mit Lichtsensibilisatoren oder anderen Externa (z. B. Steroide, Calcipotriol, Retinoide) sowie mit systemischer Therapie verwendet. Für die dermatologische Phototherapie wird das Spektrum vom ultravioletten bis zum sichtbaren Bereich (280–750 nm) appliziert. Vor Beginn einer Phototherapie sollte die individuelle **minimale Erythemdosis (MED)** bzw. bei PUVA die minimale phototoxische Dosis (MPD) bestimmt werden.

Kontraindikationen ❙ Vor einer Phototherapie muss eine genaue Anamnese erfolgen, um mögliche Kontraindikationen für die Durchführung einer UV-Therapie zu ermitteln. Hierzu gehören:
– **erhöhte Lichtempfindlichkeit:** genetisch bedingt oder durch die Einnahme lichtsensibilisierender Medikamente wie Antibiotika (z. B. Tetracycline), Diuretika (z. B. Hydrochlorothiazid) oder Furocumarine (z. B. Meladinine)
– Vorliegen **maligner Hauttumoren** oder multipler **dysplastischer Nävuszellnävi**

Nebenwirkungen ❙ Hautrötung (akut), Hautalterung und Hauttumoren (Spätfolgen).

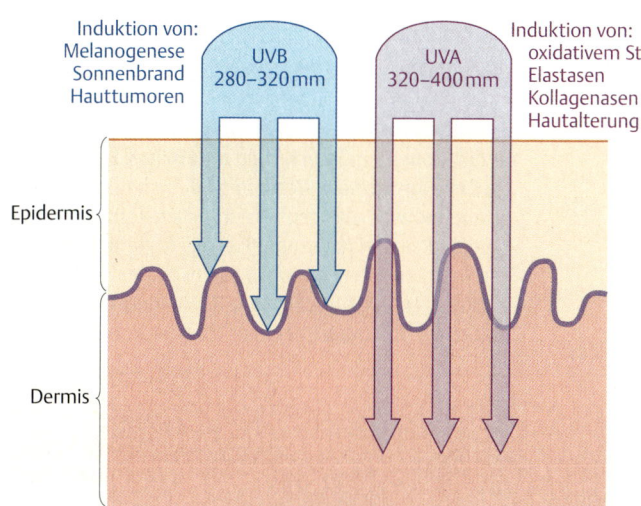

Induktion von:
Melanogenese
Sonnenbrand
Hauttumoren

UVB 280–320 mm

UVA 320–400 mm

Induktion von:
oxidativem Stress
Elastasen
Kollagenasen
Hautalterung

Epidermis

Dermis

Abb. 3.3 Eindringtiefe der UV-Strahlung in die Haut.

3

UVB-Phototherapie

Verwendetes Spektrum I UVB-Breitspektrum (280–320 nm), SUP (selektive UV-Phototherapie, 305–325 nm) und UVB-Schmalspektrum (311 nm).
Indikationen I Psoriasis vulgaris, Vitiligo, Pityriasis lichenoides und chronischer Pruritus.

> **MERKE**
>
> Durch **Kombination mit topischer Therapie** (z. B. topische Steroide oder Vitamin-D-Analoga) können potenzierte Therapieeffekte erzielt werden.

UVA-Phototherapie

Verwendetes Spektrum I UVA-Breitspektrum (320–400 nm) und UVA-Schmalspektrum (UVA1, 340–400 nm = „Kaltlicht-Therapie").
Indikationen I Chronische Ekzeme und Juckreiz (bes. bei atopischem Ekzem), zirkumskripte Sklerodermie, Prurigo simplex subacuta.

PUVA-Therapie (Psoralen und UVA-Therapie)

Prinzip I Durch den Einsatz von „**Lichtsensibilisatoren**" (**Psoralen** = 8-MOP, 8-Methoxy-Psoralen, Meladinine oder 5-MOP), die sowohl **topisch** (Creme-, Bade- oder Dusch-PUVA) oder **systemisch** (oral) verarbreicht werden können, wird die Haut für die anschließende UVA-Bestrahlung sensibilisiert. Hierdurch kann eine schnellere und verstärkte Wirkung bei geringeren UV-Dosen erzielt werden.
Indikationen I

- topische PUVA-Therapie: Psoriasis, chronische Handekzeme, Lichen ruber oder Morphea
- systemische PUVA-Therapie: chronisch-kutanes T-Zell-Lymphom (CTCL, Mycosis fungoides), Vitiligo oder parapsoriasiforme Erkrankungen.

Vor einer **oralen Verabreichung** müssen aufgrund der Hepato- und Nephrotoxizität von Psoralen die Leber- und Nierenwerte kontrolliert werden, ebenso Blutbild und Augenhintergrund. Außerdem muss während und bis 12 h nach der Behandlung eine spezielle UV-(UVA)-Schutzbrille getragen werden.

Photodynamische Therapie (PDT)

Prinzip I Bei dieser speziellen Photochemotherapie wird **δ-Aminolävulinsäure** (ALA) als **Sensibilisator** verwendet. Durch Umwandlung in Protoporphyrin IX und anschließender Bestrahlung mit Rotlicht (630 nm) kommt es zur Bildung von Sauerstoffradikalen und zu sekundärer Zerstörung der Zellen.
Indikationen I Aktinische Keratosen, flache Basaliome und Plattenepithelkarzinom der Haut.

> **MERKE**
>
> Tumorzellen nehmen ALA stärker auf als gesunde Haut (daher relative Schonung der gesunden Haut).

3.4.2 Klimatherapie

Die Klimatherapie eignet sich für **chronische Hauterkrankungen**, wobei die besondere geografische Lage bestimmter Regionen (anderes UV- und/oder Allergenspektrum) genutzt wird.

Totes Meer (Balneo-Helio-Therapie)

Das Tote Meer ist ein Binnensee mit einem sehr hohen Salzgehalt (30 %; damit 10-mal so hoch wie das Mittelmeer). Es enthält zudem verschiedene Mikroorganismen, insbesondere anaerobe, Nitro, Schwefel und Cellulose abbauende Bakterien.
Im Vergleich zu Nordeuropa bietet das Tote-Meer-Klima folgende Vorteile:

- trockene, pollenarme Luft
- hoher Anteil langwelliger UVB-Strahlung (geringer Anteil der erythemogenen, kurzwelligen UVB-Strahlung) sowie hohe Bestrahlungsintensität durch Äquatornähe und 600 m unter dem Meeresspiegel
- Meerwasser mit extrem hohem Salz- und Mineraliengehalt

Wirkung und Indikationen I Die Balneo-Helio-Therapie wird zur Therapie der **Psoriasis**, der **Vitiligo** und bei **atopischem Ekzem** eingesetzt. Das Salz kann Entzündungsmediatoren aus der Haut herauslösen und das im Wasser enthaltene Bitumen wirkt **entzündungshemmend**. Die UVB-Strahlung hat eine **immunsuppressive** Wirkung und fördert die Apoptose. Bei Vitiligo wird neben der Immunsuppression eine maximale **Stimulation der Melanozyten** mit follikulärer Repigmentierung erreicht.

Gemäßigtes Seeklima

Gemäßigtes Seeklima (z. B. Nordseeinseln) eignet sich besonders für Patienten mit **atopischem Ekzem** und/oder **Asthma bronchiale**. Die eher niedrigen Lufttemperaturen, der geringe Allergengehalt bei hoher Luftreinheit, die mineralienreichen Aerosole des Meerwassers sowie die erhöhte UV-Exposition wirken sich günstig auf die Erkrankung aus.

Hochgebirgsklima (über 1000 m)

Indikationen sind auch hier **atopisches Ekzem** und **Asthma bronchiale**. Vorteile sind die besonders trockene sowie allergen- und schadstoffarme Luft (wenig/keine Hausstaubmilben, geringere Pollenbelastung, kaum Feinstäube) bei meist kühleren Temperaturen. Der natürliche hohe UVA- und UVB-Anteil hat einen positiven Effekt auf Ekzemerkrankungen.

3.5 Lasertherapie

Key Point

Schwerpunkte der Lasertherapie sind Gefäßveränderungen, Pigmentveränderungen, Haarveränderungen und gutartige Neubildungen.

Prinzip | Beim **Laser** (**l**ight **a**mplification by **s**timulated **e**mission of **r**adiation) handelt es sich um hochenergetisches, einfarbiges, gebündeltes (kohärentes) Licht. Die Wellenlänge des erzeugten Laserlichtes hängt vom Medium des Lasers ab (Kristalle, Gase, Flüssigkeiten).

– **Kristall-/Festkörperlaser:** Rubinlaser (694 nm), Neodym:YAG-Laser (1064 nm), Alexandritlaser (755 nm)
– **Gaslaser:** Argonlaser (488/514 nm), Helium-Neon-Laser (543 nm grün; 633 nm rot)
– **Flüssigkeitslaser:** Farbstofflaser (577–600 nm)

Neben der Wellenlänge lassen sich noch die zugeführte Energie, die Pulsdauer und die Spotgröße (Behandlungsfleck) verändern. Laser können zum Beispiel kontinuierlich Energie abgeben und durch die hohe Energiedichte Gewebe unmittelbar zerstören (und ähnlich einem Skalpell eingesetzt werden). Sie können aber auch durch definierte Impulslängen kurze energetische Impulse abgeben, die nur bestimmte Zielstrukturen erreichen und zerstören. Dieses Prinzip der **selektiven Photothermolyse** ermöglicht die Zerstörung spezifischer Zielstrukturen (z. B. von Blutgefäßen oder Pigment), ohne das umgebende gesunde Gewebe zu schädigen.

Indikationen | Die Hauptindikationen für Laseranwendungen sind:

– **vaskuläre Läsionen:** Feuermale, Teleangiektasien, Hämangiome, Besenreiservarizen
– **pigmentierte Läsionen:** Lentigines seniles, Café-au-lait-Flecke, Tätowierungen (besonders schwarz, blau), Schmutzeinsprengungen
– **Epilation** (Haarentfernung)
– **Narben**, Aknenarben
– **Altershaut**, Fältchen
– **gutartige Neubildungen:** z. B. Warzen, Fibrome, Xanthelasmen

MERKE

Gefäßlaser, **Pigmentlaser** und **Epilationslaser** zeichnen sich durch ein relativ geringes Nebenwirkungspotenzial aus; **Abtragungslaser** dagegen erzeugen eine Wunde an der Haut, die mit Risiken wie Superinfektion, Wundheilungsstörung oder Narbenentstehung verbunden ist.

EXKURS

Laserphototherapie: Es handelt sich um eine Hochdosis-Lichttherapie mit monochromatischem UVB-Licht (308 nm), das von einem **Excimerlaser** abgegeben wird. Vorteile: Die erkrankten Hautareale können isoliert bestrahlt werden unter Schonung der gesunden Haut, außerdem sind deutlich weniger Sitzungen als bei der herkömmlichen Lichttherapie notwendig. Indikationen: **Psoriasis** oder **Vitiligo.**

IPL-Technologie: Diese **hochenergetischen Blitzlampen** (IPL = Intense Pulsed Light) kommen heute bei allen zuvor genannten Indikationen der Lasertherapie zum Einsatz (Ausnahme: Gewebeabtragung, Tätowierungen).

3.6 Operative Dermatologie

Key Point

Operative Eingriffe gehören zum dermatologischen Alltag. Sie beinhalten Biopsien, kleinere Eingriffe, ausgedehnte Operationen, kosmetische Verfahren, phlebochirurgische Eingriffe und Lymphknoten-Exstirpationen.

Vor jedem operativen Eingriff muss eine ausführliche und für den Patienten verständliche mündliche und schriftliche **Aufklärung** erfolgen. Folgende Punkte sollten besprochen werden:

– **Art des operativen Eingriffs** und ggf. alternative Therapien
– **Anästhesieverfahren** (s. Exkurs)
– allgemeine und spezifische **Operationsrisiken**, z. B. Unverträglichkeiten auf das Betäubungsmittel, Blutungsgefahr, Nervenverletzung, Wundinfektionen, Narbenbildung, Thromboserisiko, Nekroserisiko von Transplantaten, Rezidive (bei Tumoren).

EXKURS

Anästhesietechniken in der Dermatologie
Lokalanästhesie

– **Kryoanästhesie:** durch Kälte (meist Chloräthyl-Spray)
– **topische Anästhesie:** Lidocain-Prilocain-Gemisch als Creme oder Patch (Okklusivpflaster)
– **Infiltrationsanästhesie:** Injektion eines Lokalanästhetikums
– **Tumeszenzanästhesie:** Größere Volumina eines stark mit isotonischer Kochsalzlösung verdünnten Lokalanästhetikums mit Adrenalinzusatz werden in Haut und Subkutis injiziert → Anschwellen des Gewebes (tumescere = anschwellen) und Separation einzelner Hautschichten. Vorteil: hervorragende Analgesie eines großen Operationsgebietes (ohne

Überschreitung der zulässigen Höchstmenge des Lokalanästhetikums) sowie verminderter Blutungsneigung durch Vasokonstriktion (Adrenalinzusatz). Anwendung: Phlebochirurgie, Liposuktion, größere Exzisionen.

- *Cave:* **Adrenalin**haltige Lokalanästhetika dürfen **nicht in akralen Bereichen** eingesetzt werden! Nekrosegefahr durch Vasokonstriktion!

Regionalanästhesie (Leitungsanästhesie)

Der Stamm eines Nervs wird durch Umspritzung mit Lokalanästhetika betäubt (Leitungsblockade). Hierdurch wird eine gezielte Ausschaltung bestimmter Nerven/Nervenäste, z. B. bei Operationen an Fingern, Zehen, Nägeln, Penis, Ohr oder Lippe, erreicht.

3.6.1 Biopsie

Die Biopsie (Probeexzision, Gewebeentnahme) wird bei zahlreichen Hauterkrankungen zur Diagnosefindung oder -bestätigung durchgeführt. Dabei werden Anteile einer Hautveränderung in Form eines **Stanzzylinders** (s. Abb. 2.9, S. 21) oder einer kleinen **Hautspindel** exzidiert. Nach Fixierung erfolgt die histologische Untersuchung.

3.6.2 Inzision, Drainage

Dieses Verfahren wird zur Akuttherapie von **Abszessen** eingesetzt (sog. Abszessspaltung). Abszesse beginnen in der Regel als superfizielle Follikulitiden und imponieren nach weiterer Ausbreitung oft als große, erythematöse, druckdolente, fluktuierende Schwellungen. Die Stichinzision erfolgt unmittelbar über dem Abszess, woraufhin sich Eiter entleert. Anschließend wird eine jodgetränkte Gaze in die Abszesshöhle eingelegt, damit der Eiter vollständig abfließen kann. Zusätzlich sollte eine systemische antibiotische Therapie erfolgen.

> **MERKE**
>
> Bei Abszessen im **Gesichtsbereich** sollte **keine Spaltung** durchgeführt werden (Gefahr der Bakterienverschleppung und Sinusvenenthrombose). Ansonsten gilt: **Ubi pus, ibi evacua** – Wo Eiter ist, dort entleere ihn!

3.6.3 Kürettage, Shave-Exzision

Dieses Verfahren wird zur flachen, tangentialen Abtragung von **gutartigen Hautveränderungen** (z. B. seborrhoischen Keratosen oder Mollusca contagiosa) oder zu diagnostischen Zwecken eingesetzt. Nach einer Lokalanästhesie erfolgt die oberflächliche Entfernung der Hautveränderung mit Hilfe einer Kürette oder eines sog. scharfen Löffels (s. Abb. 2.9, S. 21). Zur Blutstillung wird die betroffene Stelle mit Eisen(III)-

Chlorid Lösung oder Albothyl betupft (chemokaustische Touchierung).

3.6.4 Dermabrasion

Bei der Dermabrasion werden mit einer Diamantfräse Hautareale unter Anästhesie und kontinuierlicher Kühlung mit Kochsalzlösung oberflächlich abgeschliffen. Dieses Verfahren kann zur Glättung von **Aknenarben** im Gesicht, **Talgdrüsenhyperplasien** (z. B. Rhinophym) und Entfernung von **Fremdkörpereinsprengungen** angewendet werden. Darüber hinaus wird sie selten bei der frühen Abtragung kongenitaler Nävi und zur Entfernung von tiefen, nicht laserzugänglichen Tätowierungen eingesetzt.

> **MERKE**
>
> Bei zu starker Abtragung sind ausgedehnte Narben oder Abrisse der Haut (Ablederung) möglich.

3.6.5 Elektrokaustik

Die elektrokaustische Therapie wird zur **intraoperativen Blutstillung**, zur Abtragung **oberflächlicher Hauttumoren** (z. B. Condylomata acuminata, Fibrome, Angiome, Spider-Nävi) und zur permanenten **Haarentfernung** eingesetzt. Die durch Strom erzeugte Hitze führt zur Koagulation und Blutstillung oder zur Hitzeablation (Verdampfung) des touchierten Gewebes. Da die Behandlung schmerzhaft ist, muss eine lokale Anästhesie durchgeführt werden.

3.6.6 Kryotherapie

Bei der Kryotherapie erfolgt eine lokale Gewebezerstörung mit flüssigem Stickstoff (–196 °C) durch Vereisung, entweder offen (Sprühverfahren) oder als Kontaktkryotherapie mittels eines metallischen Stempels. Typische Indikationen sind **aktinische Keratosen** und **Verrucae vulgares**. Auch die Rückbildung kindlicher Hämangiome kann hierdurch induziert werden. Ebenso können hypertrophe Narben und Keloide durch diese Behandlung verbessert werden.

3.6.7 Nageloperationen

Exzisionen im Bereich der Nägel werden z. B. bei Verdacht auf ein malignes Melanom oder bei **entzündlichen Prozessen** (z. B. Paronychie oder Unguis incarnatus) durchgeführt. Die Operationen im Nagelbereich sollten stets in Leitungsanästhesie (nach Oberst) erfolgen.

3.6.8 Exzisions- und Rekonstruktionstechniken

- **Einfache Exzision:** Spindelförmige Entfernung kleinerer Hautläsionen mittels eines Skalpells. Die Exzision sollte parallel zu den Hautspannungslinien (s. Abb. 1.3b, S. 4) erfolgen, um einen mög-

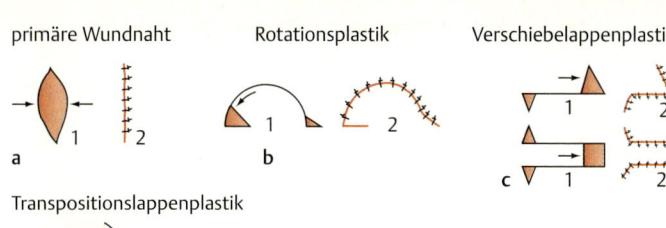

primäre Wundnaht   Rotationsplastik   Verschiebelappenplastik

a   b   c

Transpositionslappenplastik

d

Abb. 3.4 Lappenplastiken. (aus Moll, Duale Reihe Dermatologie, Thieme, 2010)

3

lichst spannungsfreien und kosmetisch günstigen Wundverschluss zu erreichen.

- **Dehnungsplastik:** Sie ist für die meisten kleineren Exzisionen geeignet. Nach Exzision der Spindel erfolgt die Wundrandmobilisaton, d. h. Ablösen der Wundränder und deren Umgebung vom darunter liegenden Bindegewebe, um so eine spannungsfreie Adaptation der Wundränder zu erreichen.
- **Lappenplastiken:** Können bei größeren Exzisionen die Wundränder nicht spannungsfrei durch eine einfache Dehnungsplastik adaptiert werden, erfolgt der Defektschluss mittels einer Lappenplastik (**Verschiebe-, Rotations-** oder **Transpositionslappenplastik**; **Abb. 3.4**). Der vorgesehene Lappen wird so präpariert, dass die Blutversorgung gewährleistet ist, dann positioniert und in der neuen Lokalisation fixiert.
- **Transplantate:** Wenn zum Verschluss sehr großer Hautdefekte auch die Plastiken nicht ausreichen, werden Transplantate verwendet. Man unterscheidet:
  - **Vollhauttransplantat:** Hauttransplantat aus Epidermis und **gesamter Dermis** (Entnahme mittels Spindelexzision); für kosmetisch relevante Stellen (z. B. Gesicht)
  - **Spalthauttransplantat:** Hauttransplantat aus Epidermis und oberster Dermisschicht (Entnahme mit einem sog. Dermatom, ggf. Meshen, d. h. Verarbeitung des Hautstückes zu einem Netz, das sich aufdehnen lässt und somit eine größere Wundfläche bedecken kann (**Abb. 3.5**)
- **Keratinozyten-Transplantation:** Dieses Verfahren kann bei schlecht heilenden, therapierefraktären Ulzerationen (z. B. chronisches Ulcus cruris) eingesetzt werden. Zunächst muss der Wundgrund vorbereitet werden (Abtragung von Nekrosen, Wundreinigung, beginnende Vaskularisierung und Granulation des Wundgrundes); anschließend werden Keratinozyten, die aus Hautstücken des Patienten gezüchtet wurden, in einer Fibrinmatrix auf die Wunde aufgebracht.
- **Haartransplantation:** Bei der autologen Haartransplantation werden kahle Stellen im Kopf-

hautbereich durch Transplantation von Haaren (meist aus dem Hinterkopfbereich) gedeckt. Es werden einzelne Follikel oder sog. Micrografts (1–2 Haare) bzw. Minigrafts (3–5 Haare) verpflanzt.

3.6.9 Liposuktion (Fettabsaugung)

Durch eine Liposuktion können Fettansammlungen in der Subkutis abgesaugt werden. Mögliche Indikationen sind pathologische **Fehlverteilung von Fettdepots** bzw. **Neuentstehung von Fettpolstern** (Lipomastosen, Lipomastie, flächige Lipome) sowie **kosmetische Gründe**. Entnommenes Fettgewebe kann auch wieder reimplantiert werden, z. B. bei Substanzdefekten. Mögliche Nebenwirkungen sind Nervenverletzungen, großflächige Einblutungen, Furchen/Asymmetrien, verstärkte Hautfaltenbildung, Nekrosen.

3.6.10 Phlebochirurgie

Zur Behandlung von **Varizen** (Krampfadern), v. a. V. saphena magna und/oder V. saphena parva, sowie der **chronisch-venösen Insuffizienz** (CVI) wird meist das sog. **Venenstripping** eingesetzt. Hierbei wird ein Metalldraht in die Vene eingeführt und nach Unterbindung aller Seitenäste die Vene unter Zug an diesem Draht entfernt. Postoperativ sind eine konsequente Kompressionstherapie und ausreichende Bewegung wichtig. Alternative Verfahren sind die **endoluminale Venenverödung** (mittels Äthoxysklerol, Radiowellen oder Laser).

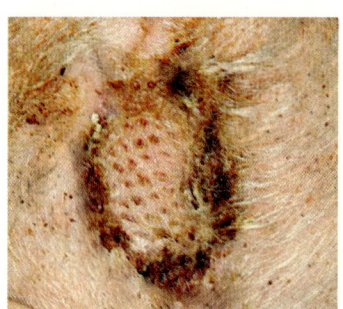

Abb. 3.5 Spalthauttransplantat.

MERKE

Keine Bettruhe nach Varizenoperationen!

3.6.11 Exstirpation des Sentinel-Lymphknotens

Synonym: Sentinel-Lymph-Node-Dissektion, SLND
Die Entfernung des Sentinel-Lymphknotens (Wächterlymphknotens) spielt vor allem beim **malignen Melanom** eine Rolle (s. S. 211). Überschreitet die Tumordicke 1 mm, wird die Exstirpation des Sentinel-Lymphknotens empfohlen. Bei nachgewiesenem Befall des Sentinel-Lymphknotens erfolgt eine radikale Ausräumung der gesamten Lymphknotenregion.

3.7 Ästhetische Dermatologie

In der heutigen Zeit gewinnt die ästhetische Dermatologie zunehmend an Bedeutung. Neben Hautanalyse und Beratung zur individuellen Hautpflege, umfasst sie die Entfernung kosmetisch störender Hautveränderungen bis hin zu Eingriffen zur Hautverjüngung.
- **Faltenbehandlung:** z. B. Injektion von Botulinumtoxin (Botox), Faltenaugmentation (Injektion von verschiedenen Fillern, meist Hyaluronsäure), chemische Peelings (z. B. α-Hydroxysäuren, Trichloressigsäure), Lasertherapie
- **Therapie von Hyperpigmentierungen:** durch Bleichmittel, z. B. Azelainsäure und Kojisäure (Hemmung der Tyrosinase) oder Hydrochinon (hemmt Umwandlung von Tyrosin zu Dopa)

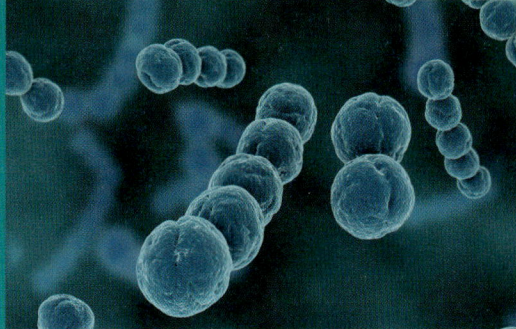

Infektionskrankheiten der Haut

„Kuscheltierdermatose"

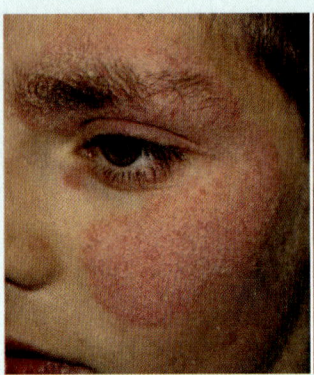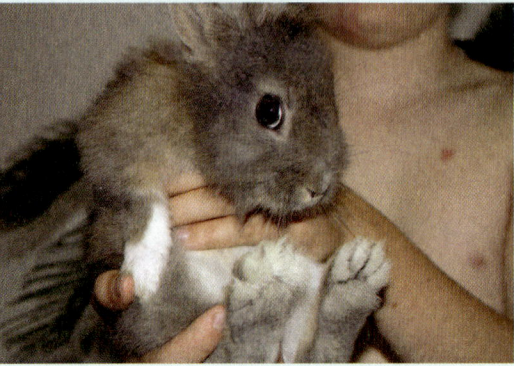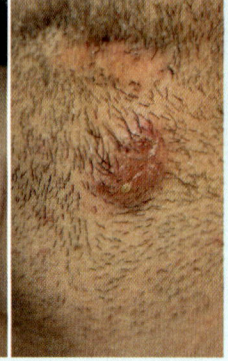

Erst der Sohn, dann der Vater

Der 8-jährige Luca leidet seit etwa 6 Wochen unter einer sich langsam ausbreitenden, juckenden und schuppenden Hautrötung im Gesicht. Der Hausarzt verordnet unter dem Verdacht eines Kontaktekzems eine topische Kortisonbehandlung, die jedoch lediglich zur Abmilderung der Rötung führt, aber nicht die weitere Ausbreitung verhindert. Als schließlich der Vater des Jungen eine ganz ähnliche Hautveränderung im Halsbereich entdeckt, gehen beide zum Hautarzt.

Rötliche, schuppende Herde

Der Hautarzt hält folgenden Befund fest: Bei Luca erstreckt sich über das linke Mittelgesicht eine erythematöse mittellamellär schuppende Plaquebildung mit angedeuteter Randbetonung. Augenlid und Augenbraue sind partiell erfasst, hier sind follikulär gebundene winzige Pusteln erkennbar. Ein kleinerer ähnlicher Herd findet sich am linksseitigen Stamm. Beim Vater zeigt sich ein derb-entzündliches Infiltrat im rechten Halsbereich, in dem Haarverlust auffällig ist. „Das sieht mir ganz nach einem Pilzbefall aus", vermutet der Hautarzt. „Besitzen Sie denn irgendein Haustier, ein Meerschweinchen vielleicht?" Daraufhin erzählt ihm der Vater von Hugo, Lucas Löwenköpfchen-Kaninchen, das anlässlich eines Familienurlaubes vor etwa 8 Wochen in Pflege gegeben und dort mit Meerschweinchen in Kontakt geraten war.

Unter dem Verdacht einer zoophilen Pilzinfektion werden sowohl Hautspäne bei Vater und Sohn als auch Nackenhaare aus dem Fell des Kaninchens untersucht. Das mikroskopische KOH-Nativpräparat weist in allen Fällen Pilzfäden nach. Im Verlauf von 2 Wochen gelingt die kulturelle Anzucht von Trichophyton mentagrophytes.

Meerschweinchen – Kaninchen – Sohn – Vater

Luca und sein Vater haben sich direkt bzw. indirekt über ihr Kaninchen mit dem sog. „Meerschweinchenpilz" (Trichophyton mentagrophytes) infiziert. Dabei nahm die Infektkette vermutlich von den Meerschweinchen der Pflegefamilie ihren Ausgang. Ein Charakteristikum der meisten zoophilen Mykosen ist die Diskrepanz zwischen der relativen Erscheinungsfreiheit der betroffenen Pelztiere und der teilweise dramatischen Befunde beim Menschen. Entsprechend der hohen Kontagiosität kam es zur Übertragung des Erregers nicht nur von Tier auf Mensch, sondern im Weiteren auch von Mensch zu Mensch.

Antimykotische Therapie für alle

Bei Luca wird aufgrund des ausgeprägteren Befalls und der Gefahr einer narbigen Alopezie eine systemische antimykotische Therapie mit Terbinafin p. o. eingeleitet, die bis zum Nachweis der Kulturnegativität über 4 Wochen fortgeführt werden muss. Zur Behandlung der inflammatorischen Lokalreaktion kommt vorübergehend ein antimykotisch-steroidales Kombinationspräparat aus Miconazol und Fluprednidin zur Anwendung. Nach rascher Rückläufigkeit von Rötung, Ödem und Juckreiz wird eine topische Langzeitbehandlung mit Ciclopiroxolamin angeschlossen. Der Vater erhält lediglich eine Lokaltherapie. Das Kaninchen wird veterinärmedizinisch vorgestellt und ebenfalls mit einem systemischen Antimykotikum behandelt.

Fazit

Zoophile Pilzinfektionen von Kindern werden nicht selten verkannt bzw. viel zu spät diagnostiziert – Verwechselungen mit Ekzemen, Psoriasis und auch bakteriellen Infektionen sind häufig.

4   Infektionskrankheiten der Haut

4.1 Erkrankungen durch Viren

4.1.1 Grundlagen

Pathogenese I Viren sind **obligat intrazelluläre** „Parasiten", die für ihre Replikation auf den Stoffwechsel einer eukaryontischen (Menschen, Tiere, Pflanzen, Pilze) oder prokaryontischen (Bakterien) Wirtszelle angewiesen sind.

Viruskrankheiten der Haut können durch verschiedene **Pathomechanismen** entstehen:

– **direkte** Infektion der Epidermiszellen: Nur durch Herpes-, Papillom- und Pockenviren möglich. Die Infektion der Haut kann grundsätzlich über 3 Wege erfolgen:
  • direkt exogen (z. B. Viruswarzen)
  • aus einem extrakutanen Focus (z. B. Ganglien bei Zoster)
  • hämatogene Dissemination (z. B. Varizellen)
– **indirekt** über die Besiedelung von Gefäßendothelien oder viral getriggerte Immunreaktionen (z. B. Virusexantheme wie Masern, Röteln, Erythema infectiosum)

MERKE

Nur **Pockenviren**, **Herpesviren** und **Papillomviren** können epidermale Zellen infizieren.

Besonderheiten und Probleme I Einige Virusinfektionen führen zu **lebenslanger Immunität**, andere können als latente Infektion **persistieren** und **reaktiviert** werden (z. B. Herpes simplex). Retroviren (HIV-Virus) sind in der Lage, das zelluläre Immunsystem selbst zu zerstören. Schließlich kann die Persistenz epitheliotroper Viren (z. B. genitale Papillomviren) zu **maligner Entartung** von Epithelzellen führen.

Erkrankungen I **Tab. 4.1** gibt eine Übersicht über dermatologisch relevante Viruserkrankungen. Die klassischen viralen Infektionskrankheiten im Kindesalter (Masern, Röteln, Scharlach, Exanthema subitum, Exanthema infectiosum) werden in Kap. 22 (s. S. 325) und die HIV-Infektion bei den sexuell übertragbaren Infektionen erläutert (s. S. 92).

4.1.2 Infektionen durch Herpesviren

Key Point

Herpesviren neigen dazu, nach Erstinfektion im Organismus zu persistieren (z. B. HSV und VZV in Ganglien, EBV in Lymphozyten). In dieser Latenzphase bleiben die Viren inaktiv, können aber durch bestimmte Trigger (z. B. Immunsuppression, UV-Licht, Stress, Traumen) wieder reaktiviert werden und Rezidive auslösen.

Herpes simplex

Definition I Infektionen mit dem **Herpes-simplex-Virus** (**HSV**) sind durch lokalisierte Bläschenbildung der Haut und Schleimhäute sowie durch ihre Rezidivneigung charakterisiert. Bei Immundefizienz drohen schwere, manchmal lebensgefährliche Komplikationen. Man unterscheidet zwei Virustypen (**Tab. 4.2**):

– HSV-1: **orofaziale** Läsionen (v. a. Mundschleimhaut und Lippen)
– HSV-2: **genitale** Läsionen (v. a. Genitalbereich)

Tabelle 4.1

Dermatologisch relevante Viruserkrankungen und ihre Erreger	
Viren	**Erkrankungen**
humane Herpesviren (HHV)	
HHV-1 und -2 Herpes-simplex-Virus (HSV)	Herpes simplex
HHV-3 Varizella-Zoster-Virus (VZV)	Varizellen (Windpocken), Zoster (Gürtelrose)
HHV-4 Epstein-Barr-Virus (EBV)	infektiöse Mononukleose
HHV-5 Zytomegalievirus	Fötalinfektion (TORCH-Syndrom) schwere Systeminfektionen bei Immundefizienz (HIV, AIDS, s. S. 92)
HHV-6	Exanthema subitum (Roseola infantum, Dreitagefieber, s. S. 326)
HHV-7	Pityriasis rosea (s. S. 140)
HHV-8	Kaposi-Sarkom (s. S. 219)
Picornaviren: Enteroviren (Coxsackieviren, ECHO-Viren)	Hand-Mund-Fuß-Krankheit, Herpangina
humane Papillomaviren (HPV)	Warzen, Kondylome, bowenoide Papulose (s. S. 202), Zervixkarzinom
Pockenviren	Mollusca contagiosa, Melkerknoten, Ecthyma contagiosum (Orf)

4

Tabelle 4.2

Infektionen mit HSV-1 und HSV-2 im Überblick

	HSV-1	HSV-2
Übertragung (Schmierinfektion)	v. a. Speichel (Küssen)	Sexualkontakte
Lokalisation	Mundschleimhaut und Lippen	Genitalbereich
Alter bei Erstinfektion	Kindesalter	nach der Pubertät
manifeste Erstinfektion	Gingivostomatitis herpetica	Vulvovaginitis herpetica, Balanoposthitis herpetica
Rezidiv (Herpes simplex recidivans in loco)	Herpes labialis	Herpes genitalis

Epidemiologie I Die Erstinfektion mit **HSV-1** erfolgt überwiegend und meist unbemerkt im **Kindesalter**; weltweit besteht eine nahezu vollständige Durchseuchung (> 90 %).

HSV-2-Infektionen dagegen treten in der Regel erst **nach der Pubertät** auf und erreichen im Erwachsenenalter eine Durchseuchung von etwa 20–25 %. Sie zählen zu den „sexually transmitted diseases" (STD, s. S. 82).

Pathogenese I

- **Erstinfektion:** Die Übertragung erfolgt durch **direkten Kontakt** (Speichel, Sexualkontakte) über kleine Haut- oder Schleimhautdefekte. Die meisten Erstinfektionen verlaufen **subklinisch**. Die **manifeste** Primärinfektion präsentiert sich nach einer Inkubationszeit von etwa 1 Woche in meist milder (manchmal aber auch dramatischer) Form fast ausschließlich an der Mund- oder Genitalschleimhaut.
- **Latenzphase:** Nach Erstinfektion gelangen die Viren über die sensiblen Hautnerven in die regionären **Dorsalganglien**, in denen sie fortan persistieren.
- **Reaktivierung:** Die in den Nervenzellen persistierenden HSV-Viren können durch verschiedene Provokationsfaktoren, z. B. UV-Licht, Infekte oder Traumen, reaktiviert werden. Sie wandern über die sensiblen Nervenbahnen zur Haut zurück und lösen dort Rezidive aus.

MERKE

Die üblichen Übertragungswege „**HSV-1 oberhalb, HSV-2 unterhalb der Gürtellinie**" sind prinzipiell gültig, infolge orogenitaler Kontakte ist jedoch mit Abweichungen zu rechnen. Seltener kann demnach HSV-1 auch genitale, HSV-2 auch orale Infektionen auslösen.

Klinik – manifeste Erstinfektion I

- **orofaziale Erstinfektion:** Sie tritt als **Gingivostomatitis herpetica** meist bei Kleinkindern auf. Es bilden sich zahlreiche, akut aufschießende Bläschen mit rötlichem Saum im Bereich der Mundschleimhaut, die sich rasch in schmierig belegte Erosionen (**Aphthen**) umwandeln. Bis zur Spontanheilung nach etwa 2 Wochen besteht ein erheblicher Leidensdruck bei erschwerter Nahrungsaufnahme, Fieber, schmerzhafter Schwellung der **regionären Lymphknoten** und Foetor ex ore.
- **genitale Erstinfektion:** Sie präsentiert sich bei der Frau als **Vulvovaginitis herpetica** mit schmerzhaften und zur Ulzeration neigenden Bläschen der Genitalschleimhaut. Begleitend besteht häufig ein deutliches Krankheitsgefühl mit Kopfschmerzen, Fieber und Lymphknotenschwellungen. Die analoge **Balanoposthitis herpetica** (Entzündung von Eichel und Vorhaut) des Mannes manifestiert sich weitaus seltener und milder.

Klinik – Rezidiv I Die Rezidive sind weitgehend im Bereich der Erstinfektion lokalisiert:

- **orofaziales Rezidiv:** meist an Lippen (**Herpes labialis**, Abb. 4.1a), Wangen oder periorbital
- **genitales Rezidiv:** meist Genitalbereich (**Herpes genitalis**), auch Glutealbereich (Herpes progenitalis oder **Herpes glutealis**)

Bereits vor Sichtbarwerden der Hautläsionen treten **Prodromalsymptome** auf wie Juckreiz, Spannungsgefühl oder Brennen. Typischerweise bilden sich reiskorngroße, **gruppiert stehende Bläschen** auf gerötetem Grund, die sich rasch pustulös-erosiv umwandeln, gelbliche Krusten bilden und nach etwa 1–2 Wochen abheilen. Begleitend können Dysästhesie, Juckreiz, Brennen und starke Schmerzen auftreten. Im Unterschied zur Erstinfektion sind die Läsionen weniger entzündlich und weniger ausgedehnt, in der Regel bestehen keine Systemzeichen.

MERKE

Der chronisch rezidivierende Herpes simplex ist die häufigste Form der HSV-Infektion und kann aufgrund seiner hohen Prävalenz (ca. 20 %) durchaus als Volkskrankheit bezeichnet werden.

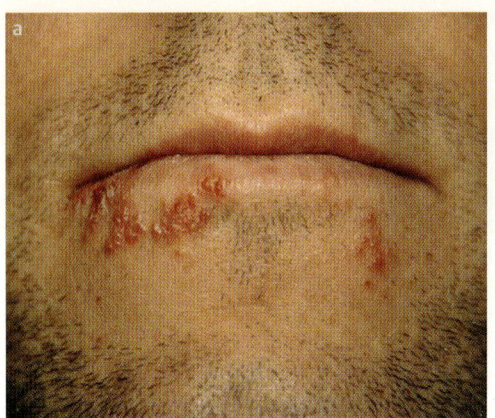
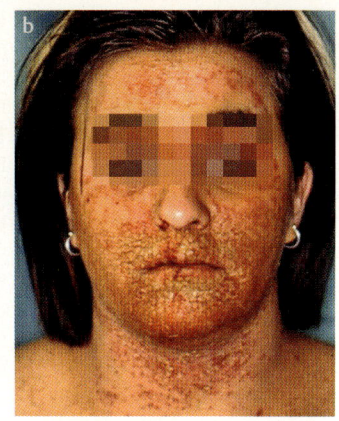

Abb. 4.1   Herpes simplex. a Herpes labialis (recidivans). **b** Eczema herpeticatum.

Komplikationen I

- **Eczema herpeticatum** (**Abb. 4.1b**): dramatisches fieberhaftes Krankheitsbild infolge großflächiger Herpes-simplex-Superinfektion bei Patienten mit atopischer Dermatitis; betroffen sind v. a. Gesicht, Hals und Dekolleté.
- **Keratokonjunktivitis herpetica:** schmerzhafter Herpes simplex der Binde- und Hornhaut
- **Herpes-Enzephalitis:** bei Patienten mit schwerer Immundefizienz (HIV/AIDS, Lymphome)
- **Herpes neonatorum:** neonatale Infektionen über den Geburtskanal (generalisierter Hautbefall, Enzephalitis, Sepsis)

Diagnostik I Die HSV-Infektion ist eine Blickdiagnose. Bei unklaren Fällen ist aus dem läsionalen Abstrich der Sofortnachweis möglich (Nachweis von Antikörpern mit direkter Immunfluoreszenz/DIF).

Differenzialdiagnose I Die Gingivostomatitis herpetica ist von der **Streptokokkenpharyngitis** (Scharlach) und der **Herpangina** (Coxsackie-A-Virusinfektion) klinisch schwer zu unterscheiden. Eine genitale Symptomatik erfordert stets den Ausschluss **anderer STD** (insbesondere Syphilis I und II) sowie die Abgrenzung zu Aphthen. **Zoster** (VZV) grenzt sich vom Herpes simplex recidivans durch die streng auf Dermatome beschränkte Halbseitensymptomatik, die viel stärkeren Schmerzen und die extrem seltenen Rezidive ab.

Therapie I Kleinere Läsionen, wie etwa der Herpes labialis, werden **topisch-antiviral** mit **Aciclovir-Creme** (ggf. Aciclovir-Augensalbe) behandelt. Bei Gingivostomatitis herpetica sind Allgemeinmaßnahmen wie Analgetika, Antipyretika sowie antiseptsische und lokalanästhetische Mundspülungen ausreichend.

Schwerere, insbesondere genitale Erstmanifestationen sowie ausgedehnte und häufige Rezidive erfordern eine **systemisch-antivirale** Therapie.

Das Eczema herpeticatum und die HSV-Infektion bei schwerer Immunsuppression gelten als **Notfall** und müssen stationär mit Valaciclovir p. o. oder mit Aciclovir i. v. (effektiver) behandelt werden.

Varizellen und Zoster

Definition I Varizellen (Windpocken) und Zoster (Gürtelrose) sind durch das **Varizella-Zoster-Virus** (VZV) verursachte Erkrankungen der Haut und Schleimhäute. Während Varizellen die Erstinfektion darstellen, handelt es sich beim Zoster um die Reaktivierung (Zweitinfektion) des VZV.

Epidemiologie I Das Varizella-Zoster-Virus (VZV) ist ein weltweit verbreitetes und hochkontagiöses DNA-Virus. Varizellen sind eine der häufigsten Erkrankungen im **Kindesalter** (Durchseuchung bei Erwachsenen bis zu 100 %).

Der Zoster manifestiert sich dagegen häufiger im **höheren Lebensalter** (50.–70. Lj.) bei etwa 10–20 % aller Erwachsenen mit stattgehabter Varizelleninfektion. Im Allgemeinen ereignet sich kein weiteres Rezidiv.

Pathogenese I Nach **Tröpfchen**- oder **Schmierinfektion** beginnt die Virusreplikation im oberen Respirationstrakt. Über die Blutbahn (**Virämie**) gelangt das VZV zum retikuloendothelialen System, in innere Organe sowie zur Haut, wo eine disseminierte Bläschenbildung auftritt (**Erstinfektion** = Varizellen). Anschließend ziehen sich die Viren über die sensiblen Hautnerven zu den regionären **Spinalganglien** zurück, die sie nun zeitlebens besiedeln. Nach meist jahrzehntelanger latenter Infektion kann es zu einer erneuten Virusreplikation (**Reaktivierung**) kommen. Unter Entwicklung einer extrem schmerzhaften Ganglionitis deszendieren die VZV über die sensiblen Bahnen in die Haut und manifestieren sich dort als Zoster im entsprechenden sensiblen Hautsegment (Dermatom). Ursache einer Reaktivierung ist häufig eine Verschlechterung der zellulären Abwehrlage, wie z. B. im Rahmen von Infekten, Traumen, Neoplasien oder Chemotherapien.

4

Personen, die noch keine Varizellen hatten und auch nicht geimpft sind, können bei Kontakt mit dem Inhalt der Zosterbläschen an Varizellen erkranken.

Varizellen

Klinik I Nach einer Inkubationszeit von etwa 2–3 Wochen schießen an Stamm, Kopfhaut und Mundschleimhaut unter Aussparung der Hand- und Fußsohlen rötliche Maculae auf, die sich rasch vesikulös, pustulös und im weiteren Verlauf krustös umwandeln. Aufgrund des schubweisen Verlaufs entsteht ein polymorphes Gesamtbild mit einem Nebeneinander aller möglichen Effloreszenzen („**Heubner-Sternkarte**", **Abb. 4.2**). Zum Teil besteht quälender Juckreiz. Im Allgemeinen heilen die Läsionen nach 1–3 Wochen narbenfrei ab.

Verlauf und Komplikationen I Während Varizellen bei Kindern eher mild verlaufen, entwickeln Erwachsene oft schwere Systemzeichen mit Fieber, Kopfschmerz, Lymphknotenschwellung. Neben **bakterieller Superinfektion** können insbesondere im Erwachsenenalter Komplikationen wie Otitis media, **Varizellenpneumonie**, Meningoenzephalitis und Nierenbeteiligung auftreten. Erkrankungen in der Schwangerschaft haben dramatische Folgen für den Fetus (schwere Missbildungen, hohe Letalität).

Diagnostik I Varizellen zählen zu den Blickdiagnosen des Dermatologen. In unklaren Fällen hilft der VZV-Sofortnachweis aus dem Blasenabstrich mittels DIF.

 Praxistipp

   Das Erkennen der Leiteffloreszenz in Form eines 1–2 cm großen ovalären Erythems mit zentralem Bläschen („**Tautropfen auf einem Rosenblatt**") hilft bei der Diagnosefindung.

Differenzialdiagnose I Zoster generalisatus (s. S. 47), andere kindliche Virusexantheme (s. S. 325), multiple Insektenstiche, Strophulus infantum (s. S. 147), disseminierte HSV-Infektion.

Therapie I Im Allgemeinen ist eine symptomatische Behandlung ausreichend (lokal austrocknende Lotionen, Juckreizstillung mit Antihistaminika). Eine Systemtherapie mit Aciclovir kann die Krankheitsdauer verkürzen.

Prophylaxe I Eine aktive Immunisierung mit Lebendimpfstoff ist für Kinder ab dem 1. Lebensjahr und seronegative Risikogruppen (z. B. Frauen mit Kinderwunsch, Atopiker, medizinisches Personal) verfügbar.

Zoster

Klinik I Noch vor Sichtbarwerden von Hautveränderungen kündigt sich der Zoster durch zunächst uncharakteristische Dysästhesie oder Schmerzen im entsprechenden Hautnervensegment an (**Prodromalphase**). Nach etwa 7 Tagen bilden sich stecknadelkopfgroße, wasserklare Bläschen auf entzündlich gerötetem Grund (**Abb. 4.3**). Die Läsionen sind typischerweise auf ein, seltener mehrere **Dermatome** einer Körperhälfte beschränkt (**Halbseitensymptomatik**). Häufig sind die streifenförmigen Thorakal- (Th1–12) oder Lumbalsegmente (L1–5) betroffen; daher auch

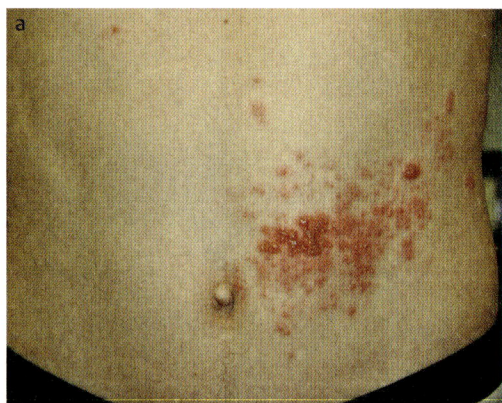

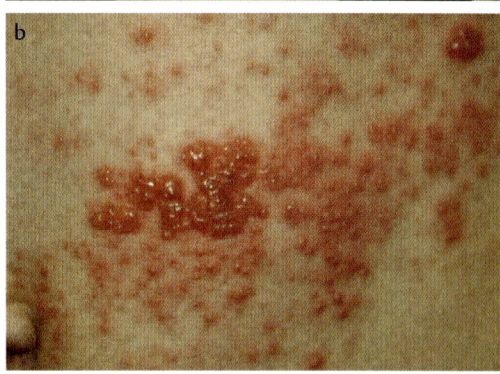

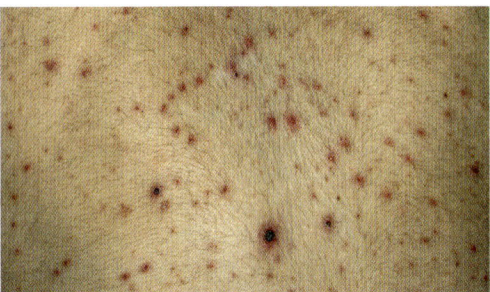

Abb. 4.2   Varizellen beim Erwachsenen.

Abb. 4.3   Zoster (Th 10 links).

der Name „Gürtelrose". Im Unterschied zu den Varizellen trocknen die Bläschen synchron ein (kein polymorphes Bild) und bilden Krusten. Nach etwa 1–3 Wochen sind die Läsionen abgeheilt.

Komplikationen I
– **bakterielle Superinfektion** (häufig)
– **postzosterische Neuralgie:** Lanzinierende (messerstichartige) Schmerzsymptomatik, die insbesondere bei nicht antiviral behandelten Patienten entsteht und Monate bis Jahre nach der Infektion persistieren kann.
– **Zoster ophthalmicus:** Bei Beteiligung des 1. Trigeminusastes sind irreversible Augenschäden bis hin zur Erblindung sowie **Fazialisparese** möglich.
– **Zoster oticus:** Befall des 8. Hirnnerven mit Hörminderung und Schwindel
– selten: generalisierter Hautbefall (**Zoster generalisatus**) und Organbefall (z. B. **Zosterpneumonie** und **Zoster-Meningoenzephalitis**), v. a. bei schwerer Immundefizienz (z. B. HIV/AIDS)

Diagnostik I Die Diagnose kann in der Regel klinisch gestellt werden. Falls erforderlich, kann wie bei den Varizellen ein VZV-Sofortnachweis aus dem Blasenabstrich mittels DIF durchgeführt werden.

> **MERKE**
>
> Bei Zostermanifestation im Gesicht stets Beteiligung der Augen (Schmerz, Sehstörung) und des Hörnervs (Läsionen im äußeren Gehörgang) abklären!

Differenzialdiagnose I Rezidivierender Herpes simplex (keine Dermatompräsenz, keine strenge Halbseitigkeit), bei Befall des Gesichts bullöses Erysipel (Systemzeichen, Leukozytose), toxisches Kontaktekzem (Agens) sowie Photodermatitis (UV-Exposition).

Therapie I Die 3 Säulen der Zoster-Behandlung sind: antivirale Systemtherapie, antiseptische Lokaltherapie und Schmerztherapie.
– **antivirale Systemtherapie:** Aciclovir, Valaciclovir, Famciclovir oder Brivudin über 5–10 Tage. Diese ist nur effektiv, wenn sie innerhalb der ersten 48 h nach Beginn der Bläschenbildung (also während der Virusreplikation) begonnen wird.
– **Lokalbehandlung:** austrocknende und desinfizierende Maßnahmen (Franzbranntwein, Zinkpaste)
– **Schmerztherapie:** WHO-Stufentherapie mit NSAR (z. B. Paracetamol) und Opioidanalgetika (z. B. Tramadol, Buprenorphin). NSAR können bei starken Schmerzen auch mit Antikonvulsiva (z. B. Carbamazepin) und Neuroleptika (z. B. Levomepromazin) kombiniert werden.

Infektiöse Mononukleose

Synonyme: Pfeiffer-Drüsenfieber, Kissing Disease, Studentenkrankheit

Definition I Die infektiöse Mononukleose ist eine durch das **Epstein-Barr-Virus** (EBV) ausgelöste Erkrankung mit Angina tonsillaris, Lymphknotenschwellungen und makulopapulösem Exanthem.

Pathogenese I EBV ist weltweit verbreitet und wird meist schon in der Kindheit und im Jugendalter durch Speichel- (Küssen) oder Sexualkontakt übertragen. Während Erstinfektionen bei Kindern oft subklinisch verlaufen, entwickelt sich bei Jugendlichen und jungen Erwachsenen häufig eine infektiöse Mononukleose. EBV infiziert die **B-Lymphozyten** und die Epithelzellen des Nasen-Rachen-Raums mit lebenslanger Latenz und wirkt dabei als effektives lymphoproliferatives Karzinogen.

EXKURS

Weitere Erkrankungen durch EBV: **orale Haarzelleukoplakie** bei HIV/AIDS-Patienten (s. S. 94), **hochmaligne Lymphome** wie Burkitt-Lymphom oder B-Zell-Lymphome des ZNS.

Klinik I Neben grippalen Symptomen und Fieber leiden die Patienten an einer schmerzhaften **Angina tonsillaris**. Charakteristisch sind zunächst zervikale und später generalisierte **Lymphknotenschwellungen**. Im weiteren Verlauf können sich ein **makulopapulöses Exanthem**, eine akute Hepatomegalie und eine massive Splenomegalie (*Cave:* Milzruptur!) bilden.

Diagnostik I Die Diagnose wird durch Blutbild (Lymphozytose, atypische Lymphozyten) und Serologie (EBV-Antikörper) gesichert.

Differenzialdiagnose I Streptokokkenangina, Diphtherie und Mumps-Parotitis.

Therapie I Die Therapie erfolgt symptomatisch, da Virustatika wie Aciclovir wenig effektiv sind.

> **MERKE**
>
> Wird die infektiöse Mononukleose (obwohl kontraindiziert!) antibiotisch mit Ampicillin oder Amoxicillin behandelt, entwickeln die Patienten fast immer ein generalisiertes **Ampicillinexanthem**.

4.1.3 Infektionen durch Picornaviren

Key Point
Erkrankungen der Haut und Schleimhäute werden insbesondere durch Coxsackieviren, ECHO-Viren und Enteroviren hervorgerufen. Sie treten überwiegend bei Kindern und in den Sommermonaten auf.

Hand-Mund-Fuß-Krankheit

Definition I Die Hand-Mund-Fuß-Krankheit ist ein mild verlaufendes Virusexanthem, das durch **Coxsackieviren** (A und B) oder das **Enterovirus 71** ausgelöst wird.

Pathogenese I Die Übertragung erfolgt durch Abwässer (fäkal-oral), gelegentlich auch durch Aerosole.

Klinik I Die Inkubationszeit beträgt etwa 1 Woche. Anschließend entwickelt sich nach nur eintägigem Fieber eine charakteristische Trias aus **ulzeröser Stomatitis**, **palmoplantaren Papulovesikeln** und diffusem **Exanthem** (**Abb. 4.4**). Es bestehen kaum Allgemeinsymptome. Die Erkrankung heilt nach wenigen Tagen spontan und komplikationslos ab.

Differenzialdiagnose I Orale Aphthen (s. S. 280), Herpes-simplex-Infektion (Allgemeinsymptomatik, s. S. 43).

Therapie I Symptomatisch mit Mundspülungen; ggf. Antibiose bei bakterieller Superinfektion.

Herpangina

Synonyme: Herpangina Zahorsky, ulzerative Pharyngitis

Definition I Ausschließlich auf Mundschleimhaut und Tonsillen beschränkte vesikulöse Erkrankung durch **Coxsackieviren** (A und B) und **ECHO-Viren**.

Pathogenese I Die Viren werden fäkal-oral oder über Tröpfcheninfektion übertragen. Sie sind in infektiösem Stuhl noch Wochen nach Abklingen der Infektion enthalten.

Klinik I Nach kurzer Inkubationszeit (3–4 Tage) entsteht plötzlich hohes und über mehrere Tage andauerndes **Fieber** bis 40 °C, das von Kopf-, Hals-, Gelenk- und Bauchschmerzen, Inappetenz, Übelkeit und Erbrechen begleitet wird. Am **weichen Gaumen** und an den **Tonsillen** entwickeln sich grau-weißliche, sagokornähnliche Bläschen, die häufig erodieren und schmerzhafte, grau-gelbliche Ulzerationen bilden. Nach 1–2 Wochen setzt die Spontanheilung ein.

Diagnostik I Bei klinischem Zweifel können der Virusnachweis aus Rachenspülwasser bzw. Stuhl sowie die Virusserologie hilfreich sein.

Differenzialdiagnose I Gingivostomatitis herpetica (Herpes-simplex-Erstinfektion) und chronisch-rezidivierende Aphthen (Autoimmunphänomen, keine Allgemeinsymptome).

Therapie I Symptomatische Therapie mit Mundspülungen sowie Analgetika und Antipyretika (z. B. Paracetamol).

4.1.4 Infektionen durch humane Papillomaviren

Key Point

Erkrankungen durch humane Papillomaviren (HPV) sind weltweit sehr häufige und überwiegend gutartige Krankheitsbilder. Bestimmte Papillomvirustypen besitzen jedoch auch onkogene Potenz.

Definition I HPV-Infektionen verursachen aufgrund der mehr als 100 HPV-Subtypen und deren unterschiedlichem Tropismus zur Haut oder Schleimhaut sehr verschiedenartige Krankheitsbilder (**Tab. 4.3**). Sie verlaufen zwar überwiegend benigne und selbstlimitiert, jedoch besitzen bestimmte Papillomvirustypen auch malignes Entartungspotenzial.

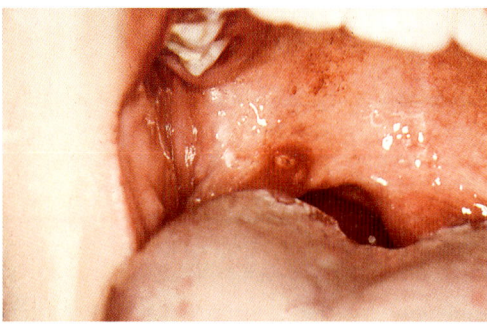

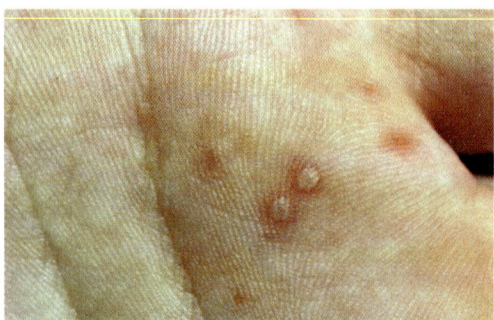

Abb. 4.4   Hand-Mund-Fuß-Krankheit. a Ulzeröse Stomatitis (aus Klinische Visite, Thieme, © Boehringer Ingelheim Pharma KG 1989). **b** Palmare Papulovesikel (aus Hof et al., Duale Reihe Mikrobiologie, Thieme, 2009).

Tabelle 4.3

Erkrankungen durch humane Papillomaviren (HPV)	
Erkrankungen	**HPV-Typ**
Verrucae vulgares (Hautwarzen)	1–4, 7, 54
Verrucae plantares (Dornwarzen)	1, 2, 4, 60, 63
Verrucae planae juveniles (plane Warzen)	3, 10, 28
Condylomata acuminata (Genitalwarzen)	6, 11
bowenoide Papulose (s. S. 202)	16, 18
Morbus Bowen (s. S. 202)	16, 18
Keratoakanthom (s. S. 205)	25
Zervixkarzinom	16, 18

Je nach **onkogenem Potenzial** unterscheidet man:
- **Low**-Risk-Typen: z. B. HPV-**6**, -**11**
- **High**-Risk-Typen: z. B. HPV-**16**, -**18**.

Epidemiologie ❙ HPV-Infektionen zählen zu den häufigsten Viruserkrankungen, die insbesondere Kinder und Jugendliche betrifft. Warzen im Hautbereich werden durch direkten (körperlichen) Kontakt und durch kontaminierte Gegenstände oder Bereiche (z. B. Schwimmbad, Sportstätten) übertragen, Genitalwarzen vorwiegend durch Geschlechtsverkehr.

Verrucae vulgares

Synonyme: Hautwarzen, Common Warts
Definition ❙ Verrucae vulgares sind benigne hyperplastische Tumoren der Haut, die durch HPV 1–4, 7 oder 54 induziert werden.
Klinik ❙ Hautwarzen treten bevorzugt an Händen, Fingern, Fußrücken und gelegentlich an der Nasenspitze (Autoinokulation!) auf. Anfangs bilden sich sagokorngroße hautfarbene Knötchen, die bis zu 1 cm großen, **grau-weißen, hyperkeratotischen Tumoren** mit zerklüfteter Oberfläche heranwachsen können (**Abb. 4.5**). Die anfänglich einzeln stehenden Verrucae können zu plattenartigen Exophyten konfluieren. Problematisch sind die schmerzhaften periungualen Warzen, da diese äußerst therapierefraktär sind und eine irreversible Nagelstrukturstörung (Onychodystrophie) zur Folge haben können.
Diagnostik ❙ Fast immer genügt die Blickdiagnose. Bei unklarem Befund gelingt der Nachweis durch die typische Histologie.
Differenzialdiagnose ❙
- **Kindesalter:** Initiale Hautwarzen können mit Mollusca contagiosa (eher stammbetont) verwechselt werden.
- **Erwachsene:** Granuloma pyogenicum (hämangiomatöse Reaktion nach Bagatelltrauma, s. S. 218), Plattenepithelkarzinom (s. S. 204), Lichen ruber verrucosus (s. S. 144), seborrhoische Keratosen („Alterswarzen", s. S. 200), aktinische Keratosen (UV-induziert, s. S. 201).

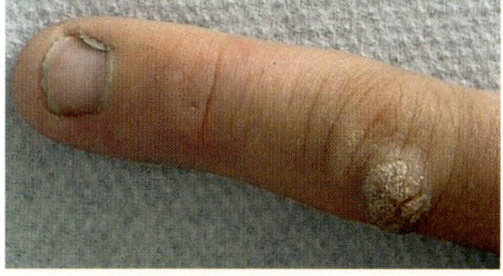

Abb. 4.5   Verrucae vulgares.

Therapie ❙ Insbesondere bei Kindern ist die Spontanheilungsrate hoch. Bei funktioneller oder kosmetischer Beeinträchtigung stehen verschiedene Therapiemöglichkeiten zur Verfügung:
- **konservativ:** Lokalbehandlung mit 5-Fluorouracil (virustatisch), salicylhaltigem Pflaster (keratolytisch) oder Imiquimod (immunmodulierend)
- **operativ:** Kürettage, Kryotherapie oder Laserabtragung

Trotz Therapie sind Hautwarzen sehr **rezidivfreudig**.

Verrucae plantares

Synonyme: Plantarwarzen, Dornwarzen
Definition ❙ Verrucae plantares sind durch HPV 1, 2, 4, 60 oder 63 ausgelöste, endophytisch wachsende Epidermisproliferationen der Fußsohlen und seltener der Handflächen. Aufgrund ihrer oft heftigen Druckschmerzhaftigkeit werden sie auch als „Dornwarzen" bezeichnet.
Klinik ❙ Plantarwarzen sind meist einzeln stehende, graue oder gelblich-bräunliche Läsionen (sog. **Myrmezien**), die durch einen Verlust der epidermalen Papillarleisten und durch schwärzliche Punkte (schlotartige kapilläre Einblutungen in das Warzenepithel) gekennzeichnet sind. Die beständige Druckbelastung verhindert ein exophytisches Wachstum und bewirkt, dass die Plantarwarzen als Hornkegel schmerzhaft in die Dermis eingedrückt werden (Dornwarzen, **Abb. 4.6a**). Daneben sind auch oberflächliche **beetartig** ausgedehnte Warzenformationen möglich (sog. **Mosaikwarzen**, **Abb. 4.6b**). In Extremfällen können Plantarwarzen zu monströsen tiefreichenden Viruspapillomen auswachsen.
Diagnostik und Therapie ❙ Siehe Verrucae vulgares, S. 49.

Verrucae planae juveniles

Synonym: plane Warzen
Definition ❙ Verrucae planae juveniles sind meist durch HPV 3, 10 oder 28 induzierte flache Papeln. Betroffen sind vorwiegend Kinder oder jugendliche Patienten. Bei Manifestation in höherem Lebensalter besteht der Verdacht auf Immundefizienz oder Neoplasie.
Klinik ❙ Bevorzugt im Gesicht und an den Handrücken finden sich multiple, **hautfarbene**, kaum palpable, **flache Papeln**, die selten als Warzen wahrgenommen werden (**Abb. 4.7**). Durch Kratz-Autoinokulation (z. B. Rasieren) können sich die Effloreszenzen großflächig ausbreiten.
Diagnostik ❙ Das klinische Bild ist sehr charakteristisch. Histologie und HPV-Typisierung sind nur selten erforderlich.
Differenzialdiagnose ❙ Epheliden („Sommersprossen"), Verrucae seborrhoicae (s. S. 202), Xanthelasmen (s. S. 319), weiche Fibrome (s. S. 215).

4

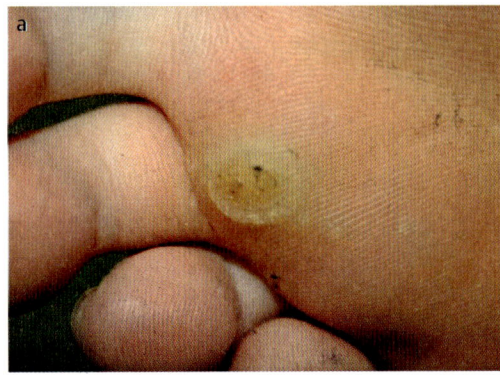

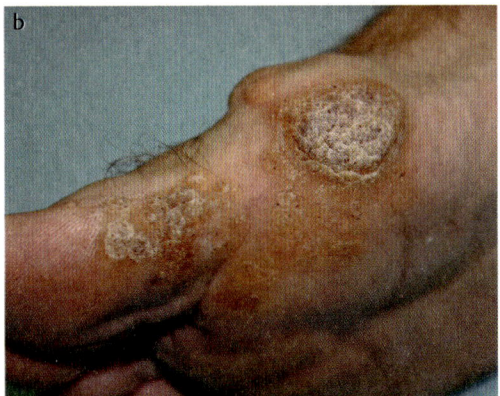

Abb. 4.6   Verrucae plantares. a Solitäre Dornwarze.
b Beetartig wachsende Plantarwarzen.

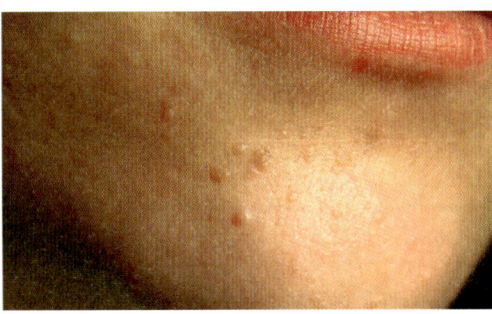

Abb. 4.7   Verrucae planae juveniles.

Therapie I Wegen der hohen Spontanheilungsrate sollten Behandlungsversuche mit Imiquimod, niedrigdosierten Retinoiden oder Kryo-/Lasertherapie streng indiziert sein und stets äußerst vorsichtig vorgenommen werden.

Condylomata acuminata

Synonyme: Feigwarzen, Genitalwarzen

Definition I Condylomata acuminata entstehen durch sexuelle Kontaktinfektion im Genitoanalbereich mit **HPV 6** und **11** („low risk"), selten auch mit HPV 16 und 18 („high risk").

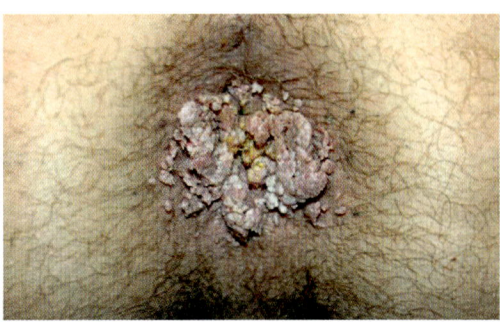

Abb. 4.8   Condylomata acuminata.

> **MERKE**
>
> Condylomata acuminata sind die häufigsten sexuell übertragbaren Erkrankungen (STD, s. S. 82).

Klinik I Zunächst bilden sich solitäre, hautfarbene bis rötliche, schmalbasig aufsitzende, **verruköse Papeln** unterschiedlicher Größe, die sich beetartig ausdehnen und **blumenkohl-** oder **hahnenkammartige** Formen annehmen können (**Abb. 4.8**). Prädilektionsstellen sind Präputium und Sulcus coronarius (Mann) sowie kleine Labien und hintere Kommissur (Frau). Die Manifestation im Kindesalter kann Folge einer Übertragung während des Geburtsvorgangs sein, allerdings muss prinzipiell auch an sexuellen Missbrauch gedacht werden.

Sonderformen I
- **Buschke-Löwenstein-Syndrom:**   Maximalform mit z. T. destruierend wachsenden Riesenkondylomen, in denen histologisch Plattenepithelkarzinome nachweisbar sind (nicht durch High-Risk-HPV ausgelöst!). Sie entstehen bei unzureichender Abwehrlage.
- **Condylomata plana:** Flache Kondylome mit sehr viel höherem Entartungsrisiko. Bei Frauen finden sie sich häufig (unbemerkt) im Bereich der Cervix uteri; mit Hilfe der Essigsäureprobe können sie sichtbar gemacht werden.

Diagnostik I Bei Lokalisation an den äußeren Genitalen reicht die Blickdiagnose aus. Bei Frauen ist eine Kolposkopie zwingend erforderlich (Essigsäureprobe).

Praxistipp

Aufgrund der hohen Kontagiosität müssen stets alle Sexualpartner untersucht werden.

Differenzialdiagnose I Condylomata lata (breitbasig aufsitzende Läsionen bei sekundärer Syphilis, s. S. 83), Mollusca contagiosa (v. a. Kinder, s. S. 51), bowenoide Papulose (s. S. 202).

Therapie ▮ Condylomata acuminata oder solitäre Condylomata plana des äußeren Genitals sprechen gut auf eine Lokaltherapie mit **Podophyllotoxin**-Lösung an. Insbesondere bei perianalen Kondylomen wird die Applikation von **Imiquimod** empfohlen. Ein großflächiger und v. a. vaginaler, urethraler oder intraanaler Befall erfordert meist die **Abtragung** mittels Kürettage, Laser oder Elektrokauterisierung. Aufgrund der hohen Rezidivrate sind wiederholte Behandlungen nötig. Eine vielversprechende neuartige Therapieoption ist die lokale Applikation von Polyphenon E auf der Basis von Extrakten aus Blättern des Grünen Tees.

4.1.5 Infektionen durch Pockenviren

Key Point

Bei den Pockenviren handelt es sich um die größten bekannten Viren überhaupt. Primärwirt sind Menschen, Affen, Schafe oder Kühe. Die Übertragung von Pockenviren erfolgt über den direkten epidermalen Kontakt. Die echten Pocken (Variola vera) gelten nach einer Impfkampagne der WHO seit Anfang der 80er Jahre als ausgerottet.

Mollusca contagiosa

Synonym: Dellwarzen

Definition ▮ Die Hautinfektion wird durch das streng epidermotrope **Molluscum-contagiosum-Virus** ausgelöst und ist durch das Auftreten multipler, charakteristisch genabelter Papeln und Knoten gekennzeichnet.

Epidemiologie ▮ Diese weltweit auftretende DNA-Virus-Infektion der Haut wird durch Haut-zu-Haut-Kontakte (Auto- oder Fremdinokulation) übertragen. Bevorzugt betroffen sind **Kinder** mit Neurodermitis und **Immunsupprimierte** (z. B. HIV/AIDS).

Klinik ▮ Prädilektionsstellen sind bei Kindern Hals und Achseln, bei Erwachsenen der Genitalbereich (zählt zu den STD, s. S. 82). Nach variabler Inkubationszeit (Tage bis Monate) entstehen isoliert oder gruppiert stehende, stecknadelkopf- bis erbsgroße hautfarbene Papeln. Leitefloreszenz ist die „napfartig" **zentral gedellte Papel** (**Abb. 4.9**); durch seitlichen Druck kann eine weißliche talgähnliche Substanz mit virushaltigen Zellen (**Molluskumkörperchen**) exprimiert werden.

Komplikationen ▮ Ekzematisierung und pyogene Superinfektion sind recht häufige Komplikationen. Bei Immunschwäche kann sich die Infektion als **Eczema molluscatum** auf das gesamte Integument ausbreiten.

Diagnostik und Differenzialdiagnose ▮ Dellwarzen sind eine Blickdiagnose. Sie werden allerdings gelegentlich mit Milien (s. S. 199) oder anderen Viruswarzen verwechselt.

Therapie ▮ Wegen der hohen Spontanheilungsrate bei Kindern und immunkompetenten Personen reicht in der Regel eine Verlaufsbeobachtung aus. Die Abtragung störender Mollusken kann mittels scharfem Löffel oder Ringkürette in Lokalanästhesie erfolgen.

Melkerknoten

Auslöser des Melkerknotens sind **Paravakziniaviren**, die durch direkten Kontakt mit infizierten Kuheutern („Euterpocken") meist auf Melker oder Veterinäre übertragen werden. Nach etwa einwöchiger Inkubationszeit bilden sich bevorzugt an **Händen** oder Unterarmen einzelne derbe, **bläulich-rötliche Knoten**, die zentral erodieren können. Die Läsionen bereiten kaum Beschwerden und heilen meist innerhalb weniger Wochen spontan und ohne Narbenbildung ab. Seltene Komplikationen sind eine Lymphangitis und ein durch die Virusinfektion getriggertes Erythema exsudativum multiforme (s. S. 114). Diagnostik, Differenzialdiagnose und Therapie s. Ecthyma contagiosum.

Ecthyma contagiosum (Orf)

Definition ▮ Orf ist eine durch das Schafpockenvirus ausgelöste Infektionskrankheit von Schafen und Ziegen mit krustig-ulzerösen Veränderungen an Maul und Nase. Sie wird durch Schmierinfektion auf den Menschen (meist Schafhirten) übertragen.

Klinik ▮ Schmerzlose, feste und genabelte Knoten (**Abb. 4.10**), die dem Melkerknoten sehr ähnlich sind. Auch hier kommt es innerhalb weniger Wochen zur spontanen und vollständigen Abheilung.

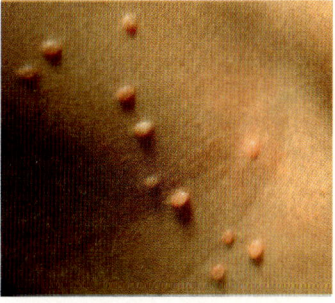

Abb. 4.9 Mollusca contagiosa.

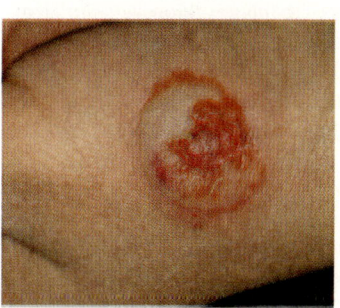

Abb. 4.10 Ecthyma contagiosum (Orf).

Diagnostik | Die Anamnese (zeitnaher Tierkontakt) und der charakteristische Hautbefund führen meist zur Diagnose. In unklaren Fällen Histologie und labormedizinischer Virusnachweis.

Differenzialdiagnose | Neben der Unterscheidung von Orf und Melkerknoten müssen das Granuloma pyogenicum (s. S. 218), maligne Tumoren (Plattenepithelkarzinom, s. S. 204), Pyodermien (s. unten) und Herpes-simplex-Infektionen (s. S. 43) abgegrenzt werden.

Therapie | Sämtliche durch Tiere übertragene Pockenvirusinfektionen sind prinzipiell **selbstlimitierend**. Bei gelegentlich hartnäckigen Knoten kann eine Exzision erforderlich sein. Bakterielle Superinfektionen werden antiseptisch oder antibiotisch behandelt. Nach durchgemachter Infektion besteht meist lebenslange Immunität.

4.2 Erkrankungen durch Bakterien

4.2.1 Grundlagen

Pathogenese | Bakterien sind mikroskopisch kleine einzellige **Prokaryonten**, deren DNA frei im Zytoplasma liegt. Dies unterscheidet sie von den Eukaryonten, die einen durch eine Doppelmembran abgegrenzten Zellkern enthalten. Häufige und klinisch relevante Erreger sind insbesondere Staphylokokken, Streptokokken und der gramnegative Keim Pseudomonas aeruginosa. Infektionen der Haut und Hautanhangsgebilde durch Staphylokokken und Streptokokken werden traditionell als **Pyodermien** bezeichnet.

Die Entstehung einer bakteriellen Hautinfektion ist von verschiedenen **erreger-** oder **wirtsspezifischen Faktoren** abhängig:

- Pathopotenz (**Virulenz**) des Erregers:
  - keimspezifische Epitheladhärenzeigenschaften
  - Fähigkeit zur Endo- und Exotoxinbildung
  - Strategien, die Immunabwehr des Makroorganismus zu unterlaufen
- Störungen der **Hautbarriere:**
  - Epitheldefekte eines zuvor intakten Integuments (z. B. durch Trauma) → **primäre** Infektion (meist durch einen einzigen Erreger)
  - vorbestehende Hauterkrankungen (z. B. atopisches Ekzem) → **sekundäre** Infektion (Superinfektion, meist Mischinfektion)
  - Störungen der Standortflora (s. S. 53)
- **zelluläre** und **humorale Immunabwehr** der Haut (z. B. bestehende Systemerkrankungen mit Immunschwäche)

Klinische Hautmanifestation |
- **lokale** bakterielle Infektion (z. B. Follikulitis, Furunkel, Erysipel)

- **systemische** bakterielle Infektion:
  - Hautläsionen durch Keimabsiedelung (z. B. Sepsis, Endokarditis)
  - Hautläsionen durch toxinbedingte Systemreaktion (z. B. Scharlach, SSSS, Purpura fulminans)

Residente und transiente Hautflora |
- **residente Hautflora (Standortflora, Kommensalen):** Sie bildet die physiologische (bleibende) Besiedelung der Haut mit apathogenen oder fakultativ pathogenen Keimen: z. B. Staphylococcus epidermidis, Staphylococcus saprophyticus, Mikrokokken, koryneforme Bakterien, Propionibakterien (Akne, s. S. 265); Malassezia furfur (Pilz, s. S. 75). Diese Keime bieten einen Schutz vor der Besiedelung mit Fremderregern (transiente Erreger), können aber andererseits bei Störungen des ökologischen Gleichgewichts auch selbst Infektionen verursachen (s. S. 53).
- **transiente Hautflora:** Dazu zählen Keime der Umgebung, die aufgrund der residenten Flora die Haut nur kurzzeitig besiedeln: z. B. Streptokokken, Staphylococcus aureus, gramnegative Bakterien wie Pseudomonas aeruginosa, Sprosspilze, Viren. Bei intakter Hautbarriere und stabilem Immunstatus führen diese nicht zur Infektion; vielmehr spielen für die Genese bestimmte Wirtsfaktoren (Verletzung, primäre Dermatose, Immundefizienz) eine Rolle.

Besonderheiten und Probleme | Etwa 20 % der Menschen sind permanent und 60 % transient von **Staphylococus aureus** im Bereich der vorderen Nasenabschnitte (seltener perineal) besiedelt. Diese Fokalherde sind Quellen für endogene (SSSS, rezidivierende Furunkulose, Sepsis) oder exogene Infektionen (z. B. Wundinfektion bei mangelnder Händedesinfektion von Patienten oder Personal). Eine sorgfältige Händedesinfektion, tägliches desinfizierendes Bad und die nasale Applikation von Mupirocin-Salbe gelten als effektivste Prophylaxe.

Durch den wachsenden und manchmal unnötigen Gebrauch von Antibiotika wurde der **methicillinresistente Staphylococcus aureus (MRSA)** zu einem Problemkeim, der heute 20–30 % der Hospitalinfektionen verursacht. Wegen fehlender Therapiealternativen (Reserveantibiotikum: Linezolid) ist er ein gefürchteter, für immungeschwächte Patienten auf Intensivstationen potenziell lebensbedrohlicher Hospitalkeim. Für die Übertragung von MRSA scheint medizinisches Personal hauptverantwortlich zu sein. Bei MRSA-Nachweis kann nur die umgehende **Umkehrisolation** die Ausbreitung des Problemkeims auf andere Patienten stoppen und somit eine Kolonisierung ganzer Stationsbereiche verhindern.

Erkrankungen | Häufige bakterielle Hautinfektionen sind in **Tab. 4.4** aufgeführt.

Tabelle 4.4

Bakterielle Hautinfektionen

Bakterien	Erkrankungen
Staphylokokken (Staphylococcus aureus)	Follikulitis, Furunkel, Karbunkel, bullöse Impetigo, SSSS, TSS, Paronychie und Panaritium (s. S. 261)
Streptokokken (Streptococcus pyogenes, Streptococcus viridans)	Impetigo contagiosa, Ekthyma, Erysipel, Phlegmone, nekrotisierende Fasziitis, Purpura fulminans, Scharlach (s. S. 325)
Korynebakterien (Corynebacterium minutissimum, Corynebacterium tenuis)	Erythrasma, Trichomycosis palmellina
Borrelien (Borrelia burgdorferi)	Lyme-Borreliose (Erythema chronicum migrans, Lymphadenosis cutis benigna, Acrodermatitis chronica atrophicans)
gramnegative Bakterien (v. a. Pseudomonas aeruginosa)	Wundinfektionen, gramnegativer Fußinfekt, gramnegative Pyodermie
Mykobakterien	Lepra, Tuberkulose, Schwimmbadgranulom
Aktinomyzeten	Aktinomykose

4.2.2 Infektionen durch Bakterien der Standortflora

Key Point
Die Störung der Ökologie der symbiontischen Standortflora der Haut kann zur oberflächlichen Infektion durch eben diese residenten Keime führen. Begünstigende Faktoren sind feuchtwarmes Klima, beengende Kleidung, vernachlässigte Hygiene und abwehrmindernde Systemerkrankungen wie Diabetes mellitus.

Erythrasma
Definition I Es handelt sich um eine intertriginöse Dermatitis durch das pigmentbildende **Corynebacterium minutissimum**.
Ätiologie und Klinik I Das männliche Geschlecht ist bevorzugt betroffen. Begünstigt durch mangelnde Hygiene, Schwitzen und Wärmestau (okklusive Kleidung, Adipositas) kommt es zu einer massiven Vermehrung von Corynebacterium minutissimum. Es bilden sich scharf begrenzte, **rotbraune**, feinschuppende und sich langsam ausbreitende Herde, die meist in den Leisten und Axillen, gelegentlich auch interdigital, lokalisiert sind (**Abb. 4.11**). Dabei besteht geringer Juckreiz.
Diagnostik I Neben dem typischen klinischen Aspekt trägt die charakteristische **korallenrote Fluoreszenz** im Wood-Licht (Porphyrinproduktion durch die Korynebakterien) zur Diagnosefindung bei.
Differenzialdiagnose I Sowohl die intertriginöse Kandidose (Erosionen, Satellitenpusteln) als auch die inverse Psoriasis (übrige Prädilektionsstellen) weisen ein stärker entzündliches Infiltrat auf. Die Tinea inguinalis ist durch stärkere Randbetonung und Satellitenläsionen abzugrenzen.

Therapie I In der Regel führen eine verbesserte Hygiene und die lokale Anwendung von Erythromycin oder antibakteriell wirksamen Imidazolen (z. B. Clotrimazol) zum raschen Abheilen. Nur in hartnäckigen Fällen ist eine Systemantibiose mit Erythromycin über wenige Tage indiziert.

Trichobacteriosis palmellina
Synonyme: Trichomycosis palmellina („mycosis", da früher fälschlicherweise zu den Mykosen gerechnet), Trichobacteriosis axillaris
Definition I Die Trichobacteriosis palmellina ist Folge einer Besiedelung der Achselhaare durch **Corynebacterium tenuis**.
Ätiologie und Klinik I Stechender Schweißgeruch verrät die wesentlichen Prädispositionen: Hyperhidrose und mangelnde Körperhygiene. Die Achselhaare sind von kleinen Bakterienkolonien ummantelt, deren orange-bräunlicher Farbton (Sekrete der Korynebakterien) den Eindruck vermittelt, als seien die Haare mit gefärbtem Puderzucker bestäubt. Das cha-

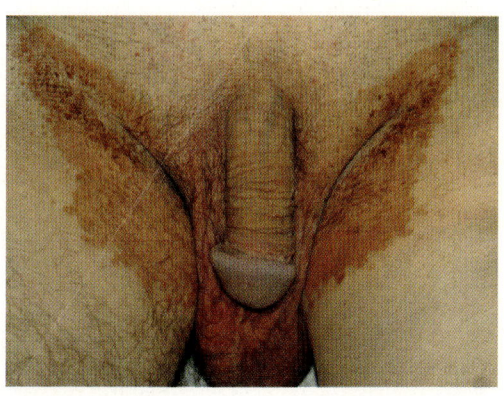
Abb. 4.11   Erythrasma.

rakteristische Pigment der Korynebakterien haftet auch der Leibwäsche an.

Diagnostik I Klinisches Bild und korallenrote Fluoreszenz der Korynebakterien im Wood-Licht.

Therapie I Nach dem Abrasieren der Achselhaare sollte der Patient zu verbesserter Hygiene unter Anwendung reizarmer Seifen und Deodorantien ermuntert werden.

Keratolysis sulcata plantaris

Synonyme: Pitted keratolysis, Keratoma sulcatum

An den Fußsohlen findet sich aufgequollene Hornhaut mit disseminierten, wie **ausgestanzt** erscheinenden Defekten, die mit einem starken Brennen der Fußsohlen sowie einem ausgesprochen üblen Fußgeruch einhergehen. Ursache ist eine Überwucherung durch **Mikrokokken** (→ Anhäufung fötider Fettsäuremetaboliten), die durch mangelnde Hygiene und okklusives Schuhwerk begünstigt wird. Vor allem Soldaten und Arbeiter sind betroffen. Eine gründliche und regelmäßige Reinigung mit antiseptischen Seifen führt zur Besserung.

Aktinomykose

Synonym: „Strahlenpilzkrankheit"

Definition I Die Aktinomykose ist eine chronische und langsam progrediente Infektion mit dem grampositiven Bakterium **Actinomyces israelii**. Entgegen der historischen Namensgebung ist die Aktinomykose eine bakterielle Infektion und keine Pilzerkrankung!

Pathogenese I Actinomyces israelii und verwandte Arten sind normalerweise harmlose Kommensalen der Mundhöhle und des Verdauungstraktes. Die endogene Infektion ist Folge von **Gewebeverletzungen** und wird durch schlechte Mundhygiene oder ruinösen Zahnstatus begünstigt. Sekundäre Mischinfektionen mit anderen anaeroben und aeroben Krankheitskeimen sind häufig. Es besteht keine Infektiosität von Mensch zu Mensch.

Klinik I Die **zervikofaziale Aktinomykose** ist die häufigste Manifestationsform (> 50%). Häufig entstehen nach Zahnbehandlungen oder bei Zahnfleischentzündungen brettharte Infiltrate im Unterkiefer- oder Halsbereich mit Einschmelzung („kalte Abszesse"), ausgeprägter Fistelbildung und frühzeitigem Knochenbefall (z. B. Mandibula). Allgemeinerscheinungen wie Fieber, Anämie und Gewichtsverlust sind möglich, eine regionäre Lymphknotenbeteiligung fehlt jedoch.

Seltene Formen: thorakale (Pneumonie, Pleuraempyem), abdominelle (Enteritis, oft nach Appendizitis) oder pelvine Aktinomykose.

Diagnostik I Diagnoseweisendes histologisches Charakteristikum sind die Drusen (schwefelgelbe Granula = Bakterienhaufen). Ferner ist die anaerobe kulturelle Anzucht möglich.

Differenzialdiagnose I Auch die schankriforme Pyodermie (s. S. 62), die tiefe Trichophytie (s. S. 74), das Skrophuloderm (s. S. 66), das Plattenepithelzellkarzinom (s. S. 204), Lymphome und Metastasen (s. S. 226) sind durch eine Diskrepanz zwischen subjektiver Symptomarmut und ausgeprägt destruktivem Aspekt der klinischen Läsionen charakterisiert.

Therapie I Prinzipiell ist eine chirurgische Sanierung des infizierten Areals unter Antibiotikaschutz indiziert. Bei der zervikofazialen Aktinomykose ist eine **antibiotische** Kombinationsbehandlung mit Amoxicillin und Clavulansäure über 2 Wochen indiziert (bei Penicillinallergie: Clindamycin und Tetracycline).

4.2.3 Infektionen durch Staphylokokken

Key Point

Staphylococcus aureus ist die häufigste Ursache von Hautinfektionen. Er verursacht verschiedene follikulär gebundene Pyodermien (z. B. Follikulitis, Furunkel, Karbunkel) und auch nichtfollikuläre Pyodermien (z. B. bullöse Impetigo, SSSS, TSS, Paronychie).

Staphylokokken sind grampositive Bakterien, sie werden in zwei klinisch relevante Gruppen unterteilt:

- **Koagulase-positive** Staphylokokken (Staphylococcus aureus): verursachen invasive Infektionen und toxinbedingte Erkrankungen
- **Koagulase-negative** Staphylokokken (Staphylococcus epidermidis): Teil der Standortflora (s. S. 52), aber häufige Erreger von nosokomialen Infektionen (vermehren sich z. B. gut an Kathetern).

Der wichtigste humanpathogene Erreger ist **Staphylococcus aureus**, der über äußerst effektive Virulenzfaktoren verfügt:

- **Enzyme:** z. B. Koagulase und DNase
- **Toxine:** z. B. Exfoliatin (Epidermolyse bei bullöser Impetigo und SSSS), TSST-1 (toxic shock syndrome)
- antiphagozytäre Faktoren (spezielle Kapselstruktur)
- **Resistenz** gegen klassisches Penicillin G (Penicillinase)

Staphylococcus aureus kann direkt **erregerbedingte** (z. B. Follikulitis, Furunkel) oder indirekt **toxinbedingte** (z. B. SSSS) Erkrankungen auslösen. Die Art der Manifestation ist abhängig von der Zugehörigkeit zu einer der 5 **Phagengruppen** (I–V). So besteht eine Assoziation von Phagengruppe I und III zu Furunkel und Abszess, von Phagengruppe II zu bullöser Impetigo und SSSS.

Follikulitis

Definition I Die Follikulitis ist eine oberflächliche, pustulöse Infektion des Haarfollikels durch **Staphylococcus aureus**, seltener durch andere Bakterien, Viren oder Pilze. Die für Staphylokokken charakteristische superfizielle Follikulitis wird auch als **Osteofollikulitis** bezeichnet.

Ätiologie I Mechanische Faktoren (langes Sitzen, z. B. LKW-Fahrer), eng anliegende Kleidung („Jeanshosen-Follikulitis"), physikalische (Rasieren) und chemische Irritanzien (Schneidölexposition) begünstigen die Genese der Follikulitis.

Klinik I Die typische Einzeleffloreszenz der staphylogenen Follikulitis ist die im Infundibulum lokalisierte, zentral vom Haar durchbohrte, stecknadelkopfgroße Pustel mit erythematösem Hof (**Abb. 4.12**). Prädilektionsstellen bei Erwachsenen sind Stamm, Gesäß, Oberschenkel und Bartbereich; bei Kindern ist zumeist der behaarte Kopf betroffen.

Diagnostik und Differenzialdiagnose I Im bakteriellen Abstrich gelingt der Erregernachweis. Klinisch ähnliche Erkrankungen wie gramnegative Follikulitis, Steroidakne oder Halogenakne können dadurch abgegrenzt werden.

Therapie I Im Regelfalle genügt die Applikation lokaler Antiseptika wie Octenidin (Octenisept) oder lokaler Antibiotika wie Erythromycin und Fusidinsäure. Bei unzureichendem Therapieerfolg können Systemantibiotika (penicillinasefeste Penicilline oder Cephalosporine) über wenige Tage angewendet werden.

Furunkel und Karbunkel

Definition I Ein **Furunkel** ist eine tief dermal bis subkutan lokalisierte, follikuläre, abszedierende und nekrotisierende Entzündung durch **Staphylococcus aureus.** Chronisch-rezidivierende Furunkel werden als **Furunkulose** bezeichnet und treten häufig bei Systemerkrankungen mit Abwehrschwäche (z. B. Diabetes mellitus) auf. Durch die Konfluenz mehrerer benachbarter Furunkel entstehen größere plattenartige Infiltrate, sog. **Karbunkel**.

Klinik I Am häufigsten sind Hals, Gesicht, Axillen, Leisten und der obere Rücken betroffen. Die an den Haarfollikel gebundene Infektion beginnt als derber roter Knoten mit deutlichem Ödem, der rasch schmerzhaft wird und nach einigen Tagen einschmilzt (**Abb. 4.13**). Nach Spontanperforation kommt es im Verlauf einiger Wochen zur narbigen Abheilung. Insbesondere Karbunkel gehen mit regionärer Lymphangitis und Systemzeichen (reduzierter Allgemeinzustand, Fieber und Leukozytose) einher.

Komplikationen I Beim Gesichtsfurunkel, insbesondere in nasolabialer Lokalisation (Vena angularis!), besteht die Gefahr der lebensbedrohlichen **Sinus-cavernosus-Thrombose** durch Ausbreitung der Keime

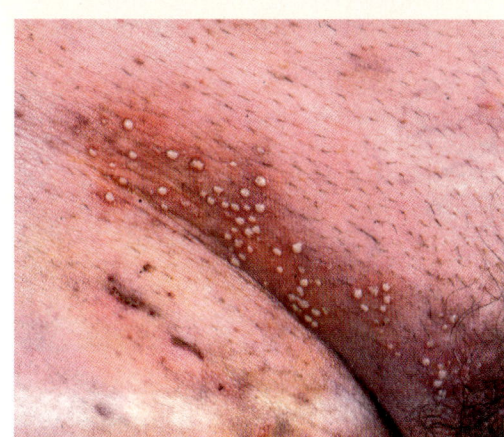

Abb. 4.12   Follikulitis.

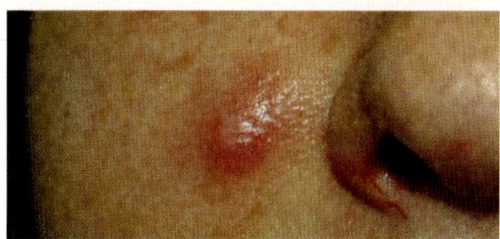

Abb. 4.13   Furunkel.

über die Blutbahn in Richtung ZNS. Stärker Immunsupprimierte sind durch **Sepsis** gefährdet.

Diagnostik I Der Erregernachweis erfolgt durch die mikroskopische Untersuchung und bakteriologische Kultur des Punktionseiters. Im Differenzialblutbild ist meist eine Leukozytose mit Linksverschiebung auffällig.

Differenzialdiagnose I Insektenstichreaktion, beginnender Herpes simplex (s. S. 43).

Therapie I Allgemeine Maßnahmen umfassen Ruhigstellung (z. B. Sprechverbot und passierte Kost bei Gesichtslokalisation), lokale Antiseptika sowie initial evtl. einschmelzungsfördernde Applikation von Ichthyol-Watteverbänden. Größere Furunkel, Lokalisation im Gesicht und Karbunkel erfordern eine Systemantibiose aus penicillinasefesten Penicillinen oder Cephalosporinen. Bei Furunkulose wird eine systemische antibiotische Behandlung mit Clindamycin (sehr weichgewebsgängig) empfohlen.

Bullöse Impetigo

Synonym: Staphylokokkenimpetigo

Definition I Die bullöse (**großblasige**) Impetigo ist eine durch **Staphylokokken** ausgelöste oberflächliche Hautinfektion. Sie wird von der in Europa häufigeren kleinblasigen Impetigo contagiosa durch Streptokokken (s. S. 58) abgegrenzt. Allerdings ist diese Unter-

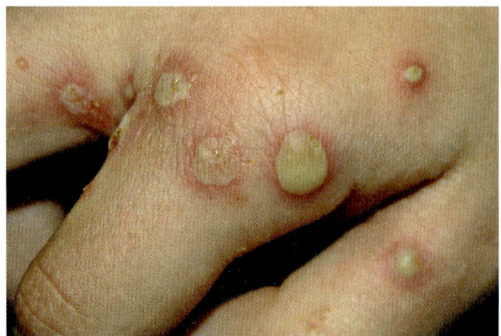

Abb. 4.14   Bullöse Impetigo.

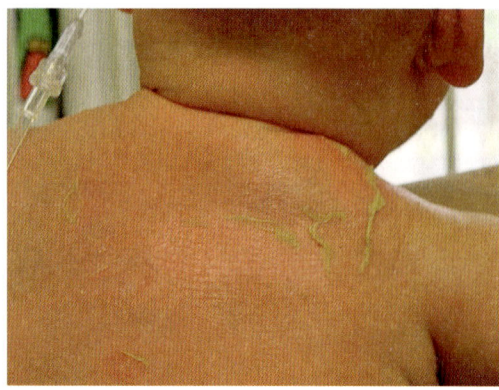

Abb. 4.15   Staphylococcal scalded skin syndrome (SSSS).

scheidung klinisch wenig verlässlich und ein Fehlen von Blasen differenzialdiagnostisch nicht hilfreich.

Epidemiologie und Pathogenese I Die Staphylokokkenimpetigo findet sich meist bei **Neugeborenen**, seltener bei älteren Kindern. Staphylokokken der Phagengruppe II synthetisieren ein epidermolytisches Toxin (**Exfoliatin**), das **lokal** durch Spaltung der Epidermis im Stratum granulosum (Angriff am Desmoglein 1) zu oberflächlichen Blasen oder großflächigen Ablösungen führt.

Klinik I Anfangs bildet sich eine von einem erythematösen Hof umgebene, etwa haselnussgroße Blase, die sich bald zur schwefelgelben Pustel eintrübt (**Abb. 4.14**). Aufgrund der extremen Dünnwandigkeit der subkornealen Blase finden sich zum Zeitpunkt der Erstuntersuchung meist nur noch **gelbliche** oder hämorrhagische **Krusten** und Erosionen. Milder Juckreiz fördert die digital-taktile Verbreitung per Auto- und Fremdinokulation.

Diagnostik I Der ursächliche Erreger wird aus dem läsionalen bakteriologischen Abstrich ermittelt.

Differenzialdiagnose I Streptokokkenimpetigo (s. S. 58), Herpes simplex (s. S. 43), zoophile Tinea (s. S. 69), Stichreaktion und Strophulus infantum (s. S. 147).

Therapie I Zumeist ist eine **lokale** antiseptische oder antibiotische (Erythromycin, Fusidinsäure) Behandlung ausreichend; eine systemische Antibiose kann den Heilungsverlauf beschleunigen. Wichtig ist außerdem die Sanierung der Infektionsquelle.

Staphylococcal scalded skin syndrome (SSSS)

Synonyme: SSS-Syndrom, „Syndrom der verbrühten Haut" (früher auch: staphylogenes Lyell-Syndrom)

Definition I Großflächige bis generalisierte intraepidermale Hautablösung, die durch exfoliative Toxine von Staphylococcus aureus ausgelöst wird.

Pathogenese I Im Gegensatz zur bullösen Impetigo werden die Hautläsionen durch **hämatogene** Verbreitung von **Exfoliatin** ausgelöst, meist aus einem extrakutanen Staphylokokkeninfekt (Phagengruppe II). Während in der Vorantibiotika-Ära die Infektion

meist von einem eitrigen Nabelschnurinfekt ausging, ist heute der **Nasen-Rachen-Raum** die wichtigste Infektionsquelle (z. B. eitrige Tonsillitis).

Klinik I Meistens sind Neugeborene und Kleinkinder betroffen, insbesondere bei atopischer Prädisposition. Die Infektion beginnt akut und fieberhaft mit einem generalisierten schmerzhaften Erythem, insbesondere im Gesicht und in den großen Beugen (**Stadium erythematosum**). Nach etwa 12 Stunden ist das positive Nikolski-Zeichen nachweisbar, d. h. auf scheinbar unbefallener Haut lässt sich das Stratum corneum mühelos abschieben (**Stadium exfoliativum**) (**Abb. 4.15**). Unter frühzeitiger antibiotischer Therapie kommt es zur raschen narbenfreien Abheilung (**Stadium desquamativum**).

> **MERKE**
>
> Unbehandelt drohen **Sepsis** und **septischer Schock** mit bis zu 50 %iger Letalität!

Diagnostik I Ein bakteriologischer Erregernachweis gelingt aus dem nasalen bzw. pharyngealen Fokalherd, nicht jedoch aus den Hautläsionen. Da Eile geboten ist, muss bei klinischem Zweifel eine Schnellschnitt-Histologie (**subkorneale Blasenbildung**) durchgeführt werden.

Differenzialdiagnose I Ganz entscheidend ist die rasche Abgrenzung von der klinisch ähnlichen **toxischen epidermalen Nekrolyse** (TEN, s. S. 114) mit **subepidermaler** nekrotisierender Hautablösung und Keratinozytennekrosen in der gesamten Epidermis (staphylogen dagegen subkorneale Ablösung). Ferner müssen das Erythema exsudativum multiforme (s. S. 114), Virusexantheme (s. S. 325) und Verbrühungen ausgeschlossen werden.

Therapie I Die Situation erfordert die sofortige stationäre Überwachung mit Flüssigkeitsbilanzierung, Elektrolyt- und Kreislaufkontrolle sowie Lagerung auf nicht klebenden Folien. Es besteht eine absolute Indikation zur **Systemantibiose** mit penicillinasefesten Penicillinen oder Cephalosporinen, wenn möglich nach Antibiogramm. Lokale Antiseptika oder Antibiotika werden unterstützend angewendet. Potenzielle Staphylokokkenträger sollten ermittelt werden.

Toxic shock syndrome (TSS)

Definition I Das TSS ist ein lebensbedrohliches Krankheitsbild mit scharlachähnlichen Hauterscheinungen. Es wird durch das von bestimmten Staphylokokken gebildete Toxin **TSST-1** verursacht.

Pathogenese und Klinik I Die toxinbildenden Staphylokokken (Phagengruppe I) vemehren sich in Abszesshöhlen oder Fremdkörpern (Holzsplitter, Tampons), von wo aus es zu einer Ausschüttung von **TSST-1** (Toxic-shock-syndrom-Toxin-1) in die Blutbahn kommt. Das TSST-1 fungiert als Superantigen und bewirkt eine massive Zytokinfreisetzung. Die Folge ist ein perakut einsetzendes lebensbedrohliches Krankheitsbild mit Fieber, Übelkeit, Erbrechen, Muskelschmerz, Diarrhö und Blutdruckabfall sowie einem **scharlachähnlichen Exanthem**. Unter dramatischer Beteiligung von ZNS (Bewusstseinstrübung), Leber (toxische Hepatitis), Nieren (Nierenversagen) und Skelettmuskulatur (Myolyse) droht ein **tödlicher Schock** mit Multiorganversagen. Auch am TSS wird (ähnlich wie beim SSSS) sichtbar, wie trotz milder oder begrenzter Staphylokokkeninfektion schwere Systemreaktionen auftreten können.

Therapie I Das TSS erfordert eine hochdosierte Antibiose unter Intensivtherapie und eine Sanierung des bakteriellen Fokus.

Staphylokokkensepsis

Während **Staphylococcus aureus** der häufigste Erreger der **ambulant** erworbenen Sepsis ist, wird die grampositive Sepsis bei **hospitalisierten** Patienten hauptsächlich durch **Staphylococcus epidermidis** hervorgerufen. Die Erreger gelangen meist über Ver-

weilkathetersysteme (Venen-, Harnkatheter, Dialysekatheter), aber auch traumatisch oder durch artifizielle Manipulation in den Blutkreislauf. Klinisch zeigen sich disseminierte Pusteln, subkutane Abszesse oder purpurische Areale mit Eiteransammlungen, die Ausdruck der hämatogenen Erregerabsiedelung sind.

Hidradenitis

Es handelt sich um eine abszedierende furunkelartige Entzündung der **Achselhöhlen.** Obwohl die genaue anatomische Zuordnung schwierig ist, dürfte entgegen der historischen Bezeichnung „Hidradenitis suppurativa" (Schweißdrüsenabszess) in den allermeisten Fällen eine **Follikulitis** bzw. eine die Haarfollikel betreffende **Acne inversa** bestehen. Die eitrig einschmelzende Entzündung der apokrinen Schweißdrüsen dagegen ist extrem selten. Differenzialdiagnostisch ist die sterile Miliaria („Hitzepickel") abzugrenzen (s. S. 270).

4.2.4 Infektionen durch Streptokokken

Key Point
Hautinfektionen durch Streptokokken sind nichtfollikulär gebunden und zeigen im Gegensatz zu Staphylokokkeninfektionen eine bevorzugt horizontale Ausbreitung. Einige Erkrankungen (z. B. Erysipel) können auch durch Staphylokokken ausgelöst werden und auch Mischinfektionen werden beobachtet.

Streptokokken (grampositive Bakterien) sind überwiegend harmlose Kommensalkeime, die auf gastrointestinalen, respiratorischen und genitalen Schleimhäuten siedeln. Entsprechend der Lancefield-Klassifikation werden sie in die Gruppen **A, B, C und D** eingeteilt. Fast ausschließlich Gruppe **A** ist humanopathogen.

Streptococcus pyogenes (Gruppe A, β-hämolysierend) ist für 90 % aller Infektionen verantwortlich. Vielfältige Virulenzfaktoren machen diesen Erreger vergleichsweise aggressiv:

- spezielle **Adhäsine** und zahlreiche **Enzyme**: z. B. Streptolysin O und S, DNase, Hyaluronidase, Streptokinase (erleichtern den Angriff auf die Wirtszelle)
- **pyrogene Toxine A-C** (z. T. dramatische Systemreaktionen bis hin zum Multiorganversagen)
- antiphagozytäre Faktoren: z. B. Oberflächenprotein M

Streptococcus pyogenes kann den menschlichen Organismus direkt **erregerbedingt** (Angina tonsillaris, Weichgewebsinfektion), indirekt **toxinbedingt** (Scharlach) oder indirekt **immunvermittelt** (rheuma-

4

tische Folgekrankheiten: Endokarditis und Glomerulonephritis) schädigen.

Impetigo contagiosa

Synonym: Streptokokkenimpetigo

Definition | Die Impetigo contagiosa ist eine häufige, ansteckende und vorwiegend das Kindesalter betreffende Infektionskrankheit der Haut. Diese **kleinblasige** Form der Impetigo durch **Streptococcus pyogenes** tritt häufiger auf als die großblasige Staphylokokkenimpetigo (s. S. 55). Mischinfektionen sind möglich.

Epidemiologie und Pathogenese | Es handelt sich um eine sehr kontagiöse Erkrankung, die insbesondere bei mangelnder Hygiene auftritt. Zumeist sind **Kleinkinder** mit einem typischen Infektionsgipfel in Spätsommer und Herbst betroffen. Infektionsquellen sind entweder der eigene Nasopharynx oder Impetigoherde von Kontaktpersonen.

Klinik | Aus anfänglich kleinen Bläschen oder oberflächlichen Krusten entwickeln sich **honiggelbe Krusten** (**Abb. 4.16**). Die scharf begrenzten und asymmetrischen Impetigoherde finden sich bevorzugt an exponierten Hautarealen wie Gesicht (oft **perioral**) und Handrücken, von wo aus sie per Auto- oder Fremdinokulation weiterverbreitet werden.

Komplikationen | Die wichtigste Komplikation ist die para- oder postinfektiöse **akute Glomerulonephritis**. Systemerscheinungen, Lymphangitis oder Sepsis sind selten. Rheumatisches Fieber tritt praktisch nie auf.

Diagnostik | In der bakteriologischen Kultur aus Hautläsion oder Nasen-/Rachenabstrich ist der Erreger nachweisbar, gelegentlich auch in Mischinfektion. Antistreptolysin- und Antistreptodornase-B-Titer sind nach längerer Infektion erhöht. Der Urinstatus gibt Aufschluss über eine mögliche Nierenbeteiligung (Hämaturie).

Differenzialdiagnose | Herpes simplex (schmerzhaft, s. S. 43), zoophile Tinea (schuppendes, meist randbetontes Infiltrat, s. S. 69) und atopisches Ekzem (Juckreiz, s. S. 119).

Therapie | Solitäre Herde sind oft selbstlimitiert, **lokale** Antiseptika oder Antibiotika (Erythromycin und Fusidinsäure) sollten aber auch bei milden Fällen zur Anwendung kommen. Eine systemische Therapie mit penicillinasefesten Penicillinen (mögl. Mischin-

fektionen) oder Cephalosporinen kann den Heilungsverlauf beschleunigen, Erregerreservoire sanieren und Rezidive verhindern.

Praxistipp

Aufgrund der hohen Kontagiosität sollte der Kontakt zu anderen Kindern bzw. zu deren Spielzeug, Kleidung oder Handtüchern vermieden werden!

Ekthyma

Definition | Das Ekthyma ist eine umschrieben-ulzerierende Pyodermie durch **Streptokokken** der Gruppe **A**.

Ätiologie | Anamnestisch lassen sich oft assoziierte Bagatelltraumen oder längerer mechanischer Druck eruieren. Immunsuppression, Unterernährung und mangelnde Hygiene begünstigen die Erkrankung; ferner zählen tropenreisende Touristen zu den betroffenen Patienten.

Klinik | Leiteffloreszenz sind charakteristische, wie **ausgestanzt** wirkende kreisrunde **Ulzera**, die sich aus Bläschen und Pusteln entwickeln (**Abb. 4.17**). Die bis zu 3 cm großen, teils schmerzhaften Läsionen heilen nur langsam und unter Narbenbildung ab. Prädilektionsstellen sind die Unterschenkel.

Diagnostik | Aus den typischen Läsionen gelingt meist der Erregernachweis.

Differenzialdiagnosen | Venöse oder arterielle Ulzera (s. S. 236), vaskulitische Ulzera (s. S. 234).

Therapie | Zumeist genügt die Anwendung lokaler oder systemischer Antiseptika, selten ist eine antibiogrammgerechte Systembehandlung erforderlich.

Erysipel

Synonym: Wundrose

Definition | Akute Infektion der Dermis durch **A-Streptokokken** unter Beteiligung der dermalen Lymphspalten und Lymphgefäße. Selten, jedoch zunehmend, sind Staphylokokken beteiligt.

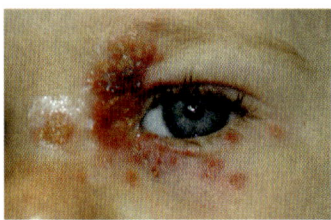

Abb. 4.16 Impetigo contagiosa.

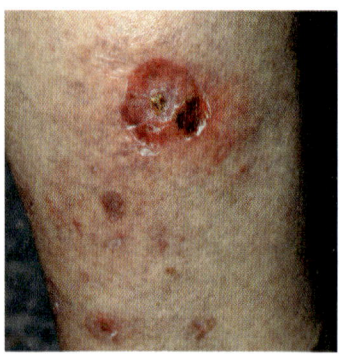

Abb. 4.17 Ekthyma.

Pathogenese I Das Eindringen der Bakterien in die Haut bedarf einer **Eintrittspforte**. Im Gesicht sind dies häufig Herpes-simplex-Läsionen, an den Beinen oft eine chronisch-interdigitale Tinea mit Mazeration oder Bagatelltraumen.

Klinik I Das Erysipel beginnt akut mit hohem **Fieber** bis 40 °C, Schüttelfrost und oft erheblichem allgemeinem Krankheitsgefühl. Innerhalb weniger Stunden bildet sich von der Eintrittspforte ausgehend ein **hellrot** leuchtendes, großflächiges **Erythem** mit **scharfer** Begrenzung und zungenförmigen Ausläufern (**Abb. 4.18**). Je nach Lokalisation kommt es zu unterschiedlich starker Schwellung, Überwärmung und Druckschmerzhaftigkeit. Während sich das Erythem im Gesicht oft symmetrisch auf Nasenrücken und beiden Wangen ausbreitet, findet sich an den Beinen ein einseitiger Befall. Im weiteren Verlauf tritt häufig eine regionäre Lymphangitis auf.

Komplikationen I In Abhängigkeit von der Virulenz des Streptokokkenstammes und der Abwehrlage des Patienten sind schwere Verlaufsformen möglich (**bullöses**, **hämorrhagisches** oder **gangräneszierendes** Erysipel). Akutkomplikationen sind Begleitthrombophlebitis, Phlegmone und Sepsis. Bei **chronisch-rezidivierenden** Infektionen kann es zur Obliteration der Lymphgefäße mit chronischem Lymphödem (Elephantiasis) kommen. Auch eine Glomerulonephritis als rheumatische Folgeerkrankung (häufigste Ursache) ist möglich.

Diagnostik I Die klinische Blickdiagnose wird durch den Nachweis einer Leukozytose sowie BSG- und CRP-Erhöhung unterstützt. Gelegentlich kann ein Anstieg der Antistreptolysin- und Antistreptodornase-B-Titer diagnostisch hilfreich sein. Ein direkter Erregernachweis ist nur selten möglich.

Differenzialdiagnose I
- Lokalisation im Gesicht: akutes Kontaktekzem (Juckreiz, Brennen, s. S. 123), Zoster (halbseitig, vesikulös s. S. 46), Dermatitis solaris (s. S. 184), Wespenstichreaktion
- Lokalisation an den Extremitäten: Erysipeloid (s. S. 63), Thrombophlebitis und tiefe Venenthrombose (s. S. 233), akute Stauungsdermatitis (Juckreiz), Erythema chronicum migrans (milde Rötung, fehlende Systemzeichen, s. S. 62).

Therapie I Das Erysipel wird mit **systemischen Antibiotika** behandelt. Aufgrund der potenziellen und klinisch nie auszuschließenden staphylogenen Beteiligung sollte die kalkulierte Antibiose prinzipiell mit penicillinasefesten Penicillinen erfolgen (bei Penicillinallergie: Erythromycin). Betroffene Extremitäten müssen ruhiggestellt und hochgelagert werden. Eine Lokaltherapie mit feuchtkühlen antiseptischen Umschlägen (Octenisept) wird zusätzlich empfohlen. Die teils erhebliche Systemreaktion wird mit antipyretischen und analgetischen Medikamenten behan-

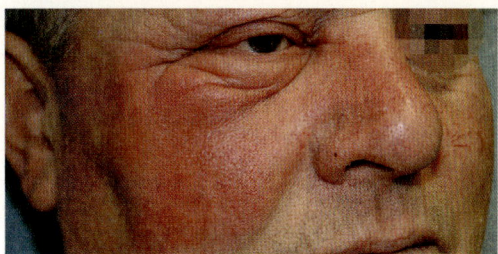

Abb. 4.18 Erysipel.

delt. Bei Rezidiven muss eine Langzeitantibiose erfolgen.

Phlegmone

Definition I Die Phlegmone ist eine tiefe, einschmelzende bakterielle Hautinfektion unter Einbeziehung der Dermis und des subkutanen Fettgewebes mit häufiger Ausbreitung auf Muskeln und Knochen.

Pathogenese I Phlegmonen gehen oft von Operationswunden, von Traumen und von Bagatellverletzungen bei Durchblutungsstörungen oder Neuropathien (z. B. diabetisches Fußsyndrom) aus. **Staphylokokken** und **Streptokokken** sind die häufigsten Erreger, aber auch viele andere Bakterien wie Clostridien (Gasbrand), Haemophilus influenzae (Gesichtsphlegmone) und gramnegative Keime können als Mischinfektion beteiligt sein.

Klinik I Ausgehend von tiefreichenden Substanzdefekten entsteht die Phlegmone langsam, manchmal unerkannt und zunächst ohne akute Symptomatik. Entsprechend der Ausdehnung des betroffenen Weichgewebes besteht eine tiefgreifende, unterschiedlich **schmerzhafte** (diabetische Neuropathie!), **lividrote**, **unscharf** begrenzte Schwellung mit Nekrotisierung und Abszedierung (**Abb. 4.19**). Erst im Verlauf entwickeln sich ausgeprägte **Systemzeichen** (Fieber, Krankheitsgefühl und Übelkeit).

Diagnostik I Die Diagnose erfolgt klinisch. Auffällig ist ein meist extrem ausgelenktes Entzündungslabor (Leukozytose, BSG und CRP ↑). Eine bakteriologische

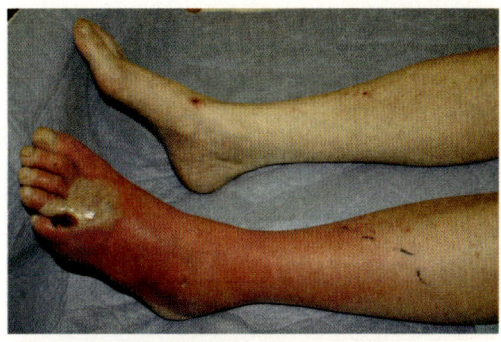

Abb. 4.19 **Phlegmone** (Eintrittspforte: Zehenzwischenraummykose).

4

Kultur (ggf. bioptisch) einschließlich Antibiogramm ist für die Therapieentscheidung wesentlich.

Therapie I Die Phlegmone wird hochdosiert und intravenös mit penicillinasefesten Penicillinen, Cephalosporinen der 3. Generation oder mit Fluorchinolonen behandelt (möglichst antibiogrammgerechte Antibiose). Oft ist eine breite Inzision mit Drainage erforderlich.

Nekrotisierende Fasziitis

Synonym: Streptokokkengangrän

Definition I Die nekrotisierende Fasziitis ist eine lebensbedrohliche, foudroyante bakterielle Weichgewebeinfektion mit Gangrän des subkutanen Fettgewebes und der Muskulatur entlang der Faszien.

Pathogenese I Sie wird durch besonders invasive **Streptokokken** der Gruppe **A** („Killerkokken": hohe Invasivität durch M-Proteine, hohe Toxizität durch Pyrogen-Superantigen-Wirkung mit massiver TNF-α-Ausschüttung) hervorgerufen, seltener durch MRSA oder gramnegative Bakterien.

Klinik und Komplikationen I Meist sind die Beine betroffen, seltener das äußere Genitale (**Fournier-Gangrän**). Aus einer anfänglich bläulich-livid verfärbten Haut entwickelt sich nach blasiger Epidermolyse eine ausgedehnte Nekrose von Dermis und Subkutis (**Abb. 4.20**). Bei Ausbreitung auf tiefe Faszien und Muskeln droht ein **Kompartmentsyndrom**. Trotz chirurgischer und antibiotischer Behandlung mündet die Streptokokkengangrän oft in dramatische Verläufe mit Sepsis, toxischem Schock und Multiorganversagen.

Diagnostik I Klinisches Bild, stark erhöhte Entzündungsparameter und bakteriologische Diagnostik (lokal und aus der Blutkultur), ggf. bildgebende Verfahren (z. B. Sonografie, MRT).

Differenzialdiagnose I Erysipel, Beinvenenthrombose (Phlegmasia coerulea dolens, s. S. 234), postthrombotisches Syndrom (s. S. 234), posttraumatisches Kompartmentsyndrom.

Therapie I Intensivmedizinische Überwachung, sofortiges großzügiges chirurgisches Debridement und effiziente Drainage sind schon im Verdachtsfall erforderlich. Einleitung einer hochdosierten (kalkulierten) intravenösen Antibiose mit Penicillin G oder Cephalosporin jeweils in Kombination mit Clindamycin (ggf. ändern je nach Antibiogramm). Ultima ratio ist die Amputation.

Weitere Streptokokkeninfektionen

- **Scharlach:** Erkrankung durch **toxin**bildende Streptokokken der Gruppe A, die zu den klassischen Infektionskrankheiten im Kindesalter zählt (s. S. 325)
- **Purpura fulminans:** Es handelt sich um eine seltene lebensbedrohliche Sonderform der disseminierten intravasalen Gerinnung (DIC). Meistens sind Kinder anlässlich eines Streptokokkeninfektes (z. B. Scharlach) bzw. in dessen Genesungsphase betroffen. An den Extremitäten bilden sich scharf begrenzte, großflächige Hautblutungen (**Ekchymosen**), hämorrhagische Blasen und **Nekrosen**.
- **Hautveränderungen bei Endokarditis:** Der Hautbefund kann der erste und einzige Hinweis auf die lebensbedrohliche Infektion des Herzens sein: **Petechien** an Haut und Schleimhäuten, subunguale Splitterblutungen, palmoplantare Hämorrhagien (Janeway-Läsionen) und schmerzhafte rötliche Papeln an Finger- und Zehenspitzen (**Osler-Knötchen**) als Zeichen bakterieller Mikroembolien.

Grundsätze der Therapie staphylokokken- und streptokokkenbedingter Hauterkrankungen

- Stets **Kultur** und **Antibiogramm** bei relevanten Manifestationen aufgrund der teilweise folgenschweren Akut- und Folgekomplikationen
- **Penicillinasefeste Penicilline** sind Antibiotika der Wahl (z. B. **Dicloxacillin** oder **Flucloxacillin**), wegen der klinisch nicht auszuschließenden Mischinfektion mit Staphylokokken (bei Penicillinallergie: Cephalosporine der 1. und 2. Generation, Makrolide oder Clindamycin)
- **Orale** Gabe und **ambulante** Verlaufsbeobachtung: bei leichten Infektionen
- **Intravenöse** Gabe und **stationäre** Aufnahme: bei Problemregionen (z. B. Gesichtsfurunkel), ausgedehnten Infekten (z. B. großflächiges Erysipel, Streptokokkengangrän), hochausgelenktem Entzündungslabor, Hinweisen auf Septikämie oder Sepsis
- **Kontrolluntersuchungen:** Aufgrund des Risikos **renaler** und **kardialer** Komplikationen (Glomerulonephritis, Endokarditis) bei Streptokokkeninfektionen müssen Basiskontrollen sofort und nach 6 Wochen durchführt werden.

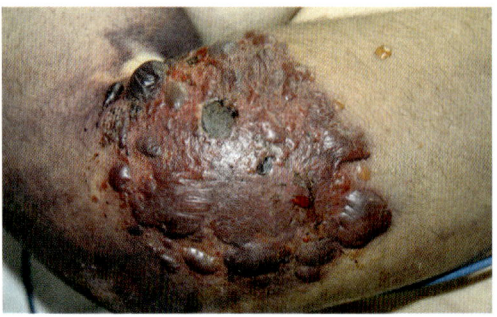

Abb. 4.20 Nekrotisierende Fasziitis.

4.2.5 Infektionen durch gramnegative Bakterien

Key Point

Im klinischen Alltag ist der gramnegative Aerobier Pseudomonas aeruginosa der wichtigste für bakterielle Superinfektionen verantwortliche „Sekundärkeim" auf chronischen Wunden oder Dermatosen, erkennbar an seinem süßlich-fauligen Geruch und dem charakteristischen bläulich-grünlichen Pigment. Weitere wichtige Vertreter dieser Gruppe sind Neisseria meningitides (Meningitis und Meningokokkensepsis), Haemophilus influenzae, gramnegative Enterobakterien, Bartonella und Salmonella ssp.

Gramnegative Bakterien erscheinen nur in wenigen umschriebenen Körperbereichen als Bestandteil der kommensalen Flora (z. B. Intertrigines). Ihre humanpathogenen Manifestationen sind die Besiedelung vorbestehender Hautdefekte, tiefe Weichgewebeinfektionen (Phlegmone) und Sepsis-assoziierte Hautsymptome, insbesondere bei abwehrgeschwächten Patienten. Gramnegative Keime sind zumeist **Endotoxinbildner** (Lipopolysaccharide), die die Produktion von IL-1 und TNF in Makrophagen induzieren. Dadurch können ausgeprägte Systemreaktionen wie Fieber, Schock und Verbrauchskoagulopathie resultieren.

Infektionen durch Pseudomonas aeruginosa

Pseudomonas aeruginosa ist ein weitverbreiteter Nasskeim, der sogar Dialyseapparate, Medikamente und Desinfektionsmittel besiedeln kann. Aufgrund multipler Antibiotikaresistenzen unter Klinikbedingungen ist er mittlerweile ein nosokomialer Problemkeim. Die Pseudomonas-spezifische Pigmentbildung ist als **Grünfluoreszenz im Wood-Licht** erkennbar.
Unter der Voraussetzung lokaler (Hautdefekte, Dermatosen) und systemischer Prädispositionen (Immundefizienz) reichen seine Manifestationen beim Menschen von harmlos bis lebensbedrohlich.
- **Wundinfektionen**
- **Gramnegativer Fußinfekt** (s. u.)
- **Paronychie** (Infektion des Nagelapparates): Lokal austrocknende und antiseptische Maßnahmen führen zur Besserung; selten ist eine systemische Antibiose mit Chinolonen (z. B. Ciprofloxacin) erforderlich.
- **Whirlpool-Dermatitis:** Insbesondere schlecht gewartete Whirlpools oder Schwimmbäder werden von Pseudomonas aeruginosa gerne besiedelt. Betroffene Badegäste entwickeln rezidivierende oberflächliche **Follikulitiden** mit teils quälendem Juckreiz, seltener Entzündungen des Mittelohrs oder des Nasen-Rachen-Raums.

- **Pseudomonassepsis:** Einzeln oder gruppiert über die gesamte Hautoberfläche verteilt finden sich anfänglich hämorrhagische Bläschen und Blasen, aus denen sich im Verlauf Ekthyma-ähnliche Läsionen (**Ecthyma gangraenosum**) und subkutane Abszesse (**Cellulitis gangraenosa**) entwickeln. Besonders in den Beugenbereichen besteht Ulzerationsneigung. Initialbehandlung mit Tobramycin, ggf. in Kombination mit Breitspektrumpenicillinen oder mit Cephalosporinen.

Gramnegativer Fußinfekt

Definition I Der gramnegative Fußinfekt ist eine von den Zehenzwischenräumen ausgehende Infektion, die meistens durch **Pseudomonas aeruginosa**, seltener durch andere gramnegative Erreger oder als Mischinfektion hervorgerufen wird.

Ätiologie und Klinik I Begünstigend wirken hohe Umgebungstemperaturen, Schweißneigung und okklusives Schuhwerk bei meist bescheidener Hygiene. Oft stellt eine chronisch-interdigitale **Tinea pedis** die Eintrittspforte dar (Mischinfekt).

Klinik I Es bilden sich eine erythematöse Schwellung des Vorfußes und im weiteren Verlauf stark nässende, süßlich-faulig riechende, entzündliche Mazerationen in den Zehenzwischenräumen, die sich auf den gesamten Fuß ausbreiten können (**Abb. 4.21**).

Diagnostik I Bei Pseudomonasinfektion zeigt sich im Wood-Licht die typische grüngelbe Fluoreszenz. Im Abstrich gelingt der Erregernachweis.

Differenzialdiagnose I Das dyshidrotische Fußekzem (Atopie), das allergische Kontaktekzem (meist gegen Leder oder Chromat) und eine streptogene Weichgewebsinfektion müssen abgegrenzt werden.

Therapie I
- Neben lokaltherapeutischen Maßnahmen (austrocknend und antiseptisch) ist insbesondere bei ausgeprägter Manifestation eine Systemantibiose mit Chinolonen (z. B. Ciprofloxacin) bzw. nach Antibiogramm erforderlich.

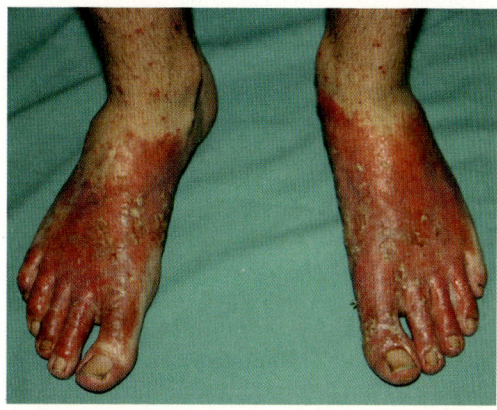

Abb. 4.21 Gramnegativer Fußinfekt.

4

Tabelle 4.5	
Weitere Hautinfektionen durch gramnegative Bakterien	
Erkrankung	**klinisches Bild**
Meningokokkensepsis (Neisseria meningitides)	disseminierte **petechiale Exantheme** mit palmoplantarer Betonung, in schweren Fällen großflächige Hämorrhagien und Nekrosen Maximalvariante: **Waterhouse-Friderichsen-Syndrom** mit disseminierter intravasaler Gerinnung und Nebenniereninfarkten
Typhus (Salmonella typhi)	**Typhusroseolen** (pathognomisch): meist am Abdomen lokalisierte, gruppierte, 2–3 mm große, blassrosafarbene Papeln
gramnegative Pyodermien (bakterielle Mischflora)	„**tropische Ulzera**": wie ausgestanzt wirkende, schmierig belegte Ulzera (nach Tropenreisen oder bei immunsupprimierten Patienten) „**schankriforme Pyodermie**": genital lokalisierte, aggressive Ulzerationen mit stark unterminierten Rändern
Katzenkratzkrankheit (Bartonella henselae)	Zoonose (s. S. 64)
bazilläre Angiomatose (Bartonella henselae oder Bartonella quintana)	**Gefäßneubildung** mit Entstehung disseminierter und konfluierender bräunlicher Papeln und Knoten unter Betonung des Gesichts (bei schwer immunsupprimierten Patienten, v. a. HIV/AIDS)

Weitere Infektionen durch gramnegative Bakterien

Siehe **Tab. 4.5**.

4.2.6 Bakterielle Zoonosen

Key Point
Zoonosen sind unter natürlichen Bedingungen vom Tier auf den Menschen übertragbare Infektionen. Von besonderer Bedeutung in Mitteleuropa ist insbesondere die Lyme-Borreliose, die durch Zecken auf den Menschen übertragen wird.

Borreliose

Synonyme: Lyme-Borreliose, Lyme disease
Definition I Die Borreliose ist eine durch Zeckenstiche übertragene Infektion durch **Borrelia burgdorferi**. Die stadienhafte Systemerkrankung zeigt kutane Leitsymptome und kann unbehandelt zu folgenschweren Manifestationen von ZNS, Herz und Gelenken führen.

> **MERKE**
>
> Die 3 **kutanen Leitsymptome** der Borreliose sind:
> — Erythema chronicum migrans
> — Lymphadenosis cutis benigna
> — Acrodermatitis chronica atrophicans (Herxheimer)

Epidemiologie I Es handelt sich um eine weltweite Zoonose, die v. a. in den gemäßigten Klimazonen der nördlichen Halbkugel auftritt. Zecken der Gattung Ixodes („Holzbock") sind natürlicher Hauptwirt der Borrelien (Spirochätenart). Der Durchseuchungsgrad der Zecken ist je nach Region sehr unterschiedlich und kann in Endemiegebieten (z. B. nördliches Mitteleuropa) mehr als 90 % betragen. Sowohl adulte Zecken als auch Nymphenstadien übertragen die Bakterien beim Saugakt. Das größte Infektionsrisiko besteht zwischen Mai und Juli.

Klinik I Stadium I und II entsprechen der Frühphase der Erkrankung, Stadium III ist ihre Spätphase.
— **Stadium I** (2–8 Wochen nach Zeckenstich):
Das **Erythema chronicum migrans** (**Abb. 4.22a**) ist das charakteristischste, früheste und häufigste Leitsymptom der Borreliose. Es handelt sich um ein meist dezentes, leicht erhaben randbetontes Erythem, das sich von der Zeckenstichstelle aus zentrifugal ausbreitet („Wanderröte"). Aufgrund einer gleichzeitigen zentralen Abblassung entsteht ein ringscheibenähnliches Bild. Nach wochen- bis monatelangem Bestand ist es mit oder ohne Erregerelimination stets selbstlimitiert. Gelegentlich tritt eine **Allgemeinsymptomatik** aus Fieber, Kopfschmerzen und Gliederschmerzen auf (DD Erysipel). Nur etwa 1–15 % der Patienten entwickeln das Krankheitsstadium II.
— **Stadium II** (2–12 Monate nach Zeckenstich):
Charakteristisch für dieses Stadium ist die **Lymphadenosis cutis benigna** (**Abb. 4.22b**). Dabei entstehen infolge lymphozytärer Infiltration solide rotbraune Knoten an Ohrläppchen, Mamillen oder Wangen (Kinder). Im Zuge der Generalisation der Infektion kommt es zu **Organmanifestationen**:
• ZNS: lymphozytäre Meningoenzephalitis, sensomotorische Radikuloneuritis und Hirnnervenausfälle (z. B. Fazialisparese), als manifeste Trias = **Bannwarth-Syndrom**
• Herz: Perikarditis, Myokarditis mit AV-Block
• Bewegungsapparat: Arthralgien, Myalgien und Oligoarthritis (Knie)

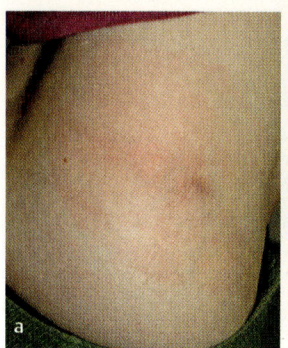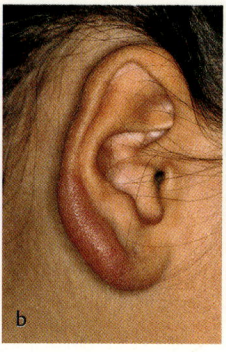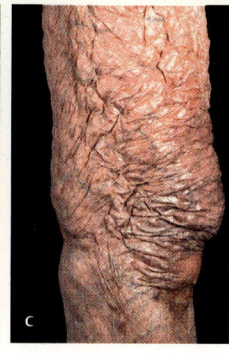

Abb. 4.22 Borreliose.
a Erythema chronicum migrans.
b Lymphadenosis cutis benigna
(Lymphozytom). **c** Acrodermatitis
chronica atrophicans Herxheimer
(aus Sterry et al., Checkliste Dermatologie, Thieme, 2010).

- **Stadium III** (1–10 Jahre nach Zeckenstich):
Die **Acrodermatitis chronica atrophicans Herxheimer** (**Abb. 4.22c**) ist eine schwerwiegende chro-
nisch-atrophisierende Hautinfektion, die sich
meist asymmetrisch und schmerzlos im Bereich
der distalen Extremitäten (Gelenke, Knie) manifestiert. Dem anfänglichen lividroten und unscharf
begrenzten Hautödem (ödematöses Stadium)
folgt nach Monaten bis Jahren Atrophie mit typischer zigarettenpapierartiger Hautfältelung und
durchscheinender Venenzeichnung aufgrund des
Verlustes des subkutanen Fettgewebes (atrophi-
sches Stadium). Fibroide Hautverdickungen über
den Knien und Ellenbögen werden als juxtaartiku-
läre Knoten bezeichnet. **Organmanifestationen**
äußern sich als periphere Neuropathien, Enzepha-
lomyelitis und chronische Arthritis.

Diagnostik I Neben der **Anamnese** (Zeckenstich) sind
vor allem die dermatologischen **Leitsymptome** diagnostisch wegweisend. Neurologische, kardiologische
und rheumatologische Untersuchungsbefunde sollten
stets in Verbindung mit der **serologischen Diagnostik**
gewertet werden. Der serologische Nachweis der Bor-
relieninfektion mittels ELISA und Westernblot gelingt
im Stadium I bei 20–50 % (IgM), im Stadium II bei 70–
90 % (initial IgM, dann IgG) und im Stadium III bei
100 % (IgG) der Patienten.

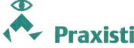
Praxistipp
Bei Syphilis, Malignomen, Autoimmunerkrankungen und akuter EBV-Infektion
können falsch positive IgM-Titer auftreten.

Eine aktive Neuroborreliose wird anhand des pathologischen **Liquorbefundes** (Pleozytose, IgM-Erhö-
hung) diagnostiziert. Lymphozytom bzw. Acrodermatitis chronica atrophicans können histologisch nachgewiesen werden.

Therapie I Die schnelle und sachgerechte Entfernung
der Zecke (Ringkürette) in den ersten 24 Stunden ist
die wichtigste Maßnahme. Es erfolgt eine stadienge-
rechte antibiotische Therapie:

- **Stadium I:** Doxycyclin 2 × 100mg/d p.o. (14–21
Tage), Kinder: Ampicillin/Amoxicillin
- **Stadium II:** wie Stadium I oder Ceftriaxon 1 × 2 g/d
i. v. (14 Tage)
- **Stadium III:** Ceftriaxon 1 × 2 g/d i. v. (14 Tage).

Eine Kontrolle der Antikörpertiter (ELISA, Western-
blot) sollte nach 6 Wochen und nach 6 Monaten erfolgen; ggf. kann eine Nachbehandlung mit Ceftriaxon
i. v. erwogen werden.

Erysipeloid

Synonyme: Schweinerotlauf, Rotlauf

Definition I Das Erysipeloid ist eine durch das grampositive Stäbchen **Erysipelothrix rhusiopathiae**
ausgelöste Zoonose, die von Schweinen, Geflügel,
Salzwasserfischen, Krabben und anderen Tieren übertragen wird. Infektionen erfolgen meist beruflich
bedingt über Handverletzungen (z. B. Metzger und
Fischer).

Klinik I Innerhalb einer Woche nach Infektion entwickelt sich im Bereich der Eintrittspforte (meist Hände)
ein schmerzhaftes, livides oder stärker rötliches Infiltrat mit scharfer Begrenzung, das sich unter Randbetonung zentrifugal ausbreitet. Der Verlauf ist meist
milde und selbstlimitiert, selten kommt es zu einer
Gelenkbeteiligung.

Diagnostik I Anamnese und klinisches Bild führen
zur Diagnose, ggf. ist ein Erregernachweis aus Biopsiematerial erforderlich.

Differenzialdiagnose I Erysipel (entsteht rasant,
schwererer Krankheitsverlauf, Fieber), Erythema
chronicum migrans (langsamere Ausbreitung).

Therapie I Die Therapie erfolgt durch orale Antibiotika; effektiv sind Penicillin, Erythromycin oder Tetracycline.

Weitere bakterielle Zoonosen
Siehe **Tab. 4.6**.

4

Tabelle 4.6

Weitere bakterielle Zoonosen

Erkrankung	Erreger	Überträger	Klinik
Anthrax (Milzbrand)	Bacillus anthracis	Haus- und Wildtiere (heute: Biowaffe)	Hautmilzbrand: rötliches Knötchen an Inokulationsstelle → Pustel → hämorrhagische Nekrose Gefahr: Milzbrandsepsis
Rickettsiosen (u. a. epidemisches Fleckfieber, endemische Flecktyphus, Rocky-Mountain-Fleckfieber)	Rickettsien	Läuse, Flöhe, Milben, Wanzen	Fieber mit stammbetonten makulopapulösen Exanthemen und evtl. hämorrhagischer Umwandlung
Tularämie (Hasenpest)	Francisella tularensis	kleine Säugetiere, Mücken, Zecken	ulzeroglanduläre Tularämie (häufigste Form): ulzerierende Papel an der Eintrittspforte mit schmerzhafter regionärer Lymphadenopathie und Fieber
Katzenkratzkrankheit	Bartonella henselae	Katzen	stecknadelkopf- bis erbsgroße Papeln und Knoten an der Kratz- bzw. Bissstelle, evtl. regionale Lymphknotenschwellung und Allgemeinsymptomatik, selbstlimitierend

4.2.7 Mykobakteriosen

Key Point

Mykobakterien sind weltweit verbreitet. Es handelt sich um eine sehr heterogene Gruppe kleiner unbeweglicher säurefester Stäbchen. Aufgrund ihrer sehr wachshaltigen Zellwand färben sie sich nur schwach grampositiv und sind gegen Umwelteinflüsse (Säuren, Laugen, Austrocknung) sehr resistent.

Hauttuberkulose

Definition ❙ Die Tuberkulose („Schwindsucht") ist eine durch Infektion mit dem **Mycobacterium-tuberculosis-Komplex** (M. tuberculosis, M. bovis und M. africanum) hervorgerufene, in Schüben verlaufende–Multisystemerkrankung. Am häufigsten ist die Lunge betroffen, seltener kommt es zu einer Tuberkulose der Haut, der Knochen, der Gelenke, der Nieren oder des Urogenitaltraktes. Es besteht Meldepflicht bei aktiver Erkrankung und Tod.

Historisches ❙ Am 24. März 1882 hielt Robert Koch in Berlin einen berühmt gewordenen Vortrag, in dem er den von ihm entdeckten Zusammenhang zwischen dem Vorhandensein von Tuberkelbazillen und der Entstehung der Tuberkulose erstmals darlegte. Er erhielt für seine wissenschaftliche Leistung 1905 den Nobelpreis für Medizin. Auch heute noch gilt die Tuberkulose als eines der ungelösten Probleme der Menschheit.

Epidemiologie ❙ Im Weltmaßstab ist vermutlich ein Drittel der Menschheit mit dem Tuberkelbazillus infiziert. Davon entwickeln etwa 10 % im Verlaufe ihres Lebens eine aktive Tuberkulose. 95 % aller Erkrankungen und Todesfälle ereignen sich in den armen Ländern; in den Dritte-Welt-Ländern stellt die Tuberkulose mit über 2 Millionen Toten jährlich eine der häufigsten Infektionskrankheiten überhaupt dar.

Die menschliche Tuberkulose wird in 95 % der Fälle durch **M. tuberculosis** hervorgerufen. Obwohl auch immunkompetente Menschen an aktiver Tuberkulose erkranken können (10 %), sind zumeist Patienten mit **geschwächter Abwehrlage** betroffen: Unterernährung, Alkoholabhängigkeit, Drogenabusus, HIV/AIDS, Malignome (v. a. Lymphome, Leukämien) und immunsuppressive Therapie sind gegenwärtig in Mitteleuropa die wichtigsten Prädispositionen. Auch Kleinkinder und sehr alte Menschen sind gefährdet.

Immigranten aus Endemiegebieten (Osteuropa) und HIV-/AIDS-Patienten sind nicht nur für den derzeitigen Anstieg der Erkrankungszahlen in den westlichen Industriestaaten hauptverantwortlich, sondern auch für die Verbreitung zunehmend therapieresistenter Stämme. Selektion durch Monotherapie und zu kurze Therapiedauer, aber auch Spontanmutationen führen zu **Mono-** und **Multiresistenz** von Mycobacterium tuberculosis gegen Tuberkulostatika.

Pathogenese ❙ Die Übertragung der Erreger erfolgt meist durch **Tröpfcheninfektion**, sehr selten durch den direkten Hautkontakt. Nach Inhalation der Erreger entwickelt sich zunächst eine umschriebene leukozytenreiche Entzündung (**Primäraffekt**). Von dort aus gelangen die Erreger in die regionären Lymphknoten (**Primärkomplex**). Bei ungünstigen Verläufen (Immunsuppression) kann es zu einer Invasion in die Blutbahn und zu **hämatogener Streuung** mit Besiedelung verschiedener Organe kommen (**Miliartuberkulose**). Im Falle einer noch moderaten Abwehrlage bleibt die Primärinfektion chronisch lokalisiert. Der Makroorganismus begegnet dieser Systeminfektion durch die Entwicklung einer **spezifischen zellulären Immunität** nach 2–4 Wochen. Dabei werden

Tabelle 4.7

Formen der Hauttuberkulose

Pathomechanismen	Krankheitsbild
exogen (durch direkte Inokulation der Haut)	tuberkulöser Primärkomplex Tuberculosis cutis verrucosa (Reinfektion)
endogen	
– durch lymphogene oder hämatogene Ausbreitung	Lupus vulgaris (Tuberculosis cutis luposa) Tuberculosis cutis colliquativa (Skrophuloderm) Tuberculosis cutis miliaris disseminata Tuberculosis mucosae et cutis ulcerosa (orifizielle Tuberkulose)
– vermutlich durch Immunreaktion gegen Mykobakterien (Tuberkulide)	Lichen scrophulosorum papulonekrotisches Tuberkulid Erythema induratum Bazin

die Tuberkelbazillen von Makrophagen „Sakopharg"-ähnlich umschlossen und bilden histologisch diagnoseweisende **epitheloidzellige Granulome** mit Riesenzellen und zentraler Verkäsung. Diese Tuberkulose-Granulome heilen meistens unter Fibrose und Verkalkung spontan aus, dennoch können Tuberkelbazillen latent überdauern und anlässlich einer sich verschlechternden zellulären Immunlage noch nach Jahrzehnten **endogen reaktiviert** werden.

Klinik I Die Manifestationsformen der Tuberkulose an der **Haut** sind zwar vielfältig, treten heutzutage aber nur noch selten auf. Sie werden durch unterschiedliche Pathomechanismen ausgelöst und hängen von der Abwehrsituation und früheren Exposition des Patienten ab (**Tab. 4.7**).

MERKE

Lupus vulgaris ist die häufigste Form der Hauttuberkulose.

Tuberkulöser Primärkomplex: Direkte Hautinfektion eines bislang nicht exponierten Wirtes (meist Kinder). Es entwickelt sich ein zum Lungentuberkel analoger Primäraffekt, bei dem sich kleine läsionale Papeln in bis mehrere Zentimeter große schmerzlose **Ulzera** umwandeln. Gemeinsam mit einer nach 1–2 Monaten manifesten regionären **Lymphadenopathie** bilden sie den Primärkomplex. Die Ulzera heilen innerhalb eines Jahres narbig ab.

Tuberculosis cutis verrucosa (Verruca necrogenica): Sie entsteht infolge exogener Reinfektion der Haut bei bestehender spezifischer Immunität. Die Infektion ist in den Industrieländern selten und wird beim Umgang mit erregerhaltigem Gewebe überwiegend **berufsbedingt** erworben (Anatomen, Pathologen, Veterinäre, Schlachter). Die Erreger dringen über Bagatellverletzungen (meist an Händen oder Fingern) ein und entwickeln an der Inokulationsstelle zunächst solitäre, dunkelrote, **verruköse Papeln**, die sich langsam vergrößern und knotig-krustige Läsionen bilden. Sie

bestehen unbehandelt über Jahre, können aber auch spontan abheilen.

Lupus vulgaris (Tuberculosis cutis luposa): Chronische dermale Infektion infolge endogener Reaktivierung durch hämatogene oder lymphogene Streuung in das Bindegewebe der Haut. Meist sind ältere Patienten und Frauen betroffen. Bevorzugt im **Gesicht** (Nase, Ohren) und an den Oberschenkeln finden sich braunrot-atrophische Maculae oder Plaques („Lupusknötchen"; **Abb. 4.23**) mit **apfelgeleeartiger** Eigenfarbe unter Diaskopie (Glasspateldruck). Die punktierende Sonde bricht in die zentral verkäsende Nekrose ein („**Sondenphänomen**"). Im Verlauf kommt es zu Verkrustung, Ulzeration und Zerstörung angrenzender Gewebe mit teils schwerer **Mutilation**. Selten kann sich auch ein Plattenepithelkarzinom entwickeln. Bei etwa der Hälfte der Patienten besteht gleichzeitig eine weitere Organmanifestation (meist Lungentuberkulose).

 Praxistipp
Die Hautveränderungen bei Sarkoidose weisen ebenfalls einen apfelgeleeartigen Farbton unter Glasspateldruck auf, das Sondenphänomen ist aber nicht positiv und histologisch zeigen sich epitheloidzellige Granulome ohne verkäsende Nekrose (s. S. 150).

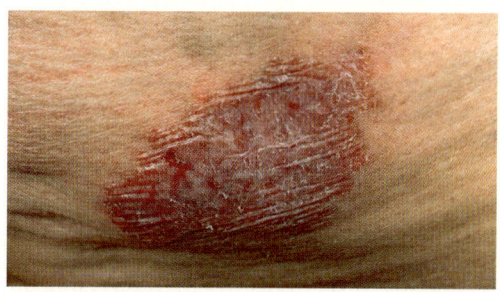

Abb. 4.23 Lupus vulgaris (Tuberculosis cutis luposa).

4

Tuberculosis cutis colliquativa (Skrophuloderm): Häufigste Form der Hauttuberkulose in den Tropen und Subtropen, in den Industrieländern jedoch eine Rarität. Zumeist sind Kinder und alte Menschen mit mäßig guter Abwehrlage betroffen. Infolge endogener Ausbreitung entsteht eine **subkutane** Tuberkulose mit Entwicklung **kalter** (d.h. nicht überwärmter) **Abszesse**, die als blau-rote Knoten häufig in der Hals- und Kieferwinkelregion zu finden sind. Nach Durchbruch zur Oberfläche bilden sich bizarre, teils fistulierende **Ulzera**, die erst nach Jahren unter strangartiger Narbenbildung abheilen. Ausgangsort dieser Hautinfektion sind häufig infizierte Lymphknoten, seltener Gelenke oder Knochenherde.

Tuberculosis cutis miliaris disseminata: Insbesondere bei Neugeborenen, Kleinkindern und Immunsupprimierten kommt es infolge hämatogener Streuung zur Ausbildung multipler, teils exkoriierter Papeln sowie zu viszeraler Organmanifestation. Extrem ungünstige Prognose.

Tuberculosis mucosae et cutis ulcerosa (orifizielle Tuberkulose): Bei fortgeschrittener Organtuberkulose mit hohen Erregerzahlen und schlechter Abwehrlage bilden sich periorifiziell und an der Mundschleimhaut schmerzhafte Ulzera. Diese seltene Manifestationsform betrifft überwiegend ältere Menschen.

Tuberkulide: Der historische Begriff der „Tuberkulide" bezeichnet eine Gruppe verschiedener Dermatosen, die aufgrund der ihnen gemeinsamen granulomatösen Histomorphologie als abakterielle **Immunreaktionen** gegen Mycobacterium tuberculosis betrachtet wurden. Mit dem Rückgang der Tuberkulose erschien der pathogenetische Zusammenhang fraglich oder sogar unwahrscheinlich. Als Tuberkulide in engerem Sinne gelten:

- **Lichen scrophulosorum** (stammbetonte, follikuläre und nichtfollikuläre, lichenoide Papeln bei tuberkulösen Kindern)
- **papulonekrotisches Tuberkulid** (symptomlose, zentral nekrotische Papeln an den Extremitätenstreckseiten bei Kindern und Jugendlichen)
- **Erythema induratum Bazin** (ulzerierende Pannikulitis der Waden adipöser Frauen mittleren Alters, s. S. 274).

Diagnostik I Der Anfangsverdacht einer Tuberkulose entsprechend Anamnese, Klinik, Röntgenthorax und stark positiver Tuberkulinreaktion wird durch den direkten Nachweis säurefester Stäbchen in der **Mikroskopie** (Spezialfärbung nach Ziehl-Neelsen) aus Sputum, Urin oder Gewebe erhärtet. Erst die positive **kulturelle Anzucht** bestätigt die Diagnose. Die sehr langwierige Anzucht (2–3 Monate) wurde inzwischen durch einen Schnellnachweis mittels radiometrischer Messung im **BACTEC-System** (7–10 Tage) ergänzt. Die **Histologie** mit dem charakteristischen Dreizonenauf-

bau der tuberkulösen Granulome (zentrale käsige Nekrose, bandförmiger Epitheloidzellsaum und Langhans-Riesenzellen) ist diagnoseweisend. Da die kulturelle Erregerbestimmung aus Hautbiopsaten (Randbereich eines Tuberkels!) sehr schwierig ist, wird zunehmend die **PCR** für den mykobakteriellen DNA-Nachweis verwendet. Bei Nachweis einer Hauttuberkulose muss stets nach einer extrakutanen Tuberkulose gesucht werden.

Therapie I Bei allen Formen der Hauttuberkulose besteht die Indikation zur tuberkulostatischen Systemtherapie. Von der WHO empfohlene Wirkstoffe sind: Isoniazid, Rifampicin, Pyrazinamid, Streptomycin, Ethambutol. Zur Vermeidung von Resistenzen erfolgt die Therapie durch **Kombination** mehrerer Wirkstoffe. Alle Therapieschemata bestehen aus 2 Phasen:

- **Initialphase:** aggressivere Behandlung über **2** Monate (**4fach**-Kombination, tägliche Dosis).
- **Stabilisierungsphase:** weniger aggressive Behandlung über **4–6** Monate (**2fach**-Kombination, oft nur 3 × pro Woche).

Der Behandlungserfolg sollte nach 6 und 12 Monaten kontrolliert werden. Eine Impfung mit attenuiertem Lebendimpfstoff (Mycobacterium bovis BCG) wird wegen unsicherer Wirksamkeit, auftretenden Nebenwirkungen und relativ geringer Tuberkuloseinzidenz von der STIKO in Deutschland nicht mehr empfohlen.

Lepra

Definition I Die Lepra ist eine chronisch verlaufende und bevorzugt die **Haut** und die **peripheren Nerven** betreffende Infektionskrankheit durch das säurefeste Stäbchen **Mycobacterium leprae**. Es besteht Meldepflicht bei Verdacht, Erkrankung und Tod.

Historisches: Schon in der Antike war die Lepra als ansteckende Krankheit gefürchtet. Die „Aussätzigen" wurden aus der Gemeinschaft verstoßen und in „Leprosorien" isoliert. 1973 entdeckte der Norweger Armauer Hansen das *Mycobacterium leprae*. Erst durch die Therapie mit Sulfonamiden wurde die Lepra heilbar. Doch bis zum heutigen Tage bleibt die Lepra vielerorts der irrationale Inbegriff für Horrorvisionen von durch „abfaulende Körperteile" verstümmelten Menschen.

Epidemiologie I Die überwiegende Verbreitung der Lepra in tropischen und subtropischen Ländern (Afrika, Südostasien, Süd- und Zentralamerika) ist auf die problematischen sozioökonomischem Bedingungen und die häufig geschwächte individuelle Abwehrlage zurückzuführen. Die meisten der weltweit etwa 5 Mio. erkrankten Menschen leben auf dem indischen Kontinent. Nachdem die Lepra in den entwickelten Industriestaaten weitgehend ausgerottet schien, sorgt die zunehmende Migration aus endemischen Ländern für eine erneute Zunahme der Erkrankungszahlen auch in Mitteleuropa. Zwar ist infolge intensiver Gesundheitspolitik die weltweite Inzidenz deutlich rückläufig, doch werden zunehmend gegen Dapson und Rifampicin resistente Stämme nachgewiesen. Meistens erfolgt die Infektion schon im Kindesalter. Aufgrund der **langen Inkubationszeit (2–10 Jahre)** und der sich häufig entwickelnden spezifischen Immunität manifestiert sich eine Erkrankung nur bei einem relativ kleinen Teil der Betroffenen. Die Erregerübertragung scheint eine langandauernde und intensive Exposition vorauszusetzen, da Touristen fast nie erkranken.

Pathogenese I Die Erreger werden im Wesentlichen durch **bakterienhaltiges Wund- und Nasensekret** (Tröpfcheninfektion) von Patienten mit lepromatöser Lepra übertragen. In Analogie zur Tuberkulose ist die klinische Symptomatik einerseits von der Resistenzsituation des infizierten Patienten und andererseits von der Virulenz der Leprabakterien abhängig. Es resultieren zwei klinische **Polformen** der Lepra (**Tab. 4.8**):

- **tuberkulöse** Lepra: bei guter Immunitätslage (niedrige Erregerzahl)
- **lepromatöse** Lepra: bei schlechter Immunitätslage (hohe Erregerzahl)

Daneben gibt es Zwischenformen (**Borderline-Lepra**), die sowohl in die tuberkulöse als auch in die lepromatöse Form übergehen können.

Klinik I Häufig durchläuft die Lepra eine uncharakteristische Initialphase mit diskreten und unspezifischen kutanen Veränderungen. Diese **indeterminierte Lepra** zeigt hellrote, bei pigmentierten Menschen eher blasse Erytheme, die meist spontan abheilen. Je nach Immunitätslage kann der Übergang in eine schwerere Form folgen:

- **tuberkuloide Lepra:** Die hypopigmentierten, makulösen oder plaqueartigen Hautveränderungen dehnen sich zentripetal aus und heilen zentral ab, so dass eine Ringmorphe entsteht (**Abb. 4.24a**). Innerhalb der Herde finden sich Sensibilitätsstörungen. Im Vordergrund steht die **Nervenbeteiligung** (Entzündung der Schwann-Zellen) mit palpabler Verdickung der peripheren Nerven bis hin zu Nervenabszessen.
- **Borderline-Lepra:** Sie manifestiert sich mit multiplen, manchmal bizarr girlandenförmigen Läsionen, die im Vergleich zur tuberkuloiden Form größer und stärker infiltriert sind. Die Verteilung ist am Körperstamm symmetrisch, im Gesicht jedoch eher asymmetrisch. Es kann eine geringe Nervenbeteiligung bestehen.
- **lepromatöse Lepra:** Hier dominieren „wächserne" papulöse und **knotige** Verdickungen (**Leprome**) zunächst an Nase und Ohren (!), später auch an Händen, Armen und Gesäß (**Abb. 4.24b**). Im Gesicht können sich polsterartige Schwellungen (**Facies leonina**) entwickeln, typisch ist auch ein Verlust der Augenbrauen und Wimpern. Im Verlauf kann es zu einer Beteiligung der Nerven (Sensibilitätsstörungen, Paresen), Schleimhäute (v. a. Nase), Augen (Gefahr der Erblindung) und anderer Organe (Leber, Milz, Hoden) kommen. Akrale Nekrosen mit **Mutilationen** und Verlust betroffener Körperteile sind größtenteils Folge bakterieller Sekundärinfektionen der Weichgewebe, da offene Lepra-Wunden Eintrittspforten darstellen und die warnende Schmerzwahrnehmung infolge der Nervenschäden stark reduziert ist.

Diagnostik I Bei der erregerreichen lepromatösen Lepra gelingt der **Erregernachweis** in der Ziehl-Neelsen-Färbung, insbesondere aus Nasensekret oder Hautabkratzsekret. Bei der erregerarmen tuberkuloiden Lepra ist die PCR gelegentlich erfolgreich. Hilfreich ist außerdem die **histologische Beurteilung** einer Hautbiopsie (Granulome oder diffuses Infiltrat, s. **Tab. 4.8**). Beim **Lepromintest** wird Patienten mit Verdacht auf tuberkuloide Lepra ein Extrakt aus lepromatösem Gewebe in die Haut injiziert; eine Knöt-

Tabelle 4.8

Klinische Polformen der Lepra

Merkmal	tuberkulöse Form	lepromatöse Form
Immunitätslage	gut	schlecht
Erregerzahl	niedrig	hoch
Hautläsionen	diskret, makulös bis plaqueartig, depigmentiert	plaqueartig bis knotig
– Anzahl	wenige	viele
– Verteilung	asymmetrisch	symmetrisch
– Begrenzung	scharf	unscharf
Nervenbeteiligung	früh	spät
Verlauf	gutartig, häufig Spontanheilung	progredient, z. T. schwerwiegend
Lepromintest	positiv	negativ
Histologie	Granulome	diffuses Infiltrat

4

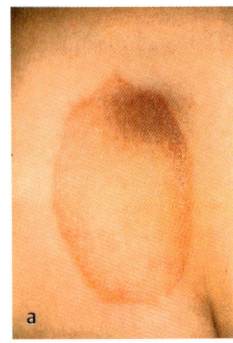

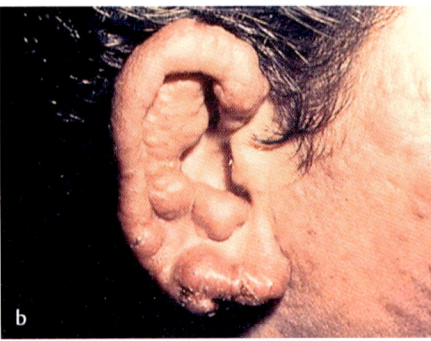

Abb. 4.24 Lepra. a Tuberkuloide Lepra. **b** Lepromatöse Lepra (aus Sterry et al., Checkliste Dermatologie, Thieme, 2010).

chenbildung nach 3–4 Wochen gilt als Positivreaktion.

Differenzialdiagnose | Kutane Sarkoidose (s. S. 149), Tinea corporis (s. S. 71), Lupus vulgaris (s. S. 65), Leishmaniose (s. S. 78).

Therapie | Die erregerarme („pauzibazilläre") Lepra erfordert eine Kombinationstherapie aus **Dapson** (täglich) und **Rifampicin** (1 × pro Monat) über 6–9 Monate. Bei der erregerreichen („multibazilläre") Lepra wird zusätzlich mit **Clofazimin** über 12–18 Monate behandelt. Für tuberkuloide oder Borderline-Einzelläsionen ist die einmalige Behandlung mit Dapson, Ofloxacin und Minocyclin Therapie der Wahl.

Praxistipp

Unter leprostatischer Therapie können sog. Leprareaktionen (Immunphänomene) auftreten:
- **zellvermittelt (*Typ I*)**: verstärkte Nerven- und Hautbeteiligung
- **immunkomplexvermittelt (*Typ II*)**: kutan-nekrotisierende Vaskulitis oder Erythema nodosum leprosum.
Die Typ-I-Reaktion wird mit systemischen Steroiden, die Typ-II-Reaktion mit Thalidomid behandelt.

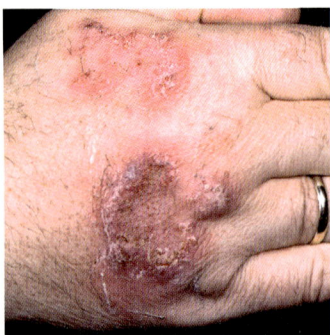

Abb. 4.25 Schwimmbadgranulom.

Schwimmbadgranulom

Definition | Das Schwimmbadgranulom ist eine benigne, lokalisierte Infektionskrankheit der Haut durch **Mycobacterium marinum**.

Pathogenese | Mycobacterium marinum ist ein im Wasser lebender Saprophyt, der bei Fischen eine tuberkuloseähnliche Krankheit verursacht. Die menschliche Haut wird über Bagatellverletzungen in natürlichen Gewässern, Aquarien oder Schwimmbädern infiziert.

Klinik | Zumeist im Bereich kleiner Hand- und Knieschürfungen entstehen nach etwa 3 Wochen **verruköse Papeln** oder Knötchen, die sich entlang der Lymphgefäße ausbreiten können (ähnlich wie bei Sporotrichose). Unbehandelt ist erst nach Jahren mit einer narbigen Spontanheilung zu rechnen.

Diagnostik | Der Erreger wird aus einer Hautbiopsie auf Spezialnährmedien nachgewiesen. In der Histologie sind tuberkuloide Granulome sichtbar.

Differenzialdiagnose | Verruca vulgaris (s. S. 49), Tuberculosis cutis verrucosa (s. S. 65), Sporotrichose (s. S. 77).

Therapie | Systemische Antibiose mit Doxycyclin über 8–12 Wochen (alternativ Rifampicin oder Ethambutol). Kleine Herde sollten nach Möglichkeit exzidiert werden.

4.3 Erkrankungen durch Pilze

4.3.1 Grundlagen

Definition | Pilzinfektionen von Haut, Schleimhaut oder Hautanhangsgebilden werden allgemein als **Dermatomykosen** oder Hautmykosen bezeichnet. Davon abzugrenzen sind die **Mykotoxikose** (Vergiftung durch Pilztoxine) und das **Mykid** (allergische Immunreaktion auf antigene Pilzbestandteile).

Pathogenese | Pilze sind wie Pflanzen und Tiere **Eukaryonten**, unterscheiden sich aber von diesen durch eine chitinhaltige Zellwand und eine Zellmembran aus Sterolen (Ergosterol). Pilze vermehren sich sexuell oder asexuell, ihre Fortpflanzungsformen werden **Sporen** genannt. Nach ihrer Wachstumsform

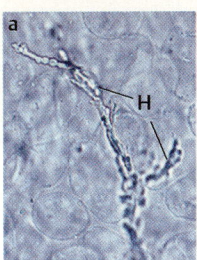 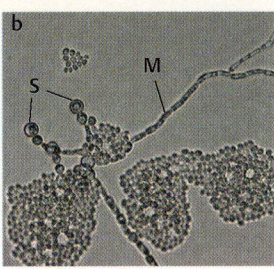

Abb. 4.26 Grundformen der Pilze. a Fadenpilz: hier T. rubrum mit typischen septierten Hyphen (H). **b** Sprosspilz: hier C. albicans mit typischem Pseudomyzel (M) und mit Chlamydosporen (S).

werden **Fadenpilze** und **Sprosspilze** unterschieden (**Abb. 4.26**). Fadenpilze wachsen als verzweigte Fäden (**Hyphen**) und bilden ein Geflecht (**Myzel**). Spross- oder Hefepilze dagegen vermehren sich durch Sprossung (Knospung) und Teilung.

Entscheidend für die Manifestation einer Pilzerkrankung ist das Verhältnis von Erregervirulenz zu lokaler und systemischer **Abwehrkraft** des Makroorganismus: Für den Gesunden harmlose, nur fakultativ pathogene Pilze können bei abwehrgeschwächten Menschen u. U. lebensbedrohliche opportunistische Mykosen hervorrufen.

Prädisponierende Faktoren für Pilzerkrankungen sind:
- höheres Lebensalter
- gestörte Hautbarrierefunktion (z. B. bei Hauterkrankungen wie Intertrigo oder durch Reibetrauma)
- krankheitsbedingte Immunsuppression (z. B. Diabetes mellitus, HIV-Infektion, Tumoren)
- therapiebedingte Immunsuppression (z. B. Glukokortikoide, Immunsuppressiva, Zytostatika)
- Zerstörung der Standortflora durch antibakterielle Therapie

Einteilung I Die klinische Einteilung der hierzulande häufigen und typischen Hautmykosen erfolgt nach dem sog. **D-H-S-System:**
- **D – Dermatophyten**infektionen: Tinea
- **H – Hefepilz**infektionen: Kandidose, Pityriasis versicolor
- **S – Schimmelpilz**infektionen: Aspergillose (selten primärer Hautbefall)

MERKE

Während sich **Dermatophyten**infektionen auf Haut und Hautanhangsgebilde beschränken, können **Hefe-** und **Schimmelpilze** auch innere Organe befallen und schwerwiegende Systemmykosen verursachen.

Die zumeist in tropischen oder subtropischen Regionen erworbenen oder importierten **subkutanen Mykosen (Verletzungsmykosen)** und **Systemmykosen durch dimorphe Pilze** zählen in der Praxis zu den Raritäten. Bezüglich Letzterer sei auf die Lehrbücher der inneren Medizin verwiesen.

4.3.2 Dermatophyteninfektionen (Tinea)

Synonym: Dermatophytose

Key Point

Dermatophytosen (Tinea) sind sehr häufige Pilzinfektionen und befallen ausschließlich Haut, Haare und Nägel. Im Gegensatz zu anthropophilen Erregern (Mensch → Mensch) verursachen zoophile (Tier → Mensch) und geophile (Erdreich → Mensch) Erreger oft stärker entzündliche Krankheitsbilder mit z. T. irreversiblen Hautdefekten.

Pathogenese

Dermatophyteninfektionen werden durch Fadenpilze der Gattungen **Trichophyton**, **Microsporum** und **Epidermophyton** ausgelöst. Dermatophyten sind Hautpilze im engsten Sinne des Wortes. Sie sind bei einer Oberflächentemperatur von ca. 25 °C bis 28 °C optimal lebensfähig und ernähren sich vom **Keratin** der Haut bzw. der Hautanhangsgebilde. Sie verursachen daher **ausschließlich Hautinfektionen** und können nicht zu lebensbedrohlichen systemischen Infektionen führen. Dennoch können im ungünstigen Fall mit hoher Virulenz des Erregers (v. a. zoophile Dermatophyten) **irreversible Hautdefekte** entstehen. Sie sind das Ergebnis einer langandauernden (Wochen bis Monate), erregerbedingten Keratinolyse durch besonders effektive Keratinasen, die das tiefe Eindringen in Haut- und Haarstrukturen ermöglichen. Die starke Abwehrreaktion des zellulären Immunsystems führt schließlich zu heftiger Entzündung mit zusätzlicher Schädigung der betroffenen epidermalen Strukturen. Voraussetzend für eine Infektion ist der **direkte Kontakt** mit dem Erreger, unterstützt durch Barrieredefekte (z. B. durch ein Reibetrauma). Je nach Herkunft bzw. natürlichem Vorkommen der Dermatophyten unterscheidet man folgende Übertragungswege (**Tab. 4.9**):
- von Mensch zu Mensch (**anthropophil**)
- von Tier zu Mensch (**zoophil**)
- von Erdreich zu Mensch (**geophil**)

Zoophile Erreger (**Tab. 4.9**) besitzen eine hohe Virulenz und Kontagiosität und sind nahezu obligat pathogen. Die Krankheitsverläufe sind akut und hochentzündlich. Zoophile Dermatophytosen treten häufig als sog. „Kuscheltiermykose" bei Kindern nach innigem Kontakt mit infizierten, aber klinisch weit-

4

Tabelle 4.9

Übertragungswege und Klassifikation von Dermatophyteninfektionen

Übertragungsweg	Krankheitsbilder	Erreger
anthropophil (Mensch → Mensch)	Tinea pedis et manus, Tinea unguium, Tinea corporis	Trichophyton rubrum, Epidermophyton floccosum
	Favus („Erbgrind"): Tinea capitis	Trichophyton schoenleinii
	epidemische Mikrosporie („Waisenhauskrankheit"): Tinea capitis	Microsporum audouinii
	Tinea corporis gladiatorum („Ringerpilz"): Tinea capitis und corporis	Trichophyton tonsurans
zoophil (Tier → Mensch)	Mikrosporie („Katzenpilz"): Tinea capitis und corporis	Microsporum canis
	„Meerschweinchenpilz": Tinea capitis und corporis	Trichophyton mentagrophytes
	„Kälberflechte": Tinea capitis und corporis	Trichophyton verrucosum
geophil (Erdreich → Mensch)	„Gärtnerpilz": Tinea manus, pedis und corporis	Microsporum gypseum

gehend asymptomatischen pelztragenden Haus- oder Nutztieren auf. Stellte anfänglich der zunehmende Tourismus in mediterrane Endemiegebiete (z. B. Italien) die wichtigste Infektionsquelle dar, erlangen inzwischen einheimische Erregerreservoire zunehmende Bedeutung.

Klassifikationen und klinische Leitsymptome
Klinische Klassifikationen I

- **nach Herkunft bzw. natürlichem Vorkommen der Erreger:** anthropophile, zoophile und geophile Dermatophytosen (**Tab. 4.9**)
- **nach betroffener Hautregion:** Tinea pedis, Tinea manus, Tinea inguinalis, Tinea corporis, Tinea capitis, Tinea faciei und Tinea unguium
- **nach befallener Hautstruktur:** Epidermomykose (Hornschicht der Epidermis), Onychomykose (Nagel) und Trichomykose (Haar)

Klinische Leitsymptome I

- **Epidermomykose** (Tinea corporis): Typisch sind sich zentrifugal ausbreitende, scheibenförmige oder polyzyklische, leicht schuppende und zentral atrophische **Plaques mit** charakteristischer **Randbetonung.** Die Herde neigen sowohl zur Konfluenz als auch zur satellitenartigen Ausbreitung und jucken mäßig. Abhängig von der Abwehrlage des Betroffenen und der Pilzspezies variiert der Grad des entzündlichen Infiltrates (**Abb. 4.27a**).

- **Trichomykose** (meist Tinea capitis oder Tinea faciei): Neben der Epidermis (Ringstruktur, s. o.) sind hauptsächlich die **Haarschäfte** und -**follikel** betroffen. Ein oberflächlicher Haarschaftbefall (**ektotrich**) führt dabei zum **reversiblen** Haarabbruch in Hautniveau; ein tiefes Haarwurzelinfiltrat (**endotrich**) mit Follikulitis bis hin zu abszedierender Entzündung birgt die Gefahr einer **irreversiblen** Alopezie (**Abb. 4.27b**).
- **Onychomykose:** Meist von disterolateral ausgehende, langsam progrediente Farb- und Strukturveränderung der Nagelplatte (**Abb. 4.27c**)

Krankheitsbilder
Tinea pedis et manus

Die **Tinea pedis** (Fußpilz, „athlete's foot") wird in 90 % der Fälle durch Trichophyton rubrum verursacht und zählt zu den häufigsten Infektionskrankheiten. Bevorzugte Übertragungsorte sind Schwimmbäder oder Saunen. Die häufigste Manifestationsform ist die **Interdigitalmykose** (**Abb. 4.28**), die durch Mazerationen (grauweiße, verquollene Haut) und Fissuren in den Zehenzwischenräumen charakterisiert ist. Die Pilzinfektion der **Fußsohle** kann sich als dezente trockene, weißliche Schuppung der Haut (hyperkeratotischer Typ) oder aber stärker entzündlich mit Bläschenbildung und Juckreiz (dyshidrotischer Typ) manifestieren. Während die Infektion auf die seitlichen Fußränder übergreift, bleibt der Fußrücken in der Regel erscheinungsfrei – ein Phänomen, das den Begriff der **Mokassin-Mykose** geprägt hat.

Die **Tinea manus** entsteht häufig durch Autoinokulation von einer gleichzeitig bestehenden Tinea pedis und wird ebenfalls überwiegend durch Trichophyton rubrum verursacht. Klinisch zeigt sich ein ähnliches Bild mit hyperkeratotisch-squamösen oder vesikulösen Effloreszenzen.

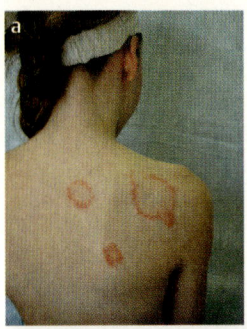
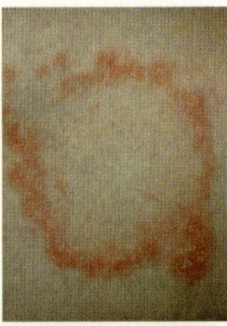

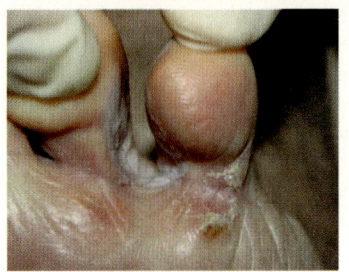

Abb. 4.28 Tinea pedis.

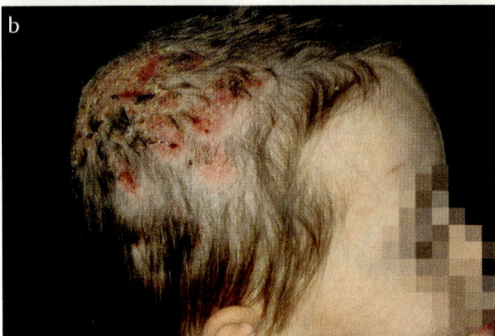

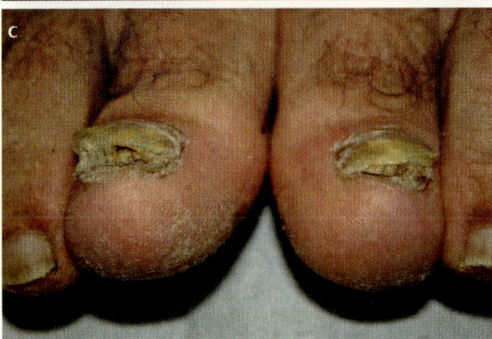

**Abb. 4.27 Klinische Leitsymptome von Dermatomyko-
sen. a** Epidermomykose (hier zoophile Tinea corporis
(„Meerschweinchenpilz"). **b** Trichomykose (hier vom Typ
„Kerion Celsi" durch Trichophyton mentagrophytes).
c Onychomykose (hier distal subungualer Typ durch Trichophyton rubrum).

Sonderform: **„One hand/two feet"-Syndrom** mit Befall einer Handfläche und beider Fußsohlen (oft bei
Diabetikern wegen deren besonderer Infektionsnei-
gung).
Direkt übertragene zoophile und geophile Erreger
(Streicheln infizierter Haustiere, Gartenarbeit) verursachen ein eher umschriebenes und immer ausgeprägt entzündliches Infiltrat.

Tinea unguium
Pilzinfektionen der Nägel (v. a. Fußnägel) durch Dermatophyten werden in den meisten Fällen durch Trichophyton rubrum auslöst. Sie entstehen vor allem
dann, wenn ein **lokaler Basisschaden** (z. B. Bagatell-

trauma) oder eine **systemische Prädisposition** (z. B.
Diabetes mellitus) vorliegen.
Je nach initialem **Befallsmuster** unterscheidet man:
- distale subunguale Onychomykose (häufigster Typ,
  Abb. 4.27c)
- proximale subunguale Onychomykose
- oberflächliche weiße Onychomykose.

Unbehandelt ist die **totale dystrophische Onychomykose** mit irreversibler Destruktion der Nagelmatrix
der gemeinsame Endpunkt.

> **MERKE**
>
> Durch Dermatophyten hervorgerufene Fußläsionen
> stellen insbesondere beim **Diabetiker** eine häufige
> und typische Eintrittspforte für gefährliche bakte-
> rielle Erreger dar. **Erysipel**, **Phlegmone** und **Sepsis**
> sind schwerwiegende Komplikationen.

Tinea corporis, Tinea inguinalis
Unter bestimmten systemischen Prädispositionen
und bei lokal begünstigenden Faktoren kann sich die
Pilzinfektion ausgehend von der Tinea pedis prinzipiell auch auf alle anderen Bereiche des Integuments
ausbreiten (**Abb. 4.29**). Dabei ist die **Tinea inguinalis**

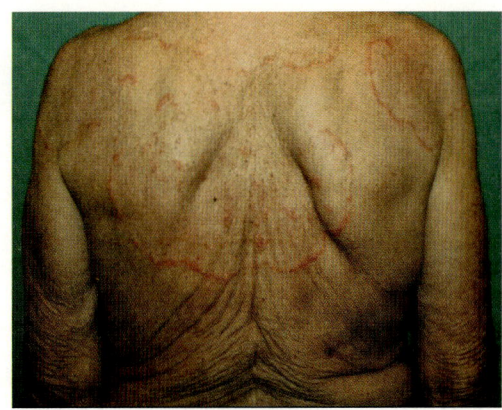

**Abb. 4.29 Generalisierte Tinea corporis durch Trichophy-
ton rubrum („Tinea incognita").**

als chronische Dermatophytose der Leisten- und Genitoanalregion definiert; betroffen sind zumeist schweißneigende männliche Erwachsene.

Alle übrigen Lokalisationen an Stamm und Extremitäten (ausgenommen Hand- und Fußflächen) werden unter dem Begriff der **Tinea corporis** zusammengefasst. Eine Vielzahl von Dermatophyten-Spezies kann ursächlich sein (**Tab. 4.9**). Eine großflächig ausgeprägte Tinea corporis durch Trichophyton rubrum ist meist Folge einer Fehldiagnostik und daraus resultierender „antiekzematöser" Fehltherapie; im rückblickenden Eingeständnis spricht man auch von „Tinea incognita" (**Abb. 4.29**).

Tinea capitis

Die Infektion der behaarten Kopfhaut mit Befall des Haarschaftes kann sowohl durch anthropophile als auch durch geophile und zoophile Dermatophyten verursacht werden. In Deutschland ist **Microsporum canis** („Katzenpilz") der häufigste Erreger, gefolgt von Trichophyton mentagrophytes („Meerschweinchenpilz") und Trichophyton tonsurans („Ringerpilz"). Betroffen sind überwiegend Kinder.

Das klinische Bild ist abhängig von der Art des Erregers bzw. von der Art des Haarbefalls (endo- oder ektotrich) sowie von der Abwehrreaktion des Organismus:

- **gering entzündlich** (Ektothrix-Infektion: Mikrosporie)
- **entzündlich** (Endothrix-Infektion: „Ringerpilz")
- **massiv entzündlich** (Kerion Celsi und Favus)

Die stärker entzündlichen Veränderungen können zur irreversiblen narbigen Alopezie führen.

Ektothrix-Infektion

Typische Erreger dieser oberflächlichen Infektion sind Microsporum canis (Mikrosporie, „Katzenpilz") und Microsporum audouinii („Waisenhauskrankheit"). Letzterer ist heute im entwickelten Europa selten, wird aber in Verbindung mit Migration wieder zunehmend und überwiegend aus Afrika reimportiert.

Die **Mikrosporie** durch M. canis ist eine hoch kontagiöse Infektionskrankheit, die bevorzugt Klein- und Schulkinder betrifft. Wichtigster Überträger sind streunende Katzen. Der äußere (ektotriche) Befall des Haarschaftes führt zu einer **reversiblen Alopezie** mit rundlichen, leicht schuppenden Arealen, in denen die Haare knapp über der Hautoberfläche abgebrochen sind (Befund einer „schlecht gemähten Wiese").

> **MERKE**
>
> Bei kreisrundem Haarausfall an Tinea capitis denken.

Im Gesicht oder am Körper lassen sich meist multiple, teils exanthematisch ausgestreute, kreisrunde, erythrosquamöse Herde mit atrophischem Zentrum und entzündlicher Randbetonung finden (**Abb. 4.30**). Subjektiv kann heftiger Juckreiz bestehen.

> **Praxistipp**
>
> Die charakteristische Grünfluoreszenz von M. canis im Wood-Licht dient der raschen Diagnostik, aber auch dem Screening symptomloser Keimträger. Die relativ schnell wachsenden Kulturen sind charakteristisch „kanariengelb" und von einem „Strahlenkranz" umgeben (**Abb. 4.30c**).

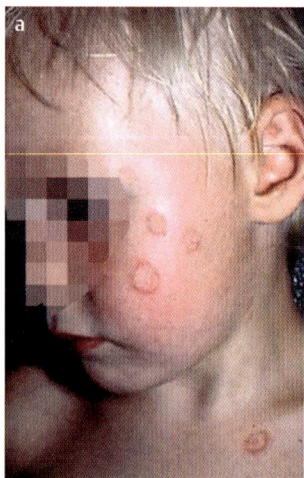
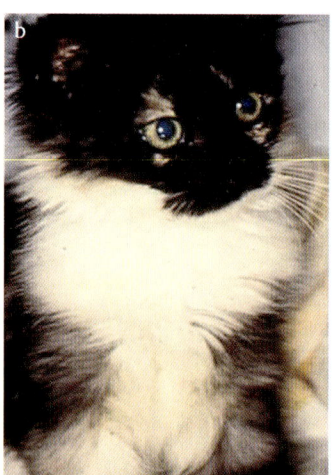
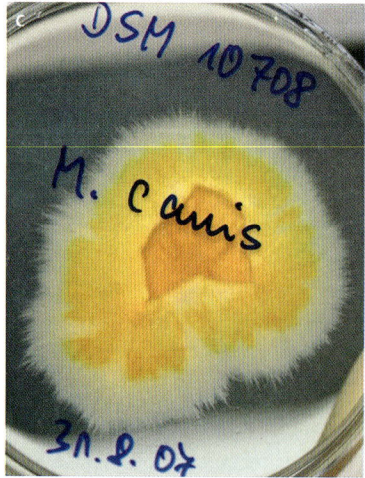

Abb. 4.30   Mikrosporie („Katzenpilz"). Der 6-jährige Knabe (**a**) entwickelte rasch progrediente Hauterscheinungen 2 Wochen nach einer zum Geburtstag geschenkten Sibirischen Waldkatze (**b**) aus einer randberliner Zucht. Zweiwöchige Reinkultur von Microsporum canis (**c**).

Endothrix-Infektion

Ein wichtiger Erreger endotricher Infektionen ist Trichophyton tonsurans. Seine Pilzsporen dringen in den Haarschaft ein und lösen eine stärker entzündliche Reaktion aus, die eine narbige Alopezie zur Folge haben kann. Im Gegensatz zur ektotrichen Infektion bricht der Haarschaft direkt an der Kopfoberfläche ab, so dass nur noch schwärzliche follikuläre Punkte sichtbar bleiben, sog. **„black dots"**. Trichophyton tonsurans kann auch das Gesicht und den restlichen Körper befallen. Die endemische Verbreitung unter Ringern besonders in den USA prägte den Begriff der Tinea corporis gladiatorum (**„Ringerpilz"**).

> **MERKE**
>
> **Ektothrix-Infektion:** Erreger bleibt oberflächlich → Haarschaft bricht knapp über der Hautoberfläche ab → „Stoppelfeld" bzw. „schlecht gemähte Wiese".
> **Endothrix-Infektion:** Erreger dringt in den Haarschaft ein → Haarschaft bricht im Hautniveau ab → „black dots".

Kerion Celsi

Diese intensiv entzündliche Reaktion auf zoophile Dermatophyten führt zu schmerzhaften Plaques oder Knoten mit Eiterabsonderung aus den Haarfollikeln und honiggelber Krustenbildung (*griechisch:* Kerion = Honigwabe) (**Abb. 4.27b**). Als Auslöser finden sich meist Trichophyton verrucosum (**„Kälberflechte"**) oder Trichophyton mentagrophytes (**„Meerschweinchenpilz"**). Prädilektionsstellen sind der kindliche Kopf (Kerion Celsi) oder der Bartbereich (Sycosis barbae). Die Entzündung heilt überwiegend narbig ab.

Favus

Infektion mit Trichophyton schoenleinii (**„Erbgrind"**), die relativ häufig im Mittleren Osten, Südafrika und Grönland zu finden ist, sonst sehr selten. Es kommt zu einer ausgeprägten Entzündungsreaktion mit gelblichen, schüsselförmigen Krusten von 1–2 cm Größe, die den gesamten Kopf bedecken. Typisch ist ein an Mäuseurin erinnernder Geruch. Abheilung mit vernarbender Alopezie.

Diagnostik und Differenzialdiagnose

Diagnostik ▌ Die adäquate **Materialgewinnung** durch Hautgeschabsel bzw. von Nagelspänen mittels scharfen Löffels (**Abb. 4.31a**) oder durch Epilation kompletter Haare ist Voraussetzung für eine sinnvolle Dermatophytendiagnostik. Diese besteht prinzipiell in der Kombination aus orientierender **Mikroskopie** und sichernder **Kultur:** Durch die mikroskopische Untersuchung eines **KOH-Nativpräparats** können Pilzelemente unspezifisch, d.h. ohne Unterscheidung von Art- oder Gruppenzugehörigkeit nachgewiesen werden (**Abb. 4.31b**). Bei einem negativen Ergebnis ist eine Pilzinfektion jedoch nicht ausgeschlossen, sondern muss kulturell überprüft werden. Durch Anzucht auf Sabouraud- oder Selektivagar bei Zimmertemperatur über 1–4 Wochen gelingt die Speziesdiagnostik durch die makroskopische und erneute lichtmikroskopische Beurteilung der Reinkultur. Trichophyton rubrum bildet speziestypisches rotes Pigment (**Abb. 4.31c**).

Differenzialdiagnose ▌
– **Epidermomykosen:** Die Psoriasis, das nummuläre Ekzem, die Pityriasis rosea („Röschenflechte") und der chronisch-diskoide Lupus erythematodes weisen zwar eine in der Einzeleffloreszenz ganz ähnliche schuppende Ringformation auf, jedoch ist die Gesamtverteilung eher **symmetrisch.** Weitere Abgrenzungskriterien:
  • **Psoriasis-Plaque:** weiße, überwiegend zentrale und randständig geringere, gröbere Schuppung
  • **Ekzem:** Papulovesikel
  • **diskoider Lupus erythematodes:** festhaftende Schuppung mit „Tapeziernagelphänomen" (s. S. 168)
  • **Pityriasis rosea:** auf den Körperstamm beschränkte Läsion entlang der Hautspaltlinien („Tannenbaumaspekt")

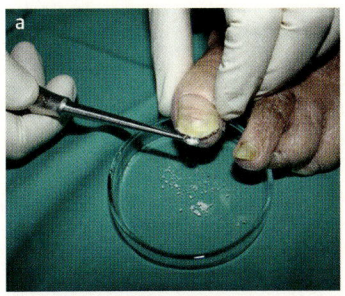 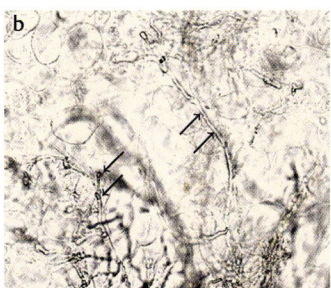 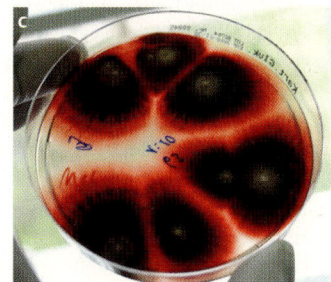

Abb. 4.31 Mykologische Diagnostik. a Materialgewinnung (hier Nagelspäne) mittels scharfen Löffels. **b** Mikroskopie: KOH-Präparat mit Nachweis von septierten Pilzfäden. **c** Kultur: typisches rotes Pigment bei Infektion mit Trichophyton rubrum.

- **Onychomykose:** Abgrenzung von **Nagelpsoriasis**, „**Ekzemnägeln**" und trophischen Störungen beim **Lichen ruber**. Kennzeichen dieser „endogenen" Erkrankungen ist wieder die **symmetrische** Verteilung, meist sind alle Nägel gleichzeitig betroffen. **Posttraumatische** Nagelwuchsstörungen lassen sich über die exakte Anamnese eruieren. Prinzipiell sollte immer der mikrobiologische Ausschluss einer Nagelmykose erfolgen, da primär vorgeschädigte Nägel einer sekundären Pilzbesiedelung Vorschub leisten.
- **Trichomykosen:** Oft ist die klinische Unterscheidung stark entzündlicher tiefer Trichomykosen von **Pyodermien** problematisch; möglicherweise ist eine primäre tiefe Trichophytie bakteriell überlagert. Entzündliches Infiltrat, scheinbar lose in den Follikelöffnungen steckende Haare sowie ein Fehlen der für viele Pyodermien typischen **Allgemeinsymptomatik** (Fieber, Schüttelfrost) können Hinweise auf eine Dermatophytose sein. Eine mikrobiologische Diagnostik ist prinzipiell unabdingbar.

Therapie

> **MERKE**
>
> Ist die Dermatophyteninfektion manifest, dann muss in aller Regel eine **antimykotische Behandlung** erfolgen, da Dermatophytosen nicht zur Spontanheilung neigen.

Allgemeine Maßnahmen ❙
- **Expositionsprophylaxe:** z. B. Tragen von Badeschuhen in Schwimmbädern/Nassbereichen, kein Austausch von Handtüchern, Schuhen oder Nagelpflegeinstrumenten, kein inniger Kontakt zu Pelztieren
- **lokale Desinfektion:** z. B. täglicher Socken- bzw. Strumpfwechsel (60°-Wäsche!), antimykotische Desinfektion von Schuhen und Strümpfen, antimyzetische Flächendesinfektion
- „**pilzfeindliches**" **Mikroklima:** z. B. sorgfältiges Abtrocknen von Füßen (insbesondere Zehenzwischenräume), durchblutungsfördernde Physiotherapie (Wechselbäder, Fußgymnastik, Gehtraining), Meiden von okklusivem, wenig atmungsaktivem Schuhwerk

Wirkprinzipien von Antimykotika ❙ Die Wirkung moderner Antimykotika basiert auf **fungistatischen** Effekten durch Behinderung der Ergosterolbiosynthese in den Zellwandstrukturen der Pilze sowie auf **fungizider** Wirkung auf die DNA-Synthese und die Funktion anderer Zellorganellen.

Lokale antimykotische Therapie ❙ Mit **Ciclopiroxolamin**, **Miconazol**, **Terbinafin** oder **Amorolfin** kann bei umschriebener anthropophiler Tinea und bei streng solitären Läsionen durch zoophile Dermatophyten eine rasche Abheilung erreicht werden. Besonders bei stärker entzündlichen Befunden bewährt sich die topische Kombinationstherapie aus Antimykotikum und Steroid (z. B. Miconazol und Flupredniden) aufgrund synergistischer Effekte hinsichtlich einer raschen Rückbildung von Erythem, Ödem und Juckreiz und einer nachhaltigen Pilzelimination. Neben Lösungen, Cremes oder Salben stehen Nagellack-Präparate zur Verfügung, die einen langanhaltenden Wirkstoffkontakt ermöglichen und teils keratinaufweichende zusätzliche Substanzen enthalten. Durch medizinische Fußpflege (Schneiden, Fräsen, Laser) sollte infiziertes Nagelmaterial reduziert werden, um eine bessere Pharmakon-Zugänglichkeit zu schaffen.

Systemische antimykotische Therapie ❙ Klare **Indikationen** hierfür sind die fortgeschrittene Onychomykose, die Tinea corporis generalisata und in aller Regel die zoophilen Dermatomykosen, insbesondere die Trichophytie des Kindes. Dabei zeigen **Terbinafin** und **Fluconazol** eine gute Wirksamkeit und Verträglichkeit in der Langzeitbehandlung. Während der über Wochen bis mehrere Monate erforderlichen Behandlung reichern sich die Antimykotika nahezu ausschließlich in den epidermalen Strukturen an. Die Systembelastung (Leber, Niere) bleibt dabei gering, dennoch sind therapiebegleitende Laborkontrollen erforderlich. Zusätzlich zur systemischen sollte immer auch eine lokale Therapie mit einem zur Systemtherapie unterschiedlichen Wirkstoff durchgeführt werden (**Kombinationstherapie**).

Therapiedauer ❙ Während die Onychomykose einer etwa 8- bis 12-wöchigen Behandlung bedarf, heilen die Tinea corporis generalisata und zoophile Dermatophytosen nach etwa 4 Wochen aus. Langwierigere Verläufe sind bei der fortgeschrittenen tiefen Trichophytie des behaarten Kopfes (v. a. Kinder) nicht selten. Die Therapie sollte stets bis zum Nachweis der mikrobiologischen Heilung durch Kulturnegativität fortgeführt werden. Die erste Kontrollkultur erfolgt nach 4 Wochen und bei weiterhin bestehendem Erregernachweis anschließend in wöchentlichen Abständen.

> **MERKE**
>
> - Die Untersuchung und ggf. Therapie von Kontaktpersonen und -tieren ist wichtig.
> - Der Zulassungsstatus von Medikamenten zur systemischen antimykotischen Therapie der **kindlichen Tinea** ist problematisch. Ungeachtet seiner häufigeren und schwereren Nebenwirkungen ist im Sinne des Arzneimittelgesetzes in Deutschland bislang (Stand 2010) nur **Griseofulvin** zugelassen.

4.3.3 Hefepilzinfektionen

Key Point
Hefepilzinfektionen betreffen häufig abwehr-geschwächte Patienten („very old, very young or very sick"). Wichtige Vertreter sind Erregern der Gattung Candida, Malassezia furfur und Cryptococcus neoformans.

Kandidose

Pathogenese I Pilze der Gattung Candida sind fakultativ-pathogene Sprosspilze und ubiquitär verbreitet. Beim Menschen besiedeln sie als **Transient**- oder **Permanentflora** Haut und Schleimhäute (Mundhöhle, Gastrointestinaltrakt).

Die meisten Patienten erkranken als Folge einer **endogenen** Infektion. Darüber hinaus ist die **exogen-nosokomiale** Übertragung durch Krankenhauspersonal, Nahrungsmittel und Verweilkathetersysteme bedeutsam. Die Sprosspilzinfektion kann schließlich auch über Sexualkontakte erworben werden.

Entsprechend der lokalen und systemischen Abwehrlage und in Abhängigkeit von der Erregervirulenz (s. Exkurs) reicht das Spektrum der Candidainfektionen von **Haut**- und **Schleimhautkandidose** bis hin zur potenziell lebensbedrohlichen Infektion innerer Organe als **System**- bzw. **Viszeralkandidose**. Aufgrund der besonderen Affinität zu Patienten mit geschwächter zellulärer Immunabwehr ist die Candidainfektion der Prototyp einer **opportunistischen Mykose**.

> **MERKE**
>
> Die typischen Kandidose-Patienten können als **„very old, very young or very sick"** charakterisiert werden.

Wichtigster Erreger in nahezu 90 % aller Fälle ist **Candida albicans**. Aufgrund der Resistenz gegen klinisch verfügbare Antimykotika gewinnen zunehmend Non-albicans-Hefen (Candida glabrata, Candida krusei oder Candida guilliermondii) an Bedeutung.

EXKURS

Prädispositionsfaktoren einer Candidainfektion

- **Lokalfaktoren** (Mensch): Epidermisschädigung (Mazeration, Ekzem, Okklusion), Schleimhautschädigung (Zahnprothesen, Erosionen z. B. bei Pemphigus), Venen- und Harnkatheter, Implantate
- **Systemfaktoren** (Mensch): zelluläre Immundefizienz (Alter, HIV, Malignome), Stoffwechselstörungen (Diabetes mellitus, Schwangerschaft), Schocksituationen (Unfall, Operation), Medikamente (Antibiotika, Immunsuppressiva)
- **Virulenzfaktoren** (Pilz): Zelladhärenzfaktoren, Gewebeschädigung durch Proteasen.

Klinik I

- **akute Hautkandidose:** Sie manifestiert sich im feuchtwarmen Milieu der Hautfalten als **intertriginöse Kandidose** (**Abb. 4.32a**). Aus initialen Papulopusteln auf mazerierter Haut entstehen rasch und großflächig düsterrote, teils nässende Plaques mit randständiger „Collerette"-Schuppung (wegen der Ähnlichkeit zur Halskrause [historische Kleidermode]). In der Umgebung finden sich Satellitenpusteln. Bei der **Windeldermatitis** (Irritation durch Ausscheidungen) besteht meist eine Candida-Superinfektion der ekzematisierten Haut.

Praxistipp
Die intertriginöse Kandidose kann erstes Zeichen eines noch nicht diagnostizierten Diabetes mellitus sein.

- **Nagelkandidose** (Candida-Onychomykose): Typisch ist eine knotig aufgeworfene proximale Nagelplatte. Sie bildet sich häufig infolge einer Candida-Paronychie der Nagelfalzregion (z. B. nach traumatisierender Maniküre) (**Abb. 4.32c**).
- **genitale Kandidose:** Sie manifestiert sich als akute **Vulvovaginitis** der Frau oder seltener als akute **Balanitis** des Mannes. Die Infektion zählt zwar zu den STD („sexually transmitted diseases"), scheint aber doch häufiger Folge einer endogenen Autoinfektion zu sein. Betroffene Patientinnen leiden an intensivem Pruritus in Verbindung mit fleckiger Rötung und abwischbaren weißen Auflagerungen der Genitalschleimhaut sowie geruchlosem, bröckelig-weißem Fluor. Männer sind oft asymptomtische Keimträger oder entwickeln eine selbstlimitierende Rötung mit weißlichen Auflagerungen an Glans und Präputium.
- **orale Kandidose** (Mundsoor): In der Mundhöhle finden sich weiße, abwischbare Beläge auf erosivem Grund (**Abb. 4.32b**), die sich bis in die Speiseröhre ausbreiten können. Von diesem akuten pseudomembranösen Typ sind die chronisch-atrophe und die chronisch-hypertrophe Kandidose zu unterscheiden.
- **Systemkandidose:** Erst bei deutlicher zellulärer Abwehrschwäche (krankheits- oder therapiebedingte Immunsuppression, z. B. HIV-Infektion oder Chemotherapie) kann sich eine dramatische Kaskade aus Candidämie, Candidasepsis und Organkandidose (Nieren, ZNS, Augen, Lunge, Leber, Milz) mit hoher Mortalität entwickeln.

Praxistipp
Bei Neutropenie (< 0,5), kutanem Candida-Nachweis in mindestens 2 Lokalisationen und FUO („fever of unknown origin") besteht hochgradiger Verdacht auf eine Candida-Systeminfektion.

4

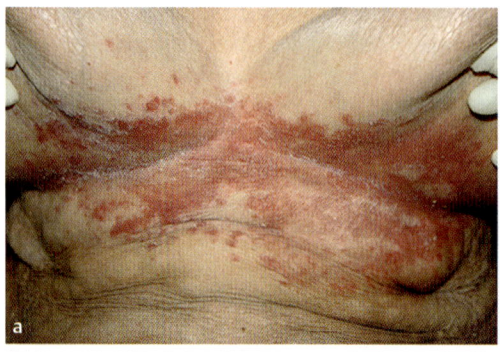

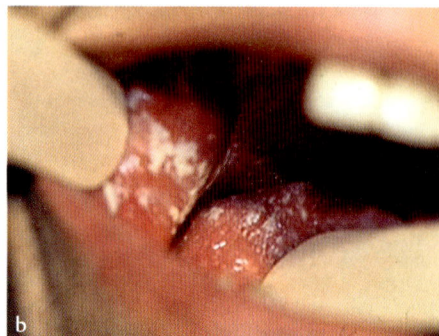

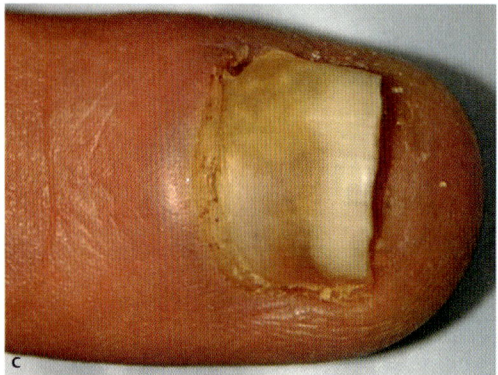

Abb. 4.32   Kandidose. a Submammäre Kandidose.
b Mundsoor. **c** Candida-Onychomykose und -Paronychie.

Diagnostik I Nach Materialgewinnung (mittels Feuchtabstrich) erfolgen die mikroskopische Speziesdifferenzierung und die kulturelle Anzucht. Bereits nach 24 h wachsen weiß-rahmige Kolonien heran.

Differenzialdiagnose I Wichtige Differenzialdiagnosen sind das **Erythrasma** (keine Satellitenpusteln, rote Fluoreszenz im Woodlicht, s. S. 53), das intertriginöse **Ekzem** (keine weißliche Schuppung, s. S. 120) sowie die **Psoriasis inversa** (s. S. 133). Bei Erkrankungen des Nagels und des Nagelbettes müssen die bakterielle Paronychie sowie das Panaritium abgegrenzt werden (starke Schmerzhaftigkeit, s. S. 261).

Therapie I Zur Behandlung akuter Haut- und Schleimhautkandidosen eignen sich am besten **lokale Antimykotika** wie **Nystatin, Miconazol** oder **Clotrimazol** in Kombination zu mittel bis stark potenten Steroiden. Wichtig sind außerdem austrocknende Maßnahmen (z. B. Einlage von Leinenläppchen, sorgfältiges Abtrocknen, Antimykotika in Pastenform, keine fettenden Substanzen).

Bei ausgeprägteren Befunden, chronisch-rezidivierenden Infektionen und drohender Systeminfektion stehen verschiedene **systemische Antimykotika** wie **Fluconazol** und **Voriconazol** zur Verfügung. Bei manifester Candidämie und bei Organkandidose kommen unter intensivmedizinischer Betreuung **Echinocandine, Amphotericin B** und **5-Flucytosin** zum Einsatz.

Pityriasis versicolor

Pathogenese I Begünstigt durch hohe Umgebungswärme und Hautfeuchtigkeit (z. B. bei Tropenurlaub) kann der harmlose, zur Standortflora gehörende Pityrosporumon ovale in seine „parasitäre" Form **Malassezia furfur** wechseln. Der dann umschrieben dichte Pilzteppich hemmt einerseits toxisch die **Melaninsynthese** der Haut und wirkt andererseits als physikalischer **UV-Filter**. Dadurch entstehen auf gebräunter Haut hypopigmentierte Flecken (**Pityriasis versicolor alba**, **Abb. 4.33a**), auf heller Haut dagegen kann eine Eigenpigmentsynthese der Pilze zu rötlich-bräunlichen Läsionen führen (**Pityriasis versicolor rubra**, **Abb. 4.33b**). Der Begriff „versicolor" bezieht sich auf die Farbvarianz.

Klinik I Oberflächliche, nichtentzündliche Hefemykose der seborrhoischen Hautareale mit charakteristischen fein schuppenden Hyper- und Hypopigmentierungen.

Diagnostik I Die Blickdiagnose wird durch die Methylenblau-Mikroskopie des Tesafilmabrisspräparates bestätigt: Sporenhaufen und Pilzfäden erinnern an „Spaghetti und Fleischbällchen".

Differenzialdiagnose I Pityriasis rosea (s. S. 140), Pityriasis alba (s. S. 121) und seborhoisches Ekzem (s. S. 125).

Therapie I Der Krankheitswert besteht im Wesentlichen in der kosmetischen Beeinträchtigung. Therapeutisch kommen **Ketoconazol**-haltige Cremes und

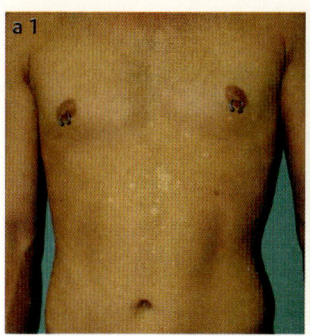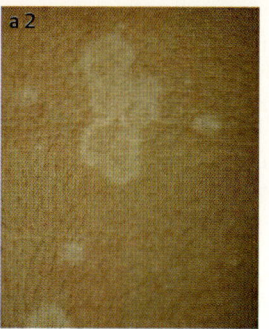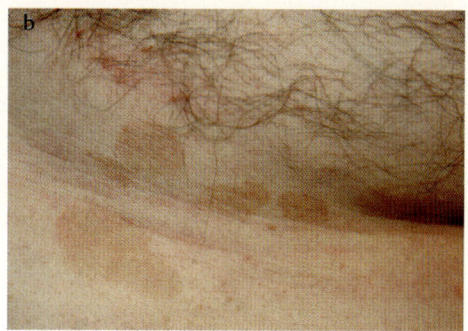

Abb. 4.33 Pityriasis versicolor alba (a) und rubra (b).

Shampoos, im Rezidivfalle systemisch **Itraconazol** zur Anwendung.

Kryptokokkose

Cryptococcus neoformans ist der Erreger der Kryptokokkose, einer weltweit über Vogelkot verbreiteten opportunistischen Hefepilzmykose. Die Infektion erfolgt über die Inhalation von kontaminiertem Staub. Bevorzugte Manifestationen sind die **Kryptokokkenpneumonie** und die **Kryptokokkenmeningitis**. Seltener entwickeln sich sekundär disseminierte kutane Papulonekrosen infolge der hämatogenen Generalisation. Die Diagnose gelingt durch die Blut-Liquor-Kultur, durch den infektionsserologischen Nachweis von Kryptokokken-Kapsel-Ag sowie mittels Histologie. Die Behandlung erfolgt durch eine Kombination aus **Amphotericin B** und **Fluconazol** oder **Voriconazol**.

4.3.4 Schimmelpilzinfektionen

Schimmelpilze sind fakultativ-pathogene Anflugkeime aus der Umwelt. Primäre Hautinfektionen durch Schimmelpilze sind Raritäten. Selten kann **Scopulariopsis brevicaulis** Ursache einer **Nagelpilzinfektion** sein. Die **Aspergillose** mit ihrem wichtigsten Erreger Aspergillus fumigatus („graugrüner Höhlenschimmel") ist die zweithäufigste opportunistische Systemmykose immunsupprimierter Patienten mit bevorzugtem Befall von Lunge, Herz, Nieren und Gehirn. Hautsymptome können sekundäre Manifestation der viszeralen Infektion nach hämatogener Generalisation sein. Bei den schwerstkranken Patienten (hohe Mortalität!) finden sich dann multiple papulonekrotische Läsionen am gesamten Integument.

4.3.5 Subkutane Mykosen

Definition I Es handelt sich um **Verletzungsmykosen**, die durch penetrierende Dornenverletzungen über Erdreich und Pflanzen tropischer oder subtropischer Regionen verursacht werden.

Klinik I
- **Sporotrichose** (Sporothrix schenckii): Sie manifestiert sich meist **lymphokutan** mit furunkelartigen **Knoten** entlang der ableitenden Lymphbahn.
- **Chromoblastomykose** (Fonsecaea- und Cladosporum-Arten): Typisch ist ein **lymphokutan-ulzerierendes** lokales Befallsmuster mit der Besonderheit oberflächlicher, braun-schwarzer Punkte (ein von den Pilzen produziertes Melaninpigment).
- **Myzetom:** Weichgewebsinfektion exponierter Extremitäten durch Hefe- und Schimmelpilze der Gattungen Madurella, Pseudoescherichia und Aspergillus (**Eumyzetom**), aber auch durch bakterielle Erreger wie Nokardien und Aktinomyzeten (**Promyzetom**). Massives Lymphödem, fistulierende Abszedierung und Osteomyelitis führen zum teils monströsen, tumorartigen Auftreiben der betroffenen Extremität. Die Häufung in der gleichnamigen indischen Provinz prägte den Begriff „**Madurafuß**".

Diagnostik I Der klinische Verdacht wird durch die kulturelle Anzucht und durch die Histologie bestätigt.

Therapie I Dringend muss die **systemische antimykotische Therapie** mit Itraconazol, Terbinafin oder Amphotericin B erfolgen. Bei der frühen Sporotrichose wird auch Kaliumjodid-Lösung angewendet.

4.4 Erkrankungen durch Parasiten

 Key Point

Parasitäre Erkrankungen schließen sowohl Protozoonosen als auch Epizoonosen (Erkrankungen durch tierische Parasiten) ein. Sie rufen lokale, temporäre Infektionen hervor, die sich fast immer durch starken Juckreiz bemerkbar machen; in seltenen Fällen können auch systemische Erkrankungen auftreten. Häufig sind konkommittierende Superinfektionen, besonders durch Bakterien.

4

4.4.1 Leishmaniose

Definition I Die Leishmaniose ist eine Protozoeninfektion durch Leishmanien (Flagellaten), die durch den Stich infizierter **Sandmücken** auf den Menschen übertragen werden. In Abhängigkeit von der Leishmanien-Spezies und der Immunitätslage können entweder nur Hautveränderung (**kutane Leishmaniose**) oder zusätzlich auch Organveränderungen (**viszerale Leishmaniose**) auftreten.

Epidemiologie I Weltweit sind ca. 12 Mio. Menschen mit Leishmanien infiziert. Jährlich treten ca. 1,5 Mio. Neuerkrankungen der kutanen und ca. 500 000 der viszeralen Form auf.

Pathogenese I Leishmanien vermehren sich im Darm der Sandmücke (Phlebotomus), gelangen anschließend in die Speicheldrüsen und werden bei erneutem Stich auf den Menschen, Nagetiere oder Hunde übertragen.

Kutane Leishmaniose

Synonym: Orientbeule

Ätiologie I Die kutane Leishmaniose wird durch L. tropica oder L. major, seltener durch L. infantum (in **Europa**) oder L. aethiopica (in **Äthiopien** und **Kenia**) ausgelöst. Sie wird insbesondere in Europa (Mittelmeerraum) immer häufiger beobachtet.

Klinik I An der Einstichstelle bildet sich typischerweise eine juckende, insektenstichartige **Papel**, die sich im Verlauf in einen hyperkeratotischen Plaque oder einen Nodus umwandelt. Diese Effloreszenz **ulzeriert** oftmals und infiziert sich sekundär bakteriell (**Abb. 4.34**). Die Herde heilen bei guter Immunitätslage spontan ab. Dies kann jedoch Monate, in einigen Fällen auch Jahre, beanspruchen und atrophe, hyperpigmentierte Narben zurücklassen.

Eine Sonderform der kutanen Leishmaniose ist die **mukokutane Leishmaniose**, bei der primär die **Schleimhäute** betroffen sind. Die Parasiten können hierbei sowohl die Mund-Rachen-Höhle als auch den Genitalbereich befallen. Die Ausbreitung erfolgt per continuitatem (auch entlang der Atemwege).

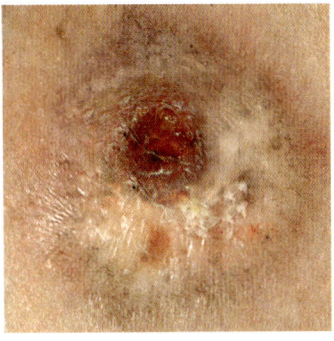

Abb. 4.34   Kutane Leishmaniose.

Bei immundefizienten Patienten (HIV-Infektion, Unterernährung) kann die Erkrankung lokal oder hämatogen disseminieren.

Diagnostik I Neben dem typischen klinischen Bild sind für die Diagnosestellung die **Anamnese** (Reiseanamnese!) sowie **Erregernachweis** oder **PCR** aus einer **Biopsie** vom Ulkusrand wesentlich.

Differenzialdiagnose I Stets sollte eine Tuberkulose der Haut (Lupus vulgaris, s. S. 65) ausgeschlossen werden.

Therapie I Therapeutisch kann bei kleinen Herden eine **Kryotherapie** mit flüssigem Stickstoff, eine Exzision oder das Unterspritzen mit dem Antimonpräparat **Natrium-Stibogluconat** (Pentostam) erfolgen. Bei ausgedehntem Befall wird Amphotericin B oder Ketoconazol p. o. eingesetzt.

Viszerale Leishmaniose

Synonym: Kala Azar

Ätiologie I Die viszerale Leishmaniose kann in **Afrika** oder **Indien**, aber auch in Mittelmeerländern auftreten. Meist wird die Erkrankung durch eine systemische Infektion mit L. donovani hervorgerufen, mit besonderer Affinität zum retikuloendothelialen System (Leber, Milz, Kochenmark, Lymphknoten).

> **MERKE**
>
> Die viszerale Leishmaniose kann bei HIV-Patienten als opportunistische Infektion auftreten.

Klinik I Typisch sind Fieber, Gewichtsverlust, Anämie, Leukopenie, Hepatosplenomegalie und Knochenmarkbeteiligung. Häufig tritt auch eine Hyperpigmentierung (besonders im Gesicht) auf. Ohne adäquate Therapie verläuft die viszerale Leishmaniose meist tödlich.

Diagnostik I Der Erregernachweis aus Milz-, Leber- oder Knochenbiopsien mittels PCR ist neben einer kulturellen Anzüchtung am sensitivsten.

Therapie I Therapie der Wahl ist die systemische Gabe von **Natrium-Stibogluconat** (Pentostam) oder anderen Pentamidinen, ggf. in Kombination mit Interferon-γ.

4.4.2 Skabies

Synonym: Krätze

Definition I Stark juckende Hauterkrankung, die durch die **Milbe** Sarcoptes scabiei (**Abb. 4.35a**) ausgelöst wird.

Pathogenese I Typischerweise erfolgt die Übertragung durch **engen Körperkontakt** und löst so in ganzen Familien, Kindergärten, Schulen, Altenheimen etc. einen epidemieartigen Befall aus. Nach der Paarung an der Hautoberfläche graben weibliche Milben **Gänge in die Hornhaut** und legen dort ihre Eier ab.

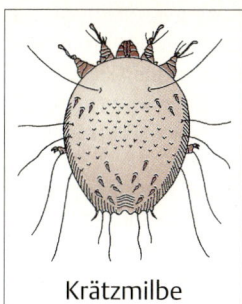
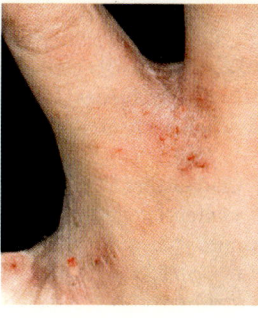

Abb. 4.35 Skabies (Krätze). **a** Sarcoptes scabiei (aus Hof et al., Duale Reihe Mikrobiologie, Thieme, 2009). **b** Milbenbefall interdigital.

Bei Erstkontakt mit Milben treten nach etwa 3–4 Wochen entzündliche Hautveränderungen auf.

Klinik I Leitsymptom ist der quälende **Juckreiz**, der sich insbesondere nachts verstärkt. Klinisch entstehen Papulovesikeln insbesondere in den **Fingerzwischenräumen** (**Abb. 4.35b**), an den Handgelenken, Mamillen, Leisten und im Genitalbereich; bei Kleinkindern kann der gesamte Körper (auch das Gesicht) befallen werden. Oft sind auch die **Milbengänge** (feine rote Linien) erkennbar.

EXKURS

Sonderformen der Skabies:
- **gepflegte Skabies** (Scabies incognita): verminderte klinische Symptomatik durch gute Hautpflege und Applikation von kortisonhaltigen Externa
- **Scabies norvegica:** schwerer, oft therapieresistenter, generalisierter Milbenbefall bei Immunsuppression (z. B. im Alter, bei HIV-Infektion)
- **persistierende Skabies:** Nach antiskabiöser Therapie persistieren an zuvor befallener Haut kleine Papeln, die Pseudolymphomen (bedingt durch Antigenpersistenz) entsprechen.

Diagnostik I Wegweisend sind die Anamnese (Symptomatik auch bei anderen Personen im engeren Umfeld) und das klinische Bild (nächtlicher Juckreiz + typische Prädilektionsstellen). Milbengänge oder Milben können manchmal mit dem Dermatoskop erkannt werden; ggf. mikroskopischer Nachweis.

Therapie I Topische Therapie mit **Permethrin** 5 %-Creme (z. B. InfectoScab). Sie wird über Nacht (ca. 12 h) am gesamten Körper aufgetragen und morgens wieder abgeduscht. Kinder erhalten eine 2,5 %ige Permethrin-Creme. Schwangere (und auch Kinder) können alternativ über 3 Tage mit **Benzylbenzoat** 25 % oder 10 % (Antiscabiosum) behandelt werden. Bei Immunsuppression ist eine systemische Therapie mit Ivermectin p. o. (einmalig) indiziert.

Zusätzlich sind hygienische Maßnahmen (Waschen der Kleidung und Bettwäsche bei 60 °C) und eine Mitbehandlung aller Familienmitglieder erforderlich.

4.4.3 Trombidiose

Synonyme: Erntekrätze, „Beiß"

Definition I Diese Erkrankung wird durch die **Laufmilbe** Trombicula autumnalis ausgelöst und ruft juckende Papeln hervor.

Pathogenese I Laufmilben leben auf Getreide oder Gräsern und gelangen besonders im Spätsommer und Herbst nach Hautkontakt (z. B. bei der Ernte oder bei Spaziergängen) auf die Haut des Menschen.

Klinik I Nach direktem Hautkontakt entstehen kleine **juckende Papeln** oder **Urticae** v. a. im Bereich eng anliegender Kleidung (Arme und Beine, **Abb. 4.36**).

Diagnostik I Typische Klinik und Anamnese (Jahreszeit) führen zur Diagnose.

Therapie I Häufig selbstlimitierend. Symptomatische Therapie mit Antihistaminika und topischen Steroidcremes.

4.4.4 Pediculosis (Läusebefall)

Definition I Stark juckende Hauterkrankung, die durch **Läuse** übertragen wird.

Ätiologie I Läuse werden durch engen Körperkontakt übertragen. Entsprechend ihrer Spezialisierung leben sie im Bereich der Kopf-, Körper- oder Schambehaarung, wo die weiblichen Läuse Blut saugen und ihre Eier (Nissen) festkleben.
- **Kopflaus:** Pediculus humanus capitis (**Abb. 4.37a**) → Pediculosis capitis
- **Kleiderlaus:** Pediculus humanus corporis → Pediculosis corporis
- **Filzlaus:** Phthirus pubis → Pediculosis pubis (**Abb. 4.37b**)

MERKE

Läuse können Rickettsiosen (z. B. Fleckfieber) oder das Rückfallfieber (Borrelia recurrentis) übertragen.

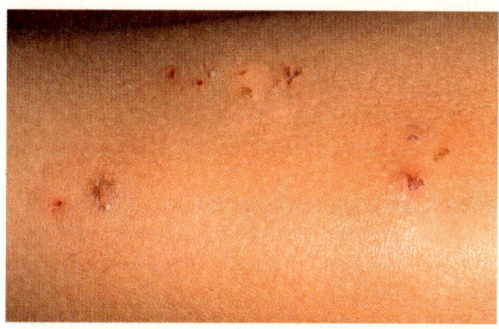

Abb. 4.36 Trombidiose (Erntekrätze).

4

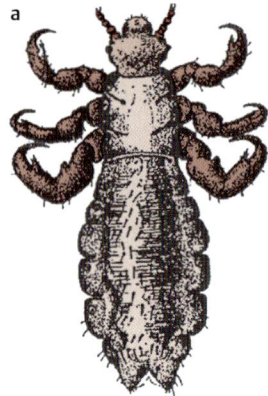

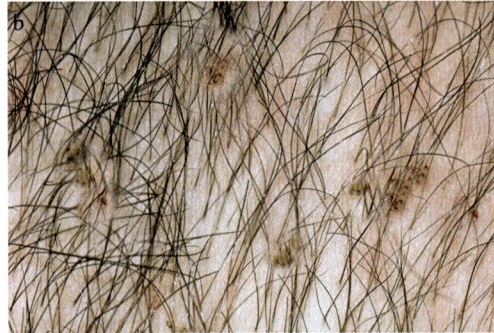

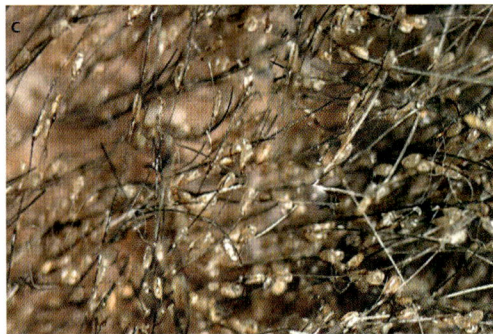

Abb. 4.37 Pediculosis (Läusebefall). a Pediculus humanus capitis (Kopflaus) (aus Hof et al., Duale Reihe Mikrobiologie, Thieme, 2009). **b** Phthirus pubis (Filzläuse) an Mons pubis. **c** Nissen am behaarten Kopf.

Klinik I
- **Pediculosis capitis:** Typisch ist massiver Juckreiz, der durch den Biss der Kopfläuse beim Blutsaugen entsteht. Durch Kratzen kann es zu einer bakteriellen Superinfektion kommen. Die weißlichen ovalen Eier (Nissen) kleben an den Haaren nahe der Kopfhaut (**Abb. 4.37c**).
- **Pediculosis corporis:** Der Biss von Kleiderläusen erfolgt an Körperstellen mit eng anliegender Kleidung (Hosenbund oder BH). Ihre Eier legen sie in der Kleidung ab.
- **Pediculosis pubis:** Hier sitzen die Nissen an den Haaren. Prädilektionsstellen sind der behaarte

Genital- und Perianalbereich, selten auch Achselhaare, Augenbrauen und Wimpern. Bisse verursachen oftmals kleine blaue juckende Flecken (sog. **Tâches bleues**), die typischerweise auch am Unterbauch und an den Oberschenkeln zu finden sind.

Diagnostik I Meist lässt sich durch Inspektion des gesamten Integuments (Nissen vorhanden?) die Diagnose stellen. Kontaktpersonen (Familie, Sexualpartner, Spielkameraden) sollten auch untersucht werden.

Therapie I
- **Pediculosis capitis:** Grundsätzlich wird **lokal** behandelt.
  - Die Nissen können mit **Essigwasser** und einem **Nissenkamm** gelöst werden. Anschließend werden die Haare mit **Dimeticon** behandelt (Vorteil: wirkt physikalisch, indem es Läuse und Nissen umhüllt und in die Atemöffnungen eindringt und so die Läuse erstickt; nicht toxisch, keine Resistenzen, kein allergenes Risiko). Auch die Anwendung von **Permethrin-Lösung** (z. B. Infectopedicul) oder ggf. topischer Permethrin-Creme ist gut wirksam.
  - Alternativen: Malathion, Crotamiton, Goldgeist forte (Mischung aus Pyrethrum, Piperonylbutoxid, Diethylenglycol und Chlorocresol)
  - Mitbehandlung aller Familienmitglieder!

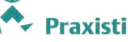
Praxistipp
Nach ca. 10 Tagen (Entwicklungszeit der Nissen zu Läusen) Kontrolle und ggf. Behandlung wiederholen.

- **Pediculosis corporis:** Eine topische Therapie ist meist nicht erforderlich. Bei Ekzematisierung können kurzzeitig topische Steroide eingesetzt werden.
- **Pediculosis pubis:** Haare im Genital-/Perianalbereich ggf. abrasieren. Eine topische Therapie ist meist nicht erforderlich. Bei Ekzematisierung können kurzzeitig topische Steroide angewendet werden.

Zusätzlich sollten Kleidung, Bettzeug und Handtücher bei 60 °C gewaschen werden.

4.4.5 Pulicosis (Flohbefall)
Definition I Stark juckende Hauterkrankung, die durch **Flöhe** (Pulex irritans) ausgelöst wird.

MERKE

Der Menschenfloh (Pulex irritans) ist unter hygienischen Verhältnissen sehr selten. Häufiger finden sich dagegen Katzen- und Hundeflöhe.

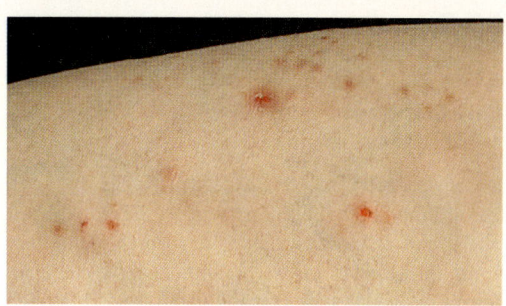

Abb. 4.38 Pulicosis (Flohbefall).

Ätiologie I Die Übertragung erfolgt durch engen **Körperkontakt** (Flohbiss) oder durch den Kontakt mit **Floheiern**, die meist im Staub (Kissen, Teppiche) abgelegt wurden.
Klinik I Ein Flohbiss führt zu einer **urtikariellen Papel** mit zentraler Blutung. Meist finden sich 3 linear angeordnete Bisse (Frühstück – Mittag – Abendbrot).
Diagnostik I Die Blickdiagnose genügt (Untersuchung des gesamten Körpers).
Therapie I Symptomatische Therapie mit topischen Steroiden und Antihistaminika (zur Juckreizstillung). Suche und Therapie der Infektionsquelle (Familienmitglieder, Hund, Katze).

4.4.6 Culicosis
Definition I Stark juckende Hauterkrankung durch Stechmücken (Culicidae, Anopheles und Aedes-Typen). Diese sind Überträger von Malaria, Gelbfieber und Onchozerkose.
Klinik I Nach Stich Quaddelbildung mit starkem Juckreiz, seltener Bläschen- oder Blasenbildung. Bakterielle Superinfektionen (z. B. Erysipele) sind möglich.
Diagnostik I Blickdiagnose (frei getragene Hautareale betroffen).
Therapie I Topische Steroide, Antihistaminika (zur Juckreizstillung). Prophylaxe durch helle langärmlige Kleidung, lange Hosen, Repellents, Moskitonetze.

4.4.7 Cimicosis (Wanzenbefall)
Definition I Stark juckende Hauterkrankung durch **Bettwanzen** (Cimex lectularis).
Ätiologie I Wanzen leben meist in Bettnähe (nicht im Bett selbst) und suchen nur nachts ihr Opfer zum Blutsaugen auf, angelockt durch die vom Menschen ausgehende Körperwärme.
Klinik I Nach dem Biss entsteht eine kleine juckende Plaque. Die Wanzenbisse finden sich meist an unbedeckter Haut und oft sind sie linear angeordnet („Wanzenstraße").
Diagnostik I Die Blickdiagnose führt zur Diagnose (frei getragene Hautareale betroffen, lineare Anordnung).

Therapie I Symptomatische Therapie mit topischen Steroiden und Antihistaminika (zur Juckreizstillung). Zusätzlich müssen Infektionsquellen in der Wohnung (alte Möbel, Matratzen etc.) beseitigt werden.

4.4.8 Erkrankungen durch Zecken
Zecken übertragen eine Reihe von Erregern. In Mitteleuropa spielen insbesondere **Borrelia burgdorferi** (Borreliose, s. S. 62) und **FSME-Viren** (Frühsommer-Meningoenzephalitis) eine Rolle, die meist durch die Zecke **Ixodes ricinus** (Gemeiner Holzbock, Schildzecke, **Abb. 4.39**) übertragen werden.
Zecken bohren sich mit dem Kopf in die Haut des Wirtes und können beim Saugakt ihr Gewicht um das 200fache vergrößern (**Abb. 4.39**). Nach dem Ende der Blutmahlzeit (mehrere Tage) lässt sich die Zecke fallen und hinterlässt häufig eine lokale Reizung.

> **Praxistipp**
>
> **Werden durch den Zeckenstich Borrelien übertragen, so bildet sich zu Beginn (ca. 14 Tage nach dem Stich) häufig als Leitsymptom ein Erythema chronicum migrans (roter Ring um die Stichstelle, der sich zentrifugal ausbreitet). Weitere Charakteristika sind das Lymphozytom (Lymphadenosis cutis benigna: kleine rot-blaue Knötchen, Wochen bis Monate nach dem Stich) und selten die Acrodermatitis chronica atrophicans Herxheimer (flächige Hautatrophien, Monate bis Jahre nach dem Zeckenstich), Lyme-Arthritis und Enzephalomyelitis. Details s. Kap. 62, S. 62.**

Obwohl **Endemiegebiete** für Borrelien nicht definiert sind (Borreliose ist keine meldepflichtige Erkrankung), geht man von einer ähnlichen Verteilung wie bei den FSME-Endemiegebieten aus. Dies sind vor allem: Baden-Württemberg, Bayern, der Süden von Hessen und Thüringen sowie Teile von Rheinland-Pfalz.

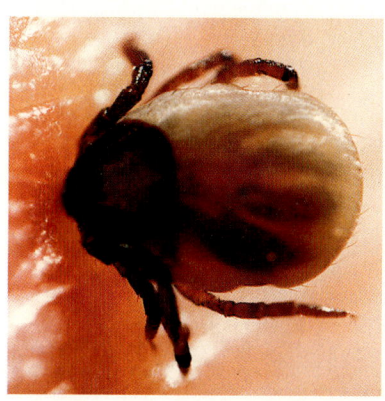

Abb. 4.39 Zecke (Ixodes ricinus) (aus Duale Reihe Innere Medizin, Thieme, 2009).

Eine Prophylaxe in Form einer **Impfung** ist derzeit nur bei der FSME möglich. Sie wird von der Ständigen Impfkommission (STIKO) für Baden-Württemberg und Bayern empfohlen.

4.4.9 Larva migrans (cutanea)

Synonym: Creeping Eruption
Definition I Die Erkrankung wird durch verschiedene **Hakenwürmer** ausgelöst, die intrakutan wandern und bizarre Tunnelwege in der Haut hinterlassen.
Ätiopathogenese I Erreger dieser Erkrankung ist vor allem der Hunde- und Katzenhakenwurm **Ancylostoma braziliense**, der typischerweise in warmen Ländern vorkommt (Afrika, Mittel- und Südamerika, Karibik, Asien und Mittelmeerraum). Die Übertragung erfolgt meistens beim Barfußlaufen auf mit Tierkot kontaminierten Stränden. Die Larven bohren sich aktiv in die menschliche Haut und wandern intrakutan weiter. Da der Mensch ein Fehlwirt ist, entwickeln sich die Larven nicht zu adulten Würmern, sondern sterben nach einigen Monaten ab.
Klinik I Die Larva migrans findet sich typischerweise an den **Füßen** (meist plantar). An der Eintrittsstelle entsteht zunächst eine **juckende Papel** und schon bald erkennt man den gewundenen **intrakutanen Wanderweg** der Larve (**Abb. 4.40**).
Diagnostik I Blickdiagnose und Anamnese (häufig Karibikurlaub).
Therapie I Die Erkrankung ist **selbstlimitierend**, die Abheilung kann jedoch mehrere Wochen in Anspruch nehmen. **Lokal** kann mit **Thiabendazol**-, Albendazol- oder Ivermectin-haltigen Salben über ca. 1 Woche unter Okklusion behandelt werden. Alternativ kann eine orale Therapie mit Anthelmintika erfolgen (Thiabendazol oder Albendazol).

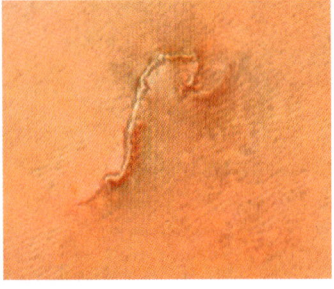

Abb. 4.40   Larva migrans der Fußsohle.

4.5 Sexuell übertragbare Erkrankungen (STD)

4.5.1 Grundlagen

Synonyme: sexually transmitted diseases (STD), sexually transmitted infections (STI)
Definitionen I Sexuell übertragbare Erkrankungen (STD) sind Infektionskrankheiten durch Bakterien, Viren, Pilze und Parasiten. Während der historische Terminus „venerische Erkrankungen" ausschließlich durch sexuellen Kontakt übertragbare Erkrankungen beschreibt (klassische Geschlechtskrankheiten), zählen zu den STD auch Erkrankungen, die auf nichtsexuellem Wege erworben werden können.
Erkrankungen I Zu den 4 **klassischen** Geschlechtskrankheiten zählen:
– **Syphilis** (Treponema pallidum)
– **Gonorrhö** (Neisseria gonorrhoeae)
– **Ulcus molle** (Haemophilus ducreyi)
– **Lymphogranuloma venereum** (Chlamydia trachomatis, Serogruppe L1–L3)

Daneben gibt es weitere, vorwiegend durch Geschlechtsverkeht übertragbare Krankheiten. Zu diesen zählen u. a.:
– **Viren:** HIV-Infektion/AIDS, Hepatitis B und C, Herpes genitalis (s. S. 43), Condylomata acuminata (s. S. 50), Molluscum contagiosum (s. S. 51)
– **Bakterien:** Granuloma inguinale, Clamydienerkrankungen (Serogruppe D–K), bakterielle Vaginose
– **Pilze:** genitale Kandidose (s. S. 75)
– **Parasiten:** Trichomoniasis, Skabies (s. S. 78), Pediculosis pubis (s. S. 79)

Bedeutung I Aufgrund der teils katastrophalen Folgen für den Einzelnen und wegen der Gefährdung der Bevölkerungsgesundheit im Allgemeinen wird den **klassischen STD** zu Recht eine zentrale Position eingeräumt. Im praktischen Alltag aber ist der Arzt viel häufiger mit sog. „**genitalen Kontaktinfektionen**" konfrontiert. Diese sind durch einen überwiegenden Befall des äußeren Genitales der Frau unter Verschonung des männlichen Partners und durch eine vergleichsweise milde, meist unspezifische Symptomatik charakterisiert. Dazu zählen in erster Linie die bakterielle Vaginose (infolge einer Dysbakteriose residenter Keime), die Trichomoniasis und die genitale Kandidose. Aufgrund der oft unbemerkten Spätkomplikationen (v. a. Infertilität) wird zunehmend auf die Erkennung der **nichtgonorrhoischen Urethritis** durch Chlamydien, Mykoplasmen, Trichomonaden, Herpessimplex-Viren und Candida ssp. geachtet. Die **HIV-Infektion** bzw. **AIDS** nimmt aufgrund des immer noch tödlichen Verlaufs und weltweiter Verbreitung mit vielschichtigen gesellschaftlichen Konsequenzen eine besondere Position unter den STD ein.

MERKE

Wichtig für Diagnostik und Therapie von STD ist:
– überhaupt an STD denken (häufig Zufallsbefund)
– taktvolles Vorgehen
– Diagnostik und Therapie auch beim Sexualpartner
– Ausschluss anderer STD

4.5.2 Syphilis (Lues)

Key Point
Die Syphilis ist durch einen stadienhaften Verlauf mit aktiven Phasen und symptomfreien Latenzstadien gekennzeichnet. Frühe Stadien haben eine hohe Spontanheilungsrate. Diagnostisch sind insbesondere serologische Verfahren von Bedeutung.

Synonyme: Je nach dem vermeintlichen Ursprungsland wurde die Syphilis auch Morbus Gallicus (Franzosenkrankheit), Morbus Hispanicus, Passio Italica, Polnische Krankheit, Russische Krankheit, Englische Krankheitund Schottische Krankheit genannt. Die Syphilis war immer die Krankheit der anderen. Das lateinische Wort Lues bedeutet „Seuche" oder „Unheil".
Definition I Syphilis ist eine chronische Infektion durch das Bakterium **Treponema pallidum**, die fast ausschließlich durch Geschlechtsverkehr übertragen wird. Die hochansteckenden Frühstadien betreffen in erster Linie Haut und Schleimhäute. Nach Jahrzehnten kann die unbehandelte Syphilis zu kardiovaskulären und zentralnervösen Manifestationen führen.
Historisches I Die Syphilis kommt mit der Entdeckung Amerikas durch Kolumbus schon im Jahre 1492 nach Europa und wird vor allem durch französische Söldner verbreitet. Die verheerenden Syphilisepidemien mit anfänglich hoher Sterblichkeit wirken sich sogar kriegsentscheidend aus, wie 1495 im Italienfeldzug des Franzosenkönigs Karl VIII., der das bereits eroberte Neapel wieder aufgeben muss. Über

Jahrhunderte hinweg ist die „Lustseuche" als neue „Geißel Europas" gefürchtet. Erst im März 1905 gelingt dem Zoologen Fritz Schaudinn und dem Dermatologen Erich Hoffmann am Berliner Klinikum Charité gemeinsam die Entdeckung des Syphilis-Erregers Spirochaeta pallida, der heute als Treponema pallidum bekannt ist und gegenwärtig auch in Deutschland eine Renaissance erlebt.
Epidemiologie I Die Syphilis ist nach wie vor eine **weltweit verbreitete** Infektionskrankheit. Nach der Entdeckung des Penicillins sagten viele die Ausrottung der Syphilis voraus, aber in den letzten 20 Jahren erlebte die „Lustseuche" eine entmutigende Renaissance. Die Zahl der Neuerkrankungen wird von der WHO auf etwa 12 Mio. Fälle jährlich geschätzt. In den Industrieländern sind hauptsächlich homosexuelle Männer in Großstädten betroffen. Außerdem besteht eine zunehmende Koinzidenz von Syphilis und HIV. Dagegen ist die konnatale Infektionsrate sehr gering.
Pathogenese I Der Erreger der Syphilis ist das Bakterium Treponema pallidum (Spirochäte). Der „mikroaerophile" Mikroorganismus ist äußerst empfindlich gegen zu hohe Sauerstoffkonzentration, Hitze und Austrocknung und überlebt kaum in freier Umgebung. Die Übertragung erfolgt daher durch **engen Gewebekontakt über Mikrotraumen**, hauptsächlich über Schleimhautkontakt bei **sexuellen Handlungen**. Die **diaplazentare** Infektion des Fötus einer an Syphilis erkrankten Mutter ist ein weiterer bedeutsamer Übertragungsweg. Der Mensch ist der einzige Reservoirwirt des obligat humanpathogenen und hochansteckenden Erregers. Die lange Generationszeit von > 30 Stunden ist für die Therapie von ganz entscheidender Bedeutung.
Klinik I Die Syphilis zeigt einen stadienhaften Verlauf (**Tab. 4.10**).

MERKE

– **primäre Syphilis:** eine auf den Ort der Inokulation und die regionären Lymphknoten begrenzte Entzündung
– **sekundäre Syphilis:** gekennzeichnet durch Bakteriämie (generalisierte Exantheme), Systemzeichen und Antikörperproduktion
– **Latenzstadium:** symptomfreie Periode, die nur durch die positive Serologie erkennbar ist (oft Folge einer subkurativ dosierten Antibiotikatherapie bei verkannter Syphilis)
– **tertiäre und quartäre Syphilis:** Ausdruck einer durch geringe Erregerzahl und ausgeprägte zelluläre Immunantwort gekennzeichneten granulomatösen Entzündung, v. a. an Haut, Knochen, Herz-Kreislauf-System und ZNS.

Tabelle 4.10

Stadien der Syphilis		
	Stadien	**klinisches Bild**
Frühsyphilis (0–2 Jahre nach Infektion)	– **Stadium I:** primäre Syphilis	– Ulcus durum („harter Schanker")
	– **Stadium II:** sekundäre Syphilis	– Exanthem (Syphilide): generalisiert makulös (Roseola syphilitica), auch palmoplantar – Condylomata lata – Alopecia areolaris
	– **Latenzstadium:** seropositive latente Syphilis	– symptomfreie Phase, aber positive Serologie
Spätsyphilis (> 2 Jahre nach Infektion)	– **Stadium III:** tertiäre Syphilis	– tuberoserpiginöse Syphilide – Gummen – Endarteriitis Heubner – Mesaortitis luetica (Aortenaneurysma)
	– **Stadium IV:** quartäre Syphilis	– progressive Paralyse – Tabes dorsalis

Primäre Syphilis (ca. 3–8 Wochen nach Infektion): An der Inokulationsstelle bildet sich ein braunrotes Knötchen, das sich in ein indolentes Geschwür mit hellrotem Randsaum umwandelt (**Abb. 4.41a**). Dieses derbe Ulkus (**Ulcus durum** oder „harter Schanker") bildet den sog. **Primäraffekt**, der ohne Therapie innerhalb von 3–8 Wochen unter Narbenbildung spontan abheilt. In Abhängigkeit von der Art des sexuellen Kontakts ist jede Lokalisation möglich. Bei Männern ist vorwiegend der Penis betroffen (v. a. Präputium, Glans, Sulcus). Perianale oder rektale Manifestation ist für Homosexuelle charakteristisch. Bei Frauen findet sich der Primäraffekt meist an den großen und kleinen Labien, der Klitoris und der hinteren Kommissur. Übliche extragenitale Läsionen betreffen die Lippen, die Zunge, den Pharynx und die Finger. 1–2 Wochen nach Erscheinen des Ulcus durum entwickelt sich eine meist einseitige, wenige Zentimeter durchmessende, derbe und indolente **regionale Lymphknotenschwellung** ohne Entzündung der darüber liegenden Haut. Primäraffekt und Lymphadenitis bilden den **syphilitischen Primärkomplex**.

Sekundäre Syphilis (ca. 6–12 Wochen nach Infektion): Infolge der Bakteriämie bilden sich morphologisch sehr vielfältige, nicht juckende und nicht kontagiöse **Exantheme** (sog. **Syphilide**). Häufigste Exanthemform und meist Erstlingsexanthem ist das **makulöse** Syphilid. Dabei zeigen sich initial blassrote, unscharf begrenzte Flecken (**Roseolae syphiliticae**) am Stamm (**Abb. 4.41b**). Später folgt die Generalisation mit Befall von Handtellern und Fußsohlen in charakteristischer rotbrauner Färbung (**Abb. 4.41c**). Klinische Variationen sind papulöse, papulosquamöse, anuläre oder doldenförmige Syphilide. Bei immunsupprimierten Patienten (v. a. HIV/AIDS) sind die Läsionen größer und können ulzerieren (**malignes Syphilid**).

MERKE

Bei einem akuten palmoplantaren Exanthem ist immer an Syphilis zu denken!

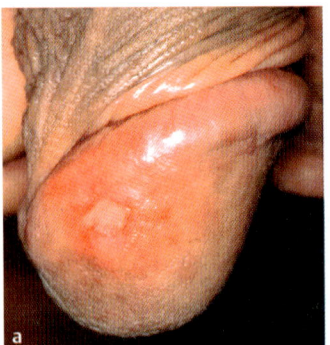 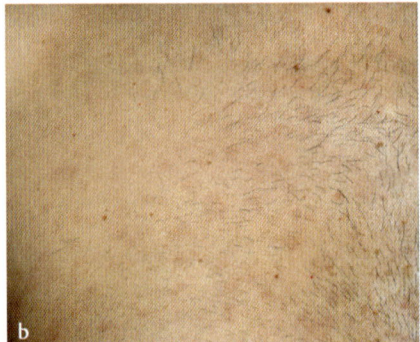 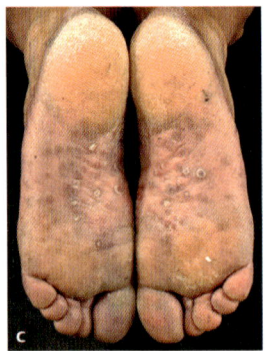

Abb. 4.41   Syphilis. a Primäre Syphilis: Ulcus durum. **b** Sekundäre Syphilis: makulöses Syphilid am Stamm (Roseola). **c** Sekundäre Syphilis: papulöses Syphilid an den Fußsohlen.

Weitere Haut- und Schleimhautmanifestationen sind:
- **Condylomata lata:** breitbasig aufsitzende, düsterrote, erosive Papeln, die genital und perianal lokalisiert sind (hochkontagiös)
- **Plaques muqueuses:** flachovale, rasch erodierende Papeln der Mundschleimhaut (hochkontagiös)
- **Angina specifica:** akute syphilitische, eitrige Tonsillitis (hochkontagiös)
- **syphilitisches Leukoderm:** postinflammatorisch auftretende, hypopigmentierte Flecken, besonders im Nackenbereich gut sichtbar („Halsband der Venus")
- **syphilitische Alopezie:** kleinfleckiger, mottenfraßähnlicher Haarausfall (**Alopecia areolaris specifica**)

Vor dem Erscheinen der Exantheme treten **systemische Symptome** wie Krankheitsgefühl, subfebrile Temperaturen, Kopf- und Halsschmerzen sowie Arthralgien auf. Typisch ist außerdem eine generalisierte **Lymphadenopathie** mit derber und indolenter Schwellung. Mögliche Organmanifestationen der sekundären Syphilis sind akute Hepatitis, akute Glomerulonephritis, Splenomegalie, Meningitis (v. a. bei HIV/AIDS) und Periostitis. Auch ohne Therapie heilen fast alle Läsionen ohne Residuen ab. Bei hoher Spontanheilungsrate entwickeln viele Patienten keine weiteren Manifestatonen.

Seropositive latente Syphilis: Symptomfreie Phase nach Abheilen der Krankheitsmanifestationen des Sekundärstadiums bis zum Auftreten der Manifestationen der Spätsyphilis. Der Patient ist scheinbar gesund, hat jedoch eine positive Serologie mit Zeichen der Erregerpersistenz. Sie ist oft Folge einer subkurativ dosierten Antibiotikatherapie bei verkannter Syphilis.

Tertiäre Syphilis (Jahre bis Jahrzehnte nach Infektion): Charakteristisch sind **granulomatöse** Abwehrreaktion auf Treponemenallergene an verschiedenen Organen. Obwohl dieses Stadium durch Erregerarmut charakterisiert ist, können diese **infektallergischen** Vorgänge ganz erheblich destruktiv und teilweise lebensbedrohlich sein.
- **Hautsymptome:** Es bilden sich gruppiert stehende, rotbraune Papeln und Knoten, die zentral abheilen und nach peripher expandieren. Im Verlauf können bogige Muster entstehen (**tuberoserpiginöse Syphilide** oder **Syphilome**). Erst später entwickeln sich sog. **Gummen**. Dabei handelt es sich um derb-elastische, subkutane, meist solitäre und immer schmerzlose Knoten. Sie neigen zur Ulzeration mit Absonderung eines zähflüssigen („gummiartigen") Sekretes und sind bevorzugt am Kopf lokalisiert.
- **Kardiovaskuläre Syphilis:** Die obliterierende Mesaortitis obliterans betrifft zumeist die Aorta (**Mesaortitis syphilitica**) und hat Aorteninsuffizienz

und **Aortenaneurysma** (Aneurysma dissecans mit Rupturneigung) zur Folge.

> **MERKE**
>
> Ungeachtet adäquater antibiotischer und chirurgischer Therapie versterben 80 % der Patienten in direkter oder indirekter Folge der syphilitischen Aortenerkrankung.

- **Neurosyphilis:** Die meisten neurologischen Symptome der Neurolues sind Folge der chronischen Gefäßentzündung (**Endarteriitis Heubner**). Bei der **meningovaskulären** Neurosyphilis stehen meningeale Symptome (Kopfschmerzen) im Vordergrund. Thromboembolische Ereignisse in Gehirn oder Rückenmark bedingen weitere neurologische und psychiatrische Symptome. Eine spontane Ausheilung der Neurosyphilis ist nur im Stadium der tertiären, nicht jedoch der quartären Syphilis möglich.
- **Weitere Organmanifestationen:** Knochen (Periostitis, gummöse Osteopathien mit wurmstichartigen Knochendestruktionen), Skelettmuskulatur (abszedierende Gummen in juxtaartikulärer Position).

Quartäre Syphilis (ca. 20–25 Jahre nach Infektion): Dieses Stadium (auch **Meta-Lues** genannt) wird von etwa 2 % der unbehandelten Syphilispatienten erreicht. Infolge der hier abgeschwächten Immunitätslage können sich die Treponemen wieder vermehren. Es bilden sich generell nicht reversible parenchymale Veränderungen mit schwerwiegenden Komplikationen. Im Vordergrund stehen **ZNS-Manifestationen:**
- **progressive Paralyse:** spezifisch-luetische Enzephalitis mit primärer Schädigung der grauen Substanz im Frontalhirn (Wesensveränderungen, fortschreitende Demenz, Hirnnervenausfälle, Sprachstörungen, epileptische Anfälle)
- **Tabes dorsalis:** degenerative Veränderungen (Entmarkung) im Bereich der Hinterstränge des Rückenmarks sowie der dorsalen Wurzeln (Parästhesien, lanzinierende Schmerzen, Blasen- und Darmentleerungsstörungen, Lähmung der Augenmuskeln, Optikusatrophie, Pupillenstarre)

 Praxistipp

Die Diagnose der Tabes dorsalis erfordert den Nachweis von Pupillenstörungen (fehlende Lichtreaktion bei erhaltener Konvergenzreaktion = Argyll-Robertson-Phänomen).

Kongenitale Syphilis (Syphilis connata): Das Ausmaß der Schädigung des Fetus hängt vom Infektionszeitpunkt in der Mutter und dem Zeitpunkt der adäquaten Therapie der Mutter ab.

4

Tabelle 4.11

Stadienabhängige Diagnostik der Syphilis

Syphilis-Stadium	
Primäraffekt	Dunkelfeld-Mikroskopie (direkter Erregernachweis) serologischer Nachweis (2 Wochen nach Infektion positiv)
sekundäre Syphilis	serologischer Nachweis (zu 100 % positiv)
Latenzstadium	serologischer Nachweis
tertiäre Syphilis	klinische und serologische Befunde, kardiovaskuläre und neurologische Diagnostik aortale Veränderungen: Ultraschall, CT, MRT, MR-Angiografie Neurosyphilis: Liquordiagnostik (Zellzahl und Proteinmuster), Serologie (Blut und Liquor), neurologische Untersuchung
quartäre Syphilis	s. Neurosyphilis des Tertiärstadiums

Zwei Subtypen werden unterschieden:

- **frühe kongenitale Syphilis** (Syphilis connata praecox): Krankheitsmanifestationen innerhalb der ersten 2 Lebensjahre mit Hepatosplenomegalie, Osteomyelitis, palmoplantaren Blasen und Erosionen (Pemphigus syphiliticus), periorifiziellen Rhagaden, Rhinitis syphilitica (Coryza neonatorum → „**Sattelnase**"), Periostitis und Osteochondritis, ZNS-Beteiligung u. a.
- **späte kongenitale Syphilis** (Syphilis connata tarda): Manifestation ab dem 2. Lebensjahr symptomatisch. Typisch sind u. a. Keratitis parenchymatosa, Innenohrschwerhörigkeit, Neurosyphilis sowie gummöse oder tuberöse Hautläsionen.

MERKE

Typisch für die Lues connata tarda ist die sog. **Hutchinson-Trias:** tonnenförmige Schneidezähne, Keratitis parenchymatosa und Innenohrschwerhörigkeit.

Diagnostik I Für die Diagnostik der Syphilis stehen in erster Linie der direkte Erregernachweis mittels Dunkelfeld-Mikroskopie sowie verschiedene serologische Methoden zur Verfügung. Die Auswahl des Verfahrens erfolgt stadienabhängig (**Tab. 4.11**).

MERKE

Ein kultureller Nachweis ist nicht möglich.

Dunkelfeld-Mikroskopie: Für den Nachweis muss **Reizsekret** (klare Lymphflüssigkeit) aus dem Primäraffekt oder aus erregerreichen Läsionen des Sekundärstadiums (v. a. Condylomata lata) gewonnen werden. Dieses wird mit einem Tropfen NaCl-Lösung auf den Objektträger aufgebracht. Im Dunkelfeld zeigen sich **korkenzieherartige** Spiralen mit Knick-, Streck- und Schrumpfbewegungen.

Serologische Diagnostik: Nur die serologischen Methoden gestatten eine sichere Diagnose. **IgM**-Antikörper werden ca. 2 Wochen, **IgG**-Antikörper ca. 4–6 Wochen nach Infektion positiv. IgG-Titer sinken auch nach erfolgreicher Therapie nur wenig ab und bleiben häufig lebenslang erhalten (sog. **Seronarbe**).

In **Tab. 4.12** sind die verfügbaren Verfahren und ihr Aussagewert dargestellt. Insgesamt genügen 2 Suchtests und 2 Bestätigungstests zur zuverlässigen Diagnose der Syphilis. Man unterscheidet folgende Testverfahren:

- **spezifische (treponemale) Tests:** Sie identifizieren Antikörper gegen Treponema pallidum.
  - **TPHA-Test** (Treponema-pallidum-Hämagglutinations-Assay): Hochspezifischer **Suchtest**, der in der 3. Woche nach Infektion positiv wird und es lebenslang bleibt. Ein positives Ergebnis bedeutet, dass der Patient Syphilis hatte oder noch hat; eine Aussage zu Krankheitsaktivität ist nicht möglich.
  - **FTA-Abs-Test** (Fluoreszenz-Treponemen-Antikörper-Absorptionstest): hochspezifischer **Bestätigungstest**, der in der 4. Woche nach Infektion positiv wird und es zeitlebens bleibt.

Tabelle 4.12

Serologische Testverfahren bei Syphilis

Suchtest	— TPHA-Test* — VDRL-Test — RPR-Test — IgG-ELISA*
Bestätigungstest	— FTA-Abs-Test * — VDRL-Test
Beurteilung der Behandlungsbedürftigkeit	— IgM-FTA-Abs-Test* — IgM-ELISA*
Verlaufskontrollen	— VDRL-Test — IgM-ELISA*

Bewertung: Für die Sicherung einer Infektion sind zwei positive spezifische Tests* nötig. Für den Bestätigungstest ist eine erneute Blutentnahme vorgeschrieben.

- **IgM-FTA-Abs-Test:** Er ist für die **Frühdiagnose** der Syphilis geeignet, da die IgM-Antikörper noch vor dem Auftreten des Primäraffekts nachweisbar sind. Außerdem ist eine Beurteilung der Krankheitsaktivität (IgM-Produktion nur bei vorhandenen lebenden Erregern) und des Therapieerfolgs (Absinken des IgM-Titers unter adäquater Therapie) möglich. Bei Neugeborenen beweist ein positiver IgM-FTA-Abs-Test den plazentaren Übertritt von Treponema pallidum, da IgM nicht plazentagängig (IgG dagegen schon).
- **IgM- und IgG-ELISA**

> 👁
> **Praxistipp**
> Falsch positive IgM-FTA-Abs-Test-Reaktionen können in Gegenwart von Rheumafaktoren auftreten.

- **unspezifische (nichttreponemale) Tests:** Sie identifizieren Antikörper, die gegen Phospholipide wie Lecithin oder Cardiolipin kreuzreagieren.
  - **VDRL-Test** (Venereal-Disease-Research-Laboratories-Test): hochsensitiver Test, der etwa 5–6 Wochen nach Infektion (Sekundärsyphilis) positiv wird. Er ist als Suchtest oder zur Verlaufs- und Therapiekontrolle geeignet. Nach erfolgreicher Therapie fällt der Antikörpertiter innerhalb einiger Monate ab. Da falsch positive Ergebnisse (10–20%) auftreten können, muss immer eine Bestätigung durch ein spezifisches Verfahren erfolgen.
  - **RPR-Test** (Rapid-Plasma-Reagin-Test): Schnelltest, vergleichbar mit dem VDRL-Test.

> 👁
> **Praxistipp**
> Falsch positive VDRL-Test-Reaktionen können z. B. bei Diabetes mellitus, Leberzirrhose, Autoimmunerkrankungen (Lupus erythematodes), Viruserkrankungen (HIV, Masern, Mumps, Herpes genitalis) oder Schwangerschaft auftreten.

Liquordiagnostik: Sie ist v. a. bei behandelter Frühsyphilis mit verzögertem Titerabfall (IgM-Persistenz 1 Jahr nach Therapie) und bei Auftreten von neurologisch-psychiatrischen Symptomen indiziert.

Differenzialdiagnose I
- Primäraffekt: z. B. Herpes genitalis (s. S. 43), traumatische Ulzera (schmerzhaft, nicht derb), Ulcus molle (s. S. 91), Lymphogranuloma venereum (s. S. 90), Plattenepithelkarzinom (s. S. 204)
- Sekundärsyphilis: z. B. Arzneimittelexantheme (s. S. 113), Virusexantheme (s. S. 325), Condylomata acuminata (s. S. 50), Morbus Bowen (s. S. 202), Aphthen (s. S. 280), Alopecia areata (s. S. 248)

- Tertiärsyphilis: Lupus vulgaris (s. S. 65), kutane Sarkoidose (s. S. 149), Mycosis fungoides (s. S. 222).

> **MERKE**
> Aufgrund der morphologisch vielfältigen Hauterscheinungen, die viele andere Hauterkrankungen imitieren können, wird die Syphilis auch **„Affe unter den Krankheiten"** genannt.

Therapie I Sexualpartner sind zu ermitteln, zu untersuchen, ggf. zu behandeln und im Verlauf zu kontrollieren.

In allen Stadien ist **Penicillin G** Mittel der Wahl. Wegen der langen Replikationszeit der Treponemen muss ein ausreichend hoher Penicillin-Serumspiegel (0,03 IE/ml) über mindestens 7 Tage aufrechterhalten werden. Insbesondere die Spätsyphilis stellt eine schwerwiegende Erkrankung dar, daher wird generell eine Therapie über 2–3 Wochen empfohlen. Intramuskuläre Injektionen sind der oralen Therapie vorzuziehen, da erfahrungsgemäß weder die Therapietreue der Patienten noch die enterale Resorption verlässliche Größen sind.

Bei **Frühsyphilis** ist eine **einmalige** Gabe von Benzathin-Penicillin (2,4 Mio IE i. m.) ausreichend. Bei Penicillinallergie können alternativ Doxycyclin (bei Schwangeren kontraindiziert!) oder Erythromycin über 14 Tage eingesetzt werden. Liegt bereits eine **Spätsyphilis** vor, sind insgesamt 3 Injektionen in 3 aufeinander folgenden Wochen indiziert. Bei gleichzeitiger HIV-Infektion und bei Neurosyphilis sollte eine tägliche intravenöse Therapie über mindestens 14 Tage erfolgen.

Der Behandlungsverlauf sollte 3, 6, 12, 24 und 36 Monate nach Therapiebeginn mittels VDRL-Test und IgM-FTA-Abs-Test kontrolliert werden.

Therapiekomplikationen I Die Penicillinbehandlung kann insbesondere in den treponemenreichen Stadien der Frühsyphilis durch toxische Zerfallsprodukte von Treponema pallidum zu einer akuten toxischen Systemreaktion führen (sog. **Jarisch-Herxheimer-Reaktion**). Dabei entwickelt sich etwa 2–6 Stunden nach Therapiebeginn eine grippeähnliche Symptomatik mit hohem Fieber (bis 40 °C), Schüttelfrost, ausgeprägtem Krankheitsgefühl sowie Kopf- und Gelenkschmerzen. Die Therapie erfolgt mit Glukokortikoiden oder NSAR.

4.5.3 Gonorrhö (Tripper)

Key Point

Die Verbreitung der Gonorrhö wird insbesondere durch die symptomarmen oder asymptomatischen Verläufe (v. a. bei Frauen) begünstigt. Bei frühzeitiger antibiotischer Therapie können Komplikationen wirksam verhindert und hohe Heilungsraten erreicht werden. Ein weltweites Problem stellen allerdings die zunehmenden Antibiotikaresistenzen dar.

Definition ▎ Die Gonorrhö wird durch **Neisseria gonorrhoeae** verursacht und fast ausschließlich über sexuellen Kontakt übertragen. Die primäre Infektion der Schleimhäute manifestiert sich beim Mann als akute Urethritis und bei der Frau meist als asymptomatische Zervizitis. Durch Aszension der Entzündung und systemische Ausbreitung kann es zu Komplikationen kommen.

Epidemiologie ▎ Mit einer Inzidenz von mehr als 60 Mio. Neuerkrankungen pro Jahr ist die Gonorrhö nach den Chlamydieninfektionen die zweithäufigste sexuell übertragbare Erkrankung. Sie ist nach dem neuen Infektionsschutzgesetz seit 2000 in Deutschland nicht mehr meldepflichtig. Die Entwicklung resistenter Stämme von Neisseria gonorrhoeae ist ein weltweites Problem. Es besteht ein Altersgipfel zwischen dem 18. und 25. Lebensjahr, dabei sind 25 % der Patienten jünger als 25 Jahre. Frauen besitzen ein höheres Infektionsrisiko als Männer und stellen bei Erkrankung aufgrund der häufig symptomlosen Verläufe die Hauptinfektionsquelle dar.

Pathogenese ▎ Neisseria gonorrhoeae (Gonokokkus) ist ein rasch generierender, gramnegativer Diplokokkus mit sehr charakteristischer intraleukozytärer, „semmelförmig"-paarweiser Konfiguration. Da Gonokokken äußerst empfindlich gegenüber Austrocknung und Temperaturschwankungen sind, erfolgt die Übertragung nur durch engen direkten Schleimhautkontakt, nahezu ausschließlich **sexuell**. Die Infektion betrifft bevorzugt das **Zylinderepithel** von Urethra, Zervix, Rektum, Pharynx und Konjunktiven. Während der Geburt kann die Infektion von der Mutter auf das Neugeborene übertragen werden und eine **Neugeborenenkonjunktivitis** (Gonoblennorrhö) auslösen, die vor Einführung der Credé-Prophylaxe (früher: Silbernitratlösung, heute: Erythromycin- oder PVP-Jod-Augentropfen) eine häufige Erblindungsursache war.

Klinik ▎ **Genitale Gonorrhö des Mannes:** 3–4 Tage nach Infektion entwickeln 70–85 % der Männer eine **Urethritis anterior** mit Dysurie und evtl. rahmig-eitrigem, meist morgens beobachtetem Ausfluss („Bonjour-Tropfen") (**Abb. 4.42**). Selten treten begleitend eine **Balanoposthitis** (Entzündung von Glans penis und innerem Präputium) oder eine Entzündung der paraurethralen Drüsen auf.

Genitale Gonorrhö der Frau: Im Unterschied zur teils vehementen Symptomatik des Mannes äußert sich die Initialphase der Frau in aller Regel milder oder sogar **asymptomatisch**. Sie beginnt mit **Urethritis** (vermehrter Harndrang, Dysurie) und **Zervizitis** (unklare Unterbauchbeschwerden, Dysmenorrhö, schleimiger Fluor). Häufig kommt es erst durch das Auftreten von Komplikationen (aufsteigende Infektionen, s. u.) zur Symptomatik und zur Diagnose. Eine Beteiligung der Vagina (**Vulvovaginitis gonorrhoica infantum**) tritt nur bei präpubertären Mädchen auf (noch fehlendes saures Vaginalmilieu).

> **MERKE**
>
> Vaginaler Ausfluss bei einem präpubertären Mädchen ist stets verdächtig auf sexuellen Missbrauch (→ Gonokokken-Kultur)

Extragenitale Manifestationen: Die **anorektale Gonorrhö** manifestiert sich bei 40–50 % der erkrankten Frauen (genitale Ausbreitung) und häufiger noch bei männlichen Homosexuellen (Analverkehr). Dabei bleiben die meisten Infektionen klinisch unbemerkt, gelegentlich treten Tenesmen bei Defäkation und eitrig blutiger Ausfluss auf. Auch die **pharyngeale Gonorrhö** tritt hauptsächlich bei Frauen und männlichen Homosexuellen (orogenitaler Kontakt) auf und verläuft in den meisten Fällen asymptomatisch (ggf. leichte Halsschmerzen).

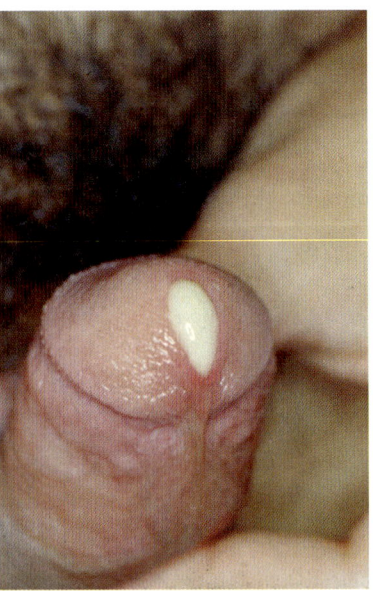

Abb. 4.42   Gonorrhö (aus Plettenberg et al., Infektionskrankheiten der Haut, Thieme, 2010).

Komplikationen I Bei nicht bemerkter oder unbehandelter Infektion kann es zu **aszendierenden Infektionen** entlang der Hohlorgane des Urogenitaltrakts kommen.
- **Mann:** Urethritis posterior, akute oder chronische Prostatitis oder Prostataabszesse, akute Epididymitis (meist einseitige Nebenhodenschwellung mit heftigen Schmerzen → **Infertilität**).
- **Frau:** Endometritis (Blutung), Salpingitis und Adnexitis (Fieber, starke Unterbauchdruckschmerz) und deren Folgeschäden (Verwachsungen, Tubenverschluss und **Infertilität**), Perihepatitis acuta (Oberbauchschmerzen).

Die **disseminierte** Gonokokkeninfektion ist sehr selten und tritt nur bei 1–3 % der Erkrankungsfälle auf. Besonders gefährdet sind vor allem Frauen mit asymptomatischem Keimträgerstatus während der Menstruation. Die Gonokokkensepsis manifestiert sich mit Fieber, Polyarthralgien und hämorrhagischen Pusteln an den distalen Extremitäten (vaskulitische Effloreszenzen). Nur noch sehr selten kommt es zu Endokarditis und Meningitis.

Diagnostik I Die Diagnose der Gonorrhö erfolgt durch den direkten mikroskopischen Erregernachweis und die kulturelle Anzucht aus dem Urethral- oder Zervikalsekret. Zusätzlich stehen Antigennachweise (ELISA) und DNA-Amplifizierungsverfahren (PCR) bei speziellen, u. a. epidemiologischen Fragestellungen zur Verfügung.

> **MERKE**
>
> Serologische Verfahren haben (im Gegensatz zur Syphilis) keine Bedeutung für die Diagnose.

- **Direkter Erregernachweis:** Die Gonokokken sind **intraleukozytär** in charakteristisch paarweiser, „**semmelförmiger**" Formation (Diplokokken) erkennbar. Diese recht verlässliche Verdachtsdiagnose muss aufgrund der geringen Sensitivität (40–70 %) durch die kulturelle Erregeridentifikation gesichert werden.
- **Kulturelle Anzucht:** Nach 24–36 Stunden kann ein Koloniewachstum mit starker Schwarzfärbung durch Dimethylparaphenylendiamin (Oxidasereaktion) beobachtet werden. Positive Mikroskopie und positive Oxidasereaktion sichern die Diagnose zu 99 %.

Differenzialdiagnose I Chlamydieninfektionen können sehr ähnliche Infektionen hervorrufen (s. S. 89), häufig bestehen auch Koinfektionen (25–40 %). Prinzipiell sollten insbesondere bei der Frau alle STD differenzialdiagnostisch ausgeschlossen werden.

Therapie I Aufgrund der zunehmenden Antibiotikaresistenzen sollten bei der Therapieentscheidung stets die regionalen Resistenzmuster berücksichtigt werden.
- **Unkomplizierte urethrale Gonorrhö:** Aufgrund der raschen Generationszyklen der Gonokokken genügt eine Einzeittherapie. Um die Selektion resistenter Stämme zu vermeiden, wird diese möglichst hochdosiert appliziert. Therapie der Wahl ist die Einmaldosis mit **Ceftriaxon** (0,25 g i. m.). Alternativ kann oral mit Cefixim oder Azithromycin (auch gegen Chlamydien wirksam) behandelt werden.
- **Komplizierte Gonorrhö:** Es kommen die gleichen Antibiotika wie bei unkomplizierter Gonorrhö zum Einsatz, allerdings höher dosiert und über einen längeren Zeitraum. Üblich ist die Gabe von Ceftriaxon 1–2 g/d i. m. oder i. v. über 7 Tage, bei Meningitis oder Endokarditis wird die Tagesdosis verdoppelt.

> **MERKE**
>
> Sexualpartner sollten stets mitbehandelt werden.

Die Behandlung der Gonorrhö muss duch eine Kontrollkultur 4–7 Tage nach Therapieende überprüft werden.

4.5.4 Infektionen durch Chlamydia trachomatis

Key Point
Sexuell übertragbare Chlamydieninfektionen werden durch die Serogruppen D–K (okulogenitale Infektionen) und die Serogruppen L1–L3 (Lymphogranuloma venereum) ausgelöst. Während okulogenitale Chlamydieninfektionen eine der häufigsten STD in den Industrieländern sind, ist das Lymphogranuloma venereum vor allem in den Tropen und Subtropen verbreitet.

Chlamydien sind sehr kleine gramnegative Bakterien mit obligat intrazellulärer Vermehrung, die Teil eines speziellen **Entwicklungszyklus** ist: Als infektiöse, extrazellulär befindliche **Elementarkörperchen** werden sie von der Wirtszelle phagozytiert und sammeln sich in intrazellulären Vakuolen. Sie wandeln sich mit Hilfe des aktivierten Zellmetabolismus zu viel größeren Initialkörperchen um. Schließlich entsteht durch Konfluenz eine große, die gesamte Zelle ausfüllende Vakuole mit Retikularkörperchen, die auch als „**Einschlusskörperchen**" (nach 48 Stunden) bezeichnet wird.

Sexuell übertragbare Erkrankungen werden durch die Spezies **Chlamydia trachomatis** der Serogruppen D–K und L1–L3 ausgelöst (**Tab. 4.13**).

4

Tabelle 4.13	
Infektionen mit Chlamydia trachomatis	
Sero-typen	**Erkrankungen**
A-C	Trachom (schwere Keratokonjunktivitis, häufige Ursache für Erblindung in den Ländern der „Dritten Welt")
D-K	okulogenitale Infektionen
L1-L3	Lymphogranuloma venereum

Okulogenitale Chlamydieninfektion

Definition | Chlamydia trachomatis der **Serotypen D–K** befällt als Zellparasit das Urogenital- und Konjunktivalepithel und ruft ein der Gonorrhö ähnliches, zumeist aber milder ausgeprägtes Krankheitsbild hervor.

Epidemiologie | Die genitale Chlamydieninfektion der Serotypen D–K ist vermutlich die häufigste STD in den entwickelten Industrieländern. Sie ist die wichtigste Ursache einer nichtgonorrhoischen Urethritis. Als Risikofaktoren für eine mögliche Infektion gelten: Lebensalter unter 24 Jahren, mehrere Sexualpartner im vergangenen Jahr und ein neuer Partner in den letzten 6 Monaten.

Klinik und Komplikationen | Genitale Chlamydieninfektion des Mannes: Nach einer Inkubationszeit von 1–3 Wochen entwickelt sich initial meist eine **Urethritis** mit geringem, oft serösem Ausfluss und Dysurie. Spontanheilung, aber auch infektgetriggerte Rezidive (im typischen Falle durch eine assoziierte Gonorrhö) sind möglich. Ähnlich wie bei der Gonorrhö kann es durch Aszension der Chlamydien zu Epididymitis und Prostatitis kommen. Die seltene Proktitis mit rektalen Schmerzen, Ausfluss und Diarrhö betrifft überwiegend männliche Homosexuelle.

Genitale Chlamydieninfektion der Frau: Bei Frauen verläuft die Infektion initial oft unbemerkt. Häufigste Manifestationsform stellt die **Zervizitis** mit eitrigem oder wässrigem Ausfluss dar. Eine milde **Urethritis** mit Dysurie kann begleitend auftreten. Auch hier droht die Aszension der Keime in Endometrium, Eileiter und Peritoneum. Salpingitis und Adnexitis verlaufen im Gegensatz zur Gonorrhö weniger stürmisch mit eher milden Unterleibsschmerzen und subfebrilen Temperaturen, können aber auch zu **Infertilität** führen. Selten treten Perihepatitis acuta und eine meist klinisch inapparente Proktitis auf.

Okuläre Chlamydieninfektion: Bei beiden Geschlechtern kann es durch Autoinokulation von infektiösem Genitalsekret zu einer Konjunktivitis kommen (**Einschlusskörperchen-Konjunktivitis** oder Paratrachom). Neugeborene können sich im Geburtskanal infizieren und neben einer Konjunktivitis (Credé-Prophylaxe!) auch eine Pneumonie entwickeln.

Bei vorwiegend HLA-B27-positiven Patienten wird die **reaktive Arthritis** (Morbus Reiter) beobachtet – eine Zweiterkrankung nach urogenitalen oder gastrointestinalen bakteriellen Infekten (s. S. 139).

Diagnostik | Chlamydia trachomatis lässt sich am sichersten durch den **DNA-Nachweis** mittels molekularbiologischer Verfahren (**PCR** oder **LCR**) nachweisen. Das Untersuchungsmaterial wird bei der Frau aus dem Zervix-Abstrich gewonnen, beim Mann eignet sich aufgrund der hohen Sensitivität und Spezifität des Verfahrens auch der Morgenurin. Bei okulären Infektionen wird ein Konjunktivalabstrich entnommen. Weitere Nachweisverfahren sind die **Zellkultur** (hoher Zeitaufwand, spezielles Equipment nötig) und der **Antigen-Nachweis** im Abstrich durch fluoreszenzmarkierte Antikörper. Die Serologie ist für die Routinediagnostik wenig geeignet, da die Antikörper oft jahrelang nach Infektion nachweisbar bleiben. Sie können aber helfen, Spätfolgen der Chlamydieninfektion (reaktive Arthritis, Tubenverschluss) zu erkennen.

Differenzialdiagnose | Die Gonorrhö zeigt ein ähnliches klinisches Bild und muss daher ausgeschlossen werden (s. S. 88).

Therapie | Bei jeder gesicherten okulogenitalen Chlamydieninfektion besteht die Indikation zur antibiotischen Behandlung (auch des Sexualpartners!). Therapie der Wahl bei unkomplizierter Chlamydieninfektion ist die einwöchige Gabe von **Doxycyclin** p. o. oder die Gabe von **Azithromycin** als Einmaldosis. Als alternative Antibiotika stehen Tetracyclin, Erythromycin oder Ofloxacin zur Verfügung. Chronische Verläufe bedürfen einer längeren Behandlung.

Lymphogranuloma venereum

Synonyme: Lymphogranuloma inguinale, Durand-Nicolas-Favre-Krankheit

Definition | Das Lymphogranuloma venereum (LGV) wird durch Chlamydia trachomatis der **Serogruppen L1–L3** hervorgerufen, die im Unterschied zu den eher unspezifischen okulogenitalen Chlamydieninfektionen einen ganz charakteristischen **regionalen** genitoanorektalen Symptomenkomplex verursachen.

Epidemiologie | Das Lymphogranuloma venereum ist eine in Lateinamerika, Afrika und Indien endemisch auftretende Erkrankung und kommt in Europa selten vor. In den vergangenen Jahren wurden in Deutschland größere Fallzahlen bei homosexuellen Männern beobachtet. Die Erkrankung wird nahezu ausschließlich durch sexuellen Kontakt übertragen.

Klinik | 3–30 Tage (meistens 2 Wochen) nach Infektion entsteht an der Eintrittsstelle eine etwa 5–8 mm große, schmerzlose Erosion oder ein Ulkus (**Primärläsion**), das meist unbemerkt innerhalb weniger Tage abheilt. Prädilektionsstellen sind Glans penis, Kranzfurche, Präputium, vordere Urethra, Vulva, Va-

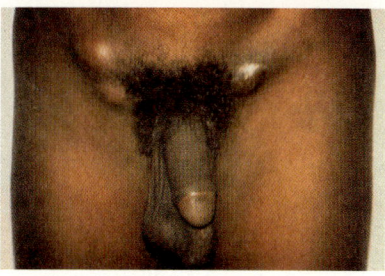

Abb. 4.43   Lymphogranuloma venereum (aus Sterry et al., Checkliste Dermatologie, Thieme, 2010).

gina, Zervix. Nach weiteren 2–3 Wochen kommt es zu Temperaturanstieg, allgemeinem Krankheitsgefühl und **inguinaler Lymphknotenschwellung** (**Abb. 4.43**). Die als Bubonen bezeichneten Lymphknoten können bis Faustgröße anschwellen und eitrig einschmelzen mit evtl. nachfolgender Ruptur oder Fistelbildung. Die Abheilung erfolgt unbehandelt nach 2–3 Monaten unter Narbenbildung. Bei Analverkehr kann es primär zu Diarrhö und Proktitis kommen.

Diagnostik I **Serologische** Antikörpertiter bieten zwar keine Serotypenspezifität, im Vergleich zu den Serotypen D–K sind sie aber bei LGV wesentlich höher (4fach erhöht) und können daher diagnostisch wegweisend sein. Zunehmend werden aber auch hier molekularbiologische Verfahren (**PCR**) eingesetzt und der Erreger im läsionalen Abstrich oder Lymphknotenaspirat identifiziert. Weitere diagnostische Verfahren sind der direkte Erregernachweis (**Antigen-Nachweis**) mittels fluoreszenzmarkierter Antikörper im Abstrich oder die **Zellkultur** (s. okulogenitale Chlamydieninfektion).

Differenzialdiagnose I Syphilis (Primäraffekt, s. S. 83), Ulcus molle (s. unten), Granuloma inguinale (Donovan-Körperchen, s. S. 92), Morbus Crohn (Koloskopie, s. S. 304) und maligne Lymphome (Histologie, s. S. 221).

Therapie I Die perorale Antibiose mit **Doxycyclin** über 21 Tage gilt als Therapie der Wahl. Alternativen sind Tetracyclin, Erythromycin oder Sulfamethoxazol/Trimethoprim. Alle Sexualpartner sollten ebenfalls therapiert werden.

4.5.5 Ulcus molle

Synonyme: weicher Schanker, Chancroid

Definition I Das Ulcus molle ist eine durch das Bakterium **Haemophilus ducreyi** hervorgerufene akute STD mit schmerzhaften genitalen Ulzerationen und Lymphadenopathie.

Epidemiologie I Die Erkrankung ist insbesondere in tropischen Ländern (Afrika, Südostasien und Zentralamerika) eine der häufigsten STD. In Europa sind fast ausschließlich Touristen nach entsprechenden Urlaubskontakten betroffen. Hauptsächlich werden

Männer befallen. Die Übertragung erfolgt meist über Sexualkontakt.

Klinik I Nach 3–5 Tagen bilden sich an der Inokulationsstelle (Penis bzw. Labien und perianal) eine oder mehrere kleine rötliche Papeln, die sich zu schmierig belegten, bizarr konfigurierten **Ulzera** mit unterminierten Rändern umwandeln (**Abb. 4.44**). Die Ulzera sind sehr **schmerzhaft** und der Ulkusgrund **weich** palpabel („weicher Schanker"). Über Reinfektion und Autoinokulation (benachbarter Hautkontakt) entsteht eine oft lineäre oder spiegelbildliche Anordnung. Nach 1–2 Wochen entwickelt sich eine meist einseitige **inguinale Lymphadenitis** mit schmerzhafter Schwellung und Rötung (Bubonen). Häufig kommt es zur Abszedierung mit Spontanentleerung und Fistelbildung.

Diagnostik I Bei klinischem Verdacht (genitales, schmerzhaftes und weiches Ulkus) sollte ein Abstrich aus dem keimreichen Ulkusrand entnommen wer-

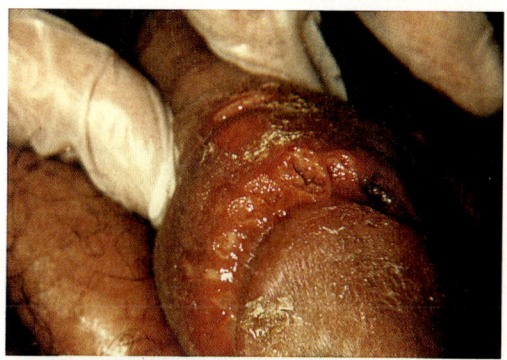

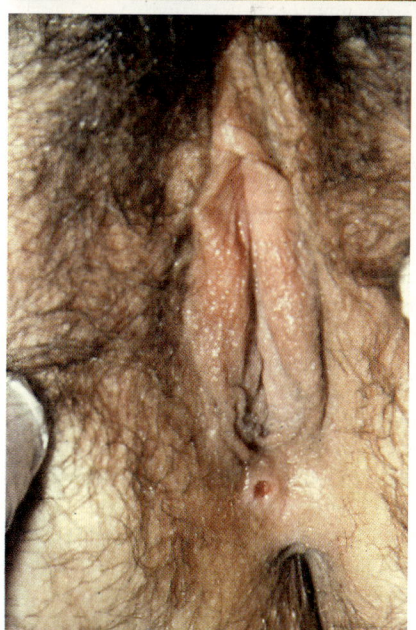

Abb. 4.44   Ulcus molle (aus Klinische Visite, Thieme, © Boehringer Ingelheim Pharma KG 1989).

4

den. Der Erregernachweis erfolgt entweder **mikroskopisch** im Grampräparat (gramnegative Stäbchen mit typischer „fischzugartiger" Anordnung) oder mittels **PCR**. Die kulturelle Anzucht ist schwierig und gelingt nur in Speziallabors.

Differenzialdiagnose |
– Syphilis: syphilitischer Primäraffekt („harter Schanker", indolent) und luetische Lymphadenopathie (schmilzt nie ein)
– Lymphogranuloma venereum: Ulkus kleiner und wird oft übersehen, bilaterale und indolente Lymphadenopathie
– schmierig belegte Ulzera mit unterminierten Rändern: auch bei schankriformer Pyodermie oder beim Pyoderma gangraenosum

MERKE

Misch- und Superinfektionen sind zu berücksichtigen. Stets sollte eine begleitende Syphilis- und HIV-Diagnostik durchgeführt werden.

Therapie | Therapie der Wahl sind Azithromycin (p.o.) oder Ceftriaxon (i.m.) jeweils als Einmaldosis. Alternativ können Ciprofloxacin oder Erythromycin verabreicht werden. Alle Sexualpartner müssen untersucht und ggf. therapiert werden.

4.5.6 Granuloma inguinale

Synonyme: Donovanose, Granuloma venereum
Definition | Das Granuloma inguinale ist eine durch **Calymmatobacterium granulomatis** hervorgerufene chronisch-granulomatöse Erkrankung.
Epidemiologie | Die Erkrankung tritt vorwiegend in tropischen und subtropischen Regionen auf. Männer sind häufiger betroffen als Frauen. Übertragung nahezu ausschließlich durch Geschlechtsverkehr.
Klinik | Nach einer Inkubationszeit von 1–2 Wochen zeigen sich im Genitoanalbereich ein oder mehrere derbe indolente Papeln, die rasch ulzerieren. Durch kontinuierliche Ausbreitung entstehen großflächige, leicht blutende, düsterrot-fleischfarbene, **ulzerogranulomatöse Läsionen**. Im Verlauf können sich Schwellungen im Bereich der Leisten bilden, die Folge von Eiteransammlungen und langsam anwachsenden granulomatösen Massen (**Pseudo-Lymphadenopathie**) sind. Die regionalen Lymphknoten selbst sind nicht vergrößert. Fibrosierungen mit narbigen Strikturen verursachen erheblichen Lymphstau bis hin zur Elephantiasis.
Diagnostik | Die Diagnose erfolgt durch den Erregernachweis im Biopsiematerial. In der Giemsafärbung zeigen sich sog. Donovan-Körperchen (tiefblau gefärbte Bakterien innerhalb der Makrophagen). Die kulturelle Anzucht ist schwierig.

Differenzialdiagnose |
– initiale Läsionen: Condylomata lata (s.S. 85), schankriforme Pyodermie (s.S. 62), Pyoderma gangraenosum (s.S. 239)
– inguinale Schwellung: Lymphogranuloma venereum (s.S. 90), Syphilis (s.S. 83), Ulcus molle (s.S. 91)

Therapie | Es erfolgt eine antibiotische Behandlung über 3 Wochen, z.B. mit Azithromycin, Cotrimoxazol oder Doxycyclin. Sexualpartner sollten untersucht und ggf. therapiert werden.

4.5.7 HIV-Infektion und AIDS

Key Point
Bis heute ist AIDS eine nicht heilbare Erkrankung, die durch das HI-Virus ausgelöst wird. Die zur Verfügung stehenden Medikamente können aber die Lebensqualität und Lebenserwartung des Patienten erheblich verbessern. Nur Aufklärung und entsprechende prophylaktische Maßnahmen (Kondome, Nadelaustauschprogramme, Screening von Prostituierten etc.) stellen den einzigen wirksamen Schutz dar.

Definition | Es handelt sich um eine durch das humane Immundefizienzvirus (**HIV**) ausgelöste Erkrankung, die durch den Befall insbesondere der CD4-T-Lymphozyten zu einer zunehmenden Immunschwäche führt. **AIDS** (Acquired Immunodeficiency Syndrome) ist das fortgeschrittene Stadium der HIV-Infektion und durch das Auftreten AIDS-definierender Erkrankungen gekennzeichnet.
Epidemiologie | Derzeit sind etwa **33,4 Mio.** Menschen **weltweit** mit dem HI-Virus infiziert, wobei die Infektionszahlen im südlich der Sahara gelegenen Afrika mit 22,4 Mio. am höchsten sind. In Deutschland wurde die Zahl der HIV-Infizierten Ende 2009 auf etwa 67 000 geschätzt, die Zahl der Neuinfektionen auf etwa 3000 pro Jahr (seit 2007 nicht mehr gestiegen).
Erreger | 1981 erschien erstmalig ein Bericht über das Krankheitsbild AIDS bei homosexuellen Männern in den USA. Von hier aus wurde das Virus weiter nach Europa und in andere Erdteile verschleppt. 1983 entdeckten der französische Virologe Montagnier und sein amerikanischer Kollege Gallo das HI-Virus. Es werden 2 Typen unterschieden: **HIV-1** (häufiger) und **HIV-2**, jeweils mit mehreren Subtypen, die regional unterschiedlich vertreten sind. HIV ist ein **Retrovirus**, das aus einem RNA-Strang, verschiedenen Enzymen zur Replikation (reverse Transkriptase, Integrase, virale Protease) sowie einer Virushülle besteht.

> **MERKE**
>
> Die viralen Enzyme sind Ansatzpunkte der antiretroviralen Therapie (Transkriptase-, Integrase- und Protease-Inhibitoren).

Pathogenese I Das HI-Virus besitzt eine Affinität für Zellen, die auf ihrer Oberfläche einen **CD4-Rezeptor** tragen. Dies sind insbesondere CD4-T-Lymphozyten (T-Helferzellen), Makrophagen, Monozyten, epidermale Langerhans-Zellen und Mikroglia. Das Virus kann in die Zielzellen nur eindringen, wenn ein bestimmter Korezeptor (Chemokinrezeptor) vorhanden ist: **CCR5** auf Makrophagen und **CXCR4** auf T-Lymphozyten.

CD4-T-Lymphozyten sind zentrale Akteure des Immunsystems. Infolge der HIV-Infektion sinkt deren Zahl und die zunehmende Immunschwäche führt schließlich zum Ausbruch von **opportunistischen Infektionen** und auch **Malignomen**, die ohne antiretrovirale Therapie innerhalb kurzer Zeit tödlich verlaufen.

Übertragung I HIV kann durch verschiedene Körperflüssigkeiten bzw. -sekrete übertragen werden:

- **Samenflüssigkeit/Vaginalsekrete:** Geschlechtsverkehr (homosexuell, heterosexuell), wobei Analverkehr einen im Vergleich zum Vaginalverkehr wirksameren Übertragungsweg darstellt. Männer infizieren Frauen vergleichsweise häufiger als umgekehrt.
- **Blutkontakte:** i. v. Drogenabusus, Nadelstichverletzungen bei medizinischem Personal, Transfusionen, Mutter-Kind-Transmission (transplazentar, Geburt)
- **Muttermilch** (Stillen)

Die Hauptübertragungswege sind je nach Region unterschiedlich. Während in Westeuropa HIV meist durch homosexuelle Kontakte unter Männern übertragen wird, breitet sich das Virus im südlichen Afrika vorwiegend über heterosexuelle Kontakte aus. Die Übertragung während der Geburt und durch Stillen ist v. a. in den Entwicklungsländern ein Problem.

Zu den **Risikogruppen** in Deutschland zählen: homosexuelle Männer (sog. MSM = Männer, die Sex mit Männern haben), Menschen mit heterosexuellen Kontakten (zunehmend gefährdet!), i. v. Drogenkonsumenten, Migranten aus Hochprävalenzländern.

Klinik und Verlauf I Die natürliche (unbehandelte) HIV-Infektion verläuft in 3 aufeinander folgenden Stadien (**Abb. 4.45**):

- **Primärinfektion:** Nach einer Inkubationszeit von 4–8 Wochen kommt es bei einem Teil der Infizierten zu einem mononukleoseähnlichen Bild mit Lymphknotenschwellung, Fieber, Abgeschlagenheit und stammbetontem, makulopapulösem Exanthem (**akute HIV-Infektion**).
- **asymptomatische Latenzphase:** In dieser Phase bestehen zwar keine klinischen Symptome (evtl. persistierende Lymphadenopathie), das Virus vermehrt sich aber im lymphatischen Gewebe. Sie dauert durchschnittlich 10 Jahre.
- **symptomatische HIV-Infektion** bzw. **AIDS:** Der zunehmende Abfall der **CD4-Zellzahl** bzw. der fortschreitende Immundefekt führt zum Auftreten von HIV-assoziierten und AIDS-definierenden Erkrankungen (**Tab. 4.14**).

Stadieneinteilung I Die Stadieneinteilung der **CDC** (Centers for Disease Control) berücksichtigt zwei grundlegende Aspekte:

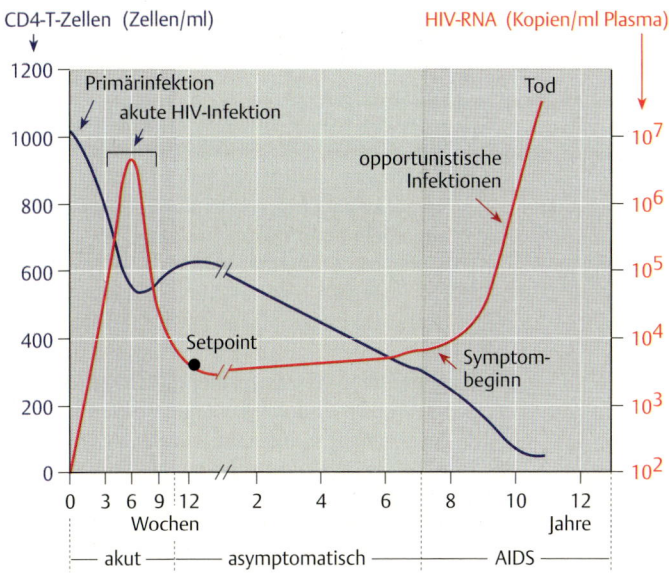

CD4-T-Zellen (Zellen/ml)   HIV-RNA (Kopien/ml Plasma)

Abb. 4.45 Krankheitsverlauf der HIV-Infektion ohne antiretrovirale Therapie. In der akuten Phase der HIV-Infektion steigt die Viruslast steil an und die Zahl der CD4-Zellen geht zurück. Durch die Immunantwort nimmt die Viruslast wieder ab (Setpoint = Viruslast am Ende der akuten Phase), die Zahl der CD4-Zellen stabilisiert sich. Im Verlauf kommt es zu einem sukzessiven Verlust von CD4-Zellen und einem langsamen Anstieg der Viruslast. In der Folge kommt es zu Symptomen bzw. AIDS-definierenden Erkrankungen (aus Duale Reihe Innere Medizin, Thieme, 2009).

Tabelle 4.14

Klinische Kategorien der CDC-Klassifikation
Kategorie A (dokumentierte HIV-Infektion ohne die Kriterien der Kategorien B und C)
– asymptomatische HIV-Infekton – persistierende generalisierte Lymphadenopathie – akute HIV-Infektion
Kategorie B (Krankheiten und Symptome, die nicht in Kategorie C fallen, aber durch den zellulären Immundefekt der HIV-Infektion begünstigt werden)
– bazilläre Angiomatose (Bartonella henselae) – Kandidose: oropharyngeal oder vulvovaginal (chronisch, therapierefraktär) – zervikale Dysplasien oder In-situ-Karzinome – Allgemeinsymptome (Fieber > 38,5 °C oder Diarrhö > 1 Monat) – Herpes zoster (Befall mehrerer Dermatome oder Rezidive) – idiopathische thrombozytopenische Purpura – Listeriose – Tuben- oder Ovarialabszesse – orale Haarleukoplakie – periphere Neuropathie
Kategorie C (AIDS-definierende Erkrankung)
– Kandidose: Trachea, Bronchien, Lunge, Ösophagus – invasives Zervixkarzinom – Kokzidioidomykose (disseminiert oder extrapulmonal) – Kryptokokkose (extrapulmonal) – Kryptosporidiose (> 1 Monat) – CMV: generalisierte Infektion oder CMV-Retinitis – HIV-Enzephalopathie (Demenz) – HSV-Infektion, chronisch (> 1 Monat, vegetierende Ulzera, herpetische Bronchitis, Pneumonie oder Ösophagitis) – Histoplasmose (> 1 Monat, disseminiert oder extrapulmonal) – Isosporiasis (> 1 Monat) – Kaposi-Sarkom (HHV-8) – Lymphome (Burkitt-, immunoblastisches und ZNS-Lymphom) – Mykobakteriosen: M. avium und M. kansasii (disseminiert oder extrapulmonal), M. tuberculosis (alle Manifestationen) – Pneumocystis-jiroveci-Pneumonie – Pneumonien (rezidivierend) – progressive multifokale Leukoenzephalopathie – Salmonellen-Septikämie (rezidivierend) – Toxoplasmose des Gehirns – Wasting-Syndrom (HIV-Kachexie)

– **klinische Kategorien:**
  - **A:** asymptomatisch, akute HIV-Infektion, persistierende Lymphadenopathie
  - **B:** HIV-assoziierte Erkrankungen, aber keine AIDS-definierenden Erkrankungen
  - **C:** AIDS-definierende Erkrankungen
– **CD4-Zellzahl:**
  - **1:** CD4 > 500/µl (immungesund)
  - **2:** CD4 200–500/µl
  - **3:** CD4 < 200/µl.

Daraus ergibt sich die CDC-Klassifikation mit den Stadien **A1 bis C3**.

Hautmanifestationen I

MERKE

Die Manifestation von Hautkrankheiten in atypischen **Altersgruppen**, in atypischer **Lokalisation** oder **Morphologie** und mit prolongiertem oder besonders **schwerem Verlauf** sowie das gleichzeitige Auftreten zweier oder **mehrerer Dermatosen** sind stets verdächtig auf eine HIV-Infektion.

– **Virusinfektionen:**
  - **Herpes simplex** (HSV): ulzerierend-persistierender Verlauf (**Abb. 4.46**)
  - **Herpes zoster** (VZV): über mehrere Dermatome, Rezidivneigung
  - **Condylomata acuminata** (HPV): ausgedehnt, über den Genitalbereich hinausreichend, hohe Rezidivrate und Therapieresistenz
  - **Verrucae vulgares** und **Verrucae planae** (HPV): ausgedehnt und therapieresistent
  - **Mollusca contagiosa:** zahlreich und gelegentlich in riesiger Morphe (Mollusca gigantea)
  - **orale Haarleukoplakie** (EBV): Typisch sind weiße, fadenförmige Veränderungen an den Seitenrändern der Zunge, die festhaftend und mit Spatel oder Zahnbürste kaum abstreifbar sind. Sehr sensitive Indikatorerkrankung für HIV/AIDS, gleichzeitig aber auch schlechtes prognostisches Zeichen (s. oben).

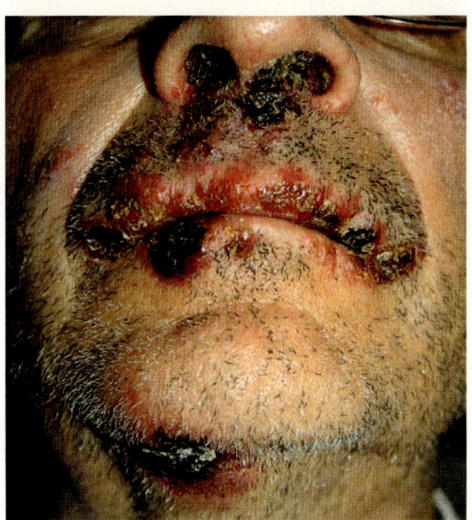

Abb. 4.46   Herpes simplex vegetans bei HIV-Infektion.

- **Mykosen:**
  - **Kandidosen:** Mundschleimhaut, Ösophagus (retrosternales Brennen, Schluckbeschwerden), Candidaparonychie

> **MERKE**
>
> Ausgeprägter „Soor" im Erwachsenenalter ist stets HIV-verdächtig!

  - **Kryptokokkose** (Cryptococcus neoformans): disseminierte kutane Papulonekrosen
  - **Dermatophyteninfektionen:** Onychomykose, Tinea pedis und corporis
  - **Malassezia-Infektionen:** Pityriasis versicolor, Pityrosporumfollikulitis, schwere Verlaufsformen des seborrhoischen Ekzems
- **bakterielle Infektionen:**
  - **bazilläre Angiomatose** (Bartonella henselae): Gefäßneubildung mit disseminierten und konfluierenden Papeln und Knoten insbesondere im Gesicht. Unbehandelt breitet sich die Erkrankung in alle Organe aus (v. a. Leber, Milz, Knochenmark und Lymphknoten). Dabei bestehen abdominelle Beschwerden und Allgemeinsymptomatik aus Fieber, Nachtschweiß, Gewichtsverlust. Effektive Antibiotika der Wahl sind Makrolide (Azithromycin) und Rifampicin.
  - **Pyodermien:** Follikulitiden, Furunkel, Impetigo, Phlegmone (v. a. bei Kindern, seltener bei Erwachsenen)
- **parasitäre Erkrankungen:** Skabies (oft krustöse Form)
- **STD** (sexually transmitted diseases): Sie treten bei HIV-Patienten vergleichsweise häufiger und aus-

geprägter auf (z. B. Syphilis, Ulcus molle, Herpes genitalis).
- **Neoplasien:**
  - **Kaposi-Sarkom** (HHV-8-getriggert): Dieser rotbraune oder bläulich-violette Gefäßtumor tritt multifokal auf (entlang der Hautspaltlinien) und betrifft überwiegend männliche Homosexuelle (s. S. 219). Früher eine häufige AIDS-definierende Erkrankung, heute durch antiretrovirale Therapieoptionen nur noch sehr selten.
  - kutane Karzinome, v. a. anogenital
- **nichtinfektiöse Erkrankungen:**
  - **seborrhoisches Ekzem:** ausgedehnte und therapieresistente Verlaufsformen
  - Xerosis cutis, erworbene Ichthyosis
  - Psoriasis, Reiter-Syndrom
  - Alopezie, überschießendes Wimpernwachstum (akquirierte Trichomegalie)
  - Nagelveränderungen
  - Vaskulitis, idiopathische thrombozytopenische Purpura
  - Aphthen

Diagnostik I

- **Antikörpernachweis:** Die HIV-Infektion wird durch den serologischen Nachweis von HIV-Antikörpern (HIV-Test) gesichert. Zunächst erfolgt ein **Suchtest** (mittels ELISA), der bei positivem Befund immer durch einen **Bestätigungstest** (mittels Western-Blot) gesichert werden muss. Es müssen **2 Blutproben** untersucht werden, um Probenverwechslungen auszuschließen. Der positive HIV-Test in beiden Blutproben beweist die HIV-Infektion und damit die Infektiosität des Patienten.

 Praxistipp

Die Produktion spezifischer HIV-Antikörper setzt durchschnittlich nach etwa 4 Wochen ein. Bei einem Teil der Patienten kann diese „serologische Lücke" aber auch einige Monate andauern, so dass bei einer möglichen HIV-Infektion in den letzten 3 Monaten eine Wiederholung des Tests nach 6–12 Wochen erfoderlich ist.

> **MERKE**
>
> Der HIV-Test bedarf immer der **Einwilligung** des Patienten!

- **Bestimmung der CD4-Zellzahl:** Die absolute CD4-Zellzahl gibt Auskunft über die **Schwere des Immundefektes**. Ein Absinken des Wertes unter 200/µl deutet auf einen schweren Immundefekt hin und ist mit einem hohen Risiko AIDS-definierender Erkrankungen verbunden (→ Beginn therapeutischer und prophylaktischer Maßnahmen).

– **Bestimmung der Viruslast:** Die Virusquantifizierung Mittels PCR erfolgt über den Nachweis viraler RNA. Die RNA-Kopien/ml Plasma gelten dabei als Maßeinheit der Virusmenge. Für die Primärdiagnostik ist dieser Test nicht geeignet, aber für Verlaufs- und Therapiekontrolle sowie als Prognoseparameter.

– **Sonstiges:** Blutbild und Differenzialblutbild, Leber- und Nierenfunktion, Antikörperserologie gegen Hepatitis A, B und C, Syphilis, Toxoplasmose, CMV und EBV

Therapie ▍ Im Unterschied zu anderen Infektionskrankheiten ist bislang keine Eradikation des Erregers möglich. Auch scheint in absehbarer Zeit keine Impfung gegen HIV verfügbar zu sein. Ziele der medikamentösen **antiretroviralen Therapie** beschränken sich daher derzeit darauf, eine symptomatische HIV-Infektion zu verhindern, die Krankheitsprogression zu verzögern und erhebliche Schäden am Immunsystem zu minimieren. Der ideale Zeitpunkt für den Beginn einer antiretroviralen Therapie wird sehr kontrovers diskutiert (möglichst früh vs. möglichst spät). Für Patienten mit HIV-assoziierten Symptomen und Erkrankungen besteht eine eindeutige Therapieindikation.

Die wichtigsten **Wirkstoffgruppen** der antiretroviralen Therapie sind:

– **Fusions-Inhibitor** (Enfuvirtide): blockiert den HIV-Eintritt in die Zielzelle

– **Reverse-Transkriptase-Inhibitoren (RTI):** hemmen die Translation von viraler RNA in DNA
  - Nukleosid-RTI (**NRTI**): z. B. Zidovudin, Stavudin, Didanosin
  - Nukleotid-RTI (**NtRTI**): Tenofovir
  - Nichtnukleosid-RTI (**NNRTI**): z. B. Nevirapin, Sustiva

– **Protease-Inhibitoren (PI):** blockieren die Reifung und Ausschleusung neuer Viruspartikel (z. B. Saquinavir, Indinavir, Ritonavir, Atazanavir)

Die Initialtherapie sollte maximal wirksam sein und zur Verminderung einer Resistenzentwicklung mindestens 3 Wirkstoffe enthalten (sog. **h**ochaktive **a**ntiretrovirale **T**herapie = **HAART**). Gängige Therapieschemata sind: 2 NRTI + 1 NNRTI oder 2 NRTI + 1 PI. Aber auch die Kombination von 3 NRTI ist möglich. Neuartige Wirkstoffgruppen sind die Integrase-Inhibitoren und die CCR5-Inhibitoren.

Praxistipp

Der Therapieerfolg wird durch die Bestimmung der CD4-Lymphozytenzahl und der Viruslast (sog. Surrogat-Marker) alle 3 Monate kontrolliert. Die Routineparameter (Blutbild, Leber- und Nierenwerte) werden anfänglich alle 4–6 Wochen, später in größeren Abständen bestimmt.

Prävention ▍ Nur die konsequente Prävention kann vor einer Ansteckung mit dem HI-Virus schützen. Diese beinhaltet u. a.

– Aufklärung und Belehrung aller Risikogruppen

– HIV-Screening von Blutspendern

– Verfügbarkeit und Verwendung von Kondomen

– Konsolidierung von Nadelaustauschprogrammen für i. v. Drogenabhängige

– Schutzmaßnahmen bei Umgang mit Blut (Schutzhandschuhe, ggf. Schutzbrille)

– Screening von Prostituierten

Weitere Informationen zu HIV-Infektion/AIDS im Internet (z. B. www.leitlinien.net, www.rki.de, www.unaids.org, www.aids.org).

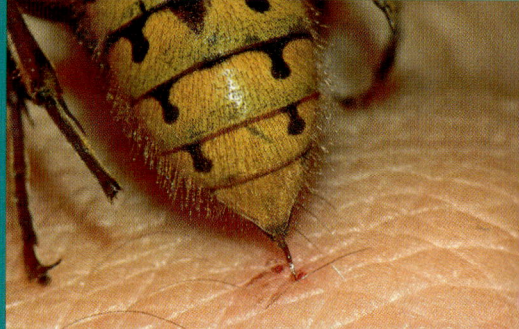

Allergien und Intoleranzreaktionen

Wespengiftallergie

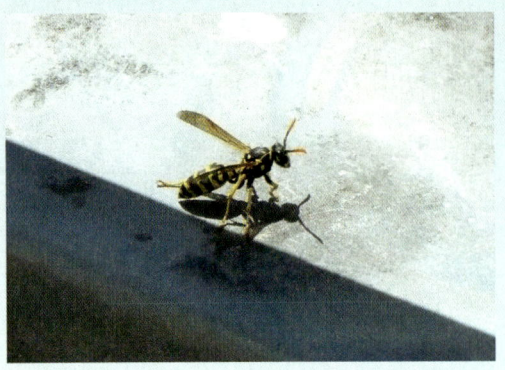

Nur ein kleiner Stich

Es scheint ein schöner, sonniger Nachmittag zu werden. Monika und ihr Mann Bernd sitzen in ihrem gemütlichen Garten bei Kaffee und Erdbeerkuchen. Gerade will Bernd erneut abbeißen, als seine Frau erschrocken auf die Gabel deutet: „Vorsicht, da sitzt wieder so eine Wespe. Du weißt, wie schlimm der Stich im letzten Jahr war. Eine ganze Woche lang war Dein Arm rot und heiß." Doch es ist bereits zu spät. Bernd versucht die Wespe mit der Hand zu verscheuchen: „Autsch! Mitten in den Daumen! Da kann einem doch der ganze Appetit vergehen." Er erhebt sich und will gerade sein Geschirr abräumen als er sich plötzlich wieder hinsetzt. „Was hast Du denn Bernd, ist Dir nicht gut? Du siehst so blass aus, " fragt seine Frau besorgt. „Mir ist auf einmal so übel und schwarz vor den Augen", antwortet Bernd mit schwacher Stimme. Sie eilt um den Tisch und kann gerade noch verhindern, dass ihr Mann von der Bank rutscht. Als er jedoch auf ihre besorgten Fragen nicht antwortet, befürchtet sie das Schlimmste und ruft den Notarzt.

Der Notarzt

Während Monika noch vom Wespenstich berichtet, prüft der Notarzt bereits die Vitalzeichen. Der Blutdruck ist kaum messbar, der Puls hingegen stark beschleunigt. Bernd hat ein wenig erbrochen und reagiert nicht auf Ansprache. Schnell legt der Notarzt zwei venöse Zugänge und infundiert eine isotone Natriumchloridlösung, um gleich darauf mit der frak-

tionierten Gabe von Epinephrin zu beginnen. Der begleitende Sanitäter hat bereits für eine Sauerstoffmaskenbeatmung gesorgt. Langsam beginnt Bernd die Augen zu öffnen. Nach einigen Minuten und zusätzlicher Gabe von einer Ampulle Dimetinden (Fenistil), einer Ampulle Ranitidin sowie von 250 mg Prednisolon kehrt nach und nach sein Bewusstsein zurück. Er sieht sich verwundert um und ist noch sichtlich durcheinander. Zur Überwachung und weiteren Therapie wird er ins nächstgelegene Krankenhaus mitgenommen.

Ein paar Wochen später

Bernd sitzt in einem Behandlungszimmer und beobachtete seinen Unterarm. Gerade hat eine junge Ärztin mit einer kleinen Nadel hineingepiekt und dabei genau durch die zuvor aufgetragenen Tröpfchen gestochen. Pricktest nannte sie das. Jetzt zeigen sich ein paar rote, juckende Stellen. Zur Besprechung des Befundes bittet die Ärztin Bernd und seine Frau ins Sprechzimmer. „Wir können nun endgültig bestätigen, dass Sie eine Wespengiftallergie haben", erklärt die Ärztin. „In Ihrem Blut konnten wir Antikörper gegen Wespengift nachweisen. Zusammen mit dem positiven Pricktest und ihrer Krankengeschichte ist damit die Diagnose bestätigt." Bernd ist etwas besorgt. „Heißt das, dass ich nie wieder in meinen Garten kann? Er ist mein Ein und Alles. Das kann man doch sicherlich behandeln." Die Ärztin erwidert: „Zunächst einmal müssen Sie Ihr Notfallset immer mit sich führen, nicht nur in ihrem Garten." Bernd nickt. „Seit dem Stich trage ich es immer bei mir, die beiden Fläschchen und diese Spritze." „Genau", sagte die Ärztin. „In den beiden Flaschen befindet sich ein Kortisonpräparat und ein Antihistaminikum. Bei der Spritze handelt es sich um ein Adrenalinpräparat für den Kreislauf. Außerdem empfehle ich in Ihrem Fall eine spezifische Immuntherapie, eine so genannte Hyposensibilisierung. Dabei wird ihnen Wespengift in den Oberarm gespritzt. Bei jedem Mal ein bisschen mehr, bis sie die Enddosis gut vertragen. Diese Behandlung wird dann etwa alle 4 Wochen fortgesetzt. Sie müssen aber mit ein paar Jahren Behandlungsdauer rechnen." Bernd und Monika sehen sich an. Bernd ist sichtlich erleichtert: „Hauptsache, ich kann wieder in meinen Garten! Wann kann ich anfangen?"

5 Allergien und Intoleranzreaktionen

5.1 Grundlagen

Allergische Erkrankungen sind eine inhomogene Gruppe mit verschiedenen auslösenden Mechanismen und unterschiedlichen Manifestationsorganen (Haut/Schleimhaut, Respirationstrakt, Gastrointestinaltrakt, Herz/Kreislauf). Sie haben einen großen Einfluss sowohl auf die Lebensqualität als auch auf die volkswirtschaftliche Produktivität. Die Kenntnisse über Ursachen, Auswirkungen und die notwendigen therapeutischen Maßnahmen stellen in zunehmendem Maße einen wichtigen ärztlichen Aufgabenbereich dar.

5.1.1 Definitionen

Key Point
Allergische Erkrankungen zählen zu den häufigsten Krankheiten und zeigen in den letzten Jahrzehnten eine starke Zunahme.

Allergie und Atopie

Allergie: Bei einer Allergie handelt es sich um eine erworbene Überempfindlichkeitsreaktion auf **exogene** Substanzen. Nach einer **Sensibilisierungsphase** wird eine zuvor harmlose Verbindung als Antigen erkannt und eine immunologische Reaktion ausgelöst. Zu den unterschiedlichen Reaktionsformen s. **Tab. 5.2.**
Atopie (atopische Diathese): Unter einer Atopie versteht man die **vererbbare** Neigung für **IgE-vermittelte** Soforttypreaktionen (s. S. 100). Zu den atopischen Erkrankungen zählen:
- allergische Rhinokonjunktivitis
- allergisches Asthma bronchiale
- atopische Dermatitis (atopisches Ekzem)

Genetik Es handelt sich um einen **multifaktoriellen Erbgang**, wobei die Wahrscheinlichkeit, eine Allergie zu entwickeln steigt, wenn nahe Verwandte ebenfalls allergische Erkrankungen aufweisen. Bei Beteiligung eines Elternteils liegt die Wahrscheinlichkeit bei etwa 30 %, bei Beteiligung beider Elternteile steigt das Risiko auf über 50 %.
Epidemiologie und Risikofaktoren Die letzten Jahrzehnte zeigten einen deutlichen Anstieg der Prävalenz von allergischen Erkrankungen. Neben einer verstärkten Sensibilisierung von Ärzten und Öffentlichkeit für dieses Krankheitsbild werden für diese Entwicklung **Umweltfaktoren** verantwortlich gemacht. Welche Mechanismen dies im Einzelnen sind, ist noch nicht genau bekannt. Einen Risikofaktor stellt der Kontakt mit potenziellen Allergenen dar. Bei steigender Allergenexposition und gleichzeitig vorhandenen unspezifisch verstärkenden Faktoren (z. B. Luftverschmutzung, Tabakrauch) wächst die Gefahr der Sensibilisierung. Darüber hinaus soll aus einer übertriebenen Hygiene, insbesondere in der Kindheit, eine erhöhte Allergiebereitschaft resultieren (**Hygiene-Theorie**). Dabei wird die verminderte Aktivierung des Immunsystems für eine erhöhte Sensibilisierungsneigung verantwortlich gemacht.

Pseudoallergie (Intoleranz)

Hierbei handelt es sich um eine klinisch **allergieähnliche** Reaktion (häufig wie Typ-I-Reaktion) auf **exogene** Substanzen mit wichtigen Unterschieden zu Allergien:
- Es liegt **keine** immunologische **Sensibilisierung** zugrunde, d. h., eine Sensibilisierungsphase ist nicht notwendig. Spezifisches IgE ist nicht beteiligt.
- Die Reaktion ist individuell und häufig **dosisabhängig**.

Häufige Pseudoallergene sind insbesondere **Nahrungsmittelinhaltsstoffe** (Zusatzstoffe, natürliche Inhaltsstoffe) und **Arzneimittel** (v. a. Analgetika, Lokalanästhetika und Kontrastmittel).
Die auslösenden Mechanismen sind sehr vielfältig und abhängig von der auslösenden Substanz und dem betroffenen Individuum. Diese führen beispielsweise zu einer **direkten Histaminfreisetzung** sowie zu vermehrter Leukotrienproduktion. Eine Rolle scheinen auch Polymorphismen an Enzymen des Arachidonsäurestoffwechsels zu spielen. Die Diagnose kann nur durch Provokationstestung (s. S. 104) gesichert werden.

Idiosynkrasie

Dieser Begriff bezeichnet ebenfalls eine Überempfindlichkeit auf bestimmte Substanzen (v. a. Arzneimittel). Klare Grenzen zur Pseudoallergie (Intoleranz) können nicht gezogen werden. Teilweise werden diese Bezeichnungen auch synonym verwendet.

Kreuzallergie

Nach einer Sensibilisierung gegenüber einem Allergen A kommt es nachfolgend zu allergischen Reaktionen gegen ein Allergen B, ohne dass zuvor ein entsprechender Kontakt mit Sensibilisierung gegenüber Allergen B stattgefunden hat. Diese Reaktion kann durch chemisch oder strukturell **gleichartige Allergene** ausgelöst werden. Solche Kreuzreaktionen sind sowohl zwischen eng verwandten als auch bei sehr verschiedenen Substanzen möglich. Eine wichtige Rolle spielen sie bei **Nahrungsmittelallergien** (Beispiele s. **Tab. 5.1**).

5

5

Tabelle 5.1	
Wichtige Beispiele für Kreuzallergien	
Allergen A (Hauptallergen)	**Allergen B (Kreuzallergen)**
Beifußpollen	Sellerie, Karotte, Kartoffel, Tomate, Gewürze
Birkenpollen	Haselnuss, Mandel, Apfel, Birne, Kirsche, Pfirsich, Aprikose, Pflaume, Kiwi, Sellerie, Karotte, Kartoffel

5.1.2 Pathogenese und Klinik

Nach Coombs und Gell werden 4 verschiedene **allergische Reaktionen** unterschieden (**Tab. 5.2**). Je nach Erfolgsorgan (z. B. Haut, Schleimhaut, Atemwegsorgane, Gastrointestinaltrakt) kommt es im Verlauf der allergischen Reaktion zu unterschiedlichen Symptomen. Sie reichen vom **lokal begrenzten** allergischen Kontaktekzem bis hin zum lebensbedrohlichen **anaphylaktischen Schock**.

Anaphylaktischer Schock/Anaphylaxie

Definition ▍ Unter Anaphylaxie versteht man eine akute systemische Reaktion mit den Symptomen einer allergischen Sofortreaktion. In maximaler Ausprägung kommt es durch die Erhöhung der Gefäßpermeabilität und durch Vasodilatation zu einem lebensbedrohlichen Zustand.

Ätiologie ▍ Zu den häufigsten Auslösern zählen Insektengifte, Nahrungsmittel, Arzneimittel, Aeroallergene und Latex.

Klinik ▍ Typischerweise entwickeln sich die Symptome innerhalb von Minuten nach Kontakt mit dem auslösenden Agens. Je nach Schweregrad finden sich unterschiedliche Symptome (**Tab. 5.3**).

Therapie ▍ Beim anaphylaktischen Schock ist eine sofortige Therapie erforderlich. Sie beinhaltet:

- Zufuhr des Allergens beenden, sofern möglich
- großlumigen **Zugang** legen
- **Adrenalin** (Epinephrin): langsame fraktionierte i. v. Injektion (1 Amp. = 1 mg/1 ml z. B. Suprarenin + 9 ml NaCl 0,9 %), auch intramuskuläre oder inhalative Gabe möglich
- ausreichende **Volumensubstitution:** z. B. 0,9 % NaCl-Lösung 1000 ml (ggf. HAES)
- **Sauerstoff**-Gabe
- **Antihistaminika:** z. B. 1 Amp. Tavegil (2 mg Clemastin) oder 1 Amp. Fenistil (4 mg Dimetinden) und 1 Amp. Ranitidin (50 mg)
- **Glukokortikoide:** Die Gabe von Glukokortikoiden hat sich bewährt, auch wenn aufgrund des verzögerten Wirkungseintrittes die anderen therapeutischen Maßnahmen in der akuten Phase eine wichtigere Rolle spielen. Für die Behandlung und Prophylaxe von verzögerten Reaktionen und Asthma spielen sie jedoch eine große Rolle. In der Regel werden (250 bis) 1000 mg Methylprednisolon verabreicht (die unspezifische, membranstabilisierende Wirkung der Glukokortikoide setzt bereits nach etwa 10–30 min ein, erfordert aber hohe Dosierungen von 500–1000 mg Methylprednisolon).
- ggf. Reanimation bei Herz-Kreislauf-Versagen und Atemstillstand.

Tabelle 5.2			
Einteilung allergischer Reaktionen nach Coombs und Gell			
Typ (Beginn der Symptomatik)	**immunologischer Mechanismus**	**Antigene (Beispiele)**	**klinische Beispiele**
I **Sofortreaktion** (Sekunden bis Minuten)	Bindung des Antigens an spezifisches **IgE** auf der Mastzelloberfläche → Freisetzung zahlreicher **Entzündungsmediatoren** (u. a. Histamin, Proteasen, Prostaglandine, Leukotriene)	Pollen, Insektengift, Medikamente	- allergische Rhinokonjunktivitis - allergisches Asthma bronchiale - allergische Urtikaria - Nahrungsmittelallergien - Insektengiftallergie - anaphylaktischer Schock
II **zytotoxische Reaktion** (einige Stunden)	an Zellwände gebundene Antigene werden durch spezifisches **IgG** oder **IgM** erkannt → Aktivierung des **Komplementsystems** → Zerstörung der Zellen	Medikamente	- allergische hämolytische Anämie - allergische Thrombozytopenie - allergische Agranulozytose
III **Immunkomplexreaktion** (einige Stunden)	Antigen und Antikörper (**IgG**, **IgM**) bilden **Immunkomplexe** → Aktivierung des **Komplementsystems**	Medikamente	- Serumkrankheit - allergische Vaskulitis
IV **verzögerte Reaktion** (24–72 h)	allergische Reaktionen durch sensibilisierte **T-Lymphozyten**	Kontaktallergene (z. B. Metalle, Kosmetika), Medikamente	- allergisches Kontaktekzem - Tuberkulinreaktion

Tabelle 5.3

Einteilung anaphylaktischer Reaktionen nach dem Schweregrad nach Ring und Messmer 1977
(Einteilung nach den schwersten aufgetretenen Symptomen, kein Symptom ist obligat)

Schweregrad	Haut	Abdomen	Respirationstrakt	Herz/Kreislauf
Grad I	Juckreiz Flush Urtikaria Angioödem	–	–	–
Grad II	Grad-I-Symptome möglich	Übelkeit Krämpfe	Rhinitis (Sekretion, Obstruktion) Heiserkeit Dyspnoe	Tachykardie (Anstieg ≥ 20/min) Hypotonie (Abfall ≥ 20 mmHg systolisch)
Grad III	Grad-I-Symptome möglich	Erbrechen Kolik Defäkation Miktion	Larynxödem Asthmaanfall Zyanose	Schock Bewusstlosigkeit
Grad IV	Grad-I-Symptome möglich	Grad-III-Symptome möglich	Atemstillstand	Kreislaufstillstand

5

EXKURS

Die **anaphylaktoide Reaktion** wird von einer „echten" Anaphylaxie (durch eine Typ-I-Allergie hervorgerufen) unterschieden. Dabei handelt es sich um eine Intoleranzreaktion bzw. Pseudoallergie. Verschiedene Mechanismen wie die Bildung von Immunkomplexen, die direkte Mastzellaktivierung oder Veränderungen im Arachidonsäuremetabolismus führen zu klinisch nicht von den anaphylaktischen Reaktionen zu unterscheidenden Symptomen.

5.1.3 Diagnostik

Key Point

Typ-I-Reaktionen (Soforttyp) können mit dem Pricktest, Typ-IV-Reaktionen (Spättyp) mit dem Epikutantest erfasst werden. Bei Hinweisen auf mögliche lebensbedrohliche Reaktionen muss bei Testungen (Haut- und Provokationstestungen) Notfallbereitschaft gewährleistet sein.

Für die Diagnostik allergischer Erkrankungen steht eine Vielzahl von Untersuchungsmöglichkeiten zur Verfügung. Um die geeigneten Verfahren auswählen zu können, müssen im Vorfeld durch eine genaue Anamnese die Art der in Frage kommenden allergischen Reaktionen (Einteilung nach Coombs und Gell, **Tab. 5.2**) sowie die potenziellen Allergene möglichst eng eingekreist werden. Dadurch kann die Zahl der Untersuchungen und damit viel Zeit und Geld gespart werden. Neben der Eigenanamnese spielt auch die Familienanamnese eine wichtige Rolle.

Prick-, Reibe-, Scratch- und Intrakutantest

Indikationen | Diese Verfahren werden zur Diagnostik von **Reaktionen vom Soforttyp (Typ I)** eingesetzt. Neben den Allergenen werden stets eine **Positivkontrolle** (Histamin) und eine **Negativkontrolle** (Kochsalzlösung) getestet.

Kontraindikationen | Eine Testung darf nicht während der **Schwangerschaft** und bei **akuten Allergiesymptomen** (Rhinitis, Asthma bronchiale, Urtikaria) durchgeführt werden. Bei vorbestehenden Ekzemen, chronischer Urtikaria, Infektionskrankheiten und schweren Herz-Kreislauf-Erkrankungen muss eine Entscheidung im Einzelfall getroffen werden. Bei gleichzeitiger Behandlung mit **β-Blockern** sollten diese Verfahren ebenfalls nicht durchgeführt werden, da im Falle einer ausgeprägten allergischen Reaktion eine wirkungsvolle Gegensteuerung, u. a. mit Adrenalin, deutlich erschwert sein kann. Eine Ausnahme im Einzelfall stellen vitale Indikationen für die Gabe von β-Blockern dar.

Nebenwirkungen | Bei all diesen Testverfahren kann es mitunter zu ausgeprägten **Lokalreaktionen** kommen. Selten werden Follikuliden und Pyodermien beobachtet. Die Exazerbation eines Asthma bronchiale und einer Rhinokonjunktivitis ist möglich. Eine besondere Gefahr stellen **anaphylaktische Reaktionen** dar.

MERKE

Bei entsprechender Anamnese (Übelkeit, ausgeprägte Rhinitis, Schluckbeschwerden, Tachykardie, Hypotonie oder schwerere Symptome bis hin zur Bewusstlosigkeit) darf die Testung nur unter **Notfallbereitschaft** durchgeführt werden. Die **Notfallmedikamente** müssen griffbereit vorhanden sein: Katecholamine (Adrenalin), Volumengabe (Elektrolytlösung), Antihistaminika (Dimetinden oder Clemastin), Glukokortikoide (Prednisolon).

5

Allgemeine Hinweise:
- Die Testung darf nur auf normaler, unveränderter Haut durchgeführt werden.
- Antihistaminika und Psychopharmaka mit Antihistamineffekt (z. B. Clozapin, Promazin, Risperidon) sowie Glukokortikoide mit einem Prednisolonäquivalent ≥ 10 mg/Tag müssen 1 Woche vor Testung abgesetzt werden.

Pricktest

Der Pricktest ist das **Standardverfahren** im Rahmen der Diagnostik von Soforttypreaktionen (v. a. Rhinitis allergica, Asthma bronchiale, Urtikaria/Angioödeme, Bienen- und Wespengiftallergien, Nahrungsmittelallergien sowie einige Arzneimittelallergien).

Durchführung | Das gelöste Allergen wird zunächst in Form von kleinen **Tropfen auf die Unterarmbeugeseite** aufgetragen. Anschließend wird die Haut mit einer **Lanzette** durch den Tropfen hindurch angeritzt und damit das Allergen in die Haut eingebracht (**Abb. 5.1a**). Bei Verdacht auf Nahrungsmittelallergien können statt Testlösungen auch native Lebensmittel eingesetzt werden.

Im sog. **Prick-zu-Prick-Test** wird mit der Lanzette zunächst in das Lebensmittel und danach in die Haut gestochen. Sie sind oft sensitiver als Tests mit vorgefertigten Standardlösungen.

Auswertung | Nach 15–20 min wird die Hautreaktion (**Erythem**- und **Quaddel**bildung) durch Vergleich mit der Positiv- und Negativkontrolle bewertet (**Abb. 5.1b**). Eine positive Reaktion zeigt sich, wenn der Quaddeldurchmesser mind. 3 mm größer als die Negativkontrolle ist.

Reibetest

Das Allergen wird in die intakte Haut der Unterarmbeugeseite eingerieben. Dieser Test eignet sich für besonders gefährdete Patienten und native Allergene.

Die Ablesung erfolgt nach 20 min, bei speziellen Fragestellungen (Urtikaria, Ekzemreaktionen) auch an den Folgetagen 1–3. Bei negativer Reaktion ist eine Sensibilisierung nicht sicher ausgeschlossen, ggf. können weitergehende Tests wie der Prick-zu-Prick-Test Klarheit schaffen.

Scratchtest

Die Haut des Unterarmes wird mit einer Lanzette angeritzt und anschließend das Allergen aufgetragen. Der Test wird heutzutage in der Regel nicht mehr empfohlen, weil wie beim Reibetest durchführungsbedingt die Reproduzierbarkeit eingeschränkt ist und gehäuft falsch positive Reaktionen auftreten.

Intrakutantest

Mögliche Indikationen s. Pricktest. Die Antigenlösung wird mittels Tuberkulinspritze intrakutan appliziert. Die Ablesung erfolgt nach 20 min (analog zum Pricktest). Dieser Test ist **sensitiver** als der Pricktest und besser reproduzierbar, jedoch auch deutlich aufwendiger. Häufiger als beim Pricktest treten falsch positive Reaktionen auf, insbesondere bei Nahrungsmitteln.

Epikutantest

Synonyme: Patchtest, Pflastertest

Indikationen | Der Epikutantest wird zur Diagnostik von **Reaktionen vom Spättyp (Typ IV)** eingesetzt, also u. a. zur Identifizierung von **allergischen Kontaktekzemen**, photoallergischen/phototoxischen Reaktionen (nach zusätzlicher Applikation von UV-Licht = Photopatchtest) sowie zur Diagnostik von **Arzneimittelreaktionen** an der Haut.

Kontraindikationen | Während Schwangerschaft und Stillzeit darf der Epikutantest nicht durchgeführt werden. Weitere Kontraindikationen sind akute Ekzeme, die Einnahme von Immunsuppressiva und eine zuvor durchgeführte UV-Exposition (auch intensive Besonnung im Urlaub).

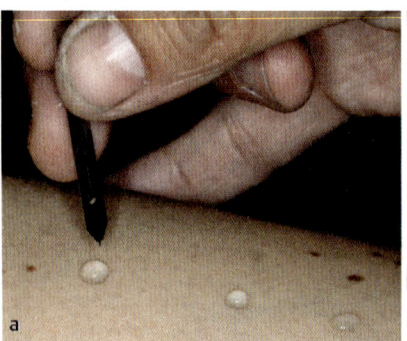
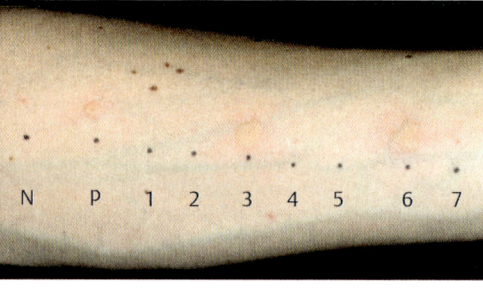

a b

Abb. 5.1 Pricktest am Unterarm. a Durchführung (Tropfen mit Lanzette). **b** Ergebnis: **N** = Negativkontrolle (NaCl), **P** = Positivkontrolle (Histamin), **1** = Dermatophagoides pteronyssinus (Hausstaubmilbe), **2** = Dermatophagoides farinae (Hausstaubmilbe), **3** = Gräser, **4** = Beifuß, **5** = Katze, **6** = Birke, **7** = Latex.

Nebenwirkungen I Nach Epikutantestung kann ein bestehendes Ekzem exazerbieren. Bei sehr ausgeprägten Lokalreaktionen können nachfolgend postinflammatorische Hyperpigmentierungen und selten auch Narbenbildungen auftreten. Insbesondere bei häufigen Testungen kann durch den Kontakt mit Allergenen eine **Sensibilisierung** eintreten. In seltenen Fällen kommt es zu **anaphylaktischen Reaktionen**.

EXKURS

Allgemeine Hinweise:
- Eine Vortherapie mit lokalen Kortisonpräparaten sollte mindestens 1 Woche vor Testung beendet werden.
- Häufige Wiederholungen (≤ 1 Jahr) mit den gleichen Substanzen sollten möglichst vermieden werden, um die Gefahr einer Sensibilisierung durch den Arzt zu minimieren.

Durchführung I Die zu untersuchende Substanz wird in Vaseline (seltener in Wasser) gelöst und okklusiv in entsprechenden Kammern auf der Haut (meist am Rücken) fixiert.

Auswertung I Nach 24 oder 48 h werden die Substanzen entfernt. 30 min und 24 h nach dem Abpflastern wird das Ergebnis abgelesen; ggf. sind weitere Ablesungen zu späteren Zeitpunkten notwendig. Bei einer positiven Reaktion bildet sich ein ekzemartiges Bild mit **Erythem**, **Papeln** und **Bläschen** (**Abb. 5.2**).

Serologische Nachweismöglichkeiten
Gesamt-IgE
Indikation I Das Gesamt-IgE wird u. a. zur Beurteilung einer **atopischen Disposition** bestimmt. Es wird in der Diagnostik der Rhinitis allergica, des Asthma bronchiale, bei Ekzemen und bei der Urtikaria eingesetzt. Der Normwert für Erwachsene beträgt bis zu 100 kU/l.

 Praxistipp
Erhöhte Gesamt-IgE-Werte finden sich auch bei Parasitosen, Hyper-IgE-Syndrom, exogen allergischer Alveolitis und Churg-Strauss-Syndrom.

Spezifisches IgE (sIgE)
Indikation I Die Bestimmung des spezifischen IgE dient dem Nachweis einer Sensibilisierung auf **bestimmte Antigene**. Es wird bei Kontraindikationen für Hauttestungen (Pricktest, s. S. 102), bei sehr starken Sensibilisierungen, im Säuglings- und Kleinkindalter und als zusätzliche diagnostische Möglichkeit bei unklarem Befund in Anamnese und Hauttest eingesetzt.

Methoden I Verschiedene **Immunoassays** werden eingesetzt: RAST (Radioallergosorbent test), RIA (Radioimmunoassay), EIA (Enzyme immunoassay), FEIA (Fluorescence enzyme immunoassay), CLIA (Chemiluminescence assay).

MERKE

Die Bestimmung des spezifischen IgE ist keine Screeningmethode. Sie sollte nur bei entsprechender Fragestellung nach ausführlicher Anamnese durchgeführt werden. Ein **erhöhtes spezifisches IgE** ist **nicht** gleichzusetzen mit dem **Beweis für eine Allergie**, sondern gibt nur einen Hinweis auf eine mögliche Sensibilisierung.

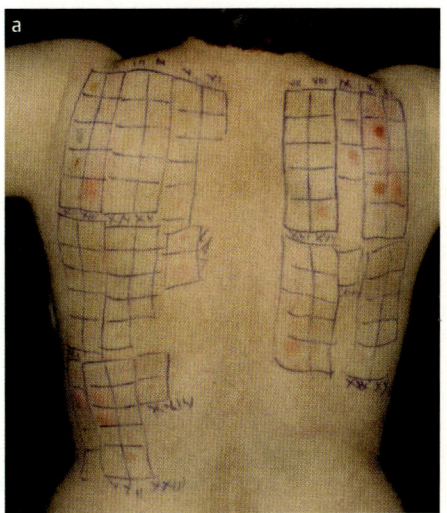
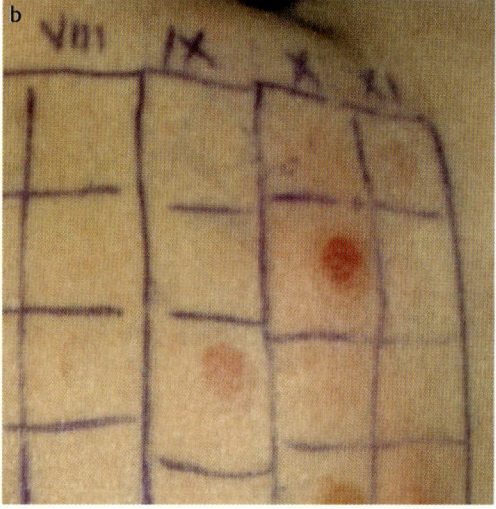

Abb. 5.2 Epikutantest am Rücken.

5

Provokationstests

Indikation | Provokationstestungen werden insbesondere bei unklaren Reaktionen im Hauttest zur Überprüfung der klinischen Relevanz oder bei Diskrepanzen zwischen Ergebnissen der Diagnostik und der Anamnese eingesetzt. In einigen Fällen dient die Provokationstestung auch der Überprüfung der Therapiekontrolle nach spezifischer Immuntherapie (s. S. 104). Eine wichtige Anwendung ist auch die Testung von Alternativpräparaten bei Arzneimittelunverträglichkeit. Provokationstests werden auch bei der Abklärung von Pseudoallergien bzw. Intoleranzreaktionen (s. S. 99) verwendet.

> **Praxistipp**
> Nach Möglichkeit sollte eine Kontrolle mit Placebo, möglichst im Doppelblindversuch, erfolgen. Wegen des Risikos für lebensbedrohliche Reaktionen müssen die Untersuchungen in Notfallbereitschaft durchgeführt werden.

Durchführung |
- **konjunktivale Provokation:** Das gelöste Allergen wird in den Bindehautsack eingeträufelt. Je nach Stärke der Reaktion können **Juckreiz**, **Rötungen**, verstärkter **Tränenfluss** und **Ödeme** auftreten. Zum Ausschluss einer irritativen Ursache wird stets die Negativkontrolle mit dem verwendeten Lösungsmittel durchgeführt. Es werden verschiedene Konzentrationen in aufsteigender Dosierung getestet. Eine positive Reaktion tritt in wenigen Minuten ein. Bei unauffälligem Befund nach 10 min kann die Testung fortgesetzt werden.
- **nasale Provokation:** Die Allergenlösung wird mittels Zerstäuber (z. T. auch als Lösung) appliziert. Bei positiver Reaktion tritt nach wenigen Minuten **Niesreiz**, **Sekretfluss** und ggf. eine **nasale Obstruktion** auf. Mittels Rhinomanometrie kann der erhöhte Widerstand der Nasenatmung nachgewiesen werden.
- **bronchiale Provokation:** Nach Inhalation des Allergens wird ein eventueller **Bronchospasmus** durch eine Lungenfunktionsuntersuchung nachgewiesen.

MERKE

Die bronchiale Provokation sollte nur von entsprechend qualifiziertem Personal, vorzugsweise allergologisch tätigen Pneumologen, durchgeführt werden.

- **orale Provokation:** Untersucht wird die Reaktion auf Nahrungsmittel oder Nahrungszusatzstoffe sowie verschiedene Medikamente. Nahrungsmittel werden in anderen, geschmacksintensiven Lebensmitteln (z. B. Johannisbeersaft) und Medikamente in verkapselter Form verabreicht. Bei positiver Reaktion lassen sich die zuvor in der Anamnese angegebenen Beschwerden auslösen.

5.1.4 Prävention und Therapie

> **Key Point**
> Ziele der Therapie sind: Allergene meiden (sofern möglich), Beschwerden medikamentös lindern und ggf. mit spezifischen Immuntherapien einen langfristigen Erfolg erzielen.

Prävention | Verschiedene Präventionsmaßnahmen werden bei familiärer Belastung empfohlen. Eine wichtige Voraussetzung dafür ist eine entsprechende Allergenkarenz (s. u.). Die **Empfehlungen** beinhalten u. a.
- ausschließliches Stillen für mindestens 4 Monate
- keine Anschaffung von felltragenden Tieren
- Reduktion der Hausstaubmilbenbelastung (milbenundurchlässige Matratzen- und Bettwäscheüberzüge)
- Vermeidung von insbesondere hochflorigem Teppich
- Reduktion der Luftfeuchtigkeit durch häufiges Lüften, Temperaturen im Schlafbereich möglichst nicht über 18–20 °C
- Vermeidung von Aktiv- und Passivtabakrauchexposition
- Vermeidung eines schimmelpilzfördernden Klimas.

Therapie | Verschiedene therapeutische Verfahren kommen in der Behandlung allergologischer Erkrankungen zur Anwendung. Neben der **symptomatischen** Therapie (z. B. Antihistaminika bei IgE-vermittelten allergologischen Erkrankungen, topische Glukokortikoide und andere Immunsuppressiva wie topisches Tacrolimus und Pimecrolimus bei Ekzemformen) steht bei IgE-bedingten Immunreaktionen die **spezifische Immuntherapie** zur Verfügung.

Ein wichtiges therapeutisches Prinzip ist in jedem Fall die möglichst weitgehende **Allergenkarenz**. Aufgrund der natürlichen Gegebenheiten ist dies nicht immer möglich (z. B. Nickel in Münzen, Pollen in der Luft, Katzenhaarallergene auch in katzenfreien Haushalten).

Spezifische Immuntherapie (SIT)

Synonym: Hyposensibilisierung

Prinzip | Bei der spezifischen Immuntherapie wird ein **Allergen in steigender Dosierung** zur Verminderung einer IgE-vermittelten Immunreaktion verabreicht. Im Folgenden wird auf die heute gebräuchlichste Form, die **subkutane spezifische Immunthe-**

rapie (**SCIT**) eingegangen, bei der das Allergen, wie der Name schon sagt, subkutan verabreicht wird. Ziel ist neben der Reduktion von Symptomen auch der Schutz vor anaphylaktischen Reaktionen bei Insektengiftallergien. Darüber hinaus sollen die Ausweitung der Allergie auf weitere Allergene und der sog. **Etagenwechsel** – von einer Rhinokonjunktivitis (= „obere Atemwegsetage") hin zu einem Asthma bronchiale (= „untere Atemwegsetage") – verhindert werden.

Wirkmechanismus ❘ Die SIT gilt neben der Allergenkarenz als einzige **kausale** Therapieform IgE-vermittelter allergischer Erkrankungen. Durch eine Vielzahl immunologischer Veränderungen wird eine Toleranz gegenüber den eingesetzten Allergenen induziert. Man geht davon aus, das regulatorische $CD4^+$-T-Zellen hochreguliert werden und eine dominierende TH2- von einer **stärkeren TH1-Reaktion** abgelöst wird. Im weiteren Verlauf ändert sich die Immunglobulinproduktion der B-Lymphozyten (vermehrt allergenspezifisches IgG, besonders IgG_4; z. T. Abnahme der allergenspezifischen IgE-Produktion).

Subkutane spezifische Immuntherapie (SCIT)

Indikation ❘ Voraussetzung für die Durchführung einer spezifischen Immuntherapie ist die Diagnose einer **IgE-vermittelten Typ-I-Allergie**. Sie wird eingesetzt

- bei Bienen- oder Wespengiftallergie mit drohender Anaphylaxie
- beim allergischen Asthma bronchiale
- bei mäßig bis stark ausgeprägter allergischer Rhinokonjunktivitis

Sie ist insbesondere dann sinnvoll, wenn keine ausreichende Allergenkarenz möglich ist.

Nebenwirkungen ❘ Neben ausgeprägten **Lokalreaktionen** (Erythem, Ödem, Granulome, Abszesse, Erysipele) kann es in einzelnen Fällen auch zu ausgeprägten Allgemeinreaktionen im Sinne eines **anaphylaktischen Schocks** bis hin zum Atem- und Kreislaufstillstand kommen. Daher muss geschultes Personal vorhanden sein und je nach Risiko müssen entsprechende Vorsichtsmaßnahmen getroffen werden. Darüber hinaus werden unspezifische Symptome wie Müdigkeit, Schwindel und Kopfschmerzen beobachtet. Eine vorbestehende atopische Erkrankung kann exazerbieren.

Kontraindikationen ❘ Die spezifische Immuntherapie eignet sich nicht für Patienten mit unzureichend **behandeltem Asthma bronchiale** sowie **schweren kardiovaskulären Erkrankungen**. Eine Ausnahme stellt hierbei in einigen Fällen die Behandlung der Insektengiftallergie dar. Eine gleichzeitige Behandlung mit **β-Blockern** oder **ACE-Hemmern** muss unterbleiben. Auch schwere **Autoimmunerkrankungen** und Immunschwächen, aktuelle maligne Erkrankungen und

eine unzureichende Compliance stellen Kontraindikationen dar. Während einer **Schwangerschaft** darf keine SIT eingeleitet werden. Eine bereits laufende Therapie kann allerdings bei einer lebensbedrohlichen Insektengiftallergie sowie bei einer Behandlung mit inhalativen Allergenen fortgeführt werden, wenn diese gut vertragen wird.

Durchführung ❘ Bei Allergien auf saisonale Allergene (z. B. Pollen) wird die Therapie meist **präsaisonal** begonnen. Bei ganzjährigen (perennial) Allergenen und bei Insektengiftallergie kann die Therapie **zu jedem Zeitpunkt** starten.

Das Allergen wird in steigender Dosierung durch **subkutane** Injektionen in den Oberarm verabreicht. Die Injektionen erfolgen in der Einleitungsphase in der Regel im Abstand von 3–7 Tagen. Jeweils nach Allergenapplikation muss wegen der Gefahr von Nebenwirkungen eine **30-minütige Überwachung** gewährleistet sein. Ist die Erhaltungsdosis erreicht, werden die weiteren Injektionen im Abstand von 4 (in einigen Fällen 6) Wochen durchgeführt. Die Therapie sollte mindestens über einen Zeitraum von **3 Jahren** durchgeführt werden (bei Insektengiftallergie 3–5 Jahre, bei besonderer Gefährdung z. T. auch lebenslänglich).

Bei sog. **Rush-** und **Ultra-Rush-Verfahren** werden stationär mehrere Injektionen pro Behandlungstag in steigernder Dosierung verabreicht, so dass die Erhaltungsdosis bereits nach wenigen Tagen erreicht wird. Dieses Therapieverfahren wird insbesondere bei Insektengiftallergie angewendet.

Erfolgsaussichten ❘ Die SIT ist bei Insektengiftallergie sehr gut wirksam; 80–100 % tolerieren danach einen Stich ohne systemische Reaktion. Auch bei pollenassoziierten Allergien findet sich bei bis zu 80 % der behandelten Patienten eine deutliche Besserung der Beschwerden bis hin zu Beschwerdefreiheit. Die Erfolgsaussichten sind größer, wenn eine Sensibilisierung auf nur eines oder wenige Allergene vorliegt und die Dauer der Allergie möglichst kurz ist.

Sublinguale spezifische Immuntherapie (SLIT)

Indikation ❘ Diese Form der spezifischen Immuntherapie wird aufgrund der einfachen Applikationsmöglichkeit zunehmend bei der allergischer Rhinokonjunktivitis durch **Pollenallergene** eingesetzt. Ausreichende klinische Erfahrungen bei Kindern fehlen bislang.

Nebenwirkungen ❘ Sie treten vorwiegend lokal an der Schleimhaut auf (Juckreiz). Zum Teil wurde über Bauchschmerzen berichtet. Systemische Reaktionen treten in weniger als 1 % der Fälle auf und äußern sich in der Regel als Rhinitis, Asthma bronchiale und Urtikaria. Insgesamt geht man von einem **geringeren Nebenwirkungspotenzial** als bei der subkutanen Injektion aus.

5

5

Durchführung | Es handelt sich in der Mehrzahl der Produkte um **Tropfen** und **Tabletten**, die unter die Zunge gegeben werden. Dort verbleiben sie für 2–3 min und werden dann heruntergeschluckt. Die tägliche Einnahme sollte 4 Monate vor Beginn der Pollensaison beginnen und bis zum Ende der Saison durchgeführt werden. Teilweise erfolgen dann Pausen bis zum nächsten Jahr, bei einigen Präparaten wird auch eine kontinuierliche Einnahme empfohlen. Wie bei der SCIT wird eine Therapiedauer von 3–5 Jahren angestrebt.

EXKURS

Vergleich von SCIT und SLIT

Ausreichende Studien zum direkten Vergleich der Wirksamkeit fehlen bislang. Daher kann die Frage der gleichwertigen Wirksamkeit noch nicht beantwortet werden. Der subkutanen Variante der Immuntherapie sollte nach heutigem Kenntnisstand der Vorzug gegeben werden. Eine SLIT ist dann sinnvoll, wenn z. B. Spritzen abgelehnt werden oder ausgeprägte systemische Nebenwirkungen bei der SCIT auftraten.

5.2 Allergische Rhinokonjunktivitis

Epidemiologie | Die allergische Rhinokonjunktivitis gehört zu den **häufigsten** immunologischen Erkrankungen. Nach den vorliegenden Daten hat die Prävalenz in den letzten Jahrzehnten deutlich zugenommen. Die Mehrzahl der Patienten ist bereits vor dem 30. Lebensjahr betroffen.

Ätiopathogenese | Es handelt sich um eine **Typ-I-Allergie** nach Coombs und Gell auf verschiedene Aeroallergene. Je nach auslösendem Allergen werden **perenniale** (ganzjährig) und **saisonale** (Heuschnupfen, **Pollinose**) Formen unterscheiden (**Tab. 5.4**)

Klinik |
- **unspezifische** Symptome: z. B. Müdigkeit, Konzentrationsstörungen, Husten
- **spezifische** Symptome: Sie betreffen die Schleimhaut von Nase und Augen. An den **Augen** findet sich eine Konjunktivitis mit z. T. sehr ausgeprägtem Pruritus und verstärktem Tränenfluss. Die Beteiligung der **Nase** äußert sich ebenfalls mit Pruritus, Niesattacken und einem häufig ausgeprägten Fließschnupfen.

Diagnostik | Zunächst ist eine umfassende **Anamnese** wichtig, die insbesondere die zeitlichen Abläufe (**saisonal** oder **perennial**) enthalten sollte. Mit dem Vergleich von Pollenflugkalendern und weiteren Auffälligkeiten (z. B. gehäuft nachts und am Morgen: Hinweis für Auslösung durch Hausstaubmilben) lassen sich aus der Vielzahl der in Frage kommenden Allergene häufig schon die potenziell wahrscheinlichsten herausfiltern. Dadurch wird der spätere Nachweis vereinfacht.

Anschließend werden die vermuteten Allergene durch geeignete klinische Untersuchungen überprüft. Dabei spielt insbesondere der **Pricktest** (s. S. 102) als Standardverfahren eine entscheidende Rolle. Bei speziellen Fragestellungen kommen auch weitere Nachweisverfahren zur Anwendung (Reibetest, Scratchtest, Intrakutantest).

Bei entsprechender Indikationen kann als Hinweis für eine Sensibilisierung das **spezifische IgE** (s. S. 103) bestimmt werden. In Einzelfällen sind auch konjunktivale und nasale **Provokationstests** (s. S. 104) zum Nachweis einer allergischen Rhinokonjunktivitis sinnvoll.

Therapie | **Allergenkarenz:** Eine Allergenkarenz sollte, wenn möglich, angestrebt werden. Bei saisonalen Allergenen ist eine Meidung oft nicht in ausreichendem Maße möglich. Bei Hausstaubmilbenallergie kann jedoch durch geeignete Maßnahmen eine deutliche Reduktion der Allergenkonzentration erreicht werden.
- **Hausstaubmilbe:** z. B. Verwendung von milbenundurchlässigen Matratzen- und Bettwäscheüberzügen, keine hochflorigen Teppiche, Staubfänger im Schlafbereich vermeiden
- **Pollen:** z. B. Information des Pollenflugdienstes beachten, Auto mit Pollenfilter verwenden, Haare vor dem Schlafen waschen
- **Schimmelpilze:** z. B. Feuchtigkeit in Wohn- und Arbeitsräumen durch häufiges Lüften reduzieren
- **Allergene von Haustieren:** Polstermöbel regelmäßig reinigen, möglichst kein (hochfloriger) Teppich

Symptomatische Therapie: Ziel ist ein möglichst normaler Tagesablauf ohne wesentliche Beeinträchtigung durch die Beschwerden und die Therapie. Während bei geringer Symptomatik lediglich **topische Antihistaminika** und **Cromone** indiziert sind, werden mit zunehmenden Beschwerden auch orale Antihista-

Häufige Allergene der allergischen Rhinokonjunktivitis	
saisonal (hauptsächlich Pollen)	**perennial**
– Gräser, Getreide (Roggen, Wiesenlieschgras) – Kräuter (Beifuß, Ragweed, Ambrosia, Wegerich) – Bäume, Sträucher (Erle, Birke, Weide, Hasel)	– Milben (Hausstaubmilben: Dermatophagoides Spez.) – Haustiere (Epithelien von Katzen, Meerschweinchen) – Schimmelpilze – Latex (Einatmen der Puderpartikel von Latexhandschuhen)

Tabelle 5.4

minika, topische α-Sympathomimetika sowie topische und orale Glukokortikoide verabreicht.

- **Cromone** (Natriumcromoglicat, Nedocromil): verzögerter Wirkungseintritt, daher Behandlungsbeginn einige Tage vor Einsetzen der Symptomatik
- **H₁-Antihistaminika:** Wirkung setzt schneller ein als die der Cromone
  - **topische Antihistaminika:** als Tropfen oder Nasenspray (z. B. Azelastin, Levocabastin)
  - **orale Antihistaminika:** Therapie der Wahl sind Präparate der **2. Generation** (z. B. Cetirizin, Loratadin) aufgrund der geringeren sedierenden Wirkung (s. S. 31)
- **topische α-Sympathomimetika** (z. B. Oxymetazolin und Xylometazolin): Anwendung bei ausgeprägter **nasaler Obstruktion**, nur kurzfristige Verabreichung (abnehmende Wirksamkeit und Schleimhautschädigung bei Langzeitanwendung)
- **topische Glukokortikoide** (z. B. Beclometason, Fluticason, Mometason): zur Behandlung der **Rhinitis**, aufgrund des verzögerten Wirkungseintrittes nicht zur Akutbehandlung geeignet
- **orale Glukokortikoide** (z. B. Prednisolon, Methylprednisolon): nur bei sehr ausgeprägten Formen, nur kurzfristige Anwendung (Nebenwirkungen!)

Spezifische Immuntherapie (s. S. 104): Eine gute Wirksamkeit zeigt sich insbesondere bei Pollen- und Hausstaubmilbenallergie sowie bei Tier- (Katzen) und Schimmelpilzallergie. Das Verfahren ist bei **mäßigen** bis **starken Symptomen** indiziert, wenn eine Allergenkarenz nicht möglich ist (z. B. bei Pollenallergie) oder trotz umfangreicher Maßnahmen (Hausstaubmilbensanierung, Entfernung der Haustiere aus der Wohnung etc.) weiterhin ausgeprägte Beschwerden bestehen. Eine weitere Indikation ist eine nicht ausreichend wirksame symptomatische Behandlung.

5.3 Insektengiftallergie

Epidemiologie | Stichreaktionen nach Bienen- oder Wespenstichen sind ein häufiger Vorstellungsgrund in der ärztlichen Praxis. Bei etwa jedem 5. Betroffenen kommt es zu ausgeprägten lokalen Stichreaktionen. **Systemische Reaktionen** finden sich bei bis zu **5 %**. Ein positiver Hauttest oder spezifisches IgE gegen Biene oder Wespe lässt sich bei bis zu 25 % der Bevölkerung nachweisen. Dabei sagt der alleinige Nachweis jedoch nichts über eine klinische Relevanz aus. Bei 10–20 gemeldeten Todesfällen pro Jahr geht man von einer hohen Dunkelziffer aus.

Ätiopathogenese | In der überwiegenden Zahl lässt sich eine **Typ-I-Allergie** mit spezifischen IgE-Antikörpern nachweisen. Je nach Grad der Sensibilisierung und der Menge des injizierten Allergens sowie nach Lage der Einstichstelle kommt es im Verlauf zu Sofort-

reaktionen, die bis zum anaphylaktischen Schock führen können.

Die wichtigsten Auslöser einer Insektengiftallergie in Deutschland sind **Honigbienen** und **Wespen**. Nach einem Stich sind neben **allergischen** auch (lokale/systemische) **toxische** Reaktionen möglich, die in ihrer Ausprägung auch von der Zahl der Stiche abhängig sind.

Klinik | Nach einem Stich kommt es im Normalfall zu einer umschriebenen, **schmerzhaften Schwellung** mit **Rötung** sowie **Brennen** oder **Juckreiz**. Die Hautveränderungen bilden sich in der Regel nach einigen Stunden langsam wieder zurück. Bei einer ausgedehnteren, meist nichtallergisch bedingten Lokalreaktion halten die Hautveränderungen z. T. mehrere Tage an und können einen Durchmesser von über 10 cm erreichen. In ausgeprägten Fällen sind systemische Reaktionen bis hin zum anaphylaktischen Schock möglich.

Diagnostik | Im Rahmen der **Anamnese** werden der Abstand zwischen dem Stichereignis und der Reaktion sowie die beobachteten Symptome erfragt (→ Bestimmung des Schweregrades). Nach Möglichkeit sollte das auslösende Insekt identifiziert werden.

Danach wird mit geeignetem **Hauttest** eine bestehende Sensibilisierung festgestellt. Die Durchführung erfolgt ambulant, bei schweren Reaktionen im Vorfeld auch teil- oder vollstationär unter Überwachung. Im Prick- und z. T. auch im Intrakutantest wird unter Verwendung verschiedener Konzentrationen die Reaktionsschwelle ermittelt.

Schließlich wird das **spezifische IgE** bestimmt. Allerdings lässt der alleinige Nachweis noch keine Aussage über eine klinische Relevanz zu, da bei großen Teilen der Bevölkerung entsprechende Antikörper nachweisbar sind, ohne dass bei ihnen schwere Insektenstichreaktionen beobachtet werden können.

Therapie | Zunächst erfolgt eine Beratung über die Vermeidung neuer Stiche. Zudem erhalten die Patienten ein **Notfallset** und eine Anleitung, wie sie sich bei weiteren Stichen verhalten sollen.

> **MERKE**
>
> Der Patient sollte stets ein **Notfallset** mit sich führen. Dieses enthält:
> - **flüssiges Antihistaminikum** (z. B. Fenistil-Tropfen)
> - **flüssiges Glukokortikoid** (z. B. Celestamine-Lösung)
> - **Adrenalin zur Autoinjektion oder als Spray:** nur bei anaphylaktischen Reaktionen (z. B. Fastjekt-Autoinjektor, Primatene MIST Inhaler).

Medikamente wie β-Blocker (auch Augentropfen), ACE-Hemmer und NSAR erhöhen das Risiko einer schweren Reaktion oder erschweren die Therapie im Notfall und sollten nach Möglichkeit gegen Alternativpräparate ausgetauscht werden.

Eine spezifische Immuntherapie wird Patienten mit systemischen Reaktionen und mit hohem Expositionsrisiko (z. B. Imkern) empfohlen (s. S. 104).

5.4 Latexallergie

Es handelt sich um eine häufige Allergie durch den weit verbreiteten Gebrauch von Latexhandschuhen (v. a. medizinische Berufe). Die Sensibilisierung erfolgt entweder inhalativ oder durch direkten Kontakt. Es finden sich die Symptome einer Kontakturtikaria, jedoch sind auch ausgeprägte Symptome bis hin zu anaphylaktischen Reaktionen möglich. Meist handelt es sich um eine IgE-vermittelte Typ-I-Reaktion, nur selten um eine Typ-IV-Reaktion.

5.5 Nahrungsmittelallergie und -intoleranzen

Nahrungsmittel enthalten zahlreiche Allergene. Oft sind diese Allergene hitzeempfindlich, wodurch die Zubereitungsart Einfluss auf die Auslösung von allergischen Reaktionen nehmen kann (z. B. geröstete Haselnüsse werden vertragen, unbehandelte nicht). Von der immunologisch bedingten Nahrungsmittelallergie müssen die Nahrungsmittelintoleranzen unterschieden werden. Zu Letzterer gehören angeborene Enzymdefekte (z. B. Laktoseintoleranz) sowie verstärkte Reaktionen auf in Nahrungsmitteln vorkommende vasoaktive Amine (z. B. Histamin und Tyramin) und Pseudoallergene.

> **MERKE**
>
> Ein großer Teil der Unverträglichkeiten durch Nahrungsmittel ist nicht durch Allergien bedingt, sondern es handelt sich um Intoleranzreaktionen ohne Beteiligung des Immunsystems (**Pseudoallergien**).

Epidemiologie | Etwa 2–3 % der Bevölkerung leiden an einer Nahrungsmittelallergie.

Ätiologie | Der genaue Mechanismus für die Entwicklung einer Nahrungsmittelallergie ist bislang noch unklar. Wahrscheinlich kommt es nach Resorption von unverdauten Makromolekülen zu einer Sensibilisierung. Im weiteren Verlauf ist dann die Bildung von spezifischem IgE gegen das sensibilisierende Allergen möglich. In der Mehrzahl der Fälle liegt eine solche IgE-vermittelte Typ-I-Reaktion, seltener eine Typ-III- oder Typ-IV-Reaktion vor.

Häufige Auslöser sind Kuhmilch, Hühnerei, Fische, Nüsse (z. B. Hasel-, Wal-, Cashew-), Hülsenfrüchte (z. B. Erdnüsse, Sojabohnen), Getreide, Sellerie, verschiedene Obstsorten (z. B. Apfel, Erdbeere, Kiwi, Zitrusfrüchte) und Gewürze.

Klinik | Das klinische Spektrum reicht von milden lokalen Symptomen bis zum anaphylaktischen Schock. Neben der Haut können auch der Gastrointestinaltrakt und die Atemwege betroffen sein. Es finden sich IgE-vermittelte Soforttypreaktionen (Urtikaria, Angioödeme, pruriginöse Exantheme) und allergische Spätreaktionen (Verschlechterung von Ekzemen bei atopischer Dermatitis). Gastrointestinale Nebenwirkungen äußern sich in Form von kolikartigen Bauchschmerzen, Diarrhö und Erbrechen. Kreuzallergien können auftreten.

> **MERKE**
>
> „Versteckte" Allergene können zu schweren allergischen Reaktionen führen, z. B. Nuss in Schokolade, Soja in Eis oder Fertiggerichten, Sellerie in Gewürzmischungen.

Diagnostik | Wichtig ist eine sorgfältige Anamnese, ggf. können bereits erste Zusammenhänge zwischen dem aufgenommenen Nahrungsmittel und der Symptomatik hergestellt werden. Sehr hilfreich sind hier vom Patienten geführte Symptom-Nahrungsmittel-Tagebücher.

Zur weiteren Abklärung werden v. a. der Prick- und der Prick-zu-Prick-Test durchgeführt, in einigen Fällen auch der Intrakutantest. Bei ausgeprägten allergischen Reaktionen im Vorfeld sollte vor der Durchführung der Hauttestung die Bestimmung des spezifischen IgE im Serum erfolgen.

Ob ein Lebensmittel oder eine bestimmte Substanz (Farbstoffe, Konservierungsmittel) klinisch relevant ist, kann durch eine orale Provokationstestung nach vorhergehender Eliminationsdiät überprüft werden. Eine solche Untersuchung ist insbesondere bei unsicheren Testergebnissen und Abweichungen von der Anamnese empfehlenswert.

Therapie | Nach Identifizierung des auslösenden Allergens sollte eine entsprechende Karenz erfolgen. Dabei ist es wichtig, den Patienten über die Verbreitung des Allergens in den verschiedenen Lebensmitteln aufzuklären. Bei anaphylaktischen Reaktionen im Vorfeld sollten Patienten über ein Notfallset (s. S. 107) verfügen. Bei nur leichten Reaktionen ist eine kurzfristige, symptomatische Behandlung mit Antihistaminika sinnvoll. Wenn Kreuzallergien gegen pollenassoziierte Nahrungsmittel vorliegen, verringern sich nach spezifischer Immuntherapie oft auch die Symptome der Nahrungsmittelunverträglichkeit.

Pseudoallergene in Nahrungsmitteln

Eine Pseudoallergie auf Nahrungsmittel wird häufig durch **Lebensmittelzusatzstoffe** wie Farb- und Konservierungsstoffe, aber auch von **natürlicherweise** in Lebensmitteln vorkommenden **Aromastoffen** ausgelöst. Die Beschwerden äußern sich als gastrointestinale Beschwerden, Urtikaria, in einigen Fällen aber auch als Atem- oder Schluckbeschwerden. Die Intensität der Symptomatik ist dabei von der aufgenommenen **Menge** der Pseudoallergene abhängig und tritt nur bei **individueller** Neigung auf. Bei Verdacht auf eine pseudoallergenassoziierte Nahrungsmittelunverträglichkeit empfiehlt es sich, eine **Eliminationsdiät** mit schrittweisem Kostaufbau durchzuführen. Generell sollten möglichst frische und unverarbeitete Lebensmittel verwendet werden.

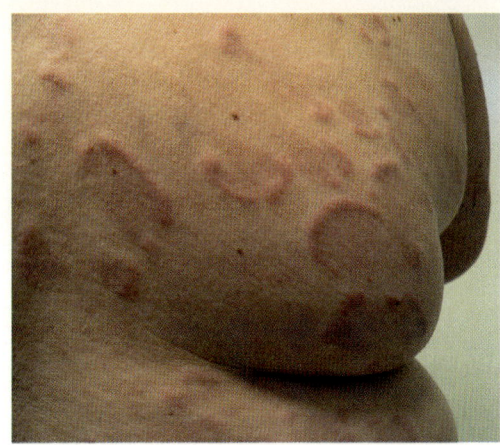

Abb. 5.3 Quaddeln bei Urtikaria.

5.6 Urtikaria

Synonyme: Nesselsucht, Nesselfieber (Urtica = Brennnessel)

Key Point

Wichtige Kennzeichen einer Urtikaria sind Quaddeln, Rötung und Juckreiz sowie die Rückbildung der Symptomatik innerhalb von 24 Stunden.

Definition ▌ Die Urtikaria ist eine akute oder chronisch-rezidivierende Erkrankung der Haut mit **Quaddeln** (Urticae), **Rötung** (Erythem) und z. T. starkem **Juckreiz** (**Abb. 5.3**). Charakteristisch ist die **Flüchtigkeit** der Quaddeln, d. h. die vollständige Rückbildung innerhalb von **24 Stunden**.
Nach dem **Verlauf** unterscheidet man:
- **akute** Urtikaria: Dauer **< 6** Wochen (häufigste Form)
- **chronische** Urtikaria: Dauer **> 6** Wochen.

MERKE

Bilden sich die Quaddeln nicht nach 24 h zurück, sollte an eine Urtikariavaskulitis gedacht werden (s. S. 238).

Epidemiologie ▌ Es handelt sich um eine der häufigsten Hauterkrankungen mit Vorkommen in allen Altersgruppen. Etwa **20 %** der Bevölkerung sind mindestens einmal in ihrem Leben von einer Urtikariaepisode betroffen.
Ätiopathogenese ▌ Eine zentrale Rolle spielt die Freisetzung von Botenstoffen der Mastzelle (v. a. **Histamin**), die zu Vasodilatation (Erythem) und Permeabilitätssteigerung (Quaddel) der Hautarteriolen führen sowie den Juckreiz vermitteln.
Als Auslöser kommen eine Vielzahl von **immunologischen** und **nichtimmunologischen** Faktoren in Frage (**Tab. 5.5**). Physikalisch induzierte Urtikariaformen sind relativ häufig und finden sich bevorzugt bei jüngeren Patienten; milde Formen haben oft keinen wesentlichen Krankheitswert.

Tabelle 5.5

Ursachen einer Urtikaria	
auslösender Mechanismus	**Auslöser**
allergisch (IgE-vermittelt)	Medikamente (v. a. Penicilline), Nahrungsmittel, Insektengift, Pollen
pseudoallergisch	Nahrungsmittelzusatzstoffe, Medikamente (z. B. ASS, andere Analgetika, Röntgenkontrastmittel)
mikrobiell	Bakterien (z. B. Helicobacter pylori), Parasiten (z. B. Echinokokkus), Viren (z. B. Hepatitis, Epstein-Barr-Virus), Pilze (z. B. Candida)
physikalisch (physikalische Urtikaria)	Kälte, Wärme, Licht, Druck, Vibration, Scherkräfte, Wasser
autoimmun	z. B. bei Patienten mit SLE oder Hashimoto-Thyreoiditis

5

5.6.1 Akute Urtikaria

Ätiologie ▮ Die genaue Ursache kann oft nicht ermittelt werden. Auslöser sind häufig **Infekte** (v. a. viral) oder **Medikamente** (meist Intoleranzreaktionen, z. B. auf NSAR).

Klinik ▮ Es zeigt sich eine Quaddelbildung mit Juckreiz in unterschiedlicher Ausprägung, die sich innerhalb von 6 Wochen zurückbildet. In einigen Fällen treten begleitend Allgemeinbeschwerden wie Krankheitsgefühl, Fieber und Kreislaufbeschwerden auf. Atem- oder Schluckbeschwerden können auf ein begleitendes **Angioödem** der Mund- und Rachenschleimhäute hinweisen (s. S. 111).

> **MERKE**
>
> **Urtikaria** = Ödem in der Dermis
> **Angioödem** = Ödem in der unteren Dermis und Subkutis bzw. Submukosa

Diagnostik ▮ Typisch ist die Bestandsdauer < 6 Wochen. Eine spezifische Diagnostik ist meist nicht notwendig. Bei Anamnese und klinischer Untersuchung muss besonders auf Kreislaufbeschwerden und Angioödeme geachtet werden (Inspektion der Mundhöhle!).

Therapie ▮ Wenn Medikamente oder Nahrungsmittel als Auslöser verdächtig sind, sollten diese pausiert werden. Leichtere Fälle werden mit **oralen Antihistaminika** (z. B. Cetirizin oder Loratadin) und lokal mit kühlenden Lotionen oder feuchten Umschlägen behandelt. Bei ausgeprägten Beschwerden wird neben der stationären Überwachung die **intravenöse** Gabe von **Antihistaminika** und **Glukokortikoiden** empfohlen. Bei anaphylaktischen Reaktionen ist eine Schocktherapie erforderlich (s. S. 100).

 Praxistipp

Nach ambulanter Behandlung kommt es nach anfänglich gutem Ansprechen häufig zu Rezidiven (v. a. nachts). Die Patienten sollten darüber aufgeklärt und mit entsprechenden Medikamenten versorgt werden.

5.6.2 Chronische Urtikaria

Ätiologie ▮ Die Ursachen der chronischen Urtikaria sind sehr vielfältig und machen im Rahmen der Diagnostik eine umfangreiche Durchuntersuchung notwendig. Neben allergischen, pseudoallergischen und autoimmunen Auslösern kommen auch chronische Infekte (z. B. im HNO- oder Zahnbereich, Helicobacter-pylori-Gastritis) in Frage (**Tab. 5.5**).

Klinik ▮ Bei der chronischen Urtikaria kommt es zur Quaddelbildung über Wochen (> 6), Monate oder Jahre, entweder chronisch-**rezidivierend** (mit längeren freien Intervallen) oder chronisch-**kontinuierlich**.

Es besteht ein quälender Juckreiz, besonders in der Nacht. Einige Patienten weisen zusätzlich Kreislaufbeschwerden und gastrointestinale Symptome wie Übelkeit, Erbrechen und Diarrhö auf. Angioödeme sind im Gegensatz zur akuten Urtikaria eher selten.

> **MERKE**
>
> Der quälende Juckreiz wird von den Patienten nicht durch Kratzen (wie z. B. bei atopischer Dermatitis → Exkoriationen), sondern durch **Reiben** gelindert.

Diagnostik ▮ Die Diagnose kann erst nach mindestens 6-wöchigem Bestehen der Quaddeln gestellt werden. Besonders wichtig ist eine **ausführliche Anamnese**, die sämtliche in Frage kommenden Auslöser (**Tab. 5.5**) beinhalten sollte; hilfreich ist hierbei ein vom Patienten geführtes Symptom-Tagebuch mit Lebensgewohnheiten, eingenommenen Medikamenten und Nahrungsmitteln.

Die **weiterführende Diagnostik** wird aufgrund des großen Aufwands teilweise stationär durchgeführt.

- Provokationstestungen (Histamin, pseudoallergenreiche Kost), Eliminationsdiäten
- Allergologische Untersuchungen (Pricktest, IgE)
- Physikalische Testungen (z. B. Kälteprovokation, Drucktest)
- Abklärung von chronischen Infekten und Grunderkrankungen (Autoimmunerkrankungen)
- Ggf. Biopsie bei länger als 24 h bestehenden Quaddeln (Ausschluss einer Urtikariavaskulitis)

Therapie ▮ Lassen sich potenzielle Auslöser identifizieren, sollten diese möglichst vermieden werden. Gelingt dies nicht, ist häufig eine dauerhafte Therapie mit **oralen Antihistaminika** notwendig. Bevorzugt werden nicht oder nur gering sedierende Antihistaminika wie Cetirizin, Loratadin und Fexofenadin. Selten ist der kurzfristige Einsatz von **oralen Glukokortikoiden** indiziert. Extern kommen ebenso wie bei der akuten Urtikaria kühlende Lotionen und feuchte Umschläge zur Anwendung.

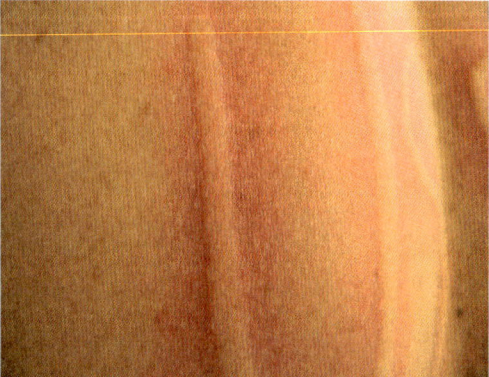

Abb. 5.4   Urtikaria factitia. Strichformige Quaddel mit Reflexerythem.

Tabelle 5.6

Sonderformen der Urtikaria	
Form	**auslösende Faktoren**
Urticaria factitia (Abb. 5.4)	häufigste physikalische Urtikaria. Nach Einwirken von **Scherkräften** (Kratzen, Reiben, Scheuern durch Kleidung) kommt es zu streifenförmigen Quaddeln (urtikarieller **Dermographismus**), begleitet von einem ausgeprägten Juckreiz
Kältekontakturtikaria	Kontakt mit **Kälte** (Luft, Flüssigkeiten, Wind, Gegenstände) kann lokale Quaddelbildungen oder auch Systemreaktionen (anaphylaktische Reaktionen → **Notfallset** mitführen!) auslösen. Meist idiopathisch, selten mit der Einnahme von Medikamenten, Infektionskrankheiten oder Lymphomen assoziiert (ggf. Abklärung)
Wärmekontakturtikaria	Seltene Urtikariaform, die durch **lokale Wärme** (> 37 °C) ausgelöst wird.
Druckurtikaria	**vertikaler Druck** führt nach einer Latenzzeit von 3–8 h zur Quaddelbildung. Betroffen sind v. a. Gesäß, Füße, Hände und Rücken
Lichturtikaria (solare Urtikaria)	**UV-Licht** verschiedener Wellenlänge induziert diese Urtikaria, insgesamt sehr seltene Form
aquagene Urtikaria	sehr seltene Urtikaria, die durch Kontakt mit **Wasser** (jeglicher Temperatur) ausgelöst wird
cholinerge Urtikaria	sie entsteht durch eine **Erhöhung der Körpertemperatur**, oft durch körperliche Anstrengung oder heißes Duschen. Typisch sind stecknadelkopfgroße Quaddeln mit ausgeprägtem Juckreiz
Kontakturtikaria	nach Kontakt mit **Urtikaria-auslösenden Substanzen** → Quaddelbildung durch immunologische und nichtimmunologische (häufiger) Reaktionen – **immunologisch:** z. B. durch Latex, Nahrungsmittel, Desinfektionsmittel, Konservierungsstoffe, Nickel – **nichtimmunologisch:** z. B. durch Pflanzen (Brennnesseln), Tiere (Insekten, Quallen), Medikamente (Benzocain, Capsaicin), Duftstoffe, Desinfektionsmittel

5.6.3 Sonderformen der Urtikaria

Siehe **Tab. 5.6**.

5.7 Angioödem

Synonyme: Quincke-Ödem, angioneurotisches Ödem

Key Point

Die Therapie der Angioödeme unterscheidet sich je nach Ursache deutlich. Insbesondere bei lebensbedrohlichen Schwellungen im Mund-Rachen-Raum muss eine schnelle Abklärung der Ursache und eine entsprechende Therapie eingeleitet werden.

Definition ❘ Angioödeme sind gekennzeichnet durch **akut** auftretende lokale Ödeme in der **unteren Dermis**, der **Subkutis** oder **Submukosa**. Die Beschwerden halten **bis zu 3 Tagen** an und unterscheiden sich dadurch von einer Urtikaria (< 24 h). Insbesondere Schwellungen im Bereich des Pharynx und Larynx (Glottisödem!) können lebensbedrohlich sein.

Ätiologie ❘ Es handelt sich um ein **polyätiologisches** Krankheitsbild mit unterschiedlichen Auslösern und Pathomechanismen:

– **histaminvermittelt** (sehr häufig): verschiedene immunologische (IgE-vermittelt) und nichtimmunologische Faktoren (s. Urtikaria, S. 109)
– **medikamentös:** v. a. ACE-Hemmer, seltener Angiotensin-II-Rezeptor-Antagonisten

– **physikalisch:** z. B. vibratorische Erschütterungen (Presslufthammer, Joggen etc.)
– **bradykininvermittelt** (selten): hereditärer oder erworbener **Mangel des C$_1$-Esterase-Inhibitors (C$_1$-INH)** (s. Exkurs)

Am häufigsten treten Angioödeme als Begleiterscheinung einer **Urtikaria** auf.

MERKE

Die unterschiedlichen Pathomechanismen von **Urtikaria**-assoziierten (meist **histamin**vermittelt) und **C$_1$-INH-Mangel**-bedingten (**bradykinin**vermittelt) Angioödemen erfordern grundsätzlich verschiedene Therapieansätze: Antihistaminika/Glukokortikoide bei histaminvermittelten und C$_1$-INH-Gabe bei bradykininvermittelten Formen.

EXKURS

Angioödeme durch C1-Esterase-Inhibitormangel

Seltene Erkrankung, die durch eine verringerte Konzentration (85 % der Fälle) oder Aktivität des **C$_1$-Esterase-Inhibitors** (C$_1$-INH) verursacht wird. Durch eine verminderte Hemmung des Kininsystems wird mehr **Bradykinin** freigesetzt und dadurch die Ödemneigung erhöht.

Beim **hereditären Angioödem** zeigen sich die ersten Symptome bereits im Kindes- oder Jugendalter und

5

treten meist spontan nach geringem Trauma oder im Rahmen von Infekten auf. Neben Schwellungen im Gesicht können auch die Extremitäten (**Abb. 5.5**) und der Gastrointestinaltrakt (**abdominelle Schmerzen**, Übelkeit, Diarrhö) betroffen sein. Beim **erworbenen C_1-Esterase-Inhibitor-Mangel** manifestiert sich die Erkrankung meist erst im Erwachsenenalter und kann mit lymphoproliferativen Erkrankungen oder Antikörpern gegen C_1-Esterase-Inhibitor assoziiert sein (Abklärung!).

Die **Diagnose** wird durch die Bestimmung der C_1-INH-Funktion und -Konzentration sowie der Komplementfaktoren C_3 und C_4 (oft erniedrigt) gesichert. **Therapie** der Wahl ist im akuten Schub die Substitution von C_1-INH (Antihistaminika und Glukokortikoide sind unwirksam!). Beim hereditären Angioödem kann eine Langzeitprophylaxe mit Danazol (Androgen) erfolgen, das die hepatische C_1-INH-Synthese stimuliert.

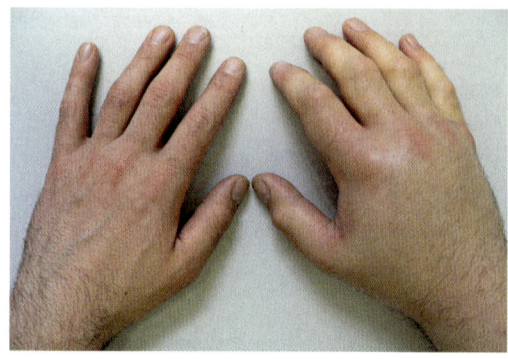

Abb. 5.5   Hereditäres Angioödem.

5.8 Kutane Arzneimittelreaktionen

Key Point

Ein großer Teil der unerwünschten Arzneimittelwirkungen (UAW) manifestiert sich an der Haut (> 80 %). Damit kommt der Haut eine Schlüsselposition in der Erkennung von UAW zu. Die Formenvielfalt kann andererseits die rasche Zuordnung zu einer arzneimittelinduzierten Symptomatik erschweren.

Epidemiologie I Arzneimittelreaktionen sind insgesamt recht häufige Ereignisse. Ist bereits eine solche Reaktion aufgetreten, vergrößert sich das Risiko für weitere Unverträglichkeiten. Auch bei einer positiven Familienanamnese erhöht sich die Wahrscheinlichkeit für eine Arzneimittelreaktion.

Ätiologie I Die Ursachen von Arzneimittelreaktionen sind sehr vielfältig. Neben **allergischen Reaktionen** nach Coombs und Gell (ca. **30 %**, **Tab. 5.7**) finden sich u. a. **Arzneimittelintoleranzen** und Reaktionen mit unbekannter Pathogenese (z. B. Erythema exsudativum multiforme, fixe Arzneimittelreaktionen, toxische epidermale Nekrolyse).

Klinik I Kutane Arzneimittelreaktionen weisen einen ausgeprägten **Formenreichtum** auf:
- makulopapulöse, morbiliforme (masernartige) und scarlatiniforme (scharlachartige) Exantheme
- Urtikaria und Angioödeme
- Kontaktekzeme
- photoallergische und phototoxische Reaktionen
- Anaphylaxie
- reiner Pruritus ohne Hautveränderungen

MERKE

Auch wenn Arzneimittelallergien oft nach kurzer Einnahmedauer auftreten, ist eine Reaktion auf bereits seit Jahren verabreichte Medikamente möglich.

Tabelle 5.7

Auslöser allergischer Arzneimittelreaktionen (nach Coombs und Gell)		
Typ	**Krankheitsbilder (Beispiele)**	**wichtige Auslöser**
I	Urtikaria, Angioödem anaphylaktischer Schock	Penicillin, Aminoglykoside, Sulfonamide, Thiazide, Tranquilizer
II	allergische thrombozytopenische Purpura	Saliczylate, Heparin, Thiazide, Phenytoin, Chinin
III	allergische Vaskulitis (s. S. 237)	Allopurinol, Acetylsalicylsäure, Sulfonamide, Penicillin, Furosemid
	Erythema nodosum (s. S. 273)	Kontrazeptiva, Impfstoffe, Sulfonamide, Salicylate
	Serumkrankheit	Salizylate, Fremdseren, Hydralazin, Penicilline, Pyrazolone, Sulfonamide, Thiazide
IV	allergische Kontaktdermatitis	Antihistaminika, Benzocain, Neomycin, Penicilline, Sulfonamide
	photoallergische Reaktionen	Chlorpromazin, Griseofulvin, Sulfonamide, Tetracycline
	Arzneimittelexantheme	Allopurinol, Aminoglykoside, Barbiturate, Benzodiazepine, Carbamazepin, Erythromycin, Penicilline, Phenytoin, Sulfonamide

Eine besondere Bedeutung haben aufgrund der Schwere des Verlaufs das **Stevens-Johnson-Syndrom** (**SJS**, s. u.) und die **toxische epidermale Nekrolyse** (**TEN**, s. u.).

Weitere schwere Arzneimittelreaktionen:
- **akute generalisierte exanthematische Pustulose (AGEP):** Sie äußert sich durch zahlreiche, akut auftretende **Pusteln** mit Betonung der Körperbeugen und -falten, **Fieber** und **Neutrophilie** im Blutbild (häufig Fehldiagnose einer Infektionskrankheit). Auslöser sind oft Antibiotika.
- **Hypersensitivitätssyndrom** (**HSS**) / Drug Reaction with Eosinophilia and Systemic Symptoms (**DRESS**): Das Krankheitsbild umfasst verschiedene Hautveränderungen (Exanthem, Infiltrationen, Schuppung) unter Beteiligung von inneren Organen (v. a. Leber, Niere, Lunge, Herz). Mögliche Auslöser sind Allopurinol, Carbamazepin, Minocyclin, Phenobarbital, Phenytoin und Sulfonamide.

Diagnostik ❙ Einen wichtigen ätiologischen Hinweis kann hier der zeitliche Abstand zwischen Beginn der Arzneimitteltherapie und nachfolgender Arzneimittelreaktion liefern. In der Regel zeigen sich Arzneimittelreaktionen in den ersten Tagen bis ersten Wochen. Typisch ist das Auftreten eines Exanthems nach Einnahme von Aminopenicillinen nach 8–12 Tagen, während bei Allopurinol und Carbamazepin erst nach bis zu 8 Wochen Hautreaktionen auftreten können. Prinzipiell können jedoch zu jedem Zeitpunkt Unverträglichkeitsreaktionen eintreten.

Therapie ❙ Die Therapie richtet sich nach der Ausprägung der arzneimittelbedingten Erkrankung. Bei leichten Beschwerden kann schon die alleinige **Pausierung der Therapie** ausreichend sein, während bei lebensbedrohlichen Verläufen eine **intensivmedizinische Behandlung** notwendig ist. Bei leichten Formen von makulopapulösen Arzneimittelexanthemen kann manchmal das auslösende Medikament unter genauer Kontrolle weitergegeben werden, wenn kein geeigneter Ersatz zur Verfügung steht.

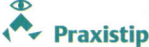

 Praxistipp

Bei geringer Symptomatik sollten nicht alle potenziellen Medikamente schlagartig abgesetzt werden, da der erwartete Nutzen nicht im Verhältnis zum voraussichtlichen Schaden durch den Entzug wichtiger Medikamente steht.

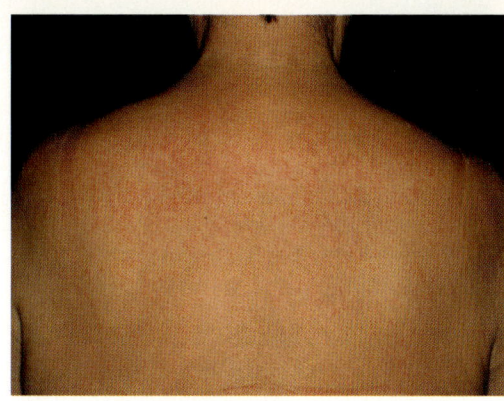

Abb. 5.6 Arzneimittelexanthem.

5.8.1 Arzneimittelexantheme

Arzneimittelexantheme gehören zu den häufigsten Arzneimittelreaktionen. Sie treten meist **5–14 Tage** nach Einnahme der Medikamente auf und bilden sich in der Regel innerhalb einer Woche wieder zurück. Aufgrund der Ähnlichkeit ist eine Verwechslung mit viralen Exanthemen möglich. Prädilektionsstellen sind neben dem **Rumpf** (**Abb. 5.6**) und dem **Gesicht** auch seltener Handflächen und Fußsohlen. Ausgeprägte Verlaufsformen können mit Krankheitsgefühl, Fieber und Lymphknotenschwellungen einhergehen.

Sonderformen ❙
- **fixes Arzneimittelexanthem:** Typisch ist das stets an den gleichen Hautarealen auftretende („fixe") Exanthem bei wiederholter Exposition. Klinisch zeigen sich häufig solitäre und mehrere scharf begrenzte erythematöse Maculae, z. T. auch mit zentralen Vesikeln.
- **Ampicillinexanthem:** Es tritt bei infektiöser Mononukleose und gleichzeitiger Ampicillin-Gabe auf. Dabei handelt es sich nicht um eine Penicillin-/Ampicillinallergie. Nach Abheilung kann Penicillin bei entsprechender Indikation wieder verabreicht werden.
- **lichenoides Arzneimittelexanthem:** Klinisch und histologisch zeigt sich das Bild eines Lichen ruber (s. S. 143). Dieses Exanthem wird oft durch β-Blocker, ACE-Hemmer, Furosemid, Antimalariamittel und Goldpräparate ausgelöst.

5.8.2 Urtikaria

Medikamentös induzierte Urtikariaformen sind insgesamt recht häufig, auch wenn die Mehrzahl der Urtikariafälle nicht durch Medikamente ausgelöst wird. Häufig handelt es sich um sehr ausgeprägte Verlaufsformen. Angioödeme und anaphylaktische Reaktionen können auftreten. Auslöser sind oft Penicillin- und Latexunverträglichkeiten.

5

5.8.3 Arzneimittelinduzierte Autoimmundermatosen

- **Kollagenosen:**
  - **Lupus erythematodes:** z. B. durch Captopril, Hydralazin, Minocyclin, Penicillamin, Piroxicam, Procainamid, Thiazide. Typisch ist der Nachweis von **Anti-Histon-Antikörpern** (s. S. 172).
  - **sklerodermieartige Erkrankungen**: z. B. durch Bleomycin, L-Tryptophan und Penicillamin (s. S. 177).
- **Bullöse Autoimmunerkankungen:**
  - **Pemphigus:** z. B. durch Captopril, Penicillamin, Phenobarbital, Piroxicam, Penicilline (s. S. 159)
  - **bullöses Pemphigoid:** weniger gut belegt; mögliche Auslöser sind u. a. NSAR (z. B. Ibuprofen), Antibiotika (Penicilline, Sulfonamide), β-Blocker, Furosemid und Diazepam (s. S. 162).

5.8.4 Purpura pigmentosa progressiva

Synonym: Morbus Schamberg
Meist chronisch verlaufende, ausschließlich die Haut einbeziehende Erkrankung (keine systemische Beteiligung), die überwiegend das männliche Geschlecht betrifft. Prädilektionsstellen sind die Unterschenkel, eine Ausbreitung auf das restliche Integument ist möglich. Klinisch zeigen sich, meist schubweise auftretende, gelbliche bis **rötlich-bräunliche Flecken** aus zentral konfluierenden und im Randbereich **punktförmigen Hauteinblutungen**. Subjektive Beschwerden wie Juckreiz bestehen nur selten. Die Ursache ist weitgehend unbekannt. Diskutiert werden u. a. Arzneimittel (z. B. Benzodiazepine), Kryoglobuline, Nahrungsmittelzusatzstoffe und eine chronisch-venöse Insuffizenz. Die Therapie erfolgt in der Regel symptomatisch. Hilfreich können topische Glukokortikoide (keine Langzeittherapie), eine Kompressionsbehandlung sowie die Anwendung von Creme- oder Bade-PUVA sein.

5.8.5 Erythema-multiforme-Gruppe

Dabei handelt es sich um eine polyätiologische Erkrankung mit typischerweise auftretenden **kokardenförmigen** (schießscheibenartigen) Hautveränderungen. Darunter versteht man zonal aufgebaute, rötlich-livide, z. T. hämorrhagische Plaques mit häufig zentraler Bläschenbildung. Neben dem **Erythema exsudativum multiforme (EEM)** werden weitere mit Kokarden einhergehende Erkrankungen unterschieden. Dabei handelt es sich um das **Stevens-Johnson-Syndrom (SJS)** und die **toxische epidermale Nekrolyse (TEN)**. Es bestehen fließende Übergänge zwischen diesen Erkrankungen. Auch fixe Arzneimittelexantheme (s. S. 113) können einen kokardenartigen Befund zeigen.

Erythema exsudativum multiforme (EEM)

Definition und Epidemiologie ❙ Beim EEM werden **Minorvarianten** mit fehlender oder geringer Schleimhautbeteiligung und **Majorvarianten** mit meist ausgeprägter Schleimhautbeteiligung unterschieden. Das EEM minus ist insgesamt recht häufig und tritt vorwiegend im Frühjahr und Herbst auf. Meist sind jüngere Menschen in den ersten Lebensjahrzehnten betroffen.

Ätiologie ❙ Die Minorvarianten werden vorwiegend durch **Viren** wie Herpes simplex ausgelöst, während die Majorvarianten oft durch **Arzneimittel** hervorgerufen werden. Diskutiert wird eine Typ-IV-Reaktion nach Coombs und Gell.

Klinik ❙ Es zeigen sich die typischen, **kokardenförmigen Plaques**: rot-livides Zentrum, weißliche Intermediärzone und rötlicher Randsaum, zentral ggf. Blase (**Abb. 5.7a**). Bei **Schleimhautbeteiligung** (v. a. Mundschleimhaut, besonders Lippen) kommt es zu Blasenbildungen und Erosionen. Die Prädilektionsstellen sind insbesondere Handrücken, Streckseiten der Unterarme, Ellbögen, Knie, Fußrücken und Hals. (**Abb. 5.7b**).

Diagnostik und Differenzialdiagnose ❙ Die Diagnose wird in der Regel klinisch gestellt. Wichtig ist eine genaue **Medikamentenanamnese**. In einzelnen Fällen ist eine Histologie hilfreich. Differenzialdiagnostisch kommen bei Fehlen eindeutiger Kokarden insbesondere Urtikaria, Sweet-Syndrom, fixe Arzneimittelexantheme und ein bullöses Pemphigoid in Frage.

Therapie ❙ Sie richtet sich nach der Schwere der Erkrankung. Bei ausgeprägten Beschwerden werden systemische Glukokortikoide verabreicht (da infektiöse Genese möglich, jeweils Vor- und Nachteile abwägen). Bei Hinweis auf eine akute Herpes-simplex-Infektion kann eine entsprechende antivirale Therapie eingeleitet werden. Diese kommt jedoch meist zu spät. Bei rezidivierenden Schüben kann eine Prophylaxe mit z. B. Aciclovir durchgeführt werden. Topisch werden zinkhaltige (Lotio alba) oder glukokortikoidhaltige Präparate verwendet. Antiseptische Spülungen sind bei Schleimhautbefall empfehlenswert.

Stevens-Johnson-Syndrom (SJS) und toxische epidermale Nekrolyse (TEN)

Definition ❙ Das Stevens-Johnson-Syndrom und die toxische epidermale Nekrolyse (früher auch medikamentöses Lyell-Syndrom) sind schwere Arzneimittelreaktionen. Eine klare Trennung beider Erkrankungen ist nicht möglich. Sie werden daher als unterschiedliche Ausprägung einer gemeinsamen Krankheitsentität betrachtet. Eine Zwischenstufe stellt die SJS/TEN-Übergangsform dar.

Epidemiologie ❙ Seltene Ereignisse (etwa 1–2 Fälle je 1 Mio. Einwohner im Jahr), die jedoch mit einer **hohen Letalität** einhergehen.

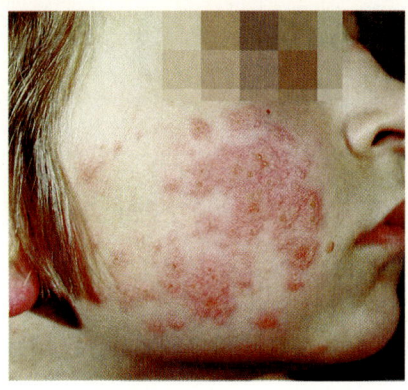

a

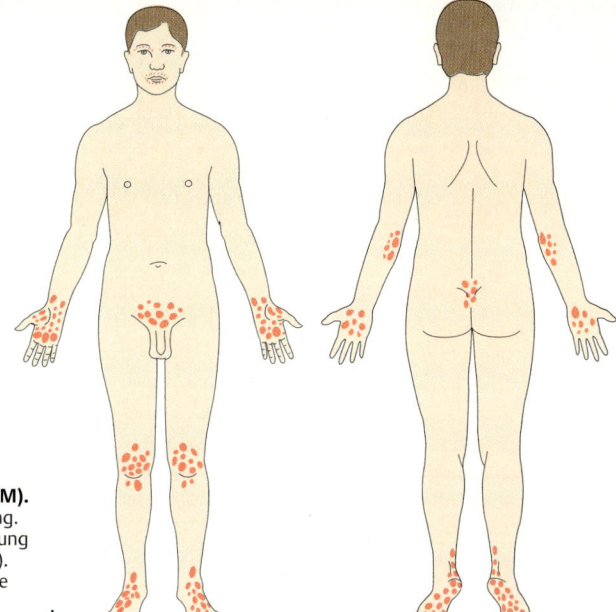

b

Abb. 5.7 Erythema exsudativum multiforme (EEM).
Kokardenförmige Plaques mit zentraler Blasenbildung.
a Kokardenförmige Plaques mit zentraler Blasenbildung
(aus Sitzmann, Duale Reihe Pädiatrie, Thieme, 2006).
b Prädilektionsstellen des EEM (aus Moll, Duale Reihe
Dermatologie, Thieme, 2010).

Ätiologie ❙ Auslöser sind insbesondere Antibiotika
(z. B. Aminopenicilline, Cephalosporine, Chinolone
und Cotrimoxazol), Allopurinol, Carbamazepin, La-
motrigin, Nevirapin, einige NSAR, Phenobarbital und
Phenytoin. In den meisten Fällen treten die Hautveränderungen **1–3 Wochen** nach Einnahme des Medi-
kamentes auf. Da keine geeigneten Testverfahren für
die Bestimmung des Präparates zur Verfügung stehen,
kommt diesem Aspekt eine große Bedeutung zu.

Klinik ❙ Bei diesen Erkrankungen zeigen sich zunächst
ausgedehnte Erytheme, die eher unscharf begrenzt
und flach sind und einen weniger zonalen Aufbau aufweisen (sog. **atypische Kokarden**). Im Verlauf kommt
es zu **Blasen**bildungen an der Haut mit Beteiligung der
Schleimhäute (v. a. Mundhöhle, Lippen und Konjunktiven, **Abb. 5.8**). Begleitend tritt meist **Fieber** und ein
ausgeprägtes Krankheitsgefühl auf. Die Übergänge
von SJS und TEN sowie zur SJS-TEN-Übergangsform

sind fließend. Die ausgedehnteste Hautablösung
liegt bei der TEN vor. Eine Unterscheidung ist für die
Prognose und Therapieplanung wichtig (**Tab. 5.8**).

Diagnostik ❙ Das **Nikolski-Phänomen** (Verschieblich-
keit der Haut) ist oft nachweisbar. Eine **histologische**
Sicherung sollte bei ausgedehnten Hautläsionen
durchgeführt werden. Ggf. ist eine Immunfluores-
zenzuntersuchung zum Ausschluss einer autoim-
munbedingten blasenbildenden Dermatose (Pemphigus vulgaris, bullöses Pemphigoid) erforderlich.

Histologie: Subepidermale, z. T. intraepidermale
Spaltbildung; disseminierte Keratinozytennekrosen,
z. T. vollständige Nekrose der Epidermis.

Differenzialdiagnose ❙
— **Staphylococcal scalded skin syndrome** (meist bei
  Neugeborenen und Kleinkindern, Histologie: **sub-
  korneale** Spaltbildung, s. S. 56)

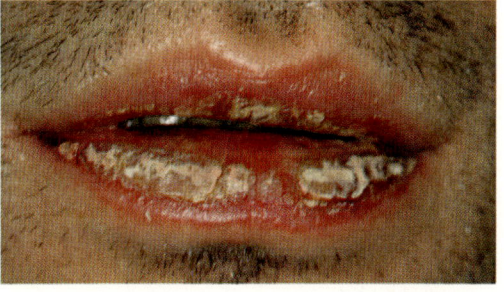

**Abb. 5.8 Stevens-Johnson-Syndrom (SJS) und toxische
epidermale Nekrolyse (TEN).** Großflächige Erosionen und
Krusten an den Lippen bei SJS.

Tabelle 5.8

Klinische Merkmale von EEM, SJS und TEN

Einteilung	EEM majus	SJS	SJS/TEN-Übergangsform	TEN
Hautablösung	< 10 %	< 10 %	10–30 %	> 30 %
Kokarden	typisch, erhaben	atypisch, flach	atypisch, flach	atypisch, flach
Verteilung	extremitäten-betont	stammbetont, generalisiert	stammbetont, generalisiert	stammbetont, generalisiert

EEM = Erythema exsudativum multiforme; Sys = Stevens-Johnson-Syndrom ; TEN = toxische epidermale Nekrolyse

- **blasenbildende Dermatosen** (Klinik, Histologie, Immunfluoreszenz, s. S. 157)
- generalisiertes, bullöses, **fixes Arzneimittelexanthem** (geringere Blasenbildung, häufig positive Anamnese für ähnliche Reaktionen in der Vergangenheit, besserer Allgemeinzustand).

Therapie I Bei ausgedehnten Hautläsionen ist eine intensivmedizinische Betreuung notwendig. Systemisch werden für einige Tage hochdosierte **Glukokortikoide** verabreicht (nicht unumstritten). Nach Befund, z. T. prophylaktisch, wird eine antibiotische Therapie durchgeführt. Topisch können Fettgazen und Metalline-Folien angewendet werden. Auf eine sorgfältige Lagerung ist zu achten. Desinfizierende Spülungen werden v. a. an den Schleimhäuten eingesetzt.

Verlauf und Prognose I Während die Letalität beim Erythema exsudativum multiforme sehr gering ist, steigt diese beim Stevens-Johnson-Syndrom bereits auf etwa 6 %; bei der toxischen epidermalen Nekrolyse beträgt sie sogar bis zu 45 %. Kommt es zur Abheilung, bleiben meist keine Narben zurück. Jedoch können Pigmentierungsstörungen auftreten. An den Schleimhäuten kann es zu Verklebungen (Synechien, Strikturen) kommen.

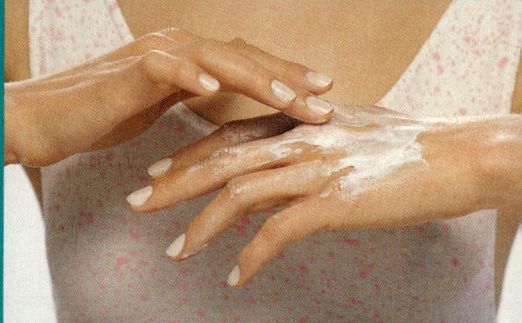

Kapitel 6

Atopische Dermatitis und andere Ekzeme

Henna-Tattoo

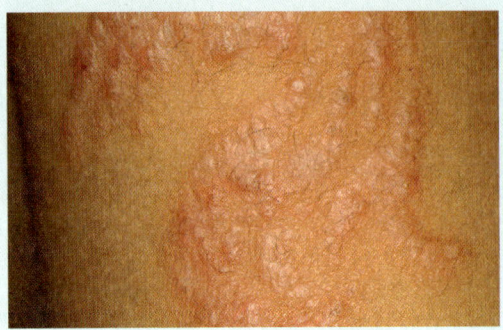

Ein schöner Urlaub

Kati und Hannah haben den Abi-Stress endlich hinter sich. „Nie wieder Prüfungen!" freut sich Kati. „Jetzt will ich erst mal in die Sonne und entspannen." Die Koffer sind bereits gepackt und der Flug nach Tunesien ist gebucht. Die zwei Wochen vergehen wie im Fluge und der Tag der Rückreise rückt näher. „Ich wünschte, der Urlaub ginge ewig so weiter" seufzt Kati. „Übermorgen müssen wir schon wieder zurück." „Nimm Dir doch ein Andenken mit." schlägt Hannah vor. „Wie wäre es denn mit so einer tollen Bemalung, so einem Henna-Tattoo?" „Prima Idee. Worauf warten wir noch." Zwei Stunden später bewundern sie gemeinsam den Oberarm von Kati. „Ein richtiger Künstler!", da waren sie sich einig. Hannah hat sich für ein Motiv am Unterschenkel entschieden.

Rötung und Bläschen

Kati und Hannah haben sich einige Tage später in einem Café verabredet. Sie wollen noch einmal in Urlaubserinnerungen schwelgen. Schließlich fragt Kati: „Sag mal, juckt bei Dir diese Bemalung auch so? Hat gestern erst angefangen und seither wird es immer schlimmer. Ich konnte letzte Nacht kaum schlafen." „Komisch" sagt Hannah, „ich merke nichts. Zeig mal Deinen Arm." Als Kati den Ärmel hochschiebt, sieht Hannah gleich die Rötung und auch kleine Bläschen. „Die Bläschen waren gestern noch nicht da", sagte Kati besorgt. „Du solltest unbedingt zum Arzt gehen!" meint Hannah. „Hoffentlich bekomme ich nicht auch noch so was."

Beim Hautarzt

Hannah begleitet Kati zum Hautarzt, da sie selber in Sorge ist, dass bei ihr eine ähnliche Hautreaktion entstehen könnte. Nachdem der Arzt sich ihre Geschichte angehört hat, betrachtet er Katis Oberarm. „Wahrscheinlich haben Sie eine Kontaktallergie auf para-Phenylendiamin, auch PPD genannt. Ein Farbstoff, der z. B. in dunklen Haarfärbepräparaten enthalten ist." Kati entgegnet: „Das kann nicht sein. Das ist doch ein Henna-Tattoo und Henna ist doch eine Pflanze und kein chemischer Farbstoff. Außerdem habe ich früher mal meine Haare schwarz gefärbt und hatte nie Probleme." Der Arzt erklärt Kati: „Reine Henna-Tattoos enthalten kein PPD. Allerdings wird dieser Farbstoff für dunklere und damit intensivere Farbtöne gerne beigemischt. Oft enthalten die Bemalungen eine sehr hohe Konzentration an PPD, viel höher, als in den zugelassenen Haarfärbeprodukten. Die allergische Reaktion kann daher auch viel ausgeprägter sein." Kati seufzt. „Und was mache ich jetzt?" Der Arzt empfiehlt ihr die Anwendung einer kortisonhaltigen Creme und eine Kühlung des Armes mit feuchten Umschlägen. „In ein paar Tagen schaue ich mir Ihren Arm noch einmal an. Wenn die Entzündung abgeheilt ist, sollten wir einen Epikutantest durchführen. Damit kann man eine Sensibilisierung auf PPD nachweisen." Auch Hannah zeigt jetzt ihr Tattoo und fragt, ob denn bei ihr auch noch so eine Allergie entstehen könne. „Es ist unwahrscheinlich, dass bei Ihnen noch eine Allergie auftritt", entgegnet der Arzt. „Nicht bei jedem Menschen führt der Kontakt auch zu einer Sensibilisierung oder Allergie. In den letzten Jahren sind aber immer mehr Menschen betroffen. Wenn man nicht genau weiß, was in der Bemalung enthalten ist, sollte man lieber darauf verzichten." Schließlich will Kati noch wissen, wie lange die Behandlung dauern wird. „Bis die Entzündung vollständig abgeklungen ist, kann es durchaus ein paar Wochen, manchmal sogar ein paar Monate dauern. Sie sollten in Zukunft Produkte mit PPD meiden. Dazu können auch dunkle Textilien und Lederwaren gehören." Kati seufzt erneut: „So habe ich mir mein Urlaubsandenken nicht vorgestellt."

6 Atopische Dermatitis und andere Ekzeme

6.1 Grundlagen

Definitionen |
- **Ekzem:** akute und chronische, nichtinfektiöse Entzündungsreaktion der Haut mit Juckreiz, Papeln und Seropapeln, in späteren Stadien auch mit Schuppung, Krustenbildung und Lichenifikation
- **Dermatitis:** entzündliche, nichtinfektiöse Hauterkrankung

Zum Teil werden die Begriffe Dermatitis und Ekzem, insbesondere im angloamerikanischen Sprachgebrauch, synonym verwendet.

Klinik |
- **akut:** Rötung, Ödem, Nässe, Seropapeln
- **subakut:** Rötung, Schuppung, Krusten
- **chronisch:** Lichenifikation, Papeln, Schuppen, Rhagaden, Erosionen, Exkoriationen

Histologie |
- Spongiose (interzelluläres Ödem in der Epidermis)
- Akanthose (Verbreiterung des Stratum spinosum)
- Parakeratose (Verhornungsstörung mit Zellkernresten im Stratum corneum)
- Hyperkeratose (Verdickung des Stratum corneum)
- lymphozytäres Infiltrat in der oberen Dermis.

6.2 Atopische Dermatitis

Synonyme: atopisches Ekzem, endogenes Ekzem, Neurodermitis

Key Point
Die atopische Dermatitis unterscheidet sich von anderen Ekzemen u. a. durch die typische Verteilung der Hautveränderungen sowie die genetische Prädisposition.

Definition | Die atopische Dermatitis (AD) ist eine anlagebedingte, entzündliche Hauterkrankung mit chronisch-rezidivierendem Verlauf, die zum Formenkreis der atopischen Erkrankungen zählt (s. S. 99). Sie ist durch eine altersabhängige Verteilung der Hautveränderungen sowie starken Juckreiz gekennzeichnet.

MERKE

Zu den Erkrankungen des atopischen Formenkreises zählen:
- allergische Rhinokonjunktivitis
- allergisches Asthma bronchiale
- atopisches Ekzem

Epidemiologie | Die AD ist eine der häufigsten Hauterkrankungen. In Industrieländern sind etwa 10–20 % der Kinder und 1–3 % der Erwachsenen betroffen. Dabei konnte in der Vergangenheit eine deutliche **Zunahme der Inzidenz**, wie insgesamt bei den atopischen Erkrankungen, beobachtet werden. Es liegt eine genetische Disposition zugrunde: Ist ein Elternteil betroffen, erkrankt ein Kind mit einer Wahrscheinlichkeit von etwa 30 %. Sind beide Elternteile betroffen, steigt das Risiko sogar auf über 50 %. In der Regel manifestiert sich die Erkrankung im Kindesalter (häufig bereits im 1. Lebensjahr).

Äthiopathogenese | Bei der atopischen Dermatitis handelt es sich um eine **polyätiologische** Erkrankung. Bei einer bestehenden **genetischen** Disposition führen verschiedene **Umweltfaktoren** zur individuellen Ausprägung der Krankheitssymptome.

Wurden früher vorwiegend immunologische Faktoren für die Entstehung einer atopischen Dermatitis verantwortlich gemacht, geht man heutzutage mehrheitlich von einer zugrunde liegenden **Störung der Barrierefunktion** der Haut als initiales Ereignis aus. Genetische Veränderungen in Strukturproteinen (epidermale Proteasen, Proteaseinhibitoren) wurden als Ursache für diese verminderte Barriere gefunden. Insbesondere **Mutationen im Filaggrin-Gen**, die zu einem Funktionsverlust führen, lassen sich in vielen Fällen nachweisen. Durch Umweltfaktoren (z. B. Verwendung von Seifen und Detergenzien) können die vorbestehenden Schutzfunktionen noch weiter geschädigt werden. Die verminderte Barriere führt zu einer verstärkten Penetration von Allergenen, die nachfolgend von antigenpräsentierenden Zellen aufgenommen werden können. Auf diese Weise wird die Sensibilisierungsgefahr erhöht. Verschiedene, oft ubiquitär vorkommende Antigene (z. B. Hausstaubmilben, Tierepithelien, Nahrungsmittelallergene) können dann zu einer erhöhten Ekzembereitschaft beitragen.

Weiterhin wird eine **Abnahme der zellulären Immunabwehr** beobachtet. Diese führt zu einer verstärkten bakteriellen (besonders Staph. aureus) und mykologischen Besiedelung, wodurch wiederum entzündliche Hautreaktionen hervorgerufen werden können. Besonders einige Staphylokokkentoxine wirken dabei als Superantigene.

Provokationsfaktoren: irritierende Substanzen (z. B. Wolle, Detergentien), vermehrtes Schwitzen, Typ-I-Allergene, Pseudoallergene (z. B. in Zitrusfrüchten), bakterielle Superantigene, trockene Umgebung, Stress.

Klinik | Klinisch zeigt sich ein **polymorphes Bild**, das sich je nach Lebensalter und Akuität mit Erythem, Papeln, Bläschen, Erosionen, Lichenifikationen und Schuppung äußert. Zusätzlich bestehen starker **Juckreiz** (Kratzen → Exkoriationen) und **trockene Haut**.

6

Das Verteilungsmuster ändert sich im Laufe des Lebens (**Abb. 6.1**, **Abb. 6.2**):

- **Säuglinge:** Meist Beginn nach dem 3. Lebensmonat als „akutes Ekzem". Oft Milchschorf. Zu Beginn nässend und exsudativ sowie Entwicklung von Krusten. Lokalisation: häufig Stirn, Kapillitium, Wangen und die **Streckseiten** der Extremitäten
- **Kinder und Jugendliche:** Entwicklung zu einem „chronischen Ekzem", d. h. eher **trocken**, mit Papeln, Schuppung und Lichenifikation. Betonung der **Beugeseiten** der Extremitäten

- **Erwachsene:** Flächige Ekzeme mit oft deutlicher **Lichenifizierung**. Betonung der **Beugeseiten** der Extremitäten. Häufig sind Gesicht und Hals betroffen.

Darüber hinaus gibt es eine Reihe von Symptomen und Erkrankungen, die häufiger bei Patienten mit atopischem Ekzem auftreten, aber nicht krankheitsspezifisch sind, da sie auch bei Gesunden ohne Atopieveranlagung auftreten können (**Tab. 6.1**).

Verlauf I Die atopische Dermatitis weist im Allgemeinen einen **chronisch-rezidivierenden** Verlauf auf.

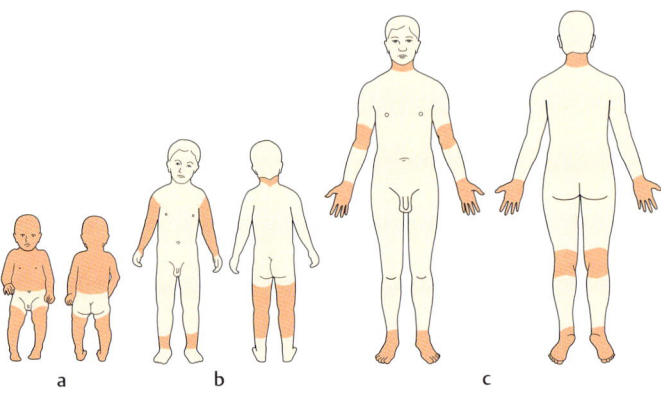

a   b   c

Abb. 6.1   Verteilung der atopischen Dermatitis je nach Lebensalter.
a Säuglinge. **b** Kinder. **c** Erwachsene (aus Sterry et al., Checkliste Dermatologie, Thieme, 2010).

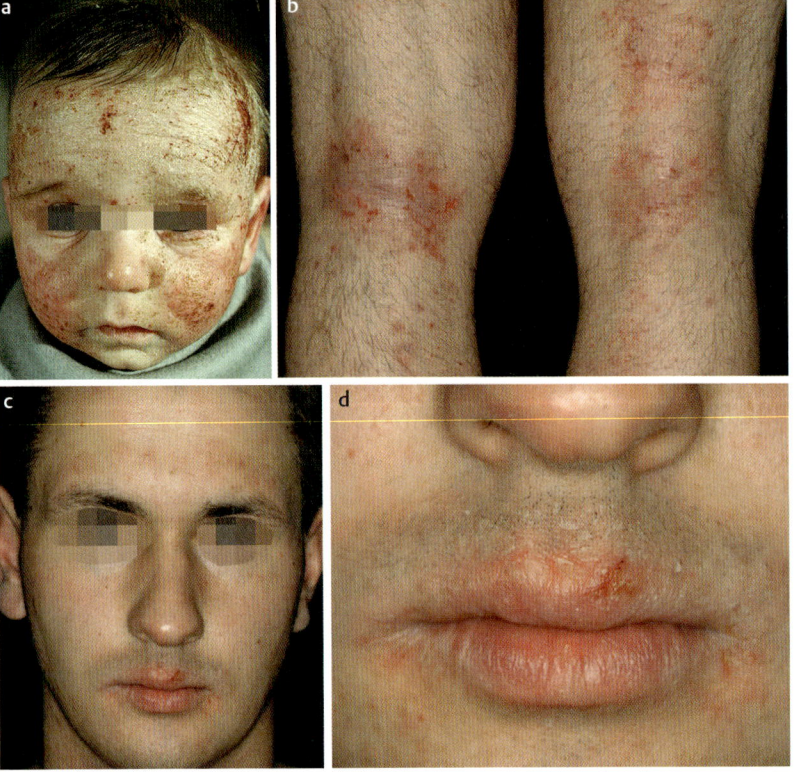

Abb. 6.2   Atopische Dermatitis. a Akutes Ekzem (aus Sitzmann, Duale Reihe Pädiatrie, Thieme, 2006). **b** Ekzem der Extremitätenbeugen. **c** Hertoghe Zeichen. **d** Cheilitis sicca.

Tabelle 6.1

Atopische Dermatitis – Auswahl fakultativer Symptome und Erkrankungen (Atopiezeichen/Atopiestigmata)

- Milchschorf im Kleinkindalter (gelbliche Krusten am behaarten Kopf, die an übergekochte Milch erinnern)
- Ichthyosis vulgaris (insbesondere Ichthyosehand mit verstärktem Palmarrelief, Keratosis pilaris, trockene Haut)
- IgE-vermittelte Hautreaktionen, z. T. Nachweis von erhöhtem Gesamt-IgE oder spezifischem IgE
- verstärkte Neigung zu Hautinfektionen (besonders Staph. aureus, Herpes simplex, Molluscum contagiosum)
- Hertoghe Zeichen: Rarefizierung der lateralen Augenbrauen (**Abb. 6.2c**)
- Dennie-Morgan-Falte: doppelte Lidfalte des unteren Augenlides
- trockene Haut (Xerosis cutis)
- lokalisierte Ekzeme, z. B. an Lidern, Fingerkuppen (Pulpitis sicca), Händen, Füßen, Mamillen
- Cheilitis sicca (**Abb. 6.2d**), Mundwinkelrhagaden
- weißer Dermographismus
- rezidivierende Konjunktivitis, Keratokonus, Kataraktneigung
- periorbitale Hyperpigmentierung, häufig bei Gesichtsblässe oder -rötung
- Pityriasis alba (fleckige, leicht schuppende Hypopigmentierung auf gebräunter Haut, besonders bei Kindern und Jugendlichen in lichtexponierten Arealen)
- Unverträglichkeit von tierischer Wolle auf der Haut
- Juckreiz beim Schwitzen
- Nahrungsmittelintoleranzen
- Auswirkungen von exogenen und emotionalen Faktoren auf die Krankheitsaktivität
- abgeschwächter Rachen- und Kornealreflex

Häufig bessern sich die Symptome im Kindes- und Jugendalter. In anderen Fällen nehmen die Beschwerden jedoch während des Lebens zu oder treten erst in späteren Jahren auf. In Phasen von erhöhtem Stress oder durch andere Provokationsfaktoren können Rezidive auftreten. Auch in Phasen mit fehlender oder geringer Krankheitsaktivität können oft einige fakultative Symptome und eine erhöhte Hautempfindlichkeit nachgewiesen werden. Bei etwa 80 % der Patienten entwickeln sich im Laufe der Zeit **weitere atopische Erkrankungen** (allergische Rhinokonjunktivitis, allergisches Asthma bronchiale).

Komplikationen I Patienten mit atopischer Dermatitis neigen zu vermehrten **Hautinfektionen**. Durch die verringerte zelluläre Immunantwort können sehr ausgeprägte Verläufe resultieren:

- bakteriell: Impetigo contagiosa v. a. durch Staphylococcus aureus

- viral: **Eczema herpeticatum** (durch Herpes-simplex-Virus, s. S. 45 und **Abb. 6.3**), Mollusca contagiosa (Dellwarzen, s. S. 51).

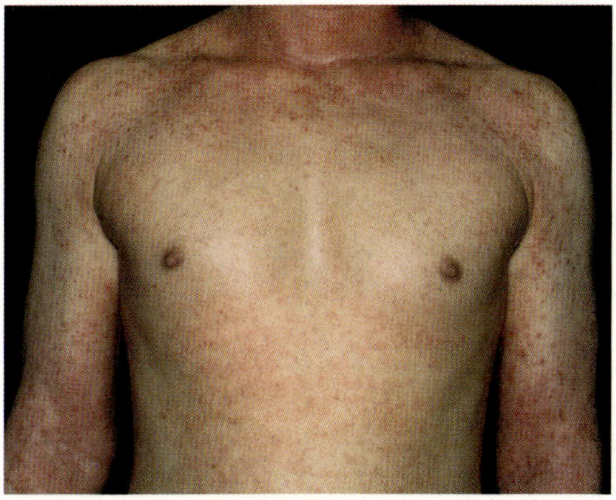

Verlaufsformen bis zum Vollbild einer **Erythrodermie** sind möglich.

Diagnostik I Im Vordergrund steht eine sorgfältige Erhebung der **Anamnese** (Eigen- und Familienanamnese) und der **klinischen Symptomatik**. Es wird zwischen Basissymptomen und fakultativen Symptomen (**Tab. 6.1**) unterschieden. Bei Vorliegen von mindestens 3 Basis- und mindestens 3 fakultativen Symptomen ist die Diagnose einer atopischen Dermatitis wahrscheinlich.

MERKE

Basissymptome der AD sind:
- massiver Pruritus
- Ekzeme: typische Morphologie und Verteilung
- chronischer oder chronisch-rezidivierender Verlauf
- positive Atopieanamnese (Eigen- oder Familienanamnese)

Zur Abklärung möglicher Sensibilisierungen und Triggerfaktoren werden entsprechende Untersuchungen durchgeführt: **Hauttests** (Prick- und Epikutantest), **Gesamt-IgE** und **spezifisches IgE**, **Provokationstestungen** und Karenzmaßnahmen (z. B. Eliminationsdiät bei vermuteter Lebensmittelunverträglichkeit).

MERKE

Bei etwa **20 %** der Patienten wird **keine** Typ-I-Sensibilisierung bzw. keine IgE-Erhöhung gefunden.

Abb. 6.3 Eczema herpeticatum.

Bei Verdacht auf Superinfektionen erfolgen bakteriologische und virologische Untersuchungen.

Differenzialdiagnose ❙

- Säuglinge und Kleinkinder: seborrhoisches Ekzem (s. S. 125)
- Erwachsene: zusätzlich andere Ekzemformen wie allergisches und toxisches Kontaktekzem
- Syndrome mit Atopie: Netherton-Syndrom (s. S. 287), Wiskott-Aldrich-Syndrom (X-chromosomal-rezessiv vererbte Erkrankung mit der Trias Immundefekt, Thrombozytopenie und atopischer Dermatitis)

Therapie ❙ Die Behandlung der AD erfolgt individuell und stadiengerecht. Aufgrund des chronisch-rezidivierenden Charakters ist oft eine langfristige Therapie notwendig.

Basistherapie und Prävention: Die Empfindlichkeit der Haut (Sebostase und Xerosis) macht eine regelmäßige, **rückfettende Körperpflege**, z. B. mit harnstoffhaltigen Präparaten und Ölbädern, notwendig. Häufiger Wasserkontakt sollte vermieden, die Verwendung von Reinigungs-, Desinfektionsmitteln und Wolle eingeschränkt werden. Bei positiver Familienanamnese werden Präventionsmaßnahmen empfohlen (s. S. 104). Bekannte individuelle Auslöser sollten so weit wie möglich gemieden werden.

Topische Therapie: Bei ausgeprägten akuten Symptomen ist eine lokale, antientzündliche Behandlung notwendig.

- **Glukokortikoide:** Klasse II (z. B. Hydrocortisonbutyrat) oder bei stärkeren Entzündungen auch Klasse III (z. B. Mometasonfuroat) und IV (Clobetasolpropionat). Insbesondere im Gesicht, in den Hautfalten und im Genitalbereich sollte möglichst nur kurzfristig behandelt werden (*Cave:* Hautatrophie).
- **Calcineurin-Inhibitoren:** Pimecrolimus und Tacrolimus (Vorteil: keine Hautatrophie. *Cave:* nach Anwendung Entwicklung von Tumoren, u. a. Lymphomen, möglich).
- teerhaltige Präparate (keine Anwendung bei Kindern!), Schieferöle, Gerbstoffe.

> **MERKE**
>
> Insgesamt gilt der Grundsatz: Im akuten Schub hochpotente Glukokortikoidtherapie mit raschem Ausschleichen bei Befundbesserung sowie Fortführung der Behandlung mit möglichst nebenwirkungsarmen Präparaten in Verbindung mit einer adäquaten Pflege.

Systemische Therapie:

- **Antihistaminika** (z. B. Cetirizin, Loratadin): bei ausgeprägtem Juckreiz und insbesondere bei nachgewiesener Typ-I-Sensibilisierung.

- **Ciclosporin:** bei schweren, therapieresistenten Formen. Viele Patienten können dabei von einer deutlichen Verbesserung der Lebensqualität profitieren. Nach Befundbesserung sollte im Verlauf die Behandlung auf die niedrigste, wirksame Dosis eingestellt und ein Auslassversuch angestrebt werden.

Die Behandlung mit **UV-Licht** stellt eine weitere Behandlungsoption dar, wird jedoch individuell unterschiedlich vertragen. UVA1 ist insbesondere bei akut exazerbierten Ekzemen wirksam, UVB-Therapie bei chronischen Hautveränderungen.

Bei großflächiger Besiedelung mit Staph. aureus im Sinne einer Impetigo sollten Antibiotika eingenommen werden. Bei Eczema herpeticatum erfolgt eine antivirale Therapie mit Aciclovir.

6.3 Lichen simplex chronicus

Synonyme: Lichen Vidal, Neurodermitis circumscripta

Definition ❙ Der Lichen simplex chronicus ist eine umschriebene, chronisch-entzündliche Hauterkrankung mit Lichenifikationen und starkem Juckreiz.

Ätiologie ❙ Die Ätiologie ist unbekannt. Für die Entstehung der chronischen Hautreizung spielt ständiges **Kratzen** im Rahmen verschiedener juckreizverursachender Erkrankungen eine Rolle (z. B. eine gering ausgeprägte atopische Dermatitis, Lebererkrankungen, Diabetes mellitus, psychische Faktoren).

Klinik ❙ Es finden sich **stark juckende**, lichenoide, hautfarbene oder bräunliche Papeln mit Konfluenz zu Plaques. Typisch ist ein dreizoniger Aufbau mit peripherer **Hyperpigmentierung**, randständigen hautfarbenen **Papeln** und zentraler **Lichenifikation** (**Abb. 6.4**).

Prädilektionsstellen sind **Nackenregion**, Streckseiten von Unterarmen und -schenkeln, Innenseiten der Oberschenkel sowie Sakral- und Genitalbereich.

Diagnostik ❙ Die Diagnose wird anhand der Klinik und ggf. mithilfe der Histologie gestellt. Die Ursache des Juckreizes sollte abgeklärt werden.

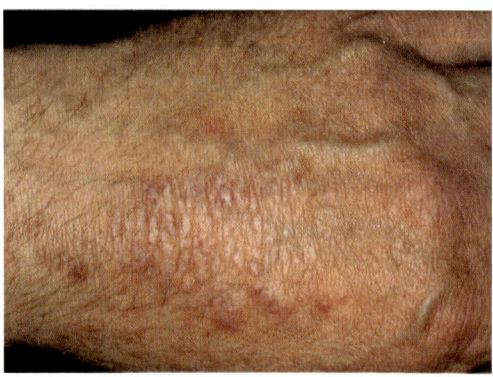

Abb. 6.4 Lichen simplex chronicus (Lichen Vidal).

Differenzialdiagnose I Kontaktekzem, atopisches Ekzem, Lichen planus (s. S. 143), Lichen amyloidosus.
Therapie I Oft besteht eine ausgeprägte Therapieresistenz. Antihistaminika wie Cetirizin oder Loratadin werden zur Behandlung des Juckreizes eingesetzt. Die topische Behandlung erfolgt mit mittel- bis hochpotenten kortisonhaltigen Präparaten. Auch teerhaltige Präparate sowie eine lokale UV-Therapie (Creme PUVA) können hilfreich sein.

6.4 Kontaktekzeme

Key Point
Allergische und toxische Kontaktekzeme sind die häufigste Ursache von Berufsdermatosen.

Definition und Einteilung I Kontaktekzeme werden durch den direkten Kontakt mit exogenen, nichtinfektiösen Substanzen hervorgerufen. Man unterscheidet:
- **allergische** Formen, d. h. nach vorausgehender Sensibilisierung (**allergisches Kontaktekzem**)
- **nichtallergische** Formen, d. h. unabhängig von einer vorausgehenden Sensibilisierung, durch direkte Schädigung der Haut (**toxisches Kontaktekzem**)

Beide Ekzemformen können sich überlagern und gemeinsam vorliegen.
Die beiden Sonderformen, phototoxische und photoallergische Kontaktekzeme, werden bei den physikalisch-chemisch bedingten Dermatosen erläutert (s. S. 181).

6.4.1 Allergisches Kontaktekzem

Synonym: allergische Kontaktdermatitis
Epidemiologie I Allergische Kontaktekzeme sind sehr **häufige** Hauterkrankungen, die meist erst im Erwachsenenalter auftreten. Sie spielen insbesondere bei **Berufsdermatosen** eine große Rolle (s. S. 128).
Ätiopathogenese I Pathogenetisch liegt eine **Typ-IV-Reaktion** (verzögerter Typ) zugrunde, die durch sensibilisierte T-Lymphozyten vermittelt wird (s. S. 100). Bei Erstkontakt werden die Allergene von den Langerhans-Zellen aufgenommen, in die regionalen Lymphknoten transportiert und dort den **T-Lymphozyten** präsentiert (**Sensibilisierungsphase**). Bei erneutem Allergenkontakt wandern die nun aktivierten bzw. sensibilisierten T-Lymphozyten in die Haut ein und verursachen dort Entzündungsreaktionen (**Auslösungsphase**). Diese Immunantwort benötigt nach vorausgegangener Sensibilisierung 24–72 h.
Als **Auslöser** kommen neben im Alltag verwendeten Substanzen (z. B. Kosmetika, Duftstoffe) auch im Beruf eingesetzte Stoffe in Frage.

- Metalle wie Nickel (Schmuck, Uhren, Münzen, Kleidungsverschlüsse wie Jeansknopf) und Kobaltchlorid (in Metallen in Kombination mit Nickel: Kleidungsverschlüsse, Schmuck)
- Chromate (Leder, Baustoffe/Zement)
- Duftstoffe, Konservierungsmittel und Cremegrundlagen in Kosmetika und lokalen Therapeutika
- Wirkstoffe lokaler Therapeutika (Antibiotika wie Neomycin, Lokalanästhetika wie Benzocain und Procain)
- Gummiinhaltsstoffe (Schuhe, Spielzeug, Badeanzüge)
- Farbstoffe (Kleidung, Tattoos)
- pflanzliche und Naturprodukte (Latex, ätherische Öle, Kamille, Arnika, Rainfarn, Ringelblume)

MERKE

Nickel ist das häufigste Kontaktallergen!

Klinik I Das **akute** Ekzem ist durch eher **unscharf** begrenzte, erythematöse Plaques mit starkem Juckreiz sowie Bläschen bzw. Papulovesikel gekennzeichnet (**Abb. 6.5a**). Im **chronischen** Zustand haben sich Rötung und Bläschen zurückgebildet und es stehen Hyperkeratosen, Rhagaden und Lichenifikationen im Vordergrund (**Abb. 6.5b**).
Die Ekzemreaktion ist meist auf die Kontaktstelle begrenzt, kann aber auch durch **Streureaktionen** (z. B. durch hämatogene Ausbreitung des Allergens oder

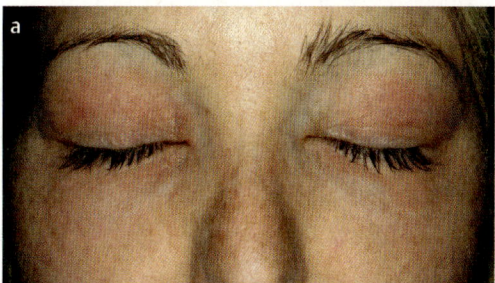
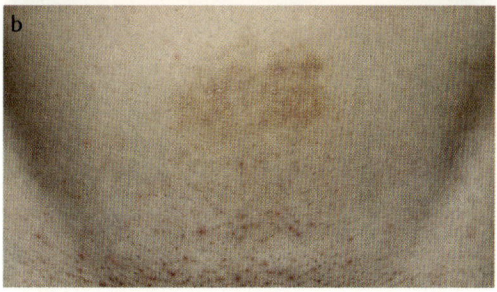

Abb. 6.5 Allergisches Kontaktekzem. a Akutes Kontaktekzem der Augenlider nach Anwendung einer Augencreme. **b** Chronisches Kontaktekzem durch nickelhaltigen Hosenknopf.

der Immunantwort) an Orten auftreten, die keinen Kontakt mit der auslösenden Substanz hatten.

Diagnostik I Wichtig ist eine genaue Erhebung der **Anamnese**. Sie sollte folgende Punkte beinhalten:

- Beginn der Beschwerden, mögliche Besserung an Wochenenden oder im Urlaub, zeitlicher und örtlicher Zusammenhang
- Gewohnheiten, Hobbys und berufliche Expositionen
- verwendete Externa, Kosmetika und Hygieneartikel (z. B. feuchtes Toilettenpapier)
- in Haushalt und Beruf verwendete Chemikalien, Detergenzien, Reinigungsmittel; Benutzung von z. B. Gummihandschuhen
- Vorbehandlungen (*Cave:* durch die Vortherapie applizierte Allergene berücksichtigen, z. B. Salbengrundlagen, Konservierungsmittel)

Im Rahmen der **klinischen Untersuchung** kann bereits die **Lokalisation** auf einen möglichen Auslöser hinweisen (**Tab. 6.2**).

Die **Epikutantestung** ist das Standardverfahren in der Diagnostik allergischer Kontaktekzeme (s. S. 102).

Praxistipp

Bei allergischen Kontaktekzemen kann im Epikutantest oft eine Crescendo-Symptomatik beobachtet werden (Zunahme der Hautveränderungen nach Entfernung des Allergens durch eingeleitete Immunantwort).
Bei toxischen Reaktionen findet sich hingegen eine Decrescendo-Symptomatik (Abnahme der Hautveränderung, da fehlende immunologische Reaktion und fehlende Noxe).

Differenzialdiagnose I Toxische Kontaktdermatitis (keine Streuherde, eher scharf begrenzt), atopisches Ekzem (s. S. 119), Mykosen (v. a. bei Ekzemen der Hände und Füße), bakterielle Infektionen (z. B. Erysipel oder Impetigo contagiosa).

Therapie I In erster Linie ist eine **Allergenkarenz** anzustreben. Lassen sich die verantwortlichen Substanzen nicht bestimmen oder können sie aufgrund der weiten Verbreitung nicht vollständig gemieden werden (z. B. Nickel), ist oft eine längerfristige Therapie notwendig.

- **Akutes Stadium:** Feuchte Umschläge zur Entzündungshemmung und Kühlung. Oftmals können topische Glukokortikoide (z. B. Methylprednisolonaceponat) die Abheilung beschleunigen.
- **Chronisches Stadium:** Bestehende Hyperkeratosen werden mit fetteren Salbengrundlagen behandelt. Oft führen nur potentere Glukokortikoide (z. B. Betamethasonvalerat) zu einer Befundbesserung. In ausgeprägten Fällen können eine Bade- oder Creme-PUVA-Therapie und bei besonders therapieresistenten Verläufen Ciclosporin notwendig sein.

6.4.2 Toxisches Kontaktekzem

Synonym: toxische Dermatitis

Epidemiologie I Toxische Kontaktekzeme sind etwa 5- bis 10-mal **häufiger** als allergische Kontaktekzeme. Meistens erfolgt die ursächliche Schädigung in Beruf oder Haushalt.

Ätiopathogenese I Beim toxischen Kontaktekzem lösen toxische Substanzen dosis- und konzentrationsabhängig eine **direkte Hautschädigung** (→ Ekzemreaktion) aus; es findet keine Sensibilisierung statt. Man unterscheidet zwei Mechanismen:

- **akutes toxisches Kontaktekzem:** Ausgelöst durch starke Noxen, die bereits bei geringem Kontakt bei jeder Person eine akute Dermatitis bewirken
- **chronisches kumulativ-toxisches (degeneratives) Kontaktekzem**: Ausgelöst durch schwächere Noxen, die bei einfachem Kontakt keine Reaktion hervorrufen, sondern erst bei wiederholter und andauernder Exposition ein Ekzem entstehen lassen

Häufige Auslöser sind Reinigungsmittel, Lösungen, Säuren und Laugen.

Klinik I **Akut** lassen sich meist kurze Zeit nach Kontakt Erytheme, Blasen und nässende Erosionen beobachten. Bei **chronischen** Verläufen tritt die Rötung in den Hintergrund und es finden sich vermehrt Hyperkeratosen und Rhagaden. Typischerweise sind die Hautveränderungen bei toxischem Kontaktekzem **scharf begrenzt**. Streureaktionen wie beim allergischen Kontaktekzem treten in der Regel nicht auf.

Sonderform: **Windeldermatitis:** Bei Säuglingen, aber auch bei älteren Menschen mit Inkontinenz kann es durch die längerfristige Einwirkung von Urin und Stuhl zu einer toxischen Schädigung der Barrierefunktion der empfindlichen Haut im Genital- und Perianalbereich kommen. Verkomplizierend kann eine

Tabelle 6.2	
Lokalisation des Ekzems und mögliche Allergenquellen	
Lokalisation des Ekzems	**mögliche Allergenquellen**
Abdomen/Bauchnabel	Jeansknöpfe, Gürtelschnallen, Piercings
Axillen	Deodorants
Kopf	Haarshampoos, Haarfärbemittel
Gesicht	Augentropfen (periorbital), Kosmetika
Hals	Parfüm, Schmuck
Hände	berufliche Allergene, Schmuck
Füße	Leder, Antimykotika

Besiedlung mit Candida albicans und Bakterien wirken. Eine bessere Belüftung, häufigere Windelwechsel und austrocknende Zinkpasten können hier Abhilfe schaffen.

Diagnostik und Differenzialdiagnose I Nach eingehender **Anamnese** und Betrachtung des **klinischen Befundes** sollte zum Ausschluss einer kontaktallergischen Komponente eine **Epikutantestung** erfolgen, da im Einzelfall ein toxisches und ein allergisches Kontaktekzem klinisch nicht voneinander zu unterscheiden sind.

> **MERKE**
>
> — **Allergisches** Kontaktekzem:
> - Reaktion nur bei sensibilisierten Personen, vorherige Sensibilisierungsphase nötig
> - eher **unscharf** begrenzte Hautveränderungen, **Streureaktionen** möglich
> - Epikutantest: **Crescendo**-Reaktion
> — **Toxisches** Kontaktekzem:
> - Reaktion bei allen Menschen bei ausreichender Konzentration, keine Sensibilisierung nötig
> - eher **scharf** begrenzte Hautveränderungen, keine Streureaktionen
> - Epikutantest: **Decrescendo**-Reaktion

Therapie I Eine **Karenz** der auslösenden Substanz sollte angestrebt werden. Kurzfristig sind externe Glukokortikoide (meist mittel- bis hochpotent) empfehlenswert. Bei sehr ausgeprägtem und großflächigem Befund kann eine orale Glukokortikoidgabe notwendig sein.

6.5 Seborrhoisches Ekzem

Synonym: seborrhoische Dermatitis

Definition I Meist chronisch-rezidivierendes Ekzem mit Rötung und Schuppung in den **seborrhoischen Arealen** (Gesicht, Kapillitium, Brust, Rücken). Es handelt sich um eine häufige Dermatose, die sowohl bei Säuglingen als auch bei Erwachsenen auftreten kann. Neben milden Varianten werden auch sehr ausgeprägte Formen beobachtet.

Ätiopathogenese I Nicht vollständig geklärt. Eine wichtige Rolle spielen wahrscheinlich lipophile Hefepilze (v. a. **Pityrosporum ovale**). Ihre Vermehrung sowie die Freisetzung entzündungsvermittelnder Substanzen können bei prädisponierten Personen zu einer Entzündungsreaktion führen.

Diagnostik I Die Diagnose wird klinisch gestellt. Spezifische Laborparameter oder histologische Befunde existieren nicht.

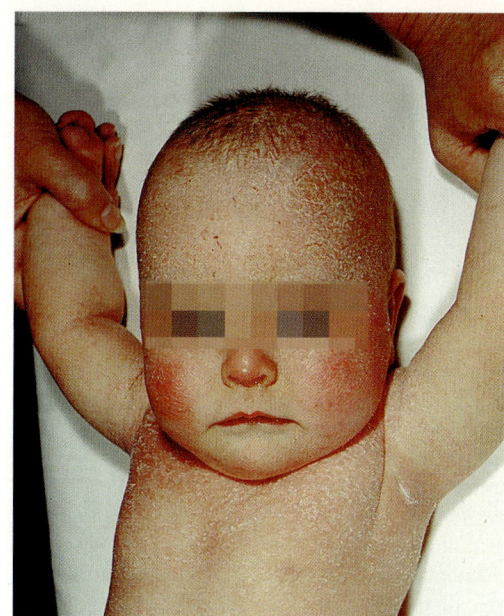

Abb. 6.6 Seborrhoisches Ekzem des Säuglings (aus Sitzmann, Duale Reihe Pädiatrie, Thieme, 2006).

6.5.1 Seborrhoisches Ekzem des Säuglings

Klinik I Typisch sind **fettig** wirkende, **gelbliche Krusten** mit Betonung des Kapillitiums, der Retroaurikularregion und der Augenbrauen (**Abb. 6.6**). Weiterhin können die Nasolabialfalten und die Wangen betroffen sein. Teilweise findet sich eine trockene Schuppung am Stamm und in den Hautfalten.

Differenzialdiagnose I Insbesondere das atopische Ekzem und Milchschorf können klinisch nicht immer sicher abgegrenzt werden. Während das seborrhoische Ekzem des Säuglings häufig bereits in den ersten 3 Lebensmonaten auftritt, entwickelt sich das atopische Ekzem meist später. Eine weitere Differenzialdiagnose stellt die Windeldermatitis dar.

Therapie I Es sollte auf eine ausreichende Flüssigkeitszufuhr und häufigen Wäschewechsel geachtet werden. Wärme- und Feuchtigkeitsstau ist zu vermeiden. Ausgeprägte Krusten werden mit Ölen (z. B. Neutralöl oder Olivenöl) eingeweicht und vorsichtig entfernt. Hilfreich sind auch Gerbstoffe und bei stärkerer Entzündung kurzfristig Kortisonpräparate. Zur Hautpflege sollten generell weniger fette Grundlagen verwendet werden (Cremes oder Lotionen am Körper, Pasten in den Körperfalten). Vermutlich wird die Diagnose bei Säuglingen zu häufig gestellt.

6.5.2 Seborrhoisches Ekzem des Erwachsenen

Klinik I Prädilektionsstellen sind Gesicht (Nasolabialfalten, Augenbrauen, Stirn), Stamm (Hautfalten und Schweißrinnen) und Kapillitium. Es finden sich insbesondere **Erytheme** und **fettige bis pityriasiforme**

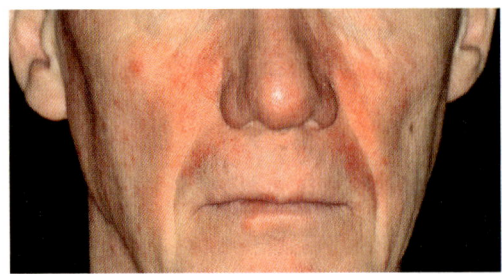

Abb. 6.7 Seborrhoisches Ekzem des Erwachsenen.

Schuppungen (**Abb. 6.7**). Bevorzugt betroffen sind männliche Patienten im 4.–6. Lebensjahrzehnt. Eine Sonderform stellt die seborrhoische Erythrodermie dar.

Differenzialdiagnose I Psoriasis (s. S. 133), andere Ekzemformen (toxisches und allergisches Kontaktekzem, atopische Dermatitis), Tinea (s. S. 69). Bei ausgeprägtem Befund sollte ggf. eine HIV-Diagnostik erfolgen, da das seborrhoisches Ekzem bei HIV-Infektionen gehäuft auftritt (s. S. 95).

Therapie I Zur Anwendung kommen antimykotische Shampoos und Cremes (z. B. Ketoconazol, Ciclopirox), bei stärkerer Entzündung zusätzlich topische Glukokortikoide (kurzfristig) oder topische Calcineurin-Inhibitoren (z. B. Tacrolimus). Bei ausgeprägter Schuppung helfen salicylsäurehaltige Cremes und Öle. Auch hier sollten zur Hautpflege keine fetten Grundlagen verwendet werden.

6.6 Mikrobielles Ekzem

Synonym: nummuläres (münzförmiges) Ekzem
Definition I Das mikrobielle Ekzem ist ein häufiges Krankheitsbild, das durch münzförmige Ekzemherde gekennzeichnet ist. Es verläuft oft chronisch-rezidivierend und betrifft bevorzugt Männer ab dem 50. Lebensjahr.

Ätiologie I Genaue Ursachen sind nicht bekannt. Kontaktallergien, atopische Ekzeme und venöse Insuffizienz werden als Auslöser diskutiert; auch die Triggerung durch eine chronische mikrobielle Besiedlung der Haut (v. a. durch Staph. aureus) wird beobachtet.

Klinik I Zu Beginn finden sich meist im Bereich der Unterschenkel münzförmige (nummuläre), oft juckende Erytheme. Später können auch Papulovesikel und gelbliche Krusten auftreten (**Abb. 6.8**). Weitere Prädilektionsstellen sind die oberen Extremitäten und der obere Rücken.

Diagnostik und Differenzialdiagnose I Die Diagnose wird primär nach dem klinischen Bild gestellt. Je nach Befunden sollte eine Kontaktallergie und eine atopische Diathese ausgeschlossen werden. Insbesondere bei ausgeprägten gelblichen Krusten ist auch an eine Impetigo zu denken (s. S. 55 bzw. 58). Bei Betonung der unteren Extremitäten muss eine venöse Insuffizienz (s. S. 234) abgegrenzt werden.

Therapie I Topisch werden Glukokortikoide (z. B. Prednicarbat) und häufig Antiseptika (z. B. Chlorhexidin 1%) eingesetzt. Bei ausgeprägtem Befund kann eine orale Antibiose mit z. B. Aminopenicillinen hilfreich sein. In therapieresistenten Fällen kann eine UV-Behandlung zur Befundbesserung beitragen.

6.7 Exsikkationsekzem

Synonyme: Eczema craquelé, Austrocknungsekzem
Definition I Es handelt sich um ein chronisches Ekzem, das durch Austrocknung der Haut entsteht. Es tritt insbesondere bei älteren Menschen und in der kalten Jahreszeit auf.

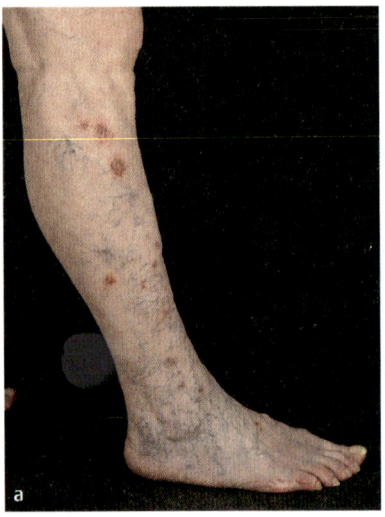
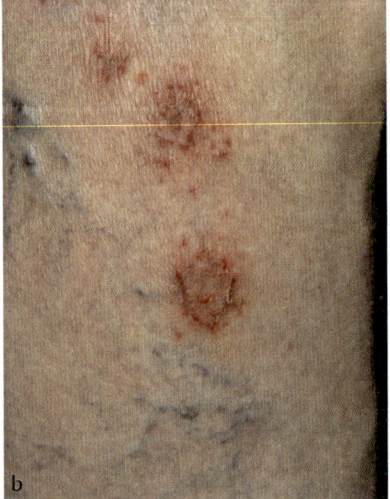

Abb. 6.8 Mikrobielles Ekzem.

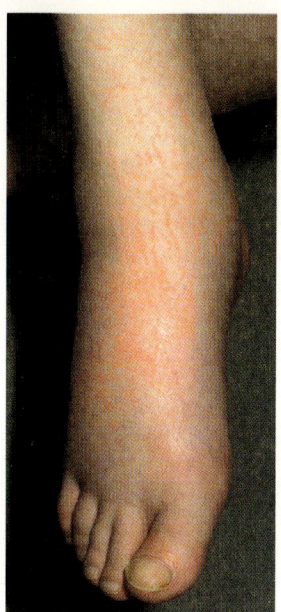

Abb. 6.9 Exsikkationsekzem (aus Moll, Duale Reihe Dermatologie, Thieme, 2010).

Ätiologie ❘ Ursache ist ein verminderter Lipidgehalt der Haut durch eine unangemessene Körperpflege (übermäßiges Duschen und Baden).

Klinik ❘ Es findet sich eine trockene, meist stark juckende und z. T. gerötete Haut. Charakteristisch sind die feinen, netzartigen Einrisse der Hornschicht, die an das Krakelee (frz. craquelé: rissig, gesprungen) einer Porzellanvase erinnern (**Eczema craquelé**). Bevorzugt betroffen sind die distalen Extremitäten (**Abb. 6.9**).

Diagnostik und Differenzialdiagnose ❘ Bei typischer Klinik und Anamnese ist die Diagnose meist einfach zu stellen. Ekzeme anderer Genese, v. a. allergische und toxische Kontaktekzeme, sollten ausgeschlossen werden.

Therapie ❘ Besonders wichtig ist die Änderung der Waschgewohnheiten (weniger Seifen und Syndets, mehr rückfettende Produkte). Zudem sollte eine regelmäßige Körperpflege mit lipid- und harnstoffhaltigen Externa erfolgen. Bei ausgeprägter Dermatitis können kurzfristig lokale Kortisonpräparate angewendet werden.

6.8 Dyshidrotisches Ekzem

Dabei handelt es sich um eine entzündliche Hautveränderung an **Handflächen** und **Fußsohlen** (besonders typisch im seitlichen Fingerbereich) mit intraepidermalen **Bläschen** oder Blasen. Als Ursache kann neben idiopathischen Formen eine Atopie, ein allergisches Kontaktekzem oder auch eine Mykose zugrunde

liegen. Oft besteht ein sehr ausgeprägter **Juckreiz**. Behandelt wird die Grunderkrankung. Lässt sich keine infektiöse Ursache finden, erfolgt die Therapie mit mittel- bis hochpotenten Glukokortikoiden, Gerbstoffen, Teerpräparaten und lokaler UV-Therapie (Creme-PUVA). Auf Hautschutz und bedarfsgerechte Rückfettung ist zu achten. Besteht parallel eine deutliche lokale Hyperhidrose, kann eine Leitungswasseriontophorese hilfreich sein.

6.9 Stauungsekzem

Synonym: Stauungsdermatitis

Definition ❘ Als Stauungsekzem wird das Auftreten einer Ekzemreaktion an den Unterschenkeln bei chronisch-venöser Insuffizienz bezeichnet.

Ätiologie ❘ Die Stauung und Permeabilitätssteigerung führt zu einer chronischen Hautschädigung mit erhöhter Anfälligkeit für irritierende/toxische und sensibilisierende Substanzen. Chronische Stauungsekzeme sind daher in der Regel als kumulativ-toxische und/oder allergische Kontaktekzeme aufzufassen.

Klinik ❘ Es findet sich die typische Morphe chronischer Ekzeme. Neben einem mehr oder weniger ausgeprägten Erythem kommt es zu Hyperkeratosen und Schuppung (**Abb. 6.10**). Aufgrund des chronischen Verlaufs können sich mit der Zeit verschiedene Kontaktallergien entwickeln, die das klinische Bild zusätzlich verschlechtern.

Differenzialdiagnose ❘ Exsikkationsekzem sowie allergische und toxische Kontaktekzeme.

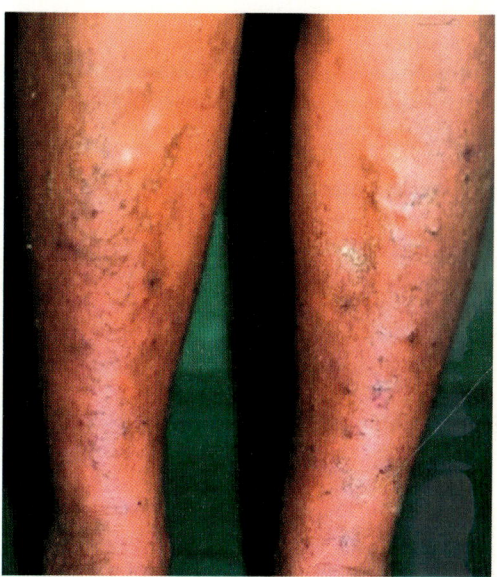

Abb. 6.10 Stauungsekzem (aus Moll, Duale Reihe Dermatologie, Thieme, 2010).

Therapie I Die Behandlung einer zugrunde liegenden venösen Insuffizienz sollte Vorrang haben (s. S. 236). Das Stauungsekzem wird möglichst kurzfristig mit lokalen Glukokortikoiden behandelt. Potenzielle Allergene sollten gemieden werden. Bei langwierigem Verlauf wird eine allergologische Testung empfohlen.

6.10 Handekzem

Key Point

Handekzeme sind häufige Krankheitsbilder. Durch ihre Lokalisation sind sie für den Patienten besonders störend und belastend.

Ätiologie I Meist führt erst die Kombination verschiedener Ursachen zur Entstehung von Handekzemen:
- **exogene** Faktoren:
  - **irritativ:** häufig durch chronischen Kontakt mit Wasser, Reinigungsmitteln und anderen Chemikalien oder reizenden Substanzen, z. T. auch durch eine verstärkte mechanische Belastung (→ **kumulativ-toxisches Ekzem**)
  - **allergen:** durch Kontakt nach erfolgter Sensibilisierung, oft auf bereits vorgeschädigter Haut
- **endogene** Faktoren: im Rahmen einer **atopischen Dermatitis**

Klinik I
- **akutes Handekzem:** Erytheme und Bläschen, gelegentlich auch Pusteln, besonders an den Fingern und Handflächen. Sehr ausgeprägte Fälle gehen mit Blasenbildung einher und werden als **Pompholyx** bezeichnet.
- **chronisches Handekzem:** Rhagaden und Hyperkeratosen mit Bevorzugung der Finger- und Handflächen

Diagnostik I
- **Anamnese:** Risikofaktoren (Kontakt mit potenziellen Auslösern), Lebensgewohnheiten, Hobbys, berufliche Aspekte, atopische Disposition, familiäre Neigung, zeitlicher Verlauf
- **klinische Untersuchung:** Bestimmung des klinischen Stadiums (akut, subakut, chronisch), Untersuchung des gesamten Integuments (häufig Mitbeteiligung der Füße), Epikutantest zur Abklärung einer möglichen Kontaktallergie

Differenzialdiagnose I Psoriasis palmaris bzw. palmoplantaris (s. S. 133), Mykose (Erregernachweis), atopisches Ekzem.

Therapie I Ein **kausaler** Therapieansatz sollte angestrebt werden, d. h., Auslöser möglichst meiden, fördernde Faktoren (z. B. übermäßiger Wasserkontakt) ausschalten und Schutzmaßnahmen bei irritierenden Substanzen ergreifen (z. B. Tragen von Handschuhen). Außerdem ist eine konsequente Anwendung von rückfettenden und schützenden Hautpflegeprodukten zu empfehlen. Häufig reichen diese Maßnahmen nicht aus, so dass eine intensive Lokaltherapie notwendig wird. Wirksam sind insbesondere kortisonhaltige Präparate (z. T. zur Penetrationsverbesserung auch unter Folienokklusion). Auch teerhaltige Externa (v. a. bei chronischen Verläufen) und die Durchführung einer UV-Therapie (z. B. Creme-PUVA) haben sich bewährt. Insgesamt wird eine ausgeprägte Rezidivhäufigkeit beobachtet. Bei schweren Fällen bewährt sich die systemische Gabe von Alitretinoin.

6.11 Berufsdermatosen

Berufsdermatosen verursachen jährlich hohe Kosten für Behandlung, Rehabilitation und Rentenzahlungen. Im Jahr 2008 waren etwa 5 % aller anerkannten Berufskrankheiten Hauterkrankungen. Den größten Teil der Berufsdermatosen machen **toxische** und **allergische Kontaktekzeme** (besonders der Hände) aus.

Definition I Nach Nr. 5101 der Berufskrankheitenverordnung (BeKV) sind Berufskrankheiten:

„Schwere oder wiederholt rückfällige Hauterkrankungen, die zur Unterlassung aller Tätigkeiten gezwungen haben, die für die Entstehung, die Verschlimmerung oder das Wiederaufleben der Krankheit ursächlich waren oder sein können."

Eine Berufsdermatose ist **schwer**, wenn:
- ein ausgeprägter oder ausgedehnter Befund vorliegt
- eine klinisch relevante Sensibilisierung auf ein beruflich nicht zu vermeidendes Kontaktallergen vorliegt
- die Erkrankung mindestens 6 Monate behandlungsbedürftig war

Eine Berufsdermatose ist **wiederholt rückfällig**, wenn:
- mindestens 2 Rückfälle der Erkrankung vorliegen

Es besteht **Meldepflicht** bei begründetem Verdacht auf das Vorliegen einer Berufserkrankung. Der vorbehandelnde Arzt veranlasst das **Hautarztverfahren**, indem der Hautarzt den Träger der Unfallversicherung (zuständige Berufsgenossenschaft) und die Krankenkasse informiert. In der Regel wird nachfolgend ein medizinisches Gutachten erstellt, in dem u. a. die Anerkennung einer Berufskrankheit geprüft wird.

Besteht die Gefahr, dass eine Berufserkrankung entsteht, wiederauflebt oder sich verschlimmert, müssen geeignete Maßnahmen (z. B. Schutzmaßnahmen, Beratung, Schulung) durch den Träger der Unfallversicherung erfolgen. Ist diese Gefahr nicht zu beseitigen, müssen die gefährdenden Tätigkeiten unterbleiben. Wichtige berufliche Kontaktallergene in Risikoberufen s. **Tab. 6.3.**

Tabelle 6.3	
Risikoberufe und mögliche Allergene	
Beruf	**Allergene**
Bauindustrie	Chromate (Zement, Leder) und Kobalt , Gummi, Epoxidharze
Metallarbeiter	Gummi, Lösungsmittel, Kühlschmiermittel, Fette, Metalle
Friseur	Duftstoffe, Farben, Dauerwellenpräparate, Gummi, Nickel
Reinigungsberufe	Formaldehyd, Gummi, Glutardialdehyd, Nickel
Gesundheitswesen	Gummi, Desinfektionsmittel (u. a. Formaldehyd), Latex, Medikamente
Textilindustrie	Farbstoffe, Formaldehyd, Nickel
Kunststoffindustrie	Harze, Kunststoffhärter
Holzverarbeitung	Hölzer, Kunststoffe, Leime

6

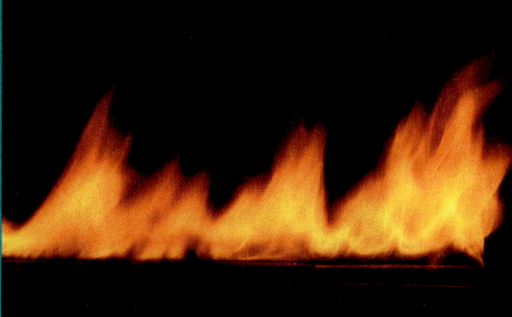

Entzündliche Dermatosen

Ausschlag nach Infekt

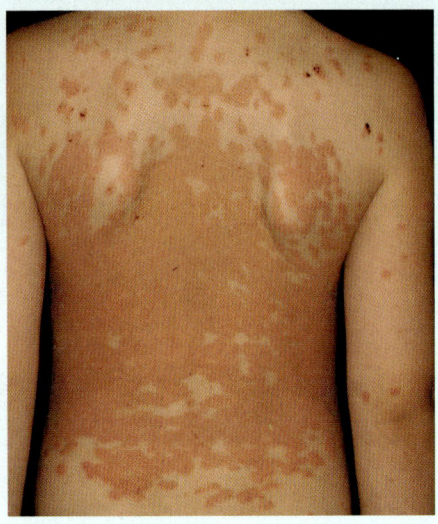

Reaktion auf ein Antibiotikum?

Der 6-jährige Sven kommt mit seinen Eltern in die haut-ärztliche Sprechstunde. „Sven hatte vor etwa 2 Wochen eine Mittelohrentzündung und bekam dann vom Arzt ein Antibiotikum verschrieben", berichtet die Mutter. „Jetzt hat er auf einmal diesen Ausschlag am Rücken und an den Armen. Das ist doch bestimmt eine allergische Reaktion auf das Antibiotikum, oder nicht?"

Kleine Papeln mit feiner Schuppung

Die Hautärztin sieht sich die Hautveränderungen etwas näher an: Es finden sich 0,5 cm große flache Papeln am Rumpf und symmetrisch an den Armen mit feiner Schuppung. Der Juckreiz ist mäßig ausgeprägt. Ansonsten fühlt sich Sven gut; es sind keine weiteren Erkrankungen oder Allergien bekannt. Auch die Geschwister (9 und 11) und der Vater haben keine Allergien, die Mutter leidet allerdings an Heuschnupfen (Birkenpollenallergie). „Gibt es denn irgendwelche Hauterkrankungen in der Familie," fragt die Ärztin. Der Vater erzählt daraufhin, dass lediglich Svens Großvater Hautprobleme gehabt hätte. „Er hatte immer diese Entzündungen an den Knien und an den Vorderseiten der Unterschenkel. Daran musste wohl sein Beruf Schuld gewesen sein. Er war nämlich Fliesenleger." Der Vater selbst leide seit Jahren lediglich an einem Nagelpilz, bei dem aber bisher keine Therapie so richtig geholfen hätte. Die Ärztin schaut sich die Nagelveränderungen genauer an und findet an den Fingernägeln gelblich-bräunliche Flecken der Nagelplatte sowie verdickte Nägel an den beiden Großzehen mit subungualer Hyperkeratose.

Verdachtsdiagnosen

Die Ärztin überlegt, welche Erkrankungen aufgrund des klinischen Bildes und der Familienanamnese in Frage kommen könnten:

Ein Arzneimittelexanthem ist möglich, allerdings ist der Beginn 2 Wochen nach dem Infekt selten, im Allgemeinen zeigt sich ein Arzneimittelexanthem ca. 7–10 Tage nach Einnahme des Medikaments und geht mit starkem Juckreiz einher.

Ein parainfektiöses Exanthem hätte sich normalerweise früher gezeigt und sich nach Abklingen des Infekts langsam zurückgebildet.

Ein atopisches Ekzem geht in der Regel auch mit stärkerem Juckreiz einher; außerdem äußert es sich eher an den Beugeseiten oder auch im Gesicht als Erythem und in Form von Papulovesikeln mit Exkoriationen.

Am wahrscheinlichsten ist eine Psoriasis guttata. Klinisch spricht der vermeintliche Nagelpilz des Vaters eher für Nagelveränderungen im Sinne einer Psoriasis. Bei einem betroffenen Elternteil liegt die Wahrscheinlichkeit für eine Vererbung der Erkrankung an ein Kind bei etwa 20–25 %. Interessant ist in diesem Hinblick auch die Beschreibung von entzündlichen Hautveränderungen im Bereich der Extremitätenstreckseiten bei dessen Vater, die möglicherweise durch ein Koebner-Phänome unterhalten wurden (Fliesenleger, mechanische Reizung). Typischerweise kommt es bei Kindern durch einen Infekt mit z. B. Streptokokken (Mittelohrentzündung) zur Erstmanifestation der Psoriasis in Form einer Psoriasis guttata (kleinfleckige Form).

Die Behandlung

Aufgrund des ausgeprägten Befundes wird mit den Eltern eine tagesstationäre Behandlung vereinbart. Die Therapie erfolgt lokal mit Dithranol in steigender Konzentration (1/32, 1/16, 1/8 … bis max. 1 %) im Wechsel mit harnstoffhaltiger Creme. Im Bereich des behaarten Kopfes wird kurzzeitig (über 3 Tage) lokal mit einem Glukokortikoid (Methylprednisolonaceponat) behandelt. Da die Psoriasis eine chronisch in Schüben verlaufende Erkrankung ist, müssen sowohl die Eltern als auch Sven in die Lage versetzt werden, die Hautbehandlung weitgehend selbständig zu Hause durchzuführen.

Innerhalb von 2 Wochen kommt es zu fast vollständiger Rückbildung der Hautveränderungen. Kleine Restläsionen können zuhause mit Calcipotriol-Salbe (Vitamin D-Analogon) behandelt werden.

7   Entzündliche Dermatosen

7.1 Erythematosquamöse Dermatosen

7.1.1 Psoriasis

Synonym: Schuppenflechte

 Key Point
Die Psoriasis zählt zu den häufigsten Hauterkrankungen. Die sichtbaren Läsionen schränken durch ihre stigmatisierende Wirkung die Lebensqualität der Betroffenen deutlich ein.

Definition
Die Psoriasis ist eine entzündliche, chronisch-rezidivierend auftretende, immunologische Systemerkrankung, die v. a. die **Haut**, aber auch **Nägel** (30 %) und **Gelenke** (20 %) betrifft. Typische Effloreszenzen sind erhabene, **gerötete Plaques** mit silbrig-glänzender **Schuppung**.

Epidemiologie
In den westlichen Ländern tritt die Psoriasis unabhängig vom Geschlecht mit einer **Prävalenz** von ca. **2–3 %** auf. Damit gehört die Schuppenflechte zu den häufigsten Hauterkrankungen. Es gibt zwei Manifestationsgipfel: **10.–25.** Lebensjahr und **40.–60.** Lebensjahr.

Ätiologie
Die Psoriasis folgt einem **polygenen Erbgang**. Es gibt mehrere sog. „Empfänglichkeitsgene“. Das wichtigste Gen ist **PSORS1** (Psoriasis Susceptibility Locus 1), das sich in der Region für den MHC-Komplex auf Chromosom 6 befindet.
Die **Auslösefaktoren** für die Erstmanifestation oder das Auftreten von Psoriasis-Schüben sind vielfältig:
- fieberhafte **Infekte** (Streptokokkenangina, Masern u. a.)
- **Medikamente:** v. a. β-Blocker, ACE-Hemmer, Antimalariamittel (Chloroquin), Interferone, Lithium
- Sonnenbrand
- emotionale Belastungen
- mechanische Traumata (OP-Narben, Verletzungen), irritative Lokaltherapie
- Alkohol, Nikotinabusus

Bei schwerer Ausprägung wird eine Assoziation mit Begleiterkrankungen aus dem Formenkreis des metabolischen Syndroms gefunden: Psoriasis-Patienten leiden häufiger an Adipositas, Bluthochdruck, Diabetes mellitus oder Dyslipoproteinämie.

Pathogenese
Die Psoriasis ist eine **T-Zell-vermittelte**, organspezifische (Auto-)**Immunerkrankung**. Zwar ist es noch nicht gelungen, das auslösende Antigen zu identifizieren, aber es wird allgemein akzeptiert, dass T-Lymphozyten durch antigenpräsentierende Zellen aktiviert werden und v. a. über proinflammatorische Entzündungsmediatoren die Funktion der **Keratinozyten** und **Gefäßendothelien** beeinflussen. Durch die Aktivierung und den Einfluss von Zytokinen reifen T-Zellen zu Subpopulationen mit unterschiedlichen Fähigkeiten heran. IL-12 und IFN-γ können T-Zellen in Richtung TH1-Zellen polarisieren, IL-6 und IL-23 in Richtung TH17-Zellen. Der von diesen T-Zellen (z. B. IL-22) und Makrophagen (z. B. TNF-α) produzierte „Zytokincocktail“ verändert die Biologie der Keratinozyten und lockt weitere Entzündungszellen an – es entsteht ein Circulus vitiosus. Auswirkungen dieser Vorgänge sind:
- **Entzündungsreaktion**
- **Hyperproliferation** der Keratinozyten (→ Akanthose, Schuppung)
- **Differenzierungsstörung** der Keratinozyten (→ Parakeratose)
- Ansammlung von neutrophilen Granulozyten (→ Munro-Mikroabszesse)

Klinik
Das klinische Erscheinungsbild ist sehr vielfältig und hängt von der jeweiligen Psoriasisform ab (**Tab. 7.1**).

Plaque-Psoriasis
Die Plaque-Psoriasis ist mit fast 90 % die am häufigsten auftretende Form der Schuppenflechte. Aufgrund des Manifestationsalters und des Erbgangs werden zwei wesentliche **Typen** unterschieden (**Tab. 7.2**).
Klinische Erscheinungsbilder:
- **Psoriasis vulgaris:** Sie ist charakterisiert durch erythematöse Plaques von 5–20 cm Durchmesser mit groblamellärer silbrig-weißer Schuppung, besonders an den **Streckseiten der Extremitäten** (Knie, Ellbogen), **sakral** und am **behaarten Kopf** (**Abb. 7.1a, b**), auch am äußeren Gehörgang.
- **Psoriasis palmoplantaris:** Befall von **Handflächen** und **Fußsohlen** mit typischen Plaques; aber auch massive Hyperkeratosen auf gerötetem Grund mit schmerzhaften tiefen Rhagaden sind möglich.
- **Psoriasis inversa:** Befall von Handtellern, Fußsohlen, **Gelenkbeugen** und anderen normalerweise eher selten betroffenen Regionen (**Abb. 7.1c**).
- **Psoriasis intertriginosa:** Befall der **Intertrigines** (z. B. Leisten, Analfalte!, Axillen, Bauchfalte). Hier fehlt die typische Psoriasisschuppung, so dass rötliche, von einer mazerierten Hornschicht bedeckte Plaques imponieren, oft mit Rhagadenbildung. DD: Candida-Intertrigo (Satellitenherde, Mykologie).

7

Tabelle 7.1

Klassifikation der Psoriasis

Psoriasisform	Klinik, Besonderheiten
Plaque-Psoriasis (90 %)	**Psoriasis vulgaris:** typische erythematosquamöse Plaques, bevorzugt an den **Streckseiten der Extremitäten** (Knie, Ellbogen), **sakral** und am **Kapillitium** (behaarter Kopf) *Sonderformen:* Psoriasis **palmoplantaris**, Psoriasis **inversa**, Psoriasis **intertriginosa**
Psoriasis guttata	exanthematisch auftretende, 1–2 cm große Herde (**tropfenförmig**) am **Stamm**, meist nach Infekten
Psoriasis erythrodermica	Beteiligung des **gesamten Integuments**, schweres Krankheitsbild
Psoriasis pustulosa	**sterile Pusteln** auf gerötetem Grund oder im Bereich von Plaques (**palmoplantar** oder **disseminiert** am gesamten Integument)
Nagelpsoriasis	typisch sind **Grübchen** (Tüpfel), **Krümelnägel** und **Ölflecke**
Psoriasis-Arthritis	entzündliche Beteiligung der **Gelenke** und **Sehnenansätze** (Enthesitis), röntgenologisch typisch ist ein Nebeneinander von Knochenan- und -abbau

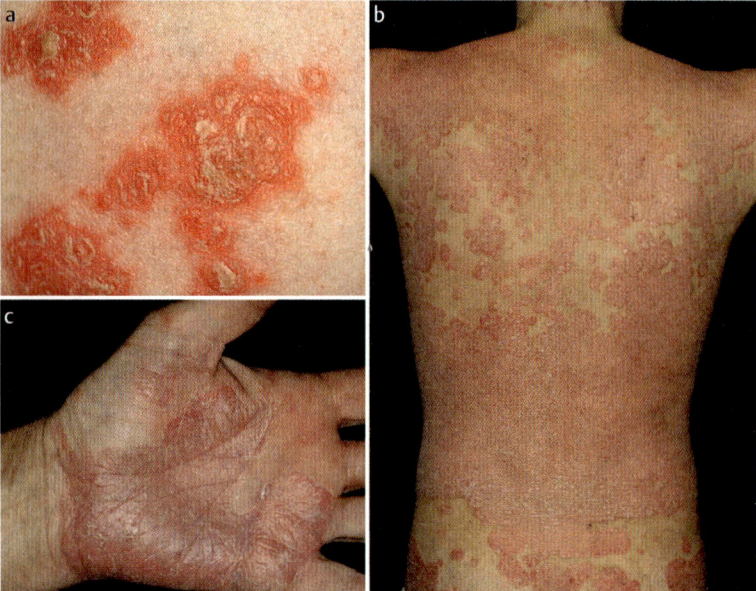

Abb. 7.1 Plaque-Psoriasis. a Typische erythematöse Psoriasisplaque mit silbrig-glänzender Schuppung. **b** Ausgedehnte, groß-flächig konfluierende Psoriasisplaques am Rücken. **c** Psoriasis inversa: hyperkeratotische erythematöse Plaques im Bereich der Handfläche.

Tabelle 7.2

Epidemiologische Einteilung der Plaque-Psoriasis

Typ 1	Typ 2
Manifestationsalter < 40. Lj.	Manifestationsalter > 40. Lj.
familiäre Häufung	keine familiäre Häufung
Assoziation mit HLA-Cw6, -B13, -B57,-DR7	keine HLA-Assoziation

 Praxistipp

Je nach Morphologie der Läsionen spricht man auch von Psoriasis geographica (landkarten-artig großflächig konfluierend), punctata (punktförmig, kleinfleckig) oder nummularis (münzgroß).

Differenzialdiagnose I Ekzemerkrankungen (z. B. nummuläres Ekzem, Kontaktekzem, seborrhoisches Ekzem, s. S. 125), Tinea corporis (randbetonte Herde, Mykologie, s. S. 71), psoriasiformes Syphilid bei Lues II (s. S. 84), reaktive Arthritis (Konjunktivitis + Ureth-ritis/Enteritis + Arthritis mit psoriasiformen Hautver-änderungen, s. S. 139).

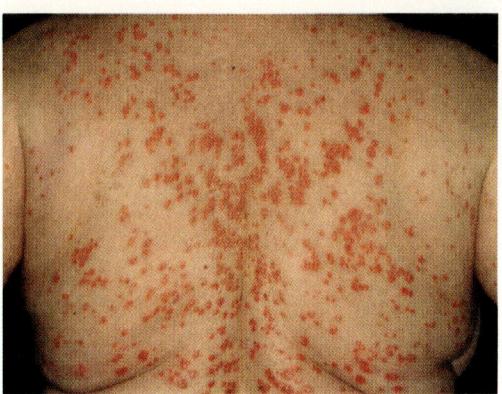

Abb. 7.2 Psoriasis guttata. Disseminierte kleinfleckige (tropfenförmige) Plaques.

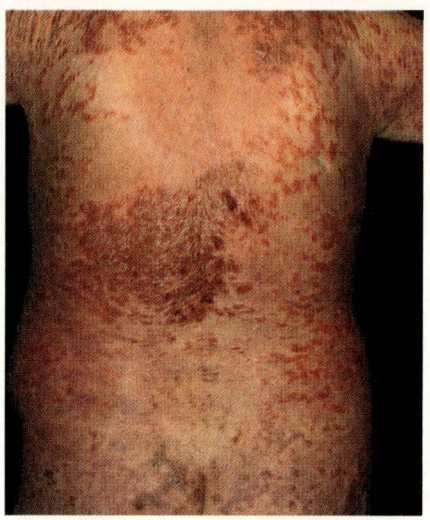

Abb. 7.3 Psoriasis erythrodermatica. Über 90 % der Körperoberfläche ist von Psoriasisläsionen betroffen.

Psoriasis guttata

Exanthemartig aufschießende, innerhalb von 1–2 Wochen entstehende, 1–2 cm große **tropfenförmige** Psoriasisherde, meist etwas flacher als die typische Psoriasisplaque (**Abb. 7.2**). Diese sind vor allem am **Stamm** lokalisiert. Meist sind Kinder und Jugendliche betroffen, häufig nach einem bakteriellen Infekt (z. B. Angina tonsillaris).
Differenzialdiagnose I Pityriasis lichenoides (s. S. 146), Pityriasis rosea (Primärmedaillon, Anordnung in den Hautspaltlinien, s. S. 140), Pityriasis rubra pilaris (follikuläre Betonung, „Nappes claires", s. S. 141), Arzneimittelexantheme (s. S. 113).

Psoriasis erythrodermatica

Befall des **gesamten Integuments**. Es zeigt sich ein **generalisiertes Erythem** mit meist nur geringer Schuppung (**Abb. 7.3**). Durch die Entzündungsreaktion und die dilatierten Kapillaren kann es zu Wasser- und Proteinverlust sowie Störung der Wärmeregulation kommen. Die Patienten fühlen sich krank, frieren oder klagen über Schüttelfrost (s. S. 141).
Differenzialdiagnose I Siehe Erythrodermie, S. 141.

Pustulöse Psoriasis

Die Pathophysiologie ist noch nicht vollständig geklärt. Durch den massiven Einstrom von neutrophilen Granulozyten in die Epidermis kommt es zur **sterilen Pustelbildung** auf gerötetem Grund. Es gibt lokalisierte und generalisierte Formen (**Tab. 7.3, Abb. 7.4**).
Differenzialdiagnose I
- **palmoplantare** Form: dyshidrosiformes Hand-Fuß-Ekzem (Primäreffloreszenz: Papulovesikel) und Tinea manuum (oft einseitig, Mykologie)
- **generalisierte** Form: akute generalisierte exanthematische Pustulose (AGEP) als Unverträglichkeitsreaktion auf Arzneimittel (Medikamentenanamnese!).

Nagelpsoriasis

Bei ca. **30 %** der Psoriasis-Patienten kommt es zu psoriatischen Nagelveränderungen. Diese können bei allen Formen der Psoriasis auftreten; interessanterweise entwickeln 80–90 % der Patienten mit einer Psoriasis-Arthritis im Laufe ihres Lebens Nagelveränderungen.
Die Nagelveränderungen können im Bereich der Nagelmatrix und des Nagelbetts liegen:
- **Störungen der Nagelmatrix:** Typisch sind **Grübchen** bzw. „**Tüpfel**" (1–2 mm große Defekte der Nagelplatte, s. S. 258), die Konfluenz der Grübchen

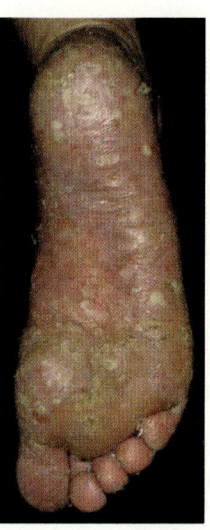

Abb. 7.4 Psoriasis pustulosa plantaris. Befall der Fußsohle mit Erythem, Hyperkeratosen, Pusteln (z. T. zu kleinen Eiterseen konfluierend) und Erosionen.

Tabelle 7.3	
Formen der pustulösen Psoriasis	
Form	**Klinik, Besonderheiten**
Psoriasis pustulosa palmoplantaris (Typ Königsbeck-Barber)	– 1–4 mm große, oft konfluierende Pusteln an **Handflächen** und **Fußsohlen** (**Abb. 7.4**), die sich in Erosionen mit bräunlichen Krusten umwandeln – 25 % der Patienten zeigen Psoriasisläsionen auch an anderen Stellen – häufig Frauen (80 %), meist mit **Nikotinabusus** – Assoziation mit dem **SAPHO-Syndrom** (Synovitis, Akne, Hyperostose und Osteoarthritis)
Psoriasis pustulosa generalisata (Typ Zumbusch)	– kleine, rasch konfluierende Pusteln auf dunkelrotem Erythem am **gesamten Integument** – ausgeprägte **Allgemeinsymptome** (Fieber, Schüttelfrost, Gelenkschmerzen), lebensbedrohliches Krankheitsbild! – Auslöser: Absetzen von **systemischen Therapien** mit Kortikosteroiden oder Ciclosporin, Infektionen – häufig Rezidive, schwer therapierbar
Acrodermatitis continua suppurativa (Hallopeau)	– schmerzhafte Pustelbildung an den **Fingerspitzen**, v. a. im Bereich des Nagelwalls – meist zusätzlich ausgeprägte **Nageldystrophie**
anuläre Psoriasis (Erythema anulare centrifugum cum pustulatione)	– Erytheme mit randständigem Pustelsaum und colleretteartiger (kragenförmiger) Schuppung – oft bei akutem Schub einer Plaque-Psoriasis
Impetigo herpetiformis (GPPP = Generalized Pustular Psoriasis of Pregnancy)	– schweres Krankheitsbild mit Hautveränderungen analog der anulären Psoriasis (s. S. 329)

7

führt zur „Riffelung" der Nagelplatte bis hin zur kompletten Onychodystrophie (**Krümelnägel**, s. S. 256). Darüber hinaus finden sich rote Flecken in der Lunula (durchschimmernde erweiterte Gefäße).

– **Störungen des Nagelbetts:** Häufig sind psoriatische „Ölflecken" (hellbraune bis gelbliche, scharf begrenzte Onycholysen, meist vom freien Nagelrand ausgehend, s. S. 260) sowie **subunguale Hyperkeratosen** (verstärkte Verhornung unterhalb des Nagels), die zur Ablösung des Nagels von der Unterlage führen können (**Onycholyse**). Manchmal finden sich **Splitterblutungen** (bräunliche strichförmige Einblutungen durch verstärkte Verletzlichkeit der erweiterten geschlängelten Kapillaren).

Differenzialdiagnose ! Ekzemnagel (Anamnese, Klinik) und **Onychomykose** (mykologische Untersuchung).

Psoriasis-Arthritis

Etwa **20 %** aller Psoriasispatienten zeigen eine Gelenkbeteiligung. Typisch sind geschwollene und druckschmerzhafte Gelenke im Bereich der distalen (DIP) und proximalen (PIP) **Finger- und Zehengelenke**. Der Befall der **Sakroiliakalgelenke** kann tief sitzende Rückenschmerzen verursachen. Bei Befall des Achsenskeletts (**Spondylarthritis**) sind die Patienten oft **HLA-B27** positiv. Typisch für die Psoriasis ist der Befall der Sehnenansätze (**Enthesitis**), der zu Schmerzen und Brennen im Bereich der Ferse (Achillessehne)

oder der Fußsohle (Plantaraponeurose) führen kann. In ca. 5 % der Fälle nimmt die Erkrankung einen schnell progredienten Verlauf und kann dann zu Mutilationen, Fehlstellungen oder Ankylosierungen führen. Beide Geschlechter sind etwa gleich häufig betroffen, die **Rheumafaktoren** sind meist **negativ**. In ca. 75 % der Fälle gehen den Gelenkveränderungen über 5–10 Jahre kutane Psoriasisläsionen voraus. Die Gelenkbeteiligung kann aber auch zuerst auftreten bzw. gemeinsam mit den Hautläsionen manifest werden. Bei einem Großteil der Patienten mit Gelenkbeteiligung wird auch eine Nagelbeteiligung gefunden (s. S. 135).

Abhängig von der Verlaufsform werden mehrere **Formen** unterschieden:

– **Psoriasis arthropathica vom peripheren Typ:** Häufig sind im Verlauf eines Finger- oder Fußstrahls alle Gelenke betroffen (**Strahltyp**, **Abb. 7.5b**) oder es zeigt sich der Befall mehrerer DIP-Gelenke (**transversaler Typ**, **Abb. 7.5a**). Bei Befall der distalen Fingergelenke finden sich bei > 90 % gleichzeitig psoriatische Nagelveränderungen.

– **Oligoarthritis, Monarthritis:** Befall einzelner großer Gelenke (Schultergelenk, Knie).

– **Psoriasis arthropathica vom mutilierenden Typ:** eine schwere, chronisch-destruierend verlaufende Arthritis mit Bevorzugung der Finger- und Handwurzelgelenke, jedoch nicht selten auch unter Beteiligung größerer Extremitätengelenke. Ausge-

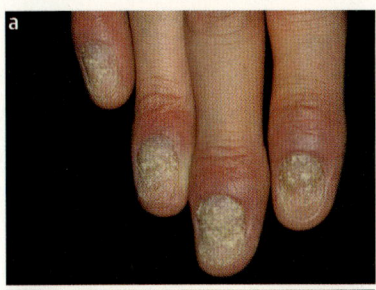

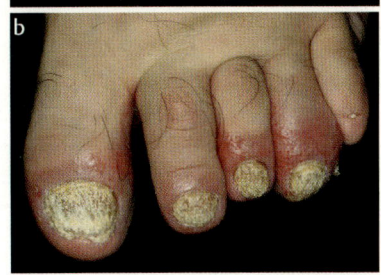

Abb. 7.5 Psoriasis-Arthritis. a Transversaler Befall der distalen Fingergelenke und Nagelbeteiligung. **b** Daktylitis (v. a. Dig II und IV), Schwellung aller Gelenke eines Strahls.

prägte Mutilationsneigung, „**Teleskopfinger**" mit ungerichteter Deviation der Finger.

— **Psoriasis arthropathica vom axialen Typ (Spondylarthritis):** HLA-B27-positive Psoriasispatienten neigen zur Ausbildung einer HLA-B27-typischen Spondylarthritis, häufig mit Befall der Sehnenansätze und der Sakroiliakalgelenke (tief sitzender Kreuzschmerz).

Differenzialdiagnose I
— rheumatoide Arthritis (symmetrischer Befall der kleinen Gelenke [DIP-, PIP-, MCP-, MTP], Rheumafaktor positiv, Autoantikörper gegen zyklisch zitrulliniertes Peptid (CCP))
— Gicht/Arthritis urica (meist Monarthritis, Serum-Harnsäure erhöht)
— Polyarthrose der Finger (DIP-, PIP-, MCP-Gelenke und/oder Knie-/Hüftgelenk betroffen, keine Entzündungszeichen)
— reaktive Arthritis (Trias: Arthritis, Konjunktivitis, Urethritis/Enteritis)
— Morbus Bechterew (keine kutanen Psoriasisläsionen, bildgebende Verfahren)

Diagnostik
Das typische klinische Bild sichert meist die Diagnose.
Inspektion/Palpation: Wichtig ist die genaue Inspektion des gesamten Integuments, insbesondere der Prädilektionsstellen (s. S. 133).
Typische klinische Zeichen:
— **Kerzenwachs-Phänomen:** Nach Entfernung einer Schuppe erinnert diese an abgekratztes Kerzenwachs.

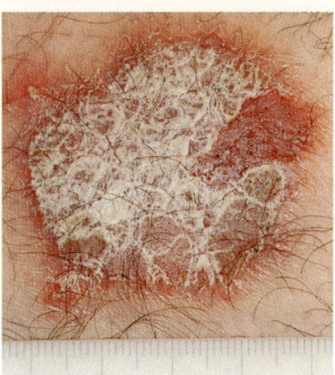

Abb. 7.6 Auspitz-Phänomen.

— **Phänomen des letzten Häutchens:** Nach Abnahme der Schuppe wird im Bereich der Papillenspitzen eine letzte, glänzend erscheinende Epidermisschicht sichtbar.
— **Auspitz-Phänomen** (Phänomen des blutigen Taus): Entfernt man auch dieses letzte Häutchen, kommt es zu punktförmigen Blutaustritten aus den geschlängelten und erweiterten Kapillaren (**Abb. 7.6**).
— **Köbner-Phänomen** (isomorpher Reizeffekt): Bei einigen Patienten kann durch Verletzung der Epidermis eine Psoriasisläsion ausgelöst werden, z. B. lineare Psoriasisläsionen durch Kratzen oder im Bereich von Blutentnahmestellen.

MERKE

Das **Köbner-Phänomen** ist nicht psoriasisspezifisch, sondern kann z. B. auch beim Lichen ruber auftreten.

PASI (Psoriasis Area and Severity Index): Klinischer Score zur Beurteilung des **Schweregrades** und des Behandlungsverlaufs. Er bezieht das Erythem (Rötung), die Induration (Erhabenheit), die Schuppung der Läsionen sowie die Fläche der betroffenen Hautareale mit ein.
Gelenkstatus: Schmerzen im Bereich von Sehnenansätzen und Gelenken, tief sitzende Kreuzschmerzen, Morgensteifigkeit, Schwellungen, ggf. bildgebende Diagnostik (Röntgen der betroffenen Gelenke, evtl. Sonografie, MRT, in Ausnahmefällen Skelettszintigrafie).

 Praxistipp
Jeden Psoriasis-Patienten nach Gelenkbeschwerden fragen!

Histologie: Eine Biopsie zur Diagnosesicherung ist nur in Zweifelsfällen notwendig. Eine klassische Psoriasisplaque zeigt eine **Hyperkeratose** (verstärkte

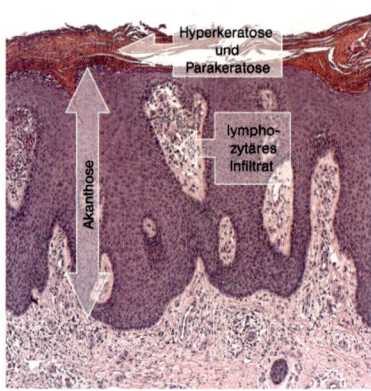

Hyperkeratose
und
Parakeratose

lympho-
zytäres
Infiltrat

Akanthose

Abb. 7.7 Histologischer Befund bei Psoriasis. Hyper- und Parakeratose, Akanthose, dilatierte Kapillaren des Plexus papillaris, entzündliches lymphohistiozytäres Infiltrat.

Schuppung) und **Parakeratose** (gestörte Verhornung mit Zellkernen im Stratum corneum), eine ausgeprägte epidermale **Akanthose** (Verdickung, v. a. Stratum spinosum) mit Verlust des Stratum granulosum und eine Ausziehung der Reteleisten. Die dermalen Papillen weisen geschlängelte und dilatierte Kapillaren auf. Darüber hinaus findet sich ein entzündliches Infiltrat aus lymphohistiozytären Zellen, im akuten Schub können sich sog. **Munro-Mikroabszesse** (nestförmige Ansammlung von Granulozyten) im Stratum corneum ausbilden (**Abb. 7.7**).

Labor: Im Rahmen einer Fokussuche (Triggerfaktor) sollten CRP, BSG, evtl. auch ASL- und ASD- Titer bestimmt werden. Zur Ausschlussdiagnostik bei Gelenk-

beschwerden sind ANA, Rheumafaktor, Harnsäure zu bestimmen.

Therapie
Bei leichten Formen der Psoriasis kann die alleinige **lokale** Behandlung ausreichen, bei mittelschweren bis schweren Formen der Psoriasis ist zusätzlich eine UV-Therapie und/oder **systemische** Therapie indiziert.

Lokale Therapie
Lokaltherapeutika der Psoriasistherapie s. **Tab. 7.4**. Durch den Zusatz bestimmter Substanzen können keratolytische (**Salicylsäure**, Milchsäure und **Harnstoff**), antiseptische (Chlorhexidin, Triclosan) oder juckreizhemmende (Polidocanol) Effekte erzielt werden.

UV-Therapie
Phototherapie: Sie erfolgt mit langwelliger UVA- (320–400 nm), mittelwelliger UVB- (280–320 nm) Strahlung bzw. einem schmalen Spektrum (311 nm) aus dem UVB-Bereich.
PUVA: Vorbehandlung mit photosensibilisierenden Substanzen (Psoralen) – topisch (Creme, Badezusatz) oder systemisch (Tabletten) – und anschließende UVA-Bestrahlung (s. S. 36).
Balneophototherapie: Eine Kombination aus UVB und Solebädern mit 5 %igem Salzanteil erhöht ebenfalls die Wirksamkeit der Lichttherapie.
Ein Großteil der Patienten spricht gut auf die Lichttherapie an. Problematisch ist die **potenzielle Kanzerogenität** der UV-Therapie – speziell der PUVA-Therapie

Tabelle 7.4		
Lokaltherapeutika der Psoriasistherapie		
Wirkstoffe	**Wirkung**	**Anwendung und Nebenwirkungen**
Dithranol (Cignolin)	antientzündlich, antiproliferativ	▬ Kombination mit UV-Therapie (*Cave:* Pseudoleukoderm) oder anderen Therapeutika ▬ **Braunfärbung** von Haut und Kleidung ▬ langsame Dosissteigerung (z. B. 1/32 % bis max. 3 %) ▬ **Hautreizung** bei zu schneller Dosissteigerung
lokale Glukokortikoide z. B. Betamethasonvalerat (Klasse III), Clobetasolpropionat (IV)	antientzündlich, immunsuppressiv, antiproliferativ (rasche Effekte)	▬ kurzzeitige Anwendung, Kombination mit anderen Therapeutika ▬ **Hautatrophie** bei Langzeitanwendung ▬ **Rezidivgefahr** bei schnellem Absetzen, v. a. bei Steroid-Monotherapie ▬ wichtig: differenzierter Einsatz der Wirkklassen je nach Lokalisation und Ausprägung der Hautveränderungen
Vitamin-D₃-Analoga z. B. Calcipotriol, Calcitriol	antiproliferativ, antientzündlich (langsame Effekte)	▬ Langzeittherapie möglich ▬ Kombination mit Glukokortikoiden zur initialen Therapie ▬ Anwendung nur an **max. 30 % der Körperoberfläche** wegen möglicher perkutaner Resorption ▬ **Hautreizungen** (Erythem)
Teerprodukte z. B. Liquor carbonis detergens	antiproliferativ, juckreizlindernd	▬ als Shampoos oder in Kombination mit anderen Substanzen (Salicylsäure, Glukokortikoide) ▬ unangenehmer Geruch ▬ kontraindiziert in der Schwangerschaft (**mutagenes Potenzial**)

– bei Langzeitanwendung (Induktion von Plattenepithel- und Basalzellkarzinomen!).

Systemische Therapie

Bei mittelschweren und schweren Formen der Psoriasis vulgaris, bei Psoriasis-Arthritis und bei Beteiligung von besonders beeinträchtigenden Lokalisationen (z. B. ausgeprägte Psoriasis capitis, Nagelpsoriasis, Psoriasis pustulosa palmoplantaris) ist eine Systemtherapie indiziert.

Praxistipp

Nutzen und Risiko einer systemischen Therapie müssen stets sorgfältig abgewogen werden!

Die **klassischen Systemtherapeutika** (Ciclosporin, Methotrexat, Retinoide, Fumarsäureester) ermöglichen eine wenig selektive Beeinflussung der Entzündungskaskade der Psoriasis (**Tab. 7.5**). Aufgrund der z. T. schweren Nebenwirkungen (Organtoxizitäten,

Arzneimittelinterferenzen) müssen regelmäßige Laborkontrollen erfolgen (s. S. 32).

Bei Ausschöpfung der klassischen Systembehandlung stehen **biologische Systemtherapeutika** zur Verfügung. Diese sog. Biologika (s. S. 33) ermöglichen eine **selektive** Beeinflussung des Pathomechanismus der Psoriasis. Aktuell sind in Deutschland Etanercept, Adalimumab, Infliximab und Golimumab (TNF-α-Blocker) sowie Ustekinumab (IL-12-/IL-23-Blocker) zugelassen (**Tab. 7.5**).

7.1.2 Reaktive Arthritis

Synonym: urethro-okulo-synoviales Syndrom (früher: Morbus Reiter)

Definition ▎ Die reaktive Arthritis ist eine postinfektiöse, infektallergisch bedingte Arthritis. Sie wird durch die Symptomentrias **Konjunktivitis**, **Urethritis** und **Arthritis** sowie **psoriasiforme** Hautveränderungen gekennzeichnet.

Epidemiologie ▎ Seltene Erkrankung, die häufiger bei Männern auftritt.

Ätiopathogenese ▎ Häufig nach Infektionen der Harnröhre (**Urethritis** z. B. durch Chlamydien, Mykoplasmen,) oder des Magen-Darm-Trakts (**Enteritis**, z. B. durch Shigellen, Salmonellen, Yersinien, Campylobacter, Ureaplasma); auch bei Patienten mit HIV-Infektion. Genetische Faktoren scheinen eine wichtige Rolle zu spielen, **80 %** der Patienten sind **HLA-B27**-positiv.

Klinik ▎ 1–6 Wochen nach einer Infektion beginnt die Erkrankung akut mit **Fieber**, Krankheitsgefühl und schmerzhaften **Arthritiden** (v. a. der unteren Extremi-

Tabelle 7.5

Systemische Therapeutika der Psoriasistherapie		
	Wirkmechanismus	**Anwendung und Nebenwirkungen**
Ciclosporin	Zytokin-Blockade (Calcineurin-Inhibitor: T-Zell-Hemmung über IL-2-/IFN-γ-Blockade)	– Indikation: schwere Psoriasis – Langzeitanwendung problematisch (max. 1–2 Jahre) – **Nephrotoxizität**, Hypertonie
Methotrexat	Proliferationsinhibition (Folsäure-Antagonist) antientzündlich (Wirkmechanismus nicht genau bekannt)	– Indikation: schwere Psoriasis, **Psoriasis arthropathica** – **Hepatotoxizität**, Knochenmarksdepression, Arzneimittelinterferenzen – zusätzliche Gabe von Folsäure
Retinoide z. B. Acitretin	Proliferationsinhibition	– Indikation: v. a. pustulöse Psoriasis, bei Plaque-Psoriasis in Kombination mit UV-Therapie – **Teratogenität**
Fumarsäureester	nicht genau bekannt, (NFκB-Hemmung: T-Zell-Apoptose, Migrationshemmung, Zytokinblockade etc.)	– Indikation: mittelschwere bis schwere Psoriasis – gut für die Langzeitanwendung geeignet
Biologika Etanercept, Adalimumab, Infliximab, Golimumab Ustekinumab	TNF-α-Blockade IL-12-/-23-Blockade	– Indikation: mittelschwere bis schwere Psoriasis (second-line), **Psoriasis arthropathica** – **Infektionsrisiko**, Tuberkuloseausschluss vor Therapiebeginn (Mendel-Mantoux-Hauttest, Röntgenthorax, ggf. Quantiferontest)

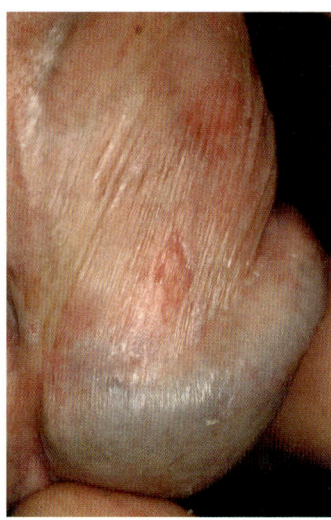

Abb. 7.8   Balanitis circinata. Scheibenförmige, polyzyklische Erosionen auf gerötetem Grund mit weißlichem Randsaum.

7

täten). An der Haut zeigen sich psoriasiforme Plaques, palmoplantare Hyperkeratosen und sterile Pusteln auf gerötetem Grund (**Keratoderma blenorrhagicum**) sowie eine **Balanitis circinata** (**Abb. 7.8**). Weiterhin können eine nicht-bakterielle **Urethritis** (Prostatitis, Zervizitis) und/oder eine beidseitige seröse **Konjunktivitis** auftreten.

Diagnostik I Die Diagnose ist bereits klinisch gesichert, wenn mindestens 2 Basissymptome (Balanitis circinata, psoriasiforme Hautveränderungen, Arthritis, Stomatitis) und 1 Nebensymptom (Urethritis, Dysenterie, Konjunktivitis) zutreffen. BSG, CRP und Leukozytenzahl sind erhöht. Ggf. Mikrobiologie (Zervix- und Urethralabstrich, Gelenkpunktat) oder Serologie (Antikörpertiter, z. B. Salmonellen, Yersinien).

> **MERKE**
>
> Bei Nachweis von **HLA-B27** ist zur Diagnose einer reaktiven Arthritis die klassische Trias nicht mehr zwingend erforderlich.

Differenzialdiagnose I Psoriasisarthritis (s. S. 136), rheumatoide Arthritis (positiver Rheumafaktor), septische Arthritis (Gelenkpunktat). Das Keratoderma blenorrhagicum kann mit einer Psoriasis pustulosa palmoplantaris verwechselt werden.

Therapie I Bei bestehender Infektion ist eine antibiotische Therapie (z. B. mit **Doxycyclin**) zur Infektsanierung empfohlen. Bei leichten Gelenkbeschwerden können symptomatisch **nichtsteroidale Antiphlogistika** verabreicht werden, bei Hautveränderungen **topische Kortikoide** oder Vitamin-D-Analoga. Im akuten Schub können initial **systemische Kortikoide**

(Prednisolon) indiziert sein. Bei chronischem Verlauf mit Haut- und Gelenkbeteiligung kommen Methotrexat, Ciclosporin oder Sulfasalazin zum Einsatz, bei schweren Verlaufsformen auch **TNF-α-Antagonisten** (z. B. Infliximab).

7.1.3 Pityriasis rosea

Synonym: Röschenflechte

Definition I Akute, nicht ansteckende Dermatose unklarer Genese. Die Erkrankung zeigt einen charakteristischen selbstlimitierten Verlauf und äußert sich in ovalären stammbetonten Plaques in den Hautspaltlinien.

Epidemiologie I Weltweites Auftreten. Bevorzugt betroffen sind **junge Erwachsene** zwischen dem 15. und 35. Lebensjahr.

Ätiopathogenese I Unklar, man vermutet eine **infektiöse** Genese durch den charakteristischen Verlauf, das zeitlich gehäufte Auftreten, die jahreszeitlichen Assoziationen (Herbst, Winter) sowie das nur einmalige Auftreten im Leben bei meist jungen Erwachsenen.

Klinik I Zunächst findet sich für Tage bis zwei Wochen ein sog. **Primärmedaillon** (Tâche mère), eine 2–6 cm große erythematöse Plaque mit randständiger, nach innen gerichteter Schuppenkrause (**colleretteartige Schuppung**). Dann kommt es plötzlich zu einer exanthematischen Aussaat kleinerer, leicht erhabener, ovalärer erythmatöser Plaques mit feinlamellärer

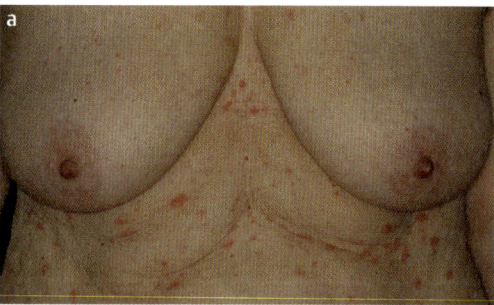

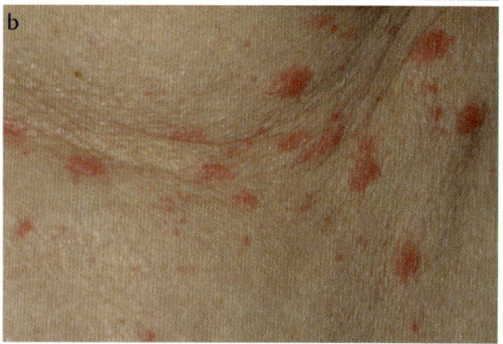

Abb. 7.9   Pityriasis rosea. Kleine ovaläre Plaques, parallel zu den Hautspaltlinien.

Schuppung, die parallel zu den Hautspaltlinien angeordnet sind. Sie finden sich betont am **Stamm** und an den proximalen Extremitäten, das Gesicht bleibt meist frei. Keine weiteren Allgemeinsymptome.

Diagnostik | Die Diagnose wird klinisch gestellt, i. A. sind keine laborchemischen oder andere weiterführende Untersuchungen notwendig.

Differenzialdiagnose | Tinea corporis (randbetonte Plaques, s. S. 70), subakut kutaner Lupus erythematodes (keine Anordnung in den Hautspaltlinien, s. S. 169), exanthematische Psoriasis (Psoriasis-Phänomene, s. S. 135), Syphilis Stadium 2 (Syphilis-Serologie, s. S. 86), Arzneimittelreaktionen (Anamnese!).

Therapie | Die Erkrankung heilt spontan nach mehreren Wochen bis 6 Monaten ab. Unnötige Hautreizungen sollten vermieden werden (z. B. häufiges heißes Duschen/Baden). Wichtig ist eine rückfettende Hautpflege (harnstoffhaltige Pflegecremes, evtl. Ölbäder). Unterstützend können Lotio alba sowie kurzfristig lokale Glukokortikoide angewendet werden.

7.1.4 Pityriasis rubra pilaris

Synonym: Stachelflechte

Definition | Seltene, chronische, papulosquamöse Erkrankung unklarer Genese. Typisch sind **follikulär** gebundene **hyperkeratotische orange-rote Papeln**, palmoplantare Keratosen sowie eine Erythrodermie mit „Nappes claires" (Inseln gesunder Haut). Man unterscheidet adulte, juvenile und HIV-assoziierte Formen.

Epidemiologie | Seltene Erkrankung, die weltweit vorkommt. Bei den juvenilen Formen ist das männliche Geschlecht bevorzugt betroffen.

Klinik | Klinisch charakteristisch sind (**Abb. 7.10**):
— Beginn meist im Bereich des Kopfes und oberen Rückens mit zephalokaudaler Progression
— **follikuläre hyperkeratotische Papeln** (v. a. streckseitenbetont), die zu großen **Plaques mit pityriasiformer (kleieartiger) Schuppung** konfluieren

können und manchmal in eine **Erythrodermie** übergehen (→ Verwechslung mit Psoriasis möglich)
— **orangeroter** Farbton der Effloreszenzen
— tastbare raue Oberfläche (Sandpapier)
— **„Nappes claires"** (Inseln gesunder Haut innerhalb der Läsionen)
— **palmoplantare Hyperkeratosen**.

Selten sind Juckreiz oder Brennen. Krankheitsgefühl, Fieber und Schüttelfrost können begleitend auftreten.

Diagnostik | Die Diagnose wird meist klinisch gestellt (eindeutig v. a. bei Vorliegen der typischen follikulär gebundenen hyperkeratotischen Papeln); ggf. Histologie.

Histologie: Unregelmäßige Akanthose, abwechselnd Ortho- und Parakeratose, fokale Hyperkeratose im Follikelbereich. Perivaskuläres lymphozytäres Infiltrat in der Dermis.

Differenzialdiagnose | Insbesondere **Psoriasis** (s. S. 133), Lichen ruber (s. S. 143), Pityriasis lichenoides (s. S. 146) und bei erythrodermatischen Formen das kutane T-Zell-Lymphom (s. S. 222).

Therapie | Aktuell gibt es keine Standardtherapie, und die Behandlung gestaltet sich häufig schwierig. Es gibt individuelle Berichte über erfolgreiche Therapien mit TNF-α-Blockern (Infliximab, Adalimumab und Etanercept). Retinoide systemische Steroide können helfen, sind aber für die Langzeitbehandlung problematisch.

7.1.5 Erythrodermie

Definition | Eine Erythrodermie bezeichnet ein **Erythem des gesamten Integuments** (> 90 % der Körperoberfläche). Die Ursache dafür können verschiedene Erkrankungen sein.

> **MERKE**
>
> Eine Erythrodermie stellt immer ein **Alarmsignal** dar und erfordert die stationäre Aufnahme.

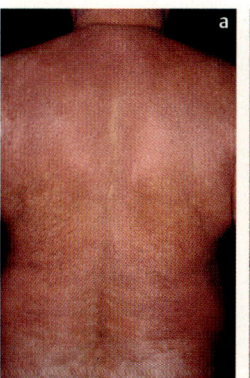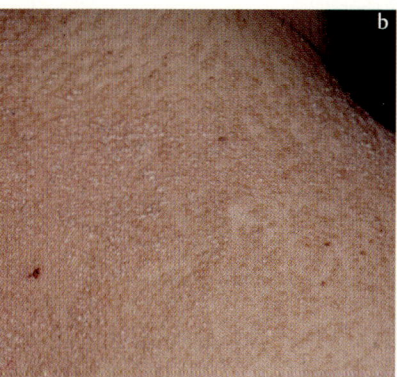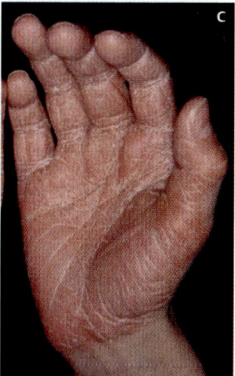

Abb. 7.10   Pityriasis rubra pilaris. a Eryrthrodermie. **b** Typische hyperkeratotische Papeln. **c** Palmoplantare Hyperkeratose.

7

Ätiologie | Ein Rückschluss auf die zugrunde liegende Erkrankung ist aus dem Zustand der Erythrodermie per se nicht abzuleiten. Nach ätiologischen Kriterien unterscheidet man **primäre** und **sekundäre** Formen (**Tab. 7.6**).

Klinik | Rötung von > 90 % des gesamten Integuments. Meist wird die Erythrodermie durch die hohe Entzündungsaktivität von einer generalisierten **Lymphadenopathie** begleitet. Häufig findet sich **Schuppenbildung** und starker **Juckreiz**, selten Nässen bzw. Blasen- oder Pustelbildung. Aufgrund der erweiterten Gefäße kann es zu einem ausgeprägten Wasser-, Elektrolyt- und Proteinverlust kommen und so ein lebensbedrohlicher Zustand entstehen. Die Patienten fühlen sich im Allgemeinen **krank**, **frieren** oder klagen über Schüttelfrost. Weitere spezielle Symptome können je nach Ursache der Erythrodermie variieren (**Tab. 7.6**)

Praxistipp

Bei Blasenbildung oder krustig belegten Erosionen (v. a. an Schleimhäuten) muss an ein Stevens-Johnson-Syndrom bzw. eine toxisch epidermale Nekrose gedacht werden. Dies sind absolute dermatologische Notfälle!

Diagnostik | Anamnese: Frage nach Grunderkrankung (atopisches Ekzem, Psoriasis etc.), Medikamenteneinnahme, Infektionen.

Körperliche Untersuchung: Suche nach typischen Krankheitszeichen (z. B. Nagelveränderungen der Psoriasis, atopische Stigmata, follikuläre Papeln und Nappes claires bei Pityriasis rubra pilaris). Immer Schleimhaut ansehen, z. B. Blasen bzw. Erosionen bei Lyell-Syndrom/TEN, Wickham-Streifung der Wangen bei Lichen ruber.

Lymphknotenstatus: Weitere Details s. **Tab. 7.6**.

Biopsie: Zur Sicherung der Diagnose; immer bei Blasenbildung bzw. Erosionen!

Labor: BSG, CRP, Differenzialblutbild (Leukozytose? Eosinophilie?), Kreatinin, Harnstoff, Elektrolyte, Gesamtproteine, Albumin, AST, ALT.

Weiterführende Untersuchungen je nach zugrunde liegender Ursache, z. B. Fokussuche (Röntgenthorax, Urinstatus), Lymphknoten-Sonografie (reaktiver LK: DD maligne Erkrankung) etc.

Therapie | Stationäre Aufnahme, Kontrolle der Vitalzeichen, ggf. Flüssigkeitszufuhr bei Störungen des Elektrolythaushalts, Albumin bei Hypoalbuminämie etc. Engmaschige Beobachtung!

Tabelle 7.6

Einteilung der Erythrodermien

	Ursachen (Auswahl) und differenzialdiagnostische Kriterien
primäre Erythrodermien (entstehen auf vorher unveränderter Haut)	– **SJS (Stevens-Johnson-Syndrom), TEN (toxische epidermale Nekrolyse):** Anamnese bzgl. Infektion und Medikamente; kokardenförmige Plaques (v. a. an den Extremitäten), Fieber, Beteiligung der Mundschleimhaut (Blasen, krustig belegte Erosionen), Blasenbildung bis zu großflächiger Ablösung der Epidermis, immer Biopsie (Epidermisnekrose, *subepidermale* Blase) (s. S. 114) – **SSSS (Staphylococcal Scalded Skin Syndrome):** eher bei Kindern, Blasengrundausstrich → Tzanck-Test positiv (Akantholyse, abgerundete Keratinozyten), immer Biopsie (s. S. 56) – **DRESS** (Drug Rash with Eosinophilia and Systemic Symptoms): Medikamentenanamnese! – **AGEP** (akute generalisierte exanthematische Pustulose): Medikamentenanamnese, Biopsie (intraepidermale Pustel) – **toxisch** (Verbrennungen, Verbrühungen, UV-Schäden) – **Red-man-Syndrom (Alterserythrodermie):** generalisiertes ekzematöses Krankheitsbild, meist bei älteren Männern (Ausschlussdiagnose) – **kutanes T-Zell-Lymphom** (Mycosis fungoides): massiver Juckreiz, vergrößerte LK, Biopsie (Epidermotropismus) (s. S. 222) – **Sézary-Syndrom:** vergrößerte LK, palmare Hyperkeratosen, Nageldystrophie, Alopezie, Sézary-Zellen im Blut, Biopsie (s. S. 223) – **Ichthyosen:** kongenitale bzw. in der Kindheit auftretende Erythrodermie (s. S. 285)
sekundäre Erythrodermien (Ausbreitung vorbestehender Dermatosen)	– **Psoriasis vulgaris:** bekannte Psoriasis, Nagelveränderungen (Tüpfel, Ölflecken), Beteiligung des Kapillitiums (s. S. 133) – **atopisches Ekzem:** bekannte atopische Diathese, Dennie-Morgan Falte, Herthoge-Zeichen, palmare Hyperlinearität, IgE-Erhöhung (s. S. 119) – **seborrhoisches Ekzem:** Betonung der seborrhoischen Areale, Nasolabialfalte (s. S. 125) – **Lichen planus exanthematicus:** polygonale erythematöse Papeln, Wickham-Streifung (s. S. 144) – **Pemphigus foliaceus:** Beginn in seborrhoischen Arealen, schlaffe Blasen, Erosionen; Biopsie (intraepidermale Blasen), Serologie (Desmoglein 1) (s. S. 160) – **SLE:** ANA, Schmetterlingserythem, ARA-Kriterien, Biopsie (Lupusband) (s. S. 170) – **Dermatomyositis:** fliederfarbene Erytheme periokulär, Muskelschwäche (z. B. Probleme beim Treppensteigen, Kämmen), Gottron-Papeln im Bereich der Fingerrücken (s. S. 172) – **Pityriasis rubra pilaris:** hyperkeratotische follikuläre Papeln (orange-roter Farbton), Nappes claires (s. S. 141) – **Scabies norvegica:** andere betroffen?, zahlreiche Milben in den Handflächen, evtl. Pyodermien, starker Juckreiz (s. S. 79) – **Hypereosinophilie-Syndrom:** Eosinophilie > 1500/µl, multiple Organbeteiligung (Haut, Herz, Nervensystem), meist Männer mittleren Alters

Wichtig ist eine schnelle Diagnostik, um eine **zielgerichtete Therapie** (z. B. systemische Kortikosteroide, Antibiose etc.) einleiten zu können.

7.2 Papulöse und lichenoide Dermatosen

Key Point

Eine Erkrankung wird als „lichenoid" bezeichnet, wenn die Effloreszenzen klinisch (flache „spiegelnde" Papeln) oder histologisch (bandförmiges Infiltrat an der dermoepidermalen Junktionszone, das einen „verwaschenen Aspekt" dieser Grenzzone hervorrufen kann) einem Lichen ruber ähnlich sind.

Lichen simplex chronicus (Lichen Vidal) ist keine lichenoide Dermatose im eigentlichen Sinne; zur näheren Beschreibung s. Kap. 6, S. 122. Lichenruber-artige Arzneimittelexantheme s. S. 113.

7.2.1 Lichen ruber planus

Synonyme: Knötchenflechte, Lichen planus
Definition I Es handelt sich um eine relativ häufige chronisch-entzündliche Erkrankung von Haut und Schleimhaut. Charakteristisch sind polygonale, „spiegelnde" Papeln, Juckreiz und die sog. Wickham-Streifung.
Epidemiologie I Bevorzugt bei Erwachsenen zwischen dem 30. und 60. Lebensjahr, keine Geschlechterpräferenz.
Ätiopathogenese I Noch nicht endgültig geklärt. Pathogenetisch bedeutsam ist eine **immunologische Reaktion** (Infiltrat aus T-Lymphozyten). Auch genetische Faktoren scheinen eine Rolle zu spielen (positive Familienanamnese). Zudem sind **Assoziationen zu anderen Immunerkrankungen** (z. B. Alopezia areata, Lupus erythematodes, bullöses Pemphigoid) und zu **Hepatitis C** beschrieben. Bei **Knochenmarktransplantierten** kommt der Lichen ruber häufig im Rahmen der chronischen Graft-versus-Host-Reaktion vor (Spender-T-Lymphozyten zerstören die epidermalen Basalzellen des Empfängers).

Klinik I Leiteffloreszenz: flache, polygonale, rötliche, auch livide bis bräunliche **Papel** mit einer weißlichen netzartigen Zeichnung (**Wickham-Streifung**). Die zunächst kleinen Papeln können zu Papelbeeten oder Plaques konfluieren. Prädilektionsstellen sind **Handgelenkbeugeseiten** (**Abb. 7.11a**), Unterschenkelvorderseiten, Knöchelregion und sakral, seltener auch Ellenbeugen und Kniekehlen. Typisch ist der ausgeprägte **Juckreiz** der Effloreszenzen (Patienten kratzen meist nicht, da dies schmerzhaft ist, sondern reiben!). Klinische Sonderformen s. **Tab. 7.7**.

Praxistipp

Die Wickham-Streifung stellt ein charakteristisches klinisches Zeichen dar. Sie wird durch Betupfen der Papel mit Wasser oder Öl deutlicher. Das histologische Korrelat ist die fokale Hypergranulose.

Köbner-Phänomen (isomorpher Reizeffekt): Durch Kratzen, Hautverletzungen und andere mechanische Reizungen kann die Entstehung neuer Effloreszenzen (Papeln) ausgelöst werden (Köbner-Phänomen = isomorpher Reizeffekt; auch bei Psoriasis, s. S. 137).
Schleimhautveränderungen (häufig): weißliche netzförmige Zeichnung (**Wickham-Streifung**) an der **Wangenschleimhaut** (**Abb. 7.11b**), seltener der Gingiva, Zunge oder Lippen. Auch **genitale** Manifestationen sind möglich (Glans penis und Introitus vaginae).
Nagelveränderungen (ca. 10%): u. a. Verdünnung der Nagelplatte mit Längsrille, Onychoschisis, selten Pterygium unguis (s. S. 257).
Verlauf I Der Lichen ruber ist eine **selbstlimitierte** Erkrankung und heilt im Allgemeinen nach 8–18 Monaten spontan narbenlos ab (Ausnahme: vernarbende Alopezie bei Lichen planopilaris des Kapillitiums). Orale Formen verlaufen oft chronischer, mittlere Erkrankungsdauer 5 Jahre. Bei erosiven Läsionen im Mundbereich bzw. genital ist die Inzidenz von Plattenepithelkarzinomen erhöht (Häufigkeit: 0,4–5%). Deswegen sollten diese Patienten regelmäßig kontrolliert und von auffälligen Läsionen Biopsien entnommen werden.

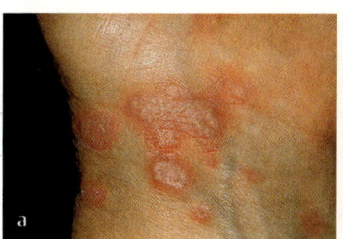
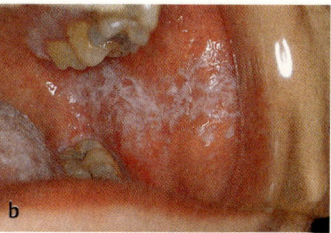

Abb. 7.11 Lichen ruber. a Typische polygonale Papeln. **b** Lichen ruber mucosae mit Wickham-Streifung (aus Sterry et al., Checkliste Dermatologie, Thieme, 2010).

Tabelle 7.7

Sonderformen des Lichen ruber planus (Auswahl)

Lichen planus exanthematicus	exanthematische Aussaat über das gesamte Integument, evtl. mit Erythrodermie
Lichen ruber verrucosus	verhornte verruköse Plaques v. a. an Unterschenkel (Tibiavorderkante) und Knöchelregion, chronischer Verlauf
Lichen planopilaris (Lichen ruber follicularis)	Lichen ruber des Haarfollikels, meist am behaarten Kopf, aber auch am Körper; Haarverlust, vernarbende Alopezie (s. S. 250) **Graham-Little-Syndrom:** vernarbende Alopezie + Lichen ruber follicularis am Stamm (disseminierte follikulär gebundene Papeln) frontal fibrosierende Alopezie: bandförmige vernarbende Alopezie der Stirn-Haar-Grenze (meist postmenopausale Frauen)
Lichen ruber mucosae erosivus	schmerzhafte Erosionen im Bereich der Schleimhäute (Mund, selten genital), Präkanzerose (Plattenepithelkarzinom)
Lichen ruber bullosus	Lichen planus mit subepidermaler Blasenbildung

7

MERKE

Der Lichen ruber der **Schleimhäute** (v. a. erosive Läsionen) gilt als **Präkanzerose**! Daher sind engmaschige Kontrollen notwendig.

Diagnostik I Die Diagnosestellung erfolgt durch das typische klinische Bild und die Histopathologie.
Histologie:
- **Interface-Dermatitis** = subepidermal bandförmiges lymphozytäres Infiltrat (an dermoepidermaler Junktionszone) mit Invasion der Epidermis und **Zerstörung der basalen Keratinozyten** → „verwaschene" bzw. „sägezahnartig ausgefranste" Epidermis. Teilweise finden sich einzelne Reste der zerstörten basalen Keratinozyten (homogen eosinophil gefärbte, rundliche Körperchen = **Civatte-Körperchen**), s. **Abb. 7.12**.
- **Hyperkeratose** (verbreitertes Stratum corneum)
- **fokale Hypergranulose** (verbreitertes Stratum granulosum) = Korrelat der makroskopisch sichtbaren **Wickham-Streifung**
- **Akanthose** (verdickte Epidermis)

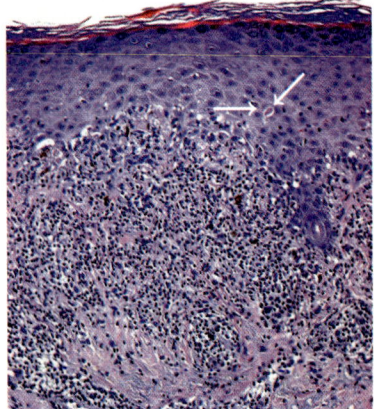

Abb. 7.12   Histologischer Befund bei Lichen ruber (Pfeil: Civatte-Körperchen).

Differenzialdiagnose I Lichenoide Arzneimittelexantheme (Medikamentenanamnese! s. S. 113), Psoriasis guttata (s. S. 135), Pityriasis rosea (Primärmedaillon, Collerette-Schuppung), Tinea corporis (Randbetonung, Pilznachweis) und Syphilis im Stadium II (Syphilis-Serologie).
Therapie I Bei begrenztem Befall kommen lokale **Glukokortikoide** zur Anwendung, bei verrukösem Lichen ruber auch unter Okklusionstherapie (Folie) oder mittels intrafokaler Injektion. Bei der exanthematischen Form kommen kurzfristig auch **systemische Glukokortikoide** und/oder **Retinoide** (z. B. Acitretin) zum Einsatz. Bei therapieresistenten ausgedehnten Verläufen kann **Ciclosporin A** angewendet werden. Ein gutes Ansprechen zeigt auch die Bade-**PUVA**-Therapie. Antihistaminika mildern starken Juckreiz. Beim oralen Lichen ruber haben sich topische Steroide bewährt (alternativ: topische Retinoide oder topische Calcineurin-Inhibitoren). Trotz dieser effektiven Therapien sind Rezidive oder chronische Verläufe häufig.

7.2.2 Lichen nitidus
Definition I Seltene entzündliche papulöse Dermatose, die sich durch winzige, glänzende (nitidus), symptomlose Papeln auszeichnet. Die Erkrankung kann in allen Altersstufen auftreten, wird aber gehäuft bei Kindern oder jungen Erwachsenen beobachtet.
Klinik I Leiteffloreszenzen sind gruppiert angeordnete, stecknadelkopfgroße, perlmuttartig schimmernde (**spiegelnde**), meist hautfarbene bis **weißliche Papeln** ohne Juckreiz. Prädilektionsstellen sind Unterarmbeugeseite, Handgelenke und Penis, selten Stamm oder Hals. Auch Mundschleimhaut (flache gelbliche Papeln) und Nägel (Grübchen, Rillen) können betroffen sein.
Diagnostik I Die Diagnose wird durch das typische klinische Bild und die Histopathologie gestellt.
Histologie: Die granulomatös-entzündlichen Herde in der dermoepidermalen Junktionszone werden „krallenartig" von verlängerten Reteleisten umfasst,

so dass die Epidermis diese Granulome wie eine Klaue einen Ball zu umgreifen scheint (sog. **Ball- und Klauen-Muster**).

Therapie I Eine Behandlung ist meist nicht notwendig, da im Allgemeinen keine Beschwerden bestehen und die Läsionen in der Regel **spontan abheilen**. Bei Juckreiz können lokale Glukokortikoide oder Calcineurin-Inhibitoren (Tacrolimus) verwendet werden.

7.2.3 Lichen sclerosus et atrophicans (LSA)

Synonyme: Lichen sclerosus, Lichen albus

Definition I Chronisch-atrophische Dermatose unbekannter Ätiologie, die meist anogenital lokalisiert ist. Typisch sind eine faltige, **porzellanfarbene Atrophie** mit starkem Juckreiz, Erosionen und Fissuren mit nachfolgenden Vernarbungen und Verwachsungen.

Epidemiologie I Die Erkrankung ist relativ häufig und weltweit verbreitet (Inzidenz: ca. 5:10 000). **Frauen** sind häufiger betroffen als Männer. Es gibt 2 Erkrankungsgipfel: bei präpubertären Kindern und bei postmenopausalen Frauen bzw. Männern zwischen dem 30. und 50. Lebensjahr.

Klinik I In 90 % der Fälle finden sich **anogenitale Läsionen** (**Abb. 7.13**).

- **Frauen (Kraurosis vulvae):** konfluierende, **weißlich-atrophische Papeln** im Bereich der Vulva mit follikulären Hyperkeratosen, z. T. Depigmentierungen und Purpura. Im Verlauf kommt es zu atrophischen und sklerosierenden Veränderungen mit Stenosen und Vernarbungen im gesamten äußeren Genitale. Typisch sind starker **Juckreiz**, erhöhte Verletzlichkeit, „Wundsein", Dysurie, Dyspareunie (Schmerzen beim Geschlechtsverkehr) und Defäkationsschmerzen aufgrund von Fissuren.
- **Männer (Balanitis xerotica obliterans):** sklerotisches Präputium; die Innenseite des Präputiums und die Glans penis sind atrophisch mit weißlich-glänzender Oberfläche. Typisch sind eine Vorhautverengung mit **Phimose**, schmerzhafte Erektionen, Missempfindungen, Probleme beim Wasserlassen, rezidivierende **Balanitis**; z. T. Blasenbildung beim Geschlechtsverkehr.

Extragenitale Läsionen treten bei etwa 20 % der Frauen auf (selten bei Männern). Prädilektionsstellen sind Rumpf, Hals, Schultern oder Arme. Typisch sind konfettiartige, porzellanweiße Papeln oder Maculae mit zigarettenpapierartig gefälteter Oberfläche.

Verlauf I Die Hautveränderungen treten meist **schubförmig** auf und heilen unter Atrophie ab. Lokale Faktoren (z. B. Reibung) können über ein **Köbner-Phänomen** neue Läsionen auslösen.

Komplikationen I Vernarbungen und **Verwachsungen** (→ Verengung der Scheide oder der Harnröhrenöffnung, Phimose), sekundäre **Infektionen** (z. B. mit Candida albicans). Zudem wird eine Assoziation zwischen Lichen sclerosus und dem Auftreten von **verrukösen Karzinomen** beschrieben.

> **MERKE**
>
> Regelmäßige Kontrolluntersuchung zur Früherkennung von Malignomen.

Diagnostik I Entscheidend sind Anamnese und Klinik, in Zweifelsfällen sollte die Diagnose jedoch histologisch gesichert werden.

> **Praxistipp**
>
> **Aufgrund der Lokalisation (Anogenitalregion!) werden häufig nicht alle Probleme geäußert (taktvolles Nachfragen!).**

Histologie: atrophische (dünne) Epidermis, subepidermal verquollenes kollagenes Bindegewebe (zerstörte elastische Fasern) und initial bandförmiges lymphozytenreiches Infiltrat (**lichenoides Infiltrat**), s. **Abb. 7.13**.

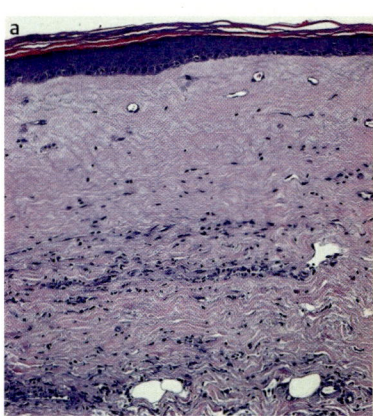
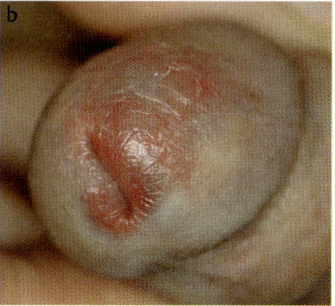

Abb. 7.13 Lichen sclerosus et atrophicans. a Histologischer Befund. **b** Glans penis.

Differenzialdiagnose I Morphea (extragenitale Läsionen, s. S. 174), chronisches Genitalekzem, genitale Candidamykose (Pilznachweis, Kultur, s. S. 75), erosiver Lichen ruber (s. S. 143), Leukoplakie (s. S. 281), unspezifische Balanitis.

Therapie I Bei Frauen hat sich die kurzzeitige Applikation von **topischen Glukokortikoiden** oder die längerfristige Anwendung von **Calcineurin-Inhibitoren** (Tacrolimus, Pimecrolimus) bewährt. Bei Männern ist die **Zirkumzision** (Entfernung der Vorhaut) Therapie der Wahl.

7.2.4 Pityriasis lichenoides

Definition I Es handelt sich um eine papulöse Hauterkrankung unklarer Ätiologie. Klinisch unterscheidet man 2 Manifestationsformen, die aber auch nebeneinander auftreten können.

- **Pityriasis lichenoides et varioliformis acuta (PLEVA)**
- **Pityriasis lichenoides chronica (PLC)**

Epidemiologie I Seltene Erkrankung, die meist bei Kindern, Jugendlichen und jungen Erwachsenen auftritt.

Klinik I Siehe **Tab. 7.8** und **Abb. 7.14**.

> **MERKE**
>
> Die **febrile PLEVA** ist eine seltene Verlaufsform, die durch ein generalisiertes Auftreten von ulzeronekrotischen Papeln mit Fieber und schweren Allgemeinsymptomen sowie einer hohen Mortalitätsrate charakterisiert ist (dermatologischer **Notfall**!).

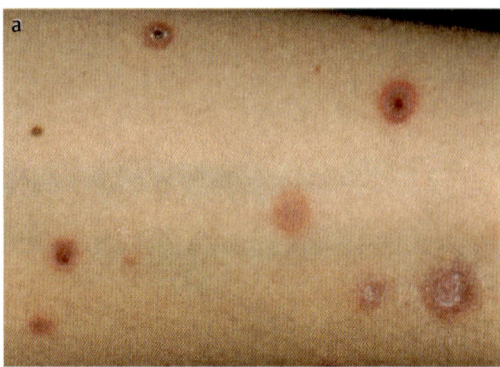
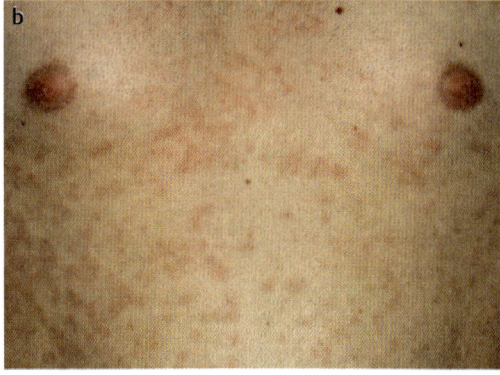

Abb. 7.14   Pityriasis lichenoides. a Zentral nekrotisierende Papeln bei PLEVA. **b** Bräunlich-rötliche flache Makulopapeln bei PLC.

Tabelle 7.8

Klinisches Bild der Pityriasis-lichenoides-Erkrankungen		
	Pityriasis lichenoides et varioliformis acuta (PLEVA)	**Pityriasis lichenoides chronica (PLC)**
Beginn	**schlagartiges** Auftreten, spontan oder nach fieberhaften Infekten	**langsamere** Manifestation als die PLEVA
Leiteffloreszenzen	kleine rötlich-bräunliche **Papeln** mit zentral fest haftender **Schuppe** oder zentraler **Vesikel**, die sich hämorrhagisch umwandeln und zum Teil oberflächlich nekrotisieren und verkrusten Abheilung nach einigen Wochen unter Ausbildung von **Hypo-** und **Hyperpigmentierungen**, z. T. mit gering eingesunkenen **Narben** wie bei Varizellen (varioliform)	kleine bräunlich-rötliche flache **Makulopapeln** mit zentral fest haftender glimmerartiger **Schuppe**, die mit einem **Holzspatel** leicht in einem Stück abgehoben werden kann (**typisches klinisches Zeichen**) Abheilung wie bei PLEVA, allerdings ohne Narbenbildung, einzelne Läsionen können über Wochen bestehen bleiben
Lokalisation	Rumpf und proximale Extremitäten; auch generalisiert	Rumpf und proximale Extremitäten
Verlauf	schubweises Auftreten neuer Läsionen neben bestehenden Läsionen und Residuen (→ **polymorphes klinisches Bild**) wiederholte Schübe und Remissionen über Wochen bis Monate	schubweises Auftreten der Läsionen wie bei PLEVA (→ **polymorphes klinisches Bild**), allerdings dauern die Phasen länger, ein Schub kann sich über mehrere Jahre hinziehen
Begleitsymptome	**Brennen** und **Juckreiz**	keine

Diagnostik I Die Diagnose ergibt sich aus dem typischen klinischen Bild und der Histopathologie.
Histologie:
- **PLEVA:** Epidermisnekrose (Spongiose, Keratinozytennekrosen, vakuolige Basalzelldegeneration); subepidermal perivaskuläres lymphohistiozytäres Infiltrat mit Infiltration der unteren Epidermis → verwaschene dermoepidermale Junktionszone (**lichenoides Infiltrat**), zusätzlich oberflächlich nekrotisierende Vaskulitis.
- **PLC:** ähnlich wie bei PLEVA, nur subtiler und keine (!) Vaskulitis

Differenzialdiagnose I **PLEVA:** Vasculitis allergica (untere Extremitäten, palpable Purpura, s. S. 237), Varizellen (Begleitsymptome, Befall von Kopfhaut und Schleimhäuten, s. S. 46), Gianotti-Crosti-Syndrom (akral lokalisierte Effloreszenzen, keine Nekrose, s. S. 328).
PLC: lymphomatoide Papulose (Histologie, CD30⁺-Zellen, s. S. 224), Lichen ruber (Verteilung der Effloreszenzen, Juckreiz, s. S. 143), Syphilis im Stadium II (Syphilis-Serologie, s. S. 86) oder eine Psoriasis guttata (Klinik, Psoriasisphänomene, Histologie, s. S. 135).
Therapie I Mittel der 1. Wahl sind orale **Antibiotika** (z. B. Tetracycline, Erythromycin), topische **Glukokortikoide** oder topische **Immunmodulatoren** (z. B. Calcineurin-Inhibitoren). Bei Erfolglosigkeit kann eine UV-Therapie mit UVB oder PUVA versucht werden, selten sind systemische Glukokortikoide oder Methotrexat notwendig.

7.2.5 Prurigo-Gruppe

Juckende Dermatosen werden als pruriginöse Dermatosen bezeichnet (prurigo lat. = Jucken). Zur Prurigo-Gruppe im engeren Sinn werden aber nur die Prurigo simplex acuta, die Prurigo simplex subacuta sowie die Prurigo nodularis gerechnet.

Prurigo simplex acuta

Synonym: Strophulus infantum
Definition I Vor allem bei Kindern auftretende, schnell aufschießende, stark juckende Seropapeln, die sofort zerkratzt werden.
Epidemiologie I Die Erkrankung tritt hauptsächlich bei **Kindern** zwischen dem 2. und 8. Lebensjahr auf, gehäuft im Sommer und Herbst.
Ätiopathogenese I Als Ursache werden Bisse oder Stiche von Flöhen, Milben oder Stechmücken angesehen, die zu einer Hypersensitivitätsreaktion führen.
Klinik I Leiteffloreszenzen sind kleine urtikarielle Papeln mit zentralem Bläschen (= **Seropapeln**) und erythematösem Hof. Diese werden aufgrund des **starken Juckreizes** meist schnell zerkratzt und sind dann mit **Krusten** bedeckt. Prädilektionsstellen sind **Rumpf** und **Extremitäten**. Die Erkrankung verläuft meist als akuter Schub, kann aber auch rezidivieren (Varizel-

len-ähnliches Bild). Es treten keine Allgemeinsymptome auf. Als Komplikation kann es zu einer Superinfektion mit Staphylokokken kommen (Impetiginisierung).
Diagnostik I Die Diagnosestellung erfolgt durch die Anamnese (Juckreiz) und das charakteristische klinische Bild.
Differenzialdiagnose I Skabies (Juckreiz nachts verstärkt, Milbennachweis), Varizellen (Kapillitium und Schleimhaut betroffen, Begleitsymptome), Trombidiose (Läsionen oft in Gürtelregion).
Therapie I Lokale **juckreizstillende** Behandlung mit Lotionen, Gelen oder Cremes mit Zusatz von Polidocanol oder Menthol, in schweren Fällen auch mit topischen Glukokortikoiden. Zusätzlich können systemische Antihistaminika verabreicht werden.

Prurigo simplex subacuta

Definition I Über Monate bis Jahre verlaufende Dermatose, die mit sehr quälendem Juckreiz einhergeht. Charakteristisch sind mit hämorrhagischen Krusten bedeckte Papeln, die unter hypo- oder hyperpigmentierter Narbenbildung abheilen.
Epidemiologie und Ätiopathogenese I Bevorzugt bei **Frauen** zwischen dem 20. und 30. Lebensjahr oder in den Jahren um die Menopause. Multiple **Triggerfaktoren** werden beschrieben, u. a. atopische Diathese, hormonelle und metabolische Störungen, gynäkologische Erkrankungen, gastrointestinale Störungen, Leber- und Nierenerkrankungen (Urämie), HIV-Infektion, hämatogene und lymphoproliferative sowie psychiatrische Erkrankungen. Oft lässt sich aber keine Ursache finden.
Klinik I Leiteffloreszenzen sind erythematöse **urtikarielle Papeln** (initial evtl. auch Seropapel) mit **ausgeprägtem Juckreiz**, die sofort aufgekratzt werden (→ schnelle Linderung). Sekundär bilden sich daher mit Blutkrusten bedeckte Papeln, Erosionen und schließlich hyper- oder hypopigmentierte Narben. Prädilektionsstellen sind die Oberarmaußenseiten, die obere Brust- und Rückenpartie sowie die Oberschenkel (meist symmetrisch). Die Erkrankung verläuft chronisch über Monate bis Jahre.

> **MERKE**
>
> Typisch ist ein Nebeneinander von zerkratzen, mit hämorrhagischen Krusten bedeckten Papeln und hypo- bzw. hyperpigmentierten Narben.

Diagnostik I Anamnese (Juckreiz, internistische Erkrankung) und das typische klinische Bild führen zur Diagnose.

7

Praxistipp

Im Gegensatz zu anderen juckenden Dermatosen (z. B. atopisches Ekzem) finden sich meist keine Kratzeffekte in klinisch gesunder Haut.

Differenzialdiagnose I Pruriginöse atopische Dermatitis (polymorphes Ekzem mit Lichenifikation und Kratzspuren in gesunder Haut, s. S. 119), neurotische Exkoriationen (meist fehlt dabei das Leitsymptom Pruritus!), Dermatitis herpetiformis (herpetiforme Anordnung, polymorphe Effloreszenzen, s. S. 165).
Therapie I Ggf. Behandlung der Grunderkrankung. Zur **Juckreizlinderung** werden lokale Maßnahmen (z. B. mit Polidocanol, Menthol, Capsaicin) oder systemische Antihistaminika verabreicht. Wirksam sind auch **Phototherapien** wie PUVA oder UVB-Bestrahlungen. In ausgeprägten Fällen können kurzzeitig systemische Glukokortikoide angewendet werden.

Prurigo nodularis

Definition I Dermatose mit heftig juckenden, persistierenden, derben Papeln und Knoten (keine Seropapeln!), die durch umschriebenes Kratzen verursacht werden. Hochchronischer Verlauf.
Epidemiologie und Ätiopathogenese I Bevorzugt bei Frauen im mittleren und höheren Lebensalter. Der zugrunde liegende Stimulus ist der **Juckreiz**, der durch Kratzen zu den reaktiven Hautveränderungen führt. Folgende **Ursachen** werden diskutiert: internistische Erkrankungen (z. B. Schilddrüsen-, Nieren-, Lebererkrankungen, Hodgkin-Lymphome), juckende Dermatosen (z. B. atopische Dermatitis, Skabies), psychiatrische Erkrankungen (z. B. Depressionen). Möglicherweise spielt ein erhöhter Gehalt an Neuropeptiden (z. B. Substanz P) eine Rolle. Oft lässt sich kein eindeutiger Grund des Juckreizes finden.
Klinik I Im Vordergrund steht der **quälende Juckreiz**, der sich krisenhaft bis zur Unerträglichkeit steigert. Da das Jucken durch das Kratzen nicht aufhört, entwickelt sich oft ein typischer **Juck-Kratz-Zirkel**. Bevorzugt betroffen sind die **Streckseiten der Extremitäten** und der Rumpf. Ein von den Händen nicht erreichbares Gebiet am Rücken und das Gesicht bleiben meist frei. Typisch sind isoliert stehende, derbe, initial leicht gerötete **Knoten**, die nach Aufkratzen eine zentrale Erosion mit hämorrhagischer Kruste aufweisen, z. T. auch mit keratotischen oder verruciformen Auflagerungen. Bei der Abheilung bleiben hypo- oder hyperpigmentierte Narben zurück (**Abb. 7.15**). Aufgrund des **hochchronischen Verlaufs** besteht selten eine spontane Rückbildungstendenz.
Diagnostik I Meist genügt zur Diagnose die typische Klinik. Wichtig ist der Ausschluss einer zugrunde lie-

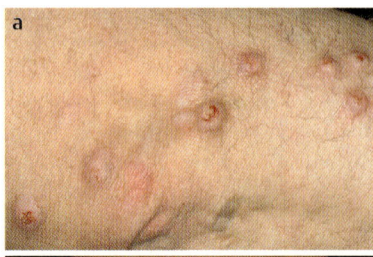

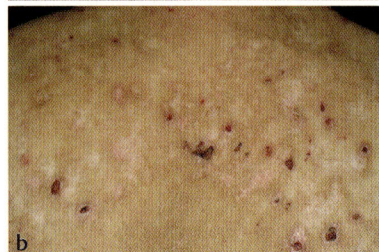

Abb. 7.15 Prurigo nodularis. Exkoriierte Knoten und hypo- bzw. hyperpigmentierte Narben.

genden Erkrankung (Labor, weiterführende Untersuchungen).
Differenzialdiagnose I Pruriginöse atopische Dermatitis (Beugenekzeme, Lichenifikation, s. S. 119), Lichen ruber verrucosus (meist Unterschenkel, Wickham-Streifung, s. S. 144), multiple Keratoakanthome (meist weniger Juckreiz, Histologie, s. S. 205).
Therapie I Ggf. Behandlung der Grunderkrankung. Die Knoten können mit **Glukokortikoiden** behandelt werden, entweder unter Folienokklusion oder in Form von intrafokalen Injektionen (z. B. mit Triamcinolon). Bei disseminierten Formen kommen **Phototherapien** zum Einsatz. Antihistaminika mit sedativer Komponente können unterstützend gegeben werden. In schweren Fällen können Ciclosporin A, Retinoide oder Thalidomid in Betracht kommen, ggf. zusätzlich Psychotherapie.

7.3 Granulomatöse Dermatosen

Key Point

Granulome entstehen, wenn Makrophagen nicht in der Lage sind, körpereigene oder körperfremde Substanzen vollständig abzubauen. Deswegen bilden sie eine Hülle um die „Fremdkörper" sowie spezialisierte Makrophagen (epitheloide und mehrkernige Riesenzellen) aus.

Granulome (granulum = Körnchen) sind Zeichen einer entzündlichen Reaktion. Sie bestehen – abhängig vom Granulomtyp (**Tab. 7.9**) – aus umschriebenen, knötchenförmigen Zellansammlungen aus Makrophagen und ihren Subtypen (epitheloide und mehrkernige Riesenzellen) sowie Lymphozyten.

Tabelle 7.9

Histologische Merkmale von Granulomen	
Granulomtyp (Vorkommen)	**histologische Merkmale**
sarkoidale Granulome (Sarkoidose, Melkersson-Rosenthal-Syndrom)	herdförmige Ansammlungen von Makrophagen, Riesenzellen vom Langerhans- und Fremdkörpertyp, mit meist geringer Begleitreaktion (wenig Lymphozyten) = **„nackte"** **Granulome**
Palisadengranulome (Granuloma anulare, Necrobiosis lipoidica, Rheumaknoten)	**zonaler Aufbau:** ▬ zentral → inkompletter Gewebsuntergang, fokale Degeneration, zellarm (**Nekrobiose**) ▬ außen → palisadenartig angeordnete, epitheloide Makrophagen und mehrkernige Riesenzellen
Fremdkörpergranulome (Holzsplitter, Nahtfaden etc.)	Fremdkörperriesenzellen und sichtbare Fremdkörper
tuberkuloide Granulome (Tuberkulose, Lepra, andere Mykobakteriosen s. S. 64)	**zonaler Aufbau:** ▬ zentral → vollständige Degeneration/Nekrose, homogenisiert (**verkäsende Nekrose**) ▬ außen → palisadenartig angeordnete, epitheloide Makrophagen mit Langerhans-Riesenzellen und Lymphozyten

7.3.1 Sarkoidose

Synonym: Morbus Boeck

Definition I Systemerkrankung durch eine granulomatöse Entzündung unklarer Ätiologie, die bevorzugt **Lunge** und **Lymphknoten** betrifft, in ca. 25 % der Fälle findet sich auch eine Beteiligung der **Haut**. Typisch sind rotbraune Papeln oder Plaques, die bei Glasspateldruck einen **apfelgeleeartigen** Farbton aufweisen.

Epidemiologie I Die Sarkoidose zeigt ein weltweites Auftreten. Ihre Prävalenz beträgt in Europa 44:100 000 Einwohner, ihre Inzidenz 12:100 000 pro Jahr. Die höchste Erkrankungsrate wird bei Afroamerikanern in den USA gefunden. Der Erkrankungsgipfel liegt zwischen dem 20. und 40. Lebensjahr.

Ätiopathogenese I Die Ätiologie der Sarkoidose ist ungeklärt. Eine **genetische** Prädisposition ist gesichert (genetischer Defekt auf Chromosom 6). Neben infektiösen Ursachen wird eine immunologische Pathogenese diskutiert.

Pathophysiologisch liegt eine reduzierte zelluläre Immunität vor, die sich in einer **erniedrigten T-Zell-Stimulierbarkeit** sowie einer negativen Hauttestreaktion (d. h. fehlende Typ-IV-Reaktion auf Tuberkulin oder Candida) bei $^2/_3$ der Patienten äußert. Im Gegensatz dazu findet man eine **Hyperaktivität des B-Zell-Systems** mit einer Hypergammaglobulinämie in ca. 50 % der Fälle.

Klinik I Es werden akute, subakute und primär chronische Verläufe beobachtet, wobei sich chronische Verläufe auch aus der akuten Sarkoidose entwickeln können.

Akute Sarkoidose (**Löfgren-Syndrom**, ca. **5 %**): Akuter Beginn mit allgemeinem Krankheitsgefühl, Fieber, BSG-Erhöhung sowie der Trias aus
- **Arthritis** (oberes Sprunggelenk)
- bihilärer **Lymphknotenschwellung** und
- **Erythema nodosum**

Häufig finden sich auch Husten und Dyspnoe. Vorwiegend sind junge Frauen betroffen. Insgesamt günstige Prognose (95 % mit spontaner Regression innerhalb der ersten 2 Jahre).

Eher selten tritt das **Heerfordt-Syndrom** (Fieber, Parotisschwellung, Uveitis, Fazialislähmung) auf.

Chronische Sarkoidose (ca. **95 %**): Sie kann über lange Zeit asymptomatisch verlaufen bzw. durch unspezifische Symptome wie Leistungsminderung oder Druckgefühl über dem Sternum gekennzeichnet sein. Je nach Organbeteiligung können sich später weitere Symptome zeigen.
- **Lunge** (ca. 95 %): Husten oder Dyspnoe
- **Knochen** (5–23 %): zystische Veränderungen der Fingerphalangen (**Ostitis multiplex Jüngling**)
- **Augen** (10–25 %): Iridozyklitis, Episkleritis, Keratitis oder Konjunktivitis
- **Myokard** (2–20 %): Herzrhythmusstörungen
- **ZNS** (2–10 %): Fazialislähmung, Diabetes insipidus, Meningitiszeichen

Hautveränderungen (25 %): Eine Hautbeteiligung kann prinzipiell in jedem Stadium der Sarkoidose und auch isoliert ohne andere Organmanifestationen auftreten.
- **Hautknoten:** Bei der **kleinknotigen** Form finden sich meist am Stamm rötliche bis gelbbraune, stecknadelkopf- bis erbsgroße Papeln, die spontan abheilen (**Abb. 7.16a**). Die **großknotige** Form ist durch einzelne derbe, bis pflaumengroße Knoten und Plaques gekennzeichnet. Prädilektionsstellen sind Gesicht, Hals, oberer Stamm und Extremitäten.
- **Lupus pernio:** Sonderform der knotigen Sarkoidose. Typisch sind **violett-rötliche Infiltrationen** an der **Nasenspitze** (seltener an Wangen oder Ohren), die an Frostbeulen (Pernionen) erinnern (**Abb. 7.16b**). Häufig bei älteren Frauen, Assoziation mit Knochenzysten möglich.

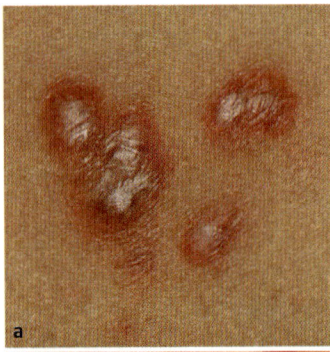

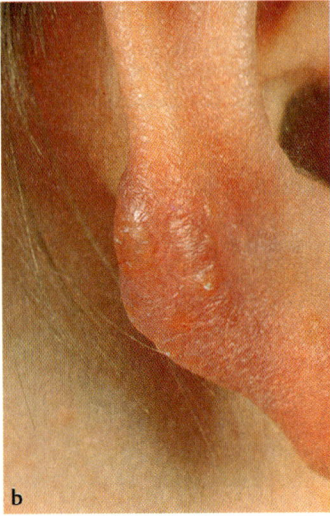

Abb. 7.16 Hautveränderungen bei Sarkoidose.
a Kleinknotige Sarkoidose. **b** Lupus pernio (aus Sterry et al., Checkliste Dermatologie, Thieme, 2010).

– **Narbensarkoidose:** Vorher unauffällige Narben können sich bei bestehender Sarkoidose entzündlich verändern, rötlich-blau verfärben und verdicken. Diese Form ist häufig kutan-limitiert.
– **Erythema nodosum:** schmerzhafte rötlich-livid gefärbte, druckschmerzhafte subkutane Knoten, häufig im Bereich der **Unterschenkelstreckseiten** lokalisiert.

> **MERKE**
>
> Das **Erythema nodosum** ist keine spezifische Hautreaktion bei Sarkoidose, sondern kann auch bei vielen anderen Erkrankungen auftreten oder durch Medikamente ausgelöst werden (s. S. 273).

Diagnostik ▎ Die Diagnose lässt sich aus dem klinischen Bild, der typischen Histopathologie, Laboruntersuchungen und bildgebenden Verfahren stellen. Spezielle Befunde der Sarkoidose s. **Tab. 7.10**. Die rötlich-braunen Papeln oder Plaques weisen bei Glasspateldruck (Diaskopie) eine **apfelgeleeartige** Farbe auf.

Tabelle 7.10

Spezielle Befunde bei Sarkoidose	
Differenzialblutbild, BSG	Lymphopenie, BSG erhöht
ACE (Angiotensin-Converting-Enzym)	erhöht, geeignet als Aktivitätsparameter der Lungenbeteiligung
Kalzium	in Serum und Urin erhöht
Serumelektrophorese	Hypergammaglobulinämie
Röntgenthorax	bihiläre Lymphknotenschwellung, Lungenbeteiligung
Röntgen der Hände	Ostitis cystica multiplex Jüngling

Histologie: Dermal finden sich lymphozytenarme (d. h. „nackte") epitheloidzellige Granulome ohne Nekrose mit Riesenzellen vom Langerhans- und Fremdkörpertyp mit intrazytoplasmatischen Einschlüssen (Asteroid- und Schaumann-Körperchen).
Differenzialdiagnose ▎ Granulomatöse Rosazea (Pusteln, Teleangiektasien, s. S. 268), Tuberculosis cutis luposa (Sondenphänomen positiv, Histologie, Mykobakterien, s. S. 65), kutane B-Zell-Lymphome (keine Apfelgeleefarbe, Histologie s. S. 224), Granuloma anulare (Histologie, s. S. 152), Syphilis im Stadium II (Syphilis-Serologie, s. S. 86).
Therapie ▎ Die **Spontanremissionsrate** ist bei Sarkoidose relativ **hoch** (ca. 65 %), so dass allgemein eine eher zurückhaltende Behandlungsmethode bevorzugt wird. Etwa 30 % zeigen einen chronischen Verlauf, etwa 5–8 % eine chronische Progredienz.
– **Akute Sarkoidose:** symptomatische Therapie mit **Analgetika**, bei Progress Behandlung mit systemischen **Glukokortikoiden** (Gesamtdauer: 6–9 Monate)
– **Chronische Sarkoidose:** Die Therapie richtet sich nach dem klinischen Bild (Ausmaß der Organbeteiligung) und erfordert oft eine enge interdisziplinäre Zusammenarbeit (s. Lehrbücher der inneren Medizin).
– **Hautveränderungen:** lokale **Glukokortikoid**-Behandlung, entweder unter Okklusion oder bei größeren Knoten durch intraläsionale Injektionen (Triamcinolon). Bei der exanthematischen Form kann eine **PUVA**-Behandlung hilfreich sein. Erfolgreiche Behandlungen mit Allopurinol, Fumarsäureestern oder TNF-Inhibitoren sind beschrieben.
Da es keine prognostisch zuverlässigen Parameter bezüglich der Chronizität oder der Progredienz gibt, ist bei allen Sarkoidose-Patienten eine 2–5-jährige Verlaufsbeobachtung angezeigt.

7.3.2 Melkersson-Rosenthal-Syndrom (MRS)

Definition I Seltene granulomatöse Erkrankung, die durch Cheilitis granulomatosa (Lippenschwellung), Fazialisparese und Lingua plicata (Faltenzunge) charakterisiert ist. Häufig tritt diese Symptomtrias aber nur inkomplett auf.

Epidemiologie und Ätiologie I Seltene Erkrankung, die meist junge Erwachsene am Ende der 2. Dekade betrifft. Die Ätiologie ist unklar.

Klinik I

- **Cheilitis granulomatosa:** ödematöse Schwellung und Rötung der Ober- oder Unterlippe, teilweise auch der angrenzenden Wangenpartien (**Abb. 7.17**). Häufigstes und meist erstes Symptom der Erkrankung, das sich nach einigen Wochen komplett zurückbildet. Typischerweise kommt es zu Rezidiven, die im Laufe der Zeit zu einer permanent bestehenden Restschwellung führen (→ „rüsselförmige" Lippen). Diese können Spannungsgefühle und Parästhesie verursachen.
- **periphere Fazialisparese** (30 %): meist einseitig und rezidivierend, selten persistiernd. Sie kann den ödematösen Schwellungen auch Monate bis Jahre vorausgehen.
- **Lingua plicata** (20–40 %): Tiefe Furchen überziehen netzförmig die Zunge (s. Abb. 17.4, S. 282). Die Zunge wirkt starr und ermüdet schnell. Geschmacks- und Empfindungsstörungen.

> **MERKE**
>
> Eine **Lingua plicata** ist nicht spezifisch für das MRS, sie findet sich auch bei ca. 5 % der Normalbevölkerung.

- weitere Symptome: z. B. **neurovegetative Störungen** wie migräneähnliche Kopfschmerzen, Hyperakusis, einseitiges Gesichtsschwitzen oder Störungen der Tränensekretion; regionale Lymphknotenschwellungen (50 %), Fieber.

Diagnostik I Die Diagnose gilt als gesichert, wenn Granulome (auch in anderen Regionen!) die typi-

schen Veränderungen einer Cheilitis granulomatosa aufweisen.

Histologie: initial dermales Ödem und lymphozytäres Infiltrat im tiefen Binde- und Muskelgewebe, später **sarkoidale** („nackte") Granulome, vereinzelt auch tuberkuloide Granulome (verkäsende Nekrose).

> **MERKE**
>
> Eine **orofaziale Granulomatose**, d. h. eine granulomatöse Schwellung der Lippen (Cheilitis granulomatosa), Wangen, Nase oder Augenlider, kann bei verschiedenen Erkrankungen auftreten, z. B. Melkersson-Rosenthal-Syndrom, Sarkoidose, Morbus Crohn.

Differenzialdiagnose I

- **akute** Cheilitis: Insektenstiche, Erysipel (CRP ↑, Fieber, s. S. 58), Angioödem (s. S. 111)
- **chronische** Cheilitis: Sarkoidose (s. S. 149) und Morbus Crohn (Darmsymptome?).

Therapie I Standardtherapie ist die **intraläsionale** Injektion von **Glukokortikoiden** (z. B. Triamcinolon). Bei ausgedehnten Befunden werden **systemische Glukokortikoide** eingesetzt, die meist zu einer guten Rückbildung führen, später können aber Rezidive auftreten. Auch TNF-Inhibitoren können angewendet werden. Bei starker funktioneller Einschränkung kann eine **operative** Resektion sinnvoll sein.

7.3.3 Granuloma anulare

Definition I Granulomatöse Dermatose mit rötlichen bis hautfarbenen dermalen Papeln, die oft ringförmig (anulär) angeordnet sind.

Epidemiologie I Häufig erkranken Kinder oder junge Erwachsene unter 30 Jahren. Frauen sind doppelt so häufig betroffen wie Männer.

Ätiologie I Unklar. Eine familiäre Häufung wird beobachtet. Assoziationen mit Diabetes mellitus und Autoimmunthyreoiditis.

Klinik I Kleine, zentral eingesunkene, hautfarbene bis rötliche Papeln, die sich nach peripher ausbreiten und zentral abheilen, so dass **ringförmige** (anuläre) oder bogige Strukturen aus **konfluierenden Papeln** entstehen (**Abb. 7.18a**). Die Effloreszenzen sind meist symptomlos, ein mäßiger Juckreiz ist möglich. Prädilektionsstellen sind **Hand**- und **Fußrücken** sowie Extremitätenstreckseiten und Gluteal region.

Neben dem klassischen Granuloma anulare (GA) gibt es noch 3 weitere, seltene **klinische Varianten** (**Tab. 7.11**).

Verlauf I Die Läsionen entstehen langsam, entwickeln sich oft über Monate. Im Allgemeinen verläuft die Erkrankung selbstlimitiert und heilt innerhalb von 2 Jahren narbenlos aus.

Diagnostik I Die typische Klinik und die gelbliche Farbe der Läsionen bei Glasspateldruck (→ granulo-

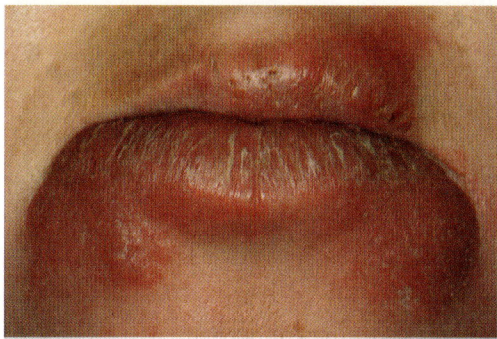

Abb. 7.17 Cheilitis granulomatosa.

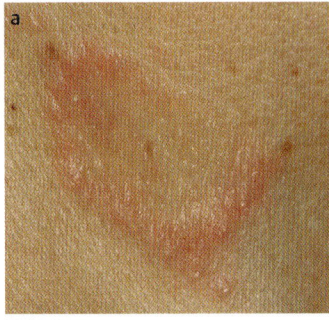

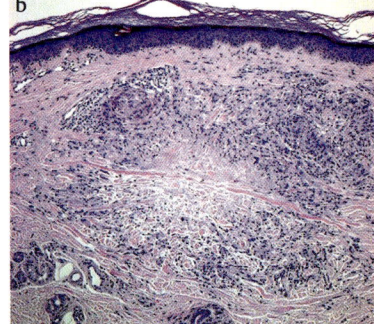

Abb. 7.18 Granuloma anulare.

Tabelle 7.11

Klinische Formen des Granuloma anulare (GA)

Formen	Klinik
perforierendes GA	– kleine Papeln mit zentraler Einsenkung bzw. Ulzeration und Krustenbildung, ggf. mit Entleerung von gelblichem Material – typischerweise an den Extremitäten (v. a. Handrücken) – narbige Abheilung
subkutanes GA	– meist bei Kindern – hautfarbene, tiefe dermale oder subkutane Knötchen – an Händen und Füßen, prätibial, an Akren (Ohren, Augenlider)
disseminiertes GA (15 %)	– meist bei älteren Patienten – hunderte von kleinen disseminierten, hautfarbenen oder rötlichen Knötchen, die zu anulären Strukturen konfluieren können – v. a. am Rumpf, aber auch an den Extremitäten – häufig chronischer Verlauf

matöse Dermatose) sprechen für ein Granuloma anulare. Meist ist zum Ausschluss anderer granulomatöser Erkrankungen eine Biopsie anzustreben.

Histologie: Unveränderte Epidermis. In der **oberen** Dermis Granulome mit zentraler Nekrobiose (degeneriertes Kollagen), die palisadenartig von einem histiozytenreichen Infiltrat umgeben ist (**Abb. 7.18b**).

Differenzialdiagnose I Andere granulomatöse Hautveränderungen, z. B. Sarkoidose (keine Nekrobiose, s. S. 149), Nekrobiosis lipoidica (Atrophie, Teleangiektasien, s. S. 152), Mykobakteriosen (verkäsende Nekrose, Mykobakterien, s. S. 64).

Therapie I Abwartendes Verhalten bei einzelnen asymptomatischen Läsionen; ggf. lokal Glukokortikoide (auch unter Folienokklusion oder intraläsional) oder Kryo- bzw. Farbstofflasertherapie. Bei ausgedehnten Läsionen kommen kurzzeitig systemische Glukokortikoide, Retinoide (Acitretin) sowie UV-Therapien (Bade-PUVA) zum Einsatz.

7.3.4 Necrobiosis lipoidica

Synonyme: Oppenheim-Urbach-Syndrom, Granulomatosis disciformis chronica et progressiva Miescher

Definition I Seltene granulomatöse Hauterkrankung unklarer Ätiologie. Typisch sind unregelmäßig konfigurierte, scharf begrenzte Plaques mit bräunlichem Randsaum und gelblich-atrophischem Zentrum an den Unterschenkelstreckseiten.

Epidemiologie und Ätiologie I Bevorzugt betroffen sind weibliche Erwachsene mittleren Alters. Etwa 60–75 % der Patienten leiden an einem **Diabetes mellitus**; dagegen entwickeln aber nur 0,3–1 % aller Diabetiker eine Necrobiosis lipoidica. Die Ätiologie ist unklar.

Klinik I Charakteristisch sind meist bilateral **symmetrisch** angeordnete, zentral gelblich-braune atrophe Plaques mit bräunlich-rotem Randsaum an den **Unterschenkelstreckseiten** (**Abb. 7.19**), seltener an Oberschenkeln, Hand-/Fußrücken, Armen, Rumpf oder Kopf. **Teleangiektasien** durchziehen die Läsionen. Bei einem Drittel der Patienten entwickeln sich (oft nach Minimaltraumen) innerhalb der Herde schmerzhafte, schlecht heilende **Ulzerationen** mit einem gelblich-speckigen nekrotischen Grund.

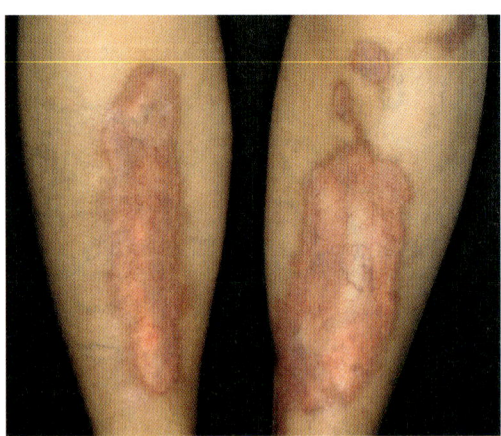

Abb. 7.19 Nekrobiosis lipoidica.

Verlauf I Meist **chronisch**, in ca. 20 % der Fälle kann es zu einer spontanen Abheilung unter Narbenbildung kommen.

Diagnostik I Im Allgemeinen führt bereits die typische Klinik zur Diagnose, in Einzelfällen kann aber eine Biopsie notwendig werden. Ausschluss eines Diabetes mellitus.

Histologie: Unveränderte oder atrophe Epidermis. In der **mittleren** und **tiefen** Dermis ausgedehnte Nekrobiosezone (Granulome mit zentraler Nekrobiose, degeneriertes Kollagen), die palisadenartig von einem histiozytenreichen Infiltrat umgeben ist.

> **MERKE**
>
> Im Gegensatz zum Granuloma anulare (nur obere Dermis) findet sich die Nekrobiosezone in der gesamten Dermis.

Differenzialdiagnose I Stauungsdermatitis (unscharfe Begrenzung, s. S. 127), Morphea (dermales Ödem, verdickte eosinophile Kollagenfasern, s. S. 174), Sarkoidose (keine Nekrobiose, s. S. 149).

Therapie I Die Therapie der Wahl bei nicht-ulzerierten Herden sind **lokale Glukokortikoide** unter Folienokklusion (z. B. Mometasonfuroat) oder als intraläsionale Injektionen. Gute Ergebnisse werden von der Creme-PUVA-Therapie berichtet. Therapiebegleitend ggf. Kompressionsbehandlung. Bei Ulzerationen muss zusätzlich ein Wundmanagement durchgeführt werden.

7.3.5 Rheumaknoten

Definition I Granulomatöse Entzündungsreaktion, die assoziiert bei rheumatoider Arthritis, Borreliose, Syphilis oder rheumatischem Fieber (35 %) auftreten kann. Klinisch finden sich asymptomatische subkutane Knoten, häufig an den Unterarmstreckseiten.

Klinik I 2–3 cm große subkutane Knoten. Häufig lineare Anordnung an der **Unterarmstreckseite**, vom Ellenbogen ausgehend (Ulnarband) oder an anderen knöchernen Vorsprüngen. Die Hautoberfläche ist meist unverändert, gelegentlich aber auch in den Entzündungsprozess einbezogen und dann livid-rötlich verfärbt.

Diagnostik I Typische Klinik und die Histologie sichern die Diagnose. Ausschluss assoziierter Erkrankungen.

Histologie: Fibrinoide Nekrose im subkutanen Fettgewebe mit umgebender histiozytärer Infiltration.

Differenzialdiagnose I Multizentrische Retikulohistiozytose (lipidhaltige, an Milchglas erinnernde Histiozyten, s. S. 220) oder subkutane Knoten bei Granuloma anulare.

Therapie I Behandlung der Grundkrankheit.

7

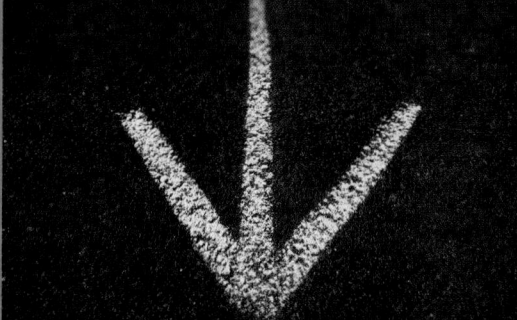

Autoimmunerkrankungen der Haut

Akute Gelenkschmerzen

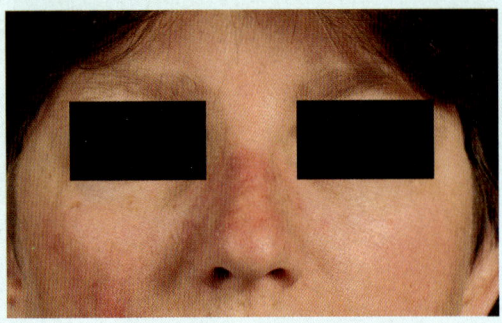

Bekannte Psoriasis

Frau Kirst ist 44 Jahre, Mutter von zwei gesunden Kindern und leidet seit ca. 5 Jahren an einer Psoriasis vulgaris mit milder Gelenkbeteiligung (distale Fingergelenke). Vortherapien erfolgten mit Methotrexat, Fumaderm, verschiedenen lokalen Behandlungen und PUVA. Vor ca. 6 Monaten wurde eine Therapie mit einem TNF-Inhibitor begonnen, die zu einer deutlichen Besserung des Hautbefundes sowie zum Sistieren der Gelenkbeschwerden führte. Vor kurzem bemerkte die Patientin wieder Schmerzen in den Gelenken, die akut in Schüben auftreten und wandern; betroffen sind v. a. die Schultern, die Arme und inzwischen auch die Beine. Auch im Bereich der Muskulatur hat die Patientin jetzt akut Schmerzen, die von der Schulter in den Arm ausstrahlen. Zusätzlich fühlt sie sich müde und schlapp, berichtet aber ebenfalls von Stressfaktoren durch einen Arbeitsplatzwechsel.

Dosiserhöhung

Aufgrund der bekannten Psoriasisarthritis vermutet der behandelnde Arzt zunächst einen erneuten Schub der Psoriasis. Da es im Rahmen einer Behandlung mit einem Antikörper gegen TNF-α zu einem Wirkverlust kommen kann, möglicherweise im Zusammenhang mit einer Bildung von Antikörpern gegen die Substanz, wird kurzzeitig die Dosis erhöht. Aber weder die gesteigerte Dosis noch die zusätzliche Gabe von NSAR führen zu einer Besserung der Beschwerden.

Wieder beim Arzt

Frau Kirst stellt sich wieder beim Arzt vor. „Es ist überhaupt nicht besser geworden," klagt die Patientin. „ Ich habe immer noch diese Schmerzen in den Muskeln und Gelenken. Außerdem bin ich so erschöpft und müde. Ich glühe richtig im Gesicht." Nachdenklich betrachtet der Arzt das schmetterlingsförmige Erythem im Bereich beider Wangen und letztendlich kommt er zu dem Schluss, dass es sich um einen medikamenteninduzierten Lupus erythematodes (LE) handeln könnte. „Ich vermute, dass das neue Medikament eine Autoimmunerkrankung, einen sog. Lupus erythematodes, bei Ihnen ausgelöst hat. Ihre Gelenk- und Muskelschmerzen, die Abgeschlagenheit sowie die Rötung im Gesicht sind sehr typisch dafür." Zur Sicherung der Diagnose veranlasst der Arzt sofort eine Blutabnahme, um LE-typische Antikörper bestimmen zu lassen (insbesondere Anti-Histon-AK). Zum Ausschluss einer Organbeteiligung werden Herz, Niere und Lungenfunktion untersucht.

Untersuchungsergebnisse

CRP mit 2,4 (NB < 0,5) sowie die BSG sind nur mäßig erhöht, was möglicherweise durch die immunmodulierende Wirkung des TNF-Inhibitors erklärbar ist. Die ANAs sind mit 1:640 deutlich positiv (i. A. ANA < 1:160). Zusammen mit den negativen ds-DNA-AK bei positiven Anti-Histon-AK bestätigt sich der Verdacht auf einen medikamentassoziierten LE. Weitere Untersuchungen (Herzecho, Krea-Clearance im NB, keine Proteinurie, Lungenfunktion o. p. B., C3, C4, zirkulierende Immunkomplexe, CK o. p. B.) geben keine Hinweise auf eine Organbeteiligung.

Behandlung

Häufig zeigt der medikamentassoziierte SLE einen milderen Verlauf. Bei Frau Kirst trifft das ebenfalls zu. Die Therapie mit der verdächtigen Substanz (TNF-Inhibitor) wird beendet und ein Prednisolon-Stoß über 5 Tage durchgeführt, der innerhalb von 2 Tagen zu einem Sistieren der Schmerzsymptomatik führt. Gleichzeitig wird eine Behandlung mit Resochin 50 mg/Tag (nach Augenarztkontrolle!) in Kombination mit Methotrexat 15 mg/Woche s. c. eingeleitet. Letzteres vor allem aufgrund der Gelenksymptomatik und der gleichzeitigen Wirkung auf die Psoriasis. Wichtig ist zusätzlich ein konsequenter Lichtschutz. Nach 3–4 Wochen ist die Patientin fast erscheinungsfrei.

8 Autoimmunerkrankungen der Haut

8.1 Grundlagen

8.1.1 Übersicht

Zu den wichtigsten Autoimmundermatosen gehören die blasenbildenden (bullösen) Autoimmunerkrankungen und die Kollagenosen (**Tab. 8.1**).

8.1.2 Diagnostik

Biopsie und Histologie I Für die histopathologische Untersuchung sollte eine läsionale Biospie entnommen werden; anschließend Fixierung in Formalin und HE-Färbung. Für die direkte Immunfluoreszenz wird ein Kryopräparat benötigt.

Autoantikörperdiagnostik I

– **direkte Immunfluoreszenz (DIF):** Nachweis **gewebegebundener** Autoantikörper, Komplement oder Fibrin **im Biopsiematerial** (meist *läsional* bei Kollagenosen, *periläsional* bei blasenbildenden Dermatosen!) mittels fluoreszenzmarkierter Antikörper.

– **indirekte Immunfluoreszenz (IIF):** Nachweis **zirkulierender** Autoantikörper **im Serum** des Patienten. Serum wird zu Fremdgewebe (z. B. HEp2-Zellen, Affenösophagus) gegeben und die Autoantikörper bei Bindung mit fluoreszenzmarkierten Antikörpern sichtbar gemacht.
Spezielle Untersuchung bei blasenbildenden Dermatosen: **IIF mit humaner Spalthaut.** Die Inkubation über Nacht in NaCl führt zur Bildung einer ar-

tifiziellen Blase, an deren Dach (epidermaler Anteil) bzw. Boden (dermaler Anteil) die Autoantikörper binden.

– Nachweis spezifischer Antikörper im **Serum** mit antigenspezifischen **ELISA**- oder **Immunoblot**-Methoden.

8.2 Blasenbildende Autoimmunerkrankungen

Einteilung und Pathogenese I Es handelt sich um Autoimmunerkrankungen, die durch **Autoantikörper gegen** spezifische **Struktur**- bzw. **Adhäsionsproteine** der Haut ausgelöst werden. Eine zentrale Rolle spielen hier die Desmosomen und Hemidesmosomen, die über verschiedene Strukuturproteine für die Kohärenz der Haut verantwortlich sind:

– **Desmosomen:** intraepidermale Verbindungsstrukturen, die den Zusammenhalt der Keratinozyten untereinander gewährleisten

– **Hemidesmosomen:** spezielle Verbindungsstrukturen der basalen Keratinozyten, die den Zusammenhalt zwischen Epidermis und Dermis (dermoepidermale Junktionszone) vermitteln

Autoantikörper gegen bestimmte Komponenten dieser Verbindungsstrukturen führen dementsprechend zum **Adhäsionsverlust** mit der Folge einer Spalt- bzw. Blasenbildung. Je nach Lokalisation der Zielstruktur kann die Blasenbildung innerhalb der Epidermis, der Basalmembran oder der oberen Dermis liegen (**Tab. 8.2, Abb. 8.1**).

8

Tabelle 8.1

Autoimmunerkrankungen der Haut	
Kollagenosen	**blasenbildende Autoimmunerkrankungen**
– Lupus erythematodes – Dermatomyositis – Sklerodermie – Overlap-Syndrome (Überlappungssyndrome)	– Pemphigus-Gruppe – Pemphigoid-Gruppe – Dermatitis herpetiformis Duhring – lineare IgA-Dermatose – Epidermolysis bullosa aquisita (EBA)

Tabelle 8.2

Blasenbildende Autoimmunerkrankungen		
Spaltebene	**Erkrankung**	**Zielstruktur der Auto-AK**
intraepidermal (innerhalb der Epidermis)	– Pemphigus vulgaris	Desmoglein 1 und 3
	– Pemphigus foliaceus	Desmoglein 1
subepidermal (entlang der Basalmembran, junktional bzw. in der oberen Dermis, sublaminär)	– bullöses Pemphigoid	BPAg1 (BP230), BPAg2 (BP180)
	– vernarbendes Schleimhautpemphigoid	BPAg1 (BP230), Laminin 5
	– Dermatitis herpetiformis Duhring	epidermale Transglutaminase (Gewebstransglutaminase)
	– Epidermolysis bullosa acquisita	Kollagen Typ VII

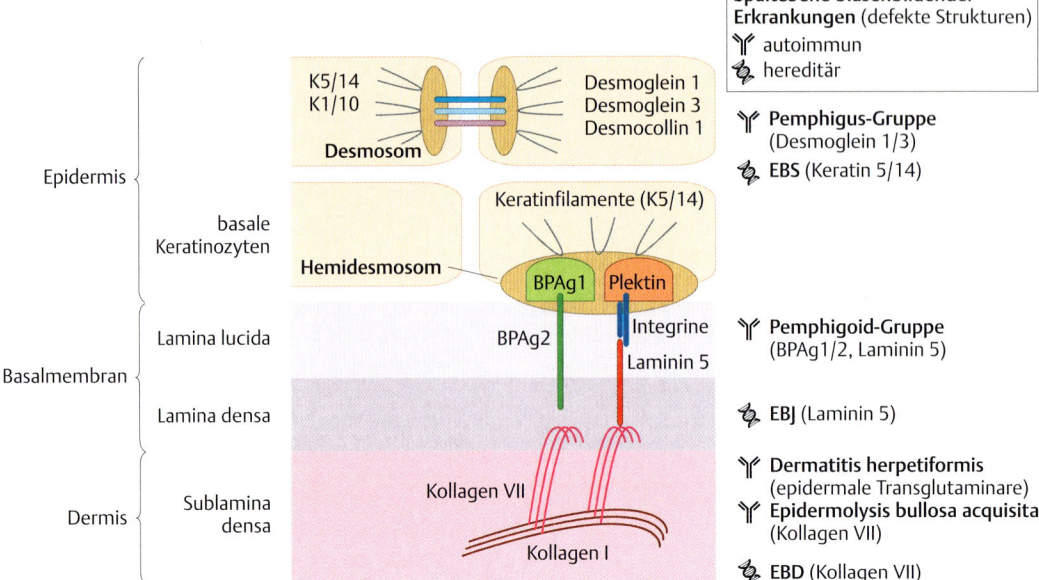

Abb. 8.1 Struktur- und Adhäsionsproteine der Haut. Keratinfilamente sind für die Aufrechterhaltung der Struktur der Keratinozyten verantwortlich und inserieren in die Desmosomen (zwischen den Keratinozyten) und die hemidesmosomalen Plaques zwischen basalem Pol der Keratinozyten und der Basalmembran. Die Proteine in den Hemidesmosomen (z. B. BPAg1 [BP230] und Plektin) vermitteln die Verbindung zu transmembranären Verankerungsfilamenten (BPAg2 [BP180] und α6β4-Integrin), deren extrazellulärer Anteil sich in die Lamina lucida erstreckt. Über weitere filamentäre Proteine, wie z. B. Laminin 5, wird ein Kontakt der transmembranären Proteine zu Verankerungsfibrillen vermittelt (v. a. Kollagen Typ VII), die von der Lamina densa in die Dermis reichen und dort in Kontakt zu dermalen Kollagenfasern treten.

EXKURS

Die zweite große Erkrankungsgruppe der blasenbildenden Dermatosen sind die **hereditären blasenbildenden Erkrankungen** (Epidermolysis-bullosa-Gruppe, EB). Sie werden durch **genetische Defekte** verschiedener Strukturproteine der Haut- bzw. Schleimhaut ausgelöst. Ähnlich wie bei den autoimmunen Erkrankungen kommt es je nach geschädigter Zielstruktur auf unterschiedlichen Ebenen zur Spalt- bzw. Blasenbildung (**Abb. 8.1**). Weitere Details s. Kap. Erbkrankheiten der Haut S. 285.

Diagnostik I Die **histologische Beurteilung** (läsionale Biopsie) spielt bei der Diagnostik nur eine orientierende Rolle und gibt Auskunft über die Höhe der Spaltbildung.
Zur Sicherung der Diagnose muss eine **Autoantikörperdiagnostik** mittels indirekter (Auto-AK im Serum) und direkter (Auto-AK im Gewebe) Immunfluoreszenz durchgeführt werden (s. S. 157). Für die direkte Immunfluoreszenz (**DIF**, s. S. 157) sollte die Hautbiopsie **periläsional** entnommen werden, da die Untersuchung in läsionaler Haut oftmals falsch negativ ist (Abbau der gewebegebunden AK durch die Entzündungsreaktion).

Diese Verfahren können durch antigenspezifische **ELISA-** oder **Immunoblotverfahren** ergänzt werden. Serologische Verlaufskontrollen (Antikörpertiter) sind v. a. bei Pemphigus vulgaris, Pemphigus foliaceus sowie der Dermatitis herpetiformis sinnvoll, da diese mit der Krankheitsaktivität korrelieren.

MERKE

Die direkte Immunfluoreszenz (DIF) sichert die Diagnose.

8.2.1 Pemphigus-Gruppe

Key Point
Die Pemphigus-Erkrankungen sind meist durch großflächige bullöse und erosive Substanzdefekte an Haut und Schleimhäuten gekennzeichnet. Ihre Autoantikörper richten sich gegen desmosomale Strukturproteine (Desmogleine). In der DIF zeigen sie ein typisches interzelluläres Netzmuster in der Epidermis.

Pemphigus vulgaris

Epidemiologie | Seltene Erkrankung mit einer Inzidenz von 1–7 pro 1 Mio. Einwohner/Jahr in Europa und Nordamerika, der Manifestationsgipfel liegt zwischen dem 30. und 60. Lebensjahr.

Äthiopathogenese | Durch die Bindung von **Autoantikörpern** (Typ IgG) an die desmosomalen Adhäsionsmoleküle **Desmoglein 3 und 1** lösen sich die Keratinozyten voneinander. Die Folge ist eine **intraepidermale** Spalt- bzw. Blasenbildung. Die Blasendecke ist aufgrund der oberflächlichen Lage sehr dünn und **fragil**, so dass es rasch zu Erosionen kommt.

Eine wichtige Rolle scheinen autoreaktive **CD4⁺-T-Zellen** durch die Regulierung der Autoantikörperproduktion (B-Zellen bzw. Plasmazellen) zu spielen. Eine **genetische** Assoziation zu bestimmten HLA-II-Allelen wird vermutet.

Exogen auslösende Faktoren sind:

- **Medikamente:** u. a. Penicillamin, Captopril, Thiamazol, Penicillin, Piroxicam, ASS, Levodopa, 5-Thiopyridoxin, Kalziumkanalblocker, ACE-Hemmer, NSAR, Glibenclamid
- **UV-Strahlung** oder Radiatio
- **maligne Tumoren:** v. a. lymphoproliferative Erkrankungen (z. B. Hodgkin-Lymphome, CLL)

Klinik | Die Erkrankung beginnt meist an den **Schleimhäuten** mit **schlaffen Blasen** und **Erosionen**, die teilweise speckig glänzen (**Abb. 8.2a**). Neben der Mundschleimhaut (ca. 80 %) können auch andere Schleimhäute betroffen sein (Nase, Pharynx, Larynx, Genitale).

An der **Haut** sind Blasen nicht immer nachweisbar, häufiger finden sich schmerzhafte, **krustig belegte** oder speckig glänzende **Erosionen** auf scheinbar gesunder Haut (**Abb. 8.2b, c**). Prädilektionsstellen sind die **Kopfhaut**, das **Gesicht**, **mechanisch belastete Areale**, der Nagelwall und intertriginöse Areale.

Komplikationen und Verlauf | Es handelt sich um eine schwere Erkrankung, die ohne Behandlung meist tödlich endet. Insbesondere **Sekundärinfektionen** (HSV!) komplizieren den Verlauf. Schmerzen und Dysphagie können zu Mangelernährung führen.

Sonderformen |

- **neonataler Pemphigus:** Diaplazentar übertragene Autoantikörper erkrankter Mütter können bei Neugeborenen exanthematisch angeordnete, krustig belegte Erosionen auslösen, die meist einige Wochen persistieren (Halbwertszeit der maternalen Antikörper).
- **Pemphigus vegetans:** v. a. in den intertriginösen Arealen (Axillen, Leisten) auftretende Blasen und sekundäre Pusteln mit Ausbildung von verruciformen bzw. papillomatösen Vegetationen.

Diagnostik | Sie beinhaltet Anamnese, Klinik, serologische Untersuchungen (IIF, ELISA) und Biopsie (Histologie + DIF).

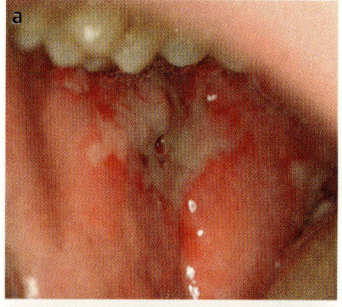
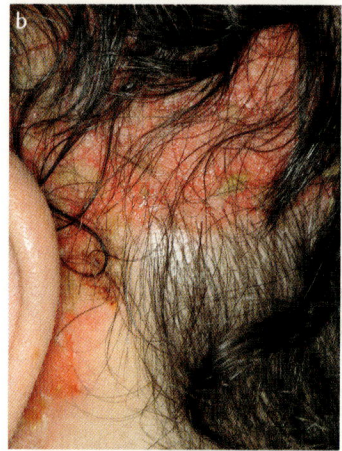
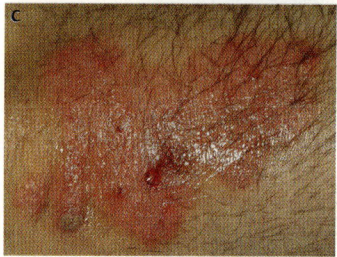

Abb. 8.2 Pemphigus vulgaris. a Mundschleimhaut mit speckig glänzenden Erosionen. **b** Großflächige Erosionen und Krusten im Bereich der Kopfhaut. **c** Erosionen an mechanisch belastetem Areal (Ellenbogen).

- **Klinische Untersuchung:** Beim Pemphigus vulgaris sind **beide** Nikolski-Zeichen **positiv**.
  - **Nikolski I:** Epidermis lässt sich auf klinisch unauffälliger Haut durch tangentialen Druck auf der Dermis verschieben.
  - **Nikolski II:** Intakte Blasen lassen sich durch Druck seitlich verschieben.
- **Biopsie:** möglichst kleine frische Blase (für Histologie) und aus periläsionalem Bereich (für DIF).
- **Histologie:** intraepidermale Spaltbildung (**Abb. 8.3a**). Die voneinander gelösten Keratinozyten runden sich ab (**Akantholyse**), typischerweise bleiben die basalen Keratinozyten an der Basalmembran haften („**Grabsteinmuster**").

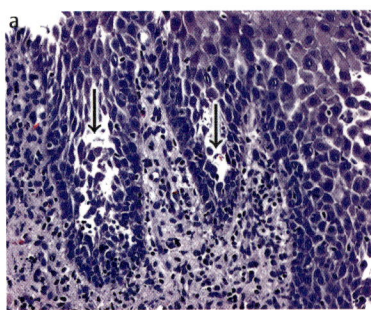

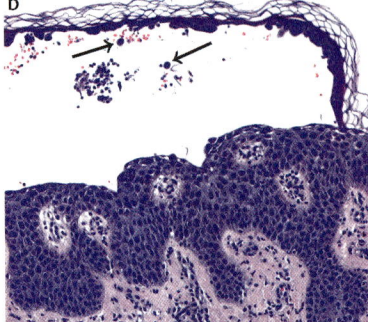

Abb. 8.3 Histologie bei Pemphigus vulgaris und Pemphigus foliaceus. a Pemphigus vulgaris: intraepidermale Spaltbildung, Ablösung der Keratinozyten voneinander. **b Pemphigus foliaceus:** oberflächliche intraepidermale Spaltbildung, akantholytische Zellen im Blasenlumen.

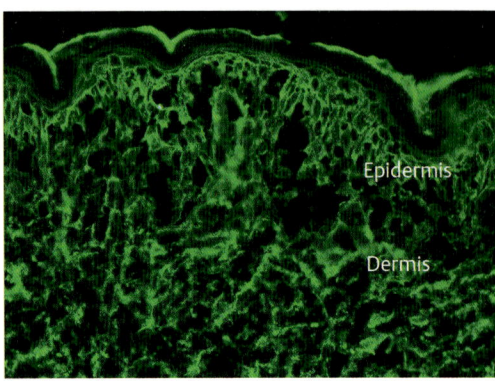

Abb. 8.4 DIF bei Pemphigus vulgaris. Netzförmige Ablagerung von IgG-Autoantikörpern, intraepidermale Blasenbildung.

— **DIF:** epidermal **interzelluläre netzförmige** Ablagerung von IgG und Komplementfaktor C3 (**Abb. 8.4**)
— **IIF:** netzförmige Reaktivität von IgG-Antikörpern mit den Epithelzellen (Substrat: Affenösophagus)
— **Serum (ELISA):** Autoantikörper gegen **Desmoglein 1** und **3**

Praxistipp
In der Regel korrelieren die Antikörpertiter mit der klinischen Aktivität und können zur Verlaufskontrolle herangezogen werden.

Differenzialdiagnose I Andere bullöse Autoimmundermatosen (**Tab. 8.3**). Bei Mundschleimhautläsionen sind auszuschließen: orale Kandidose (positive Mykologie, s. S. 75), rezidivierende Aphthen (scharf ausgestanzte, fibrinöse Ulzera, s. S. 280), Gingivostomatitis herpetica (meist Kinder, s. S. 44), Erythema exsudativum multiforme (krustig belegte Lippen, kokardenartige Plaques an der Haut, s. S. 114).
Therapie I Bei früh einsetzender Therapie mit **systemischer Immunsuppression** kann eine komplette Remission erzielt werden.

— **Systemische Therapie:** Standardtherapie ist die Kombination aus **hochdosierten Glukokortikoiden** (z. B. Prednisolon 1–2 mg/kg KG) und steroidsparenden **Immunsupressiva** (z. B. Azathioprin, Cyclophosphamid) oder Dapson, ggf. auch Glukokortikoidpulstherapie oder Mycophenolatmofetil. Bei Sistieren der Blasenbildung wird die Therapie reduziert.
— **Topische Therapie:** topische Glukokortikoide, Antiseptika (Chlorhexidin), ggf. Wundversorgung (Gaze, Mettaline-Folie), im Bereich der Schleimhaut ggf. Lidocain- oder Xylocain-haltige Präparate gegen Schmerzen
— **Zusätzliche Therapieoptionen:** hochdosierte intravenöse Immunglobuline, Plasmapherese, andere Immunadsorptionsverfahren (rasche Reduktion der zirkulierenden Autoantikörper), Rituximab (Anti-CD20-Antikörper).

Praxistipp
Wichtig ist eine präventive Begleitmedikation unerwünschter Wirkungen der hochdosierten Glukokortikoidtherapie (z. B. Osteoporoseprophylaxe, s. S. 33).

Prognose I Vor der immunsuppressiven Therapie betrug die **Letalität** fast 100 %, auch heute noch liegt sie bei **5–10 %**!

Pemphigus foliaceus
Ätiopathogenese I Autoantikörper gegen **Desmoglein 1**. Induktion nicht selten durch Medikamente, ggf. auch UV-Licht oder Malignome. Da Schleimhäute hauptsächlich Desmoglein 3 und kaum Desmoglein 1 exprimieren, findet sich beim Pemphigus foliaceus kein Schleimhautbefall.

- **Schleimhaut** (nichtverhornendes Epithel): exprimiert hauptsächlich Desmoglein 3.
- **Haut** (verhornendes Epithel): exprimiert Desmoglein 1 und 3.

Klinik I Charakteristisch sind schmerzhafte **rötlich-bräunliche, krustig** belegte oberflächliche **Erosionen** mit blätterteigartigem Aussehen (Folium = Blatt, **Abb. 8.5**). Bei chronischem Verlauf können sie sich großflächig ausdehnen mit der Gefahr einer sekundären Superinfektion bis hin zu einer exfoliativen Erythrodermie. Prädilektionsstellen sind die **seborrhoischen Areale** (Gesicht, Kapillitium, vordere und hintere Schweißrinne). Die Schleimhäute sind nicht betroffen.

Diagnostik I
- **Histologie:** intraepidermale Spaltbildung: subkorneal oder im Stratum granulosum (oberflächlicher als bei Pemphigus vulgaris, **Abb. 8.3b**)
- **DIF:** epidermal interzelluläre **netzförmige Ablagerung** von IgG und C3 besonders in der oberen Epidermis
- **IIF:** netzförmige interzelluläre Reaktivität von IgG-Autoantikörpern betont in der oberen Epidermis (Substrat: Affenösophagus)
- **Serum (ELISA):** Autoantikörper gegen **Desmoglein 1**

Sonderformen I
- **Pemphigus herpetiformis:** charakterisiert durch gruppiert angeordnete Bläschen auf erythematösen Plaques, ähnlich der Dermatitis herpetiformis.
- **Fogo selvagem (brasilianischer Pemphigus):** endemisch in Brasilien auftretender Pemphigus foliaceus mit brennenden Schmerzen (Fogo selvagem = in der Haut brennendes Feuer); wahrscheinlich infektiöse Genese.
- **Pemphigus erythematosus** (Senear-Usher): LE-ähnliche Erkrankung: rötliche, zur Erosion neigende Plaques in den seborrhoischen Arealen, neben interzellulären auch basale Ablagerungen („läsional positives Lupusband"), ANA bei ca. 80 % positiv (aber keine AK gegen ds-DNA! s. S. 167).

Weitere Pemphigus-Varianten
- **Medikamenteninduzierter Pemphigus:** Durch Medikamente induziert, die Thiol- oder Schwefelgruppen enthalten (z. B. Penicillamin, Captopril, Thiamazol, Penicillin, Piroxicam). Das klinische Bild entspricht meist einem Pemphigus foliaceus (meist Autoantikörper gegen Desmoglein 1).
- **IgA-Pemphigus:** Erythematöse Plaques mit klaren Blasen, die sich schnell in Pusteln umwandeln, konfluieren und randbetonte, anuläre Effloreszen-

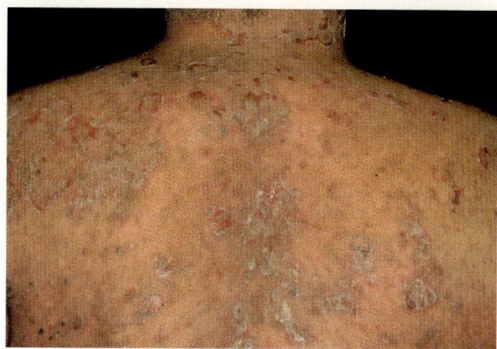

Abb. 8.5 **Pemphigus foliaceus.**

zen bilden. Autoantikörper (IgA-Typ!) gegen Desmoglein 3/1 (= intraepidermale neutrophile Dermatose) und Desmocollin 1 (= subkorneale pustulöse Dermatose).
- **Paraneoplastischer Pemphigus:** Seltene Variante, die mit Tumoren (B-Zell-Lymphomen, Leukämien, Thymomen) assoziiert ist. Typisch sind Autoantikörper gegen Proteine der Desmosomen (Plakinfamilie) oder Hemidesmosomen (Plektin und BPAg1). Charakteristisch sind ein ausgeprägter Schleimhautbefall (v. a. Mund, häufig auch Bronchien) und kokardenartige Hautveränderungen.

Pemphigus chronicus benignus familiaris (Morbus Hailey-Hailey) ist keine Autoimmundermatose, sondern eine autosomal-dominant **vererbte** Hauterkrankung mit Mutation in einer Kalziumkanalpumpe. Weitere Details s. Kap. Erbkrankheiten der Haut, S. 285.

8.2.2 Pemphigoid-Gruppe

Key Point
Die Pemphigoid-Erkrankungen sind durch pralle Blasen auf erythematösen Grund gekennzeichnet. Ihre Autoantikörper richten sich gegen hemidesmosomale Strukturproteine oder transmembranäre Verankerungsfilamente (BPAg1, BPAg2, Laminin). In der DIF zeigen sich lineare Ablagerungen an der dermoepidermalen Junktionszone.

Bullöses Pemphigoid

Epidemiologie I Das bullöse Pemphigoid (BP) ist die **häufigste** blasenbildende Autoimmundermatose in Europa. Die Inzidenz liegt bei etwa 4–14 pro 1 Mio. Einwohner/Jahr. Sie betrifft überwiegend Patienten im höheren Lebensalter, meist jenseits des 7. Lebensjahrzehnts.

8

Ätiopathogenese | Durch Autoantikörper (Typ IgG) gegen die hemidesmosomalen Strukturproteine BP180 (**BPAg2**) und BP230 (**BPAg1**) kommt es zur Spaltbildung im Bereich der dermoepidermalen Junktionszone. Die gebundenen Autoantikörper aktivieren Komplement und locken Leukozyten an, die **Entzündungsmediatoren** freisetzen. Über Proteasen bildet sich ein Spalt innerhalb der Lamina lucida der Basalmembran, der sich mit seröser Flüssigkeit füllt. Die Blasen sind aufgrund der dickeren Blasendecke relativ **stabil**.

In ca. 15 % der Fälle tritt das BP als **Paraneoplasie** auf. Gelegentlich lösen auch Medikamente die Erkrankung aus (z. B. Salazosulfapyridin, Penicillin, Furosemid oder Diazepam).

Klinik | Vor dem Auftreten von Blasen entwickeln sich meist **ekzemartige** oder **urtikarielle Erytheme** (= prämonitorisches Erythem), in denen sich nach Tagen bis Monaten Blasen bilden.

Leitefloreszenz ist eine **pralle**, **seröse**, manchmal auch hämorrhagische **Blase** meist auf **erythematösen Grund** (**Abb. 8.6a**). Prädilektionsstellen sind **Intertrigines**, **Abdomen** und Innenseiten der Oberschenkel, seltener ist die Mundschleimhaut betroffen.

Wenn die Blasen z. B. durch mechanische Einwirkung eröffnet werden, bleiben **Erosionen** zurück. Deswegen zeigt sich häufig ein pleomorphes Bild von Erythemen, prallen Blasen und Erosionen (**Abb. 8.6b**). Im Gegensatz zum Schleimhautpemphigoid heilen die mukosalen Veränderungen i. d. R. narbenlos ab. Meist besteht ein ausgeprägter **Juckreiz**.

Praxistipp
Das BP kann sich auch ohne klinisch sichtbare Blasenbildung manifestieren (prämonitorisches Erythem) und einem Ekzem, einer Urtikaria oder Prurigo ähneln. Deswegen bei juckenden Dermatosen älterer Patienten auch an ein BP denken!

Diagnostik | Wichtig sind Anamnese, Klinik, serologische Untersuchungen (IIF, ELISA) und Biopsie (Histologie + DIF).
– **Klinische Untersuchung:** Nikolski I negativ, **Nikolski II** meist **positiv** (s. S. 159)
– **Biopsie:** möglichst kleine frische Blase (für Histologie) und aus periläsionalem Bereich (für DIF)
– **Histologie:** subepidermale Blase mit überwiegend eosinophilem Infiltrat, Lymphozyten und neutrophilen Granulozyten; Spongiose (Ödem) der papillären Dermis (**Abb. 8.7**)
– **DIF:** lineare Ablagerungen von IgG und Komplement C3 an der dermoepidermalen Junktionszone (**Abb. 8.8**)

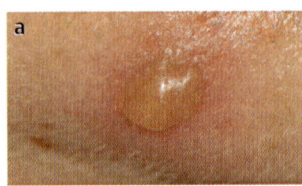
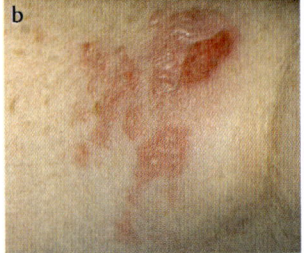

Abb. 8.6 Bullöses Pemphigoid. a Pralle Blase auf geröteter Haut. **b** Polymorphes Bild mit Erythem, Blasen und Erosionen.

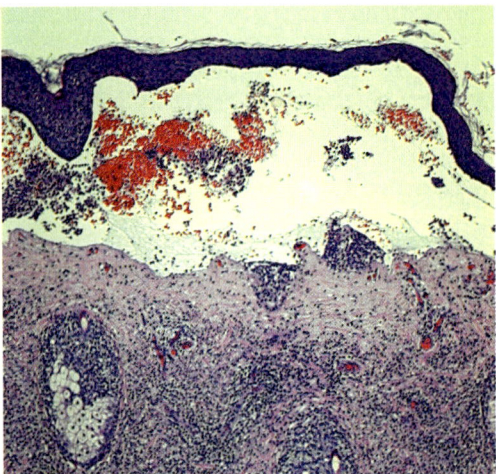

Abb. 8.7 Histologie beim bullösen Pemphigoid. Subepidermale Spaltbildung.

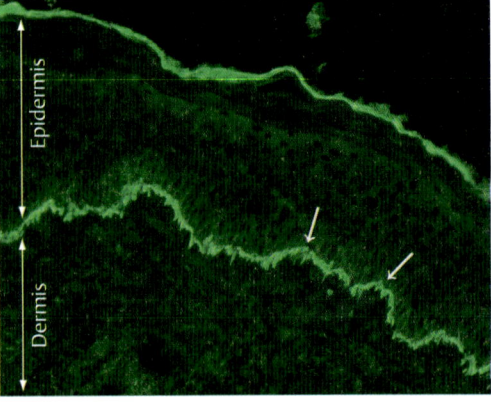

Abb. 8.8 DIF beim bullösen Pemphigoid.

- **IIF:** bandförmige Ablagerungen von IgG gegen BPAg1 oder -2; bei humaner NaCl-Spalthaut Nachweis von Autoantikörpern im Blasendach
- **Serologie (ELISA):** Autoantikörper gegen BPAg1 (BP230) und BPAg2 (BP180) und gegen NC16A (extrazelluläre Domäne von BPAg2)
- **Labor:** BSG ↑, eosinophile Granulozyten ↑, Gesamt-IgE ↑ (bei ca. 60 %).

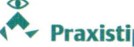

Praxistipp

Die Spiegel der Antikörper gegen die NC16A-Domäne des BPAg2 korrelieren mit der Krankheitsaktivität, die Antikörper gegen BPAg1 bzw. -2 selbst nicht.

Differenzialdiagnose I Andere bullöse Autoimmundermatosen (**Tab. 8.3**), Epidermolysis bullosa aquisita (s. S. 166), Bullosis diabeticorum (Unterschenkel, Diabetes mellitus), fixe Arzneimittelreaktion (fixe Lokalisation, Anamnese, s. S. 113).

Therapie I Ähnlich wie bei Pemphigus vulgaris, aber mit niedrigerer Dosierung, da die Erkrankung im Allgemeinen milder verläuft. Zu beachten sind auch das höhere Lebensalter und Komorbiditäten.

- **Topische Therapie:** topische Glukokortikoide (z. B. Clobetasol), Antiseptika (z. B. Linola sept); große Blasen werden abpunktiert, großflächige Wunden mit **Wundauflagen** bedeckt
- **Systemische Therapie:** systemische **Glukokortikoide** (Prednisolon 1 mg/kg KG) oder **Methotrexat** über 3–6 Monate. Bei längerer Therapiedauer mit Glukokortikoiden sollten steroidsparende Immunsuppressiva (z. B. Methotrexat, Azathioprin, Cyclophosphamid oder Dapson) erwogen werden; ggf. Glukokortikoid-Stoßtherapie, Mycophenolatmofetil.
- **Zusätzliche Therapieoptionen:** Es gibt Fallberichte über den erfolgreichen Einsatz von Tetrazyklinen oder Nicotinamid. In therapierefraktären Fällen können intravenöse Immunglobuline, Plas-

mapherese, Immunadsorption oder Rituximab (Anti-CD20-Antikörper) zum Einsatz kommen.

Verlauf und Prognose I Die Erkrankung kann heutzutage effektiv therapiert werden. Limitierend bei den oft älteren Patienten können allerdings unerwünschte Wirkungen der Glukokortikoid- und Immunsuppressivatherapie sein.

Vernarbendes Schleimhautpemphigoid

Epidemiologie I Seltene blasenbildende Dermatose mit einer Inzidenz von 0,67–2 pro 1 Mio. Einwohner/Jahr. Meist sind ältere Menschen betroffen (5.–6. Dekade), bevorzugt Frauen.

Äthiopathogenese I Autoantikörper gegen hemidesmosomale Strukturmoleküle der basalen Keratinozyten und der Lamina lucida (Basalmembran) führen zu einem epithelialen Adhäsionsverlust. Das Autoantikörperspektrum des Schleimhautpemphigoids ist heterogener als beim klassischen bullösen Pemphigoid. Es lassen sich Autoantikörper gegen **BPAg2** (BP180), aber auch gegen Laminin 5 oder seltener gegen **α6β4-Integrin** nachweisen.

Praxistipp

Bei einem Schleimhautpemphigoid mit Autoantikörpern gegen Laminin 5 ist ein Malignomscreening zu empfehlen, da etwa 30 % dieser Patienten Karzinome entwickeln.

Klinik I Initial finden sich meist rezidivierende Bläschen oder Blasen im Bereich der **Schleimhäute** (seltener der Haut), die zu ausgeprägter **Vernarbung** neigen.

Prädilektionsstellen sind die **Mundschleimhaut** (v. a. Zahnfleisch, Wangen, Gaumen) und die **Konjunktiven** (70–80 %).

- **Mund:** desquamative Entzündung (Erythem, glasige Oberfläche), bei schwerem Verlauf auch Blasen, ausgedehnte Erosionen und Ulzera (**Abb. 8.9**)

Tabelle 8.3

Differenzialdiagnose wichtiger bullöser Autoimmundermatosen

	Pemphigus vulgaris	**bullöses Pemphigoid**	**Dermatitis herpetiformis**
Haut	**schlaffe, fragile** Blasen oder Erosionen auf **normaler** Haut	**pralle, stabile** Blasen auf **geröteter** Haut	**gruppiert** angeordnete Bläschen auf geröteter Haut, Polymorphie
Schleimhaut	meist Beginn (v. a. Mundhöhle)	selten betroffen (ca. 10 %)	–
Symptomatik	Schmerzen	Schmerzen, Juckreiz	starker, brennender Juckreiz
Nikolski	I und II positiv	II positiv	negativ
Autoantikörper gegen	Desmoglein 1 und 3	BPAg1 (BP230) und BPAg2 (BP180), NC16A	epidermale Transglutaminase, Endomysium
Spaltebene	intraepidermal	subepidermal (Basalmembran)	subepidermal (obere Dermis)
direkte Immunfluoreszenz (DIF)	**netzförmige** Ablagerungen in der Epidermis	**lineare** Ablagerung an der Basalmembran	**granuläre** Ablagerungen in den dermalen Papillen

8

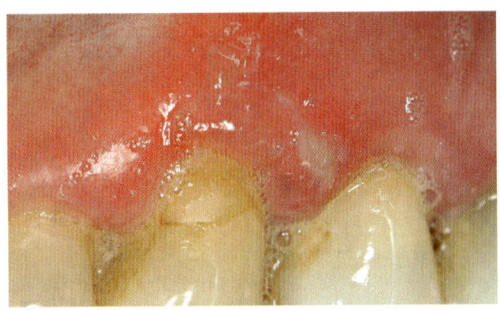

Abb. 8.9   Vernarbendes Schleimhautpemphigoid. Rötung, glasige Oberfläche, beginnende Blasenbildung im Bereich des Zahnfleischs.

- **Augen:** anfangs oft unspezifische Symptome (Fremdkörpergefühl, Trockenheit), dann Bläschen und Erosionen an den Konjunktiven, Bildung von Synechien zwischen bulbärer und palpebraler Konjunktiva (**Symblepharon**) und **Ektropium** → Ulzerationen der Hornhaut, Erblindung

Bei Beteiligung von Larynx oder Ösophagus kann es zu Strikturen kommen. Seltener treten genitale oder anale Läsionen auf (Stenosen, Krämpfe, Schmerzen). **Hautläsionen** finden sich nur bei ca. ⅓ der Patienten (meist generalisierte Blasenbildung, ähnlich dem bullösen Pemphigoid).

Diagnostik ❙ Anamnese, Klinik, serologische Untersuchungen (IIF, ELISA) und Biopsie (Histologie + DIF).

- **Biopsie** (läsional + periläsional)
- **Histologie:** subepidermale Blasenbildung (innerhalb der Lamina lucida) mit Fibrin und Entzündungszellen sowie geringer Entzündungsreaktion
- **DIF:** meist lineare Ablagerungen von IgG oder C3 entlang der Basalmembran
- **IIF:** NaCl-separierte Spalthaut: Autoantikörper gegen BPAg2 binden am Blasendach, Autoantikörper gegen Laminin meist am Blasenboden (teilweise an Dach und Boden).
- **ELISA:** meist Autoantikörper gegen BPAg2 (BP180), bei ca. 30 % gegen Laminin 5

Therapie ❙ Die Therapie richtet sich nach dem Schweregrad und erfolgt mit topischen und systemischen **Glukokortikoiden** ggf. in Kombination mit **Dapson, Azathioprin, Cyclophosphamid** oder Mycophenolatmofetil. Lokal wird bei Läsionen der Mundschleimhaut und der Augen auch Tacrolimus erfolgreich angewendet. Bei therapierefraktären Verläufen können intravenöse Immunglobuline, TNF-Inhibitoren oder Rituximab (Anti-CD20-Antikörper) zum Einsatz kommen.

> **MERKE**
> Wichtig ist die **interdisziplinäre Betreuung** mit Augenärzten, HNO-Ärzten und Zahnärzten!

Verlauf und Prognose ❙ Der Verlauf ist nicht vorhersagbar. Meist verläuft die Erkrankung chronisch-progressiv, Remissionen sind selten. Bei einem Teil der Patienten finden sich nur lokalisierte Befunde, bei anderen können Komplikationen wie Symblepharon, Erblindung oder Ösophagusstrikturen auftreten.

Pemphigoid gestationis

Synonyme: Herpes gestationis, Schwangerschaftspemphigoid

Epidemiologie ❙ Die Inzidenz liegt bei ca. 0,84–2 pro 1 Mio. Einwohner/Jahr. Etwa 10 % der Neugeborenen zeigen ebenfalls Hautveränderungen (transplazentarer Transfer mütterlicher Antikörper).

Äthiopathogenese ❙ Autoantikörper (Typ IgG) gegen **BPAg2** (BP180). Der initiale Auslöser dieser Immunreaktion ist unbekannt (evtl. Sensibilisierung gegen paternale Plazentaantigene). Eine **genetische** Prädisposition scheint eine wichtige Rolle zu spielen, da einige Patienten gehäuft HLA-DR3 und HLA-DR4 aufweisen. Assoziationen mit Morbus Basedow, perniziöser Anämie und anderen Autoimmunerkrankungen der Schilddrüse.

Klinik ❙ Meist bilden sich in der späten Schwangerschaft erythematöse, **urtikarielle Bläschen** und Blasen, die gruppiert (herpetiform) angeordnet sind. Anfangs sind die Läsionen **periumbilikal** und in den großen Beugen lokalisiert, später auch am gesamten Integument (s. Abb. 22.2b, S. 329). Charakteristisch ist ein **starker Juckreiz**.

Verlauf ❙ Postpartal kommt es meist innerhalb von 3 Monaten zu einer spontanen Abheilung. Rezidive können bei Folgeschwangerschaften, während der Menstruation oder unter oralen Kontrazeptiva auftreten.

Diagnostik ❙ Anamnese, Klinik, serologische Untersuchungen (IIF, ELISA), Biopsie (Histologie + DIF).

- **Histologie:** subepidermale Blase, ähnlich dem bullösen Pemphigoid (s. S. 161)
- **DIF: lineare** Ablagerungen von C3, seltener auch von IgG entlang der Basalmembran
- **IIF:** NaCl-Spalthaut: Bindung der Autoantikörper am Blasendach
- **Serologie (ELISA):** Autoantikörper gegen BPAg2 (BP180), NC16A (Verlaufskontrolle)
- **Labor:** Blutbild: **Eosinophilie** bei bis zu 50 %.

Differenzialdiagnose ❙ Andere Schwangerschaftsdermatosen, v. a. PUPP (keine Eosinophilie!, s. S. 328), andere bullöse Autoimmundermatosen.

Therapie ❙ Die Hautveränderungen werden mit topischen oder ggf. systemischen **Glukokortikoiden** behandelt. Gegen den Juckreiz werden **Antihistaminika** (Tavegil, Cetirizin, Loratadin) verabreicht.

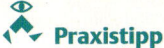

Praxistipp

Da es postpartal häufig zu Schüben kommt, sollte die Therapie nicht vor der Geburt abgesetzt werden.

8.2.3 Lineare IgA-Dermatose (LAD)

Definition ❙ Blasenbildende Autoimmundermatose mit linearen IgA-Anlagerungen an der dermoepidermalen Junktionszone.

Epidemiologie ❙ Es gibt zwei Manifestationsgipfel: die LAD des Kindesalters (vor dem 5. Lj.) und die LAD des Erwachsenenalters (nach dem 60. Lj.). Insgesamt seltene Erkrankung, bei Kindern die häufigste nichthereditäre blasenbildende Erkrankung.

Ätiopathogenese ❙ Ähnlich wie beim bullösen Pemphigoid. Charakteristisch sind Autoantikörper (**IgA**) gegen verschiedene Antigene in der Basalmembranzone:

− Kinder: gegen **LAD-1**-Protein (entstanden durch Proteolyse aus **BPAg2**), selten gegen BPAg1 oder Kollagen VII
− Erwachsene: gegen **LAD-1** (Lamina-lucida-Typ) und **Kollagen VII** (dermaler Typ)

Triggerfaktoren können bestimmte Medikamente (Vancomycin, Lithium, seltener Diclofenac, Captopril oder Phenytoin), Infektionen oder Malignome sein. Assoziation mit HLA-B8, -CW7 und -DR3.

Klinik ❙

− **Kinder:** Es bilden sich ring- oder **girlandenförmig** angeordnete Bläschen oder Blasen auf normalem oder gerötetem Grund. Charakteristisch sind sog. **Rosetten** (neue Bläschen im Randbereich alter Läsionen). Lokalisation meist **periorifiziell** (Gesicht, v. a. perioral, genital), abdominal und an den Extremitäten. Häufig Schleimhautbeteiligung (ca. 60 %). **Juckreiz!**
− **Erwachsene:** Das klinische Bild ist variabel (wie BP oder Dermatitis herpetiformis). Lokalisation symmetrisch an den **Streckseiten** der Extremitäten. Häufig Schleimhautbeteiligung.

Verlauf ❙ Bei Kindern rezidivierende Schübe, meist selbstlimitiert (2–6 Jahre), bei Erwachsenen häufiger chronisch. Problematisch können Vernarbungen bei Schleimhautbeteiligung sein.

Diagnostik ❙ Anamnese, Klinik, serologische Untersuchungen (IIF, ELISA/Immunoblot), Biopsie (Histologie + DIF).

− **Histologie:** subepidermale Blase, zahlreiche neutrophile, einzelne eosinophile Granulozyten
− **DIF + IIF:** lineare IgA-Ablagerungen entlang der Basalmembranzone (Lamina lucida)
− **Serum** (Immunoblot/ELISA): IgA-Antikörper gegen LAD-1, seltener gegen NC16A oder Kollagen VII

Differenzialdiagnose ❙ Bullöse Impetigo (s. S. 55), bullöses Pemphigoid (s. S. 161), Epidermolysis bullosa

acquisita (s. S. 166), Dermatitis herpetiformis Duhring (s. unten).

Therapie ❙ Bei Kindern ist **Dapson** Mittel der Wahl (alternativ: Sulfapyridin, selten systemische Glukokortikoide, evtl. intravenöse Immunglobuline). Bei Erwachsenen verwendet man beim Lamina-lucida-Typ eher systemische **Glukokortikoide**, beim dermalen Typ Dapson, selten auch intravenöse Immunglobuline.

8.2.4 Dermatitis herpetiformis Duhring

Definition ❙ Chronisch-rezidivierende blasenbildende Erkrankung mit subepidermaler Spaltbildung. Es finden sich polymorphe Läsionen, die gruppiert angeordnet sind und stark jucken. Typisch sind granuläre IgA-Ablagerungen in den Papillenspitzen sowie Autoantikörper gegen Endomysium und epidermale Transglutaminase.

> **MERKE**
>
> Die Dermatitis herpetiformis (DH) wird als spezifische kutane Manifestation einer **glutensensitiven Darmerkrankung (Zöliakie)** angesehen.

Epidemiologie ❙ Die Erkrankung ist v. a. bei Kaukasiern verbreitet und manifestiert sich meist in der 3. Lebensdekade. Die Inzidenz liegt bei 1–11 pro 1 Mio. Einwohner/Jahr.

Ätiopathogenese ❙ Multifaktorielle Erkrankung, bei der **genetische** (HLA-DQ2 bei 80–90 %) und **exogene** Faktoren (v. a. glutenhaltige Nahrungsmittel) eine Rolle spielen. Pathogenetisch sind Ablagerungen von Immunkomplexen aus epidermaler Transglutaminase (**Gewebstransglutaminase Typ 3**) und IgA wichtig. Patienten mit **glutensensitiver Enteropathie** entwickeln nur dann eine DH, wenn sie neben Antikörpern gegen die Gewebstransglutaminase Typ 2 gleichzeitig Antikörper gegen die verwandte epidermale Gewebstransglutaminase (Typ 3) aufweisen.

Assoziationen zu anderen Autoimmunerkrankungen (z. B. Typ-1-Diabetes, Hashimoto-Thyreoiditis, Sjögren-Syndrom) und Lymphomen. **Jodzufuhr** (z. B. Konsum von Seefisch) kann aus bislang unbekannten Gründen die Erkrankung provozieren.

Klinik ❙ Gruppiert angeordnete, **polymorphe** Läsionen wie Erytheme, urtikarielle Papeln und Plaques, an deren Rand sich **herpetiforme Bläschen** und Blasen entwickeln. Sekundär folgen Erosionen, Exkoriationen und Hyperpigmentierungen (**Abb. 8.10**). Typisch ist ein **starker Juckreiz** bis hin zu brennenden Missempfindungen.

Prädilektionsstellen sind die **Streckseiten der Extremitäten** (v. a. Ellbogen und Knie), Sakralregion und Gesäß.

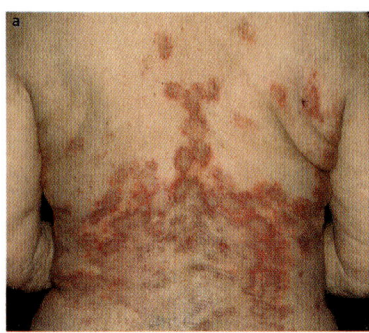

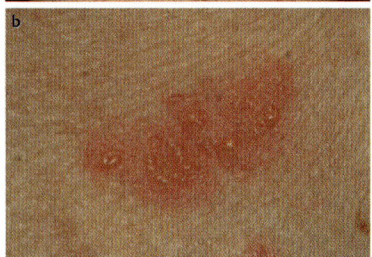

Abb. 8.10 Dermatitis herpetiformis Duhring.
a Randbetonte Papeln und Bläschen auf gerötetem Grund.
b Herpetiform angeordnete Bläschen.

Die **Darmbeteiligung** verläuft bei Erwachsenen oft asymptomatisch, kann aber auch mit Schmerzen, Diarrhöen und Gewichtsverlust einhergehen.

Diagnostik I Anamnese, Klinik, serologische Untersuchung (IIF, ELISA), Biopsie (Histologie + DIF).
- **Histologie:** subepidermale Blase, Ansammlung von neutrophilen (wenige eosinophile) Granulozyten an den Papillenspitzen
- **DIF: granuläre** Ablagerungen von IgA in den dermalen Papillen (selten entlang der Basalmembran)
- **IIF:** Autoantikörper gegen Endomysium
- **Serum (ELISA):** IgA-Antikörper gegen Gewebstransglutaminase (anti-tTG-AK), IgA-Antikörper gegen epidermale Transglutaminase (anti-eTG-AK)
- **Labor:** Blutbild: **Eosinophilie**
- ggf. **Dünndarmbiopsie** zur Beurteilung der Darmbeteiligung (erübrigt sich bei hohen Antikörpertitern): Zottenatrophie, mehr intraepitheliale Lymphozyten.

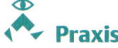 **Praxistipp**

IgA-Antikörper gegen Transglutaminase bzw. Antikörper gegen Endomysium eignen sich zur Aktivitätsbestimmung, Verlaufskontrolle und Überprüfung der glutenfreien Diät.

Differenzialdiagnose I Lineare IgA-Dermatose (periorifiziell, lineare IgA-Ablagerungen), bullöses Pemphigoid (**Tab. 8.3**), Urtikaria (flüchtig, Histologie, s. S. 109), Skabies (interdigital, genital, Milbengänge, s. S.

78), atopische Dermatitis (s. S. 314), Erythema exsudativum multiforme (Kokarden, s. S. 114).

Therapie I Die Grundlage jeglicher Therapie ist eine **glutenfreie Diät** (kein Weizen, Roggen, Gerste und Hafer!), da bei fortgesetzter Gluten-Exposition ein höheres Risiko für maligne Lymphome (v. a. des Gastrointestinaltrakts) besteht. Positivliste glutenfreier Nahrungsmittel unter www.dzg-online.de.

Zur schnelleren Abheilung der Hautsymptome kann **lokal** mit hochpotenten **Glukokortikoiden** und **systemisch** mit **Dapson** behandelt werden (alternativ ggf. Sulfasalazin bzw. Sulfapyridin). Antihistaminika sind nicht gut wirksam.

MERKE

Unter Dapson sistiert der Juckreiz im Allgemeinen innerhalb von 24 Stunden, deswegen kann die Therapie als Nachweis für die Diagnose dienen.

8.2.5 Epidermolysis bullosa acquisita (EBA)

Definition I Es handelt sich um eine erworbene subepidermale Blasenbildung mit Autoantikörpern gegen Kollagen Typ VII.

Epidemiologie I Seltene Erkrankung (Inzidenz: 0,2–0,5/1 Mio.), die in jedem Lebensalter auftreten kann, am häufigsten zwischen dem 40. und 60. Lebensjahr.

Ätiopathogenese I Typisch sind Autoantikörper (Typ IgG, selten IgA) gegen **Kollagen Typ VII**, das als Bestandteil der Verankerungsfibrillen die Adhäsion zwischen Lamina densa und papillärer Dermis gewährleistet. Es bestehen Assoziation zu Autoimmunthyreoiditis, SLE und Morbus Crohn.

Klinik I
- **lokalisierte mechanobullöse Form:** erhöhte Verletzlichkeit der Haut, pralle Blasen an mechanisch beanspruchten Körperstellen, insbesondere den Streckseiten der Gelenke (Handrücken, Ellbogen, Knie, sakral). Die Läsionen können unter Narben- und Milienbildung abheilen und zu Nageldystrophie oder Alopezie führen.
- **generalisierte entzündliche Form** (ca. 30 %): ähnliches Bild wie beim bullösen Pemphigoid (BP, s. S. 161).

Diagnostik I Anamnese, Klinik, serologische Untersuchungen (IIF, Immunoblot/ELISA), Biopsie (Histologie + DIF).
- **Histologie:** subepidermale Blase, bei mechanobullöser Form mit geringem Entzündungsinfiltrat, bei BP-artiger Form häufig Neutrophile, wenige Eosinophile
- **DIF:** lineare dermoepidermale Ablagerungen von IgG (selten IgA)
- **IIF:** NaCl-Spalthaut: Autoantikörper binden am Blasenboden
- **Serum** (Immunoblot/ELISA): Nachweis von Autoantikörpern gegen Kollagen VII.

Praxistipp

Die Unterscheidung von der EBA vom BP ist nur durch die IIF möglich: Bei der EBA binden die Autoantikörper am Boden der Blase, beim BP am Dach der Blase!

Differenzialdiagnose ▮
- mechanobullöse EBA: Epidermolysis bullosa dystrophica (s. S. 292), Porphyria cutanea tarda (s. S. 318)
- entzündliche EBA: bullöses Pemphigoid (s. S. 161).

Therapie und Verlauf ▮ Allgemeinmaßnahmen beinhalten eine sorgfältige Wundbehandlung und die Vermeidung sekundärer Infektionen.

Mechanobullöse Formen werden mit **topischen Glukokortikoiden** und **Antiseptika** behandelt. Meist verlaufen diese Formen chronisch und sind nur schwer therapeutisch beeinflussbar.

Entzündliche Formen sprechen besser auf eine Behandlung an. Wirksam sind **systemische Glukokortikoide**, evtl. in Kombination mit anderen **Immunsuppressiva** (z. B. Azathioprin), alternativ Colchicin oder Dapson, zusätzlich ggf. Photopherese oder intravenöse Immunglobuline.

8.3 Kollagenosen

Definition und Ätiopathogenese ▮ Kollagenosen sind **systemische (Autoimmun-)Erkrankungen**, die mit dem Befall zahlreicher **innerer** Organe und der Haut einhergehen. Die Ätiologie ist noch nicht vollständig geklärt. Pathogenetisch scheint eine Störung des humoralen und zellulären Immunsystems eine wichtige Rolle zu spielen.

Zu den **klassischen Kollagenosen** gehören Lupus erythematodes, Dermatomyositis, Sklerodermie. Daneben gibt es noch sog. **Overlap-Syndrome**, bei denen sich überlappende Symptome mehrerer Autoimmunkrankheiten finden.

Die Diagnose der Kollagenosen wird durch den **Nachweis von Autoantikörpern** unterstützt (**Tab. 8.4**). Eine besondere Rolle spielen sog. antinukleäre Antikörper (ANA). **ANA** ist der Oberbegriff für eine Gruppe von Autoantikörpern, die gegen Bestandteile des Zellkerns (DNA, Kernproteine, Enzyme) gerichtet sind. Zu den wichtigsten gehören Antikörper gegen Chromatin (z. B. Antikörper gegen doppelsträngige DNA, sog. Anti-ds-DNA-AK oder Anti-Histon-AK). Die Gruppe der **ENA** (extrahierbare nukleäre Antigene) sind gegen Ribonukleoproteine gerichtet (z. B. Anti-Ro, Anti-La, Anti-U1-RNP, Anti-Sm, Anti-Jo).

Tabelle 8.4

Autoantikörper bei ausgewählten Kollagenosen

Kollagenose	Autoantikörper
Lupus erythematodes	
– subakut kutaner LE	Anti-Ro (Anti-SS-A) Anti-La (Anti-SS-B)
– systemischer LE	ANA Anti-ds-DNA Anti-Sm Anti-Phospholipid
– medikamenteninduzierter LE	Anti-Histon
Dermatomyositis	ANA Anti-Mi-2 Anti-PM1 Anti-Jo-1
Sklerodermie	
– progressive systemische Sklerodermie	ANA Anti-Scl-70
– limitierte sytemische Sklerodermie, v. a. CREST-Syndrom	Anti-Zentromer
Overlap-Syndrome	Anti-U1-RNP

8

MERKE

ANA lassen sich auch bei anderen Erkrankungen (z. B. anderen Autoimmunerkrankungen, Neoplasien, Infektionen) und teilweise bei Gesunden nachweisen. Negative ANA-Titer erlauben nicht den Ausschluss einer Kollagenose!

8.3.1 Lupus erythematodes (LE)

Key Point

Insbesondere systemische Manifestationen des LE sind klinisch sehr vielgestaltig und im Frühstadium häufig schwer einzuordnen („medizinisches Chamäleon"). Wichtig ist daher, daran zu denken!

Einteilung

Beim LE werden zwei Hauptverlaufsformen unterschieden:
- **kutaner Lupus erythematodes (CLE):** Der CLE bleibt meist auf die Haut beschränkt und weist in der Regel eine günstige Prognose auf. Auch der **subakut kutane Lupus erythematodes (SCLE)** wird dazu gerechnet, er geht im Allgemeinen nur mit einer milden Organbeteiligung einher.
- **systemischer Lupus erythematodes (SLE):** Der SLE ist eine Multisystemerkrankung, die im Extremfall tödlich enden kann und neben der Haut **multiple Organe** betreffen kann.

8

 Praxistipp

Da sich bei einem Viertel der Patienten mit SLE initial Symptome der Haut zeigen, kommt den Dermatologen eine wichtige Funktion zu, um potenzielle Organmanifestationen festzustellen und für eine optimale interdisziplinäre Behandlung des Patienten zu sorgen.

Epidemiologie

Die Inzidenz des SLE liegt bei 2–8/100 000 Einwohner/Jahr. Man schätzt, dass der kutane LE 2- bis 3-mal häufiger vorkommt. Im Allgemeinen sind Frauen mittleren Alters (20.–40. Lj.) bevorzugt betroffen.

Ätiopathogenese

Die Ätiologie ist noch weitgehend ungeklärt. Man vermutet eine verstärkte Apoptose mit Freiwerden nukleärer Antigene, die humorale und zellvermittelte Immunmechanismen hervorrufen. Folgende Faktoren spielen eine Rolle:

- genetische Faktoren: Assoziationen zu verschiedenen HLA-Typen (z. B. HLA-DR2- und -DR3 bei SLE)
- UV-Strahlung
- mechanische Irritation (Köbner-Phänomen)
- Medikamente (z. B. Hydrochlorothiazid, ACE-Hemmer, Terbinafin)
- Östrogene (aufgrund der Prävalenz bei Frauen und der möglichen Exazerbation in der Schwangerschaft).

Beim SLE scheint ein Defekt der spezifischen Toleranz (Hyperaktivität der B-Lymphozyten, Hypoaktivität der T8-Suppressor-Lymphozyten) die Bildung von Autoantikörpern gegen membranständige, zytoplasmatische- und nukleäre Antigene auszulösen. Die Autoantikörper bilden zirkulierende Immunkomplexe und lagern sich in verschiedenen Geweben ab, wo sie Organ- und Gefäßschädigungen hervorrufen. Der SLE gilt als Prototyp einer immunkomplexvermittelten Autoimmunkrankheit.

Entscheidend für die kutanen Veränderungen sind Autoantikörper, die an Keratinozyten binden und über eine zellvermittelte Immunreaktion zu deren Vernichtung führen.

Kutaner Lupus erythematodes

Je nach Krankheitsverlauf unterscheidet man verschiedene Formen. Eine Übersicht bietet **Tab. 8.5**.

Diskoider Lupus erythematodes (DLE)

Definition I Es handelt sich um die häufigste Manifestationsform des chronisch kutanen LE. Typisch sind scheibenförmige Plaques v. a. im Gesicht, die narbig abheilen. ANA sind nur selten nachweisbar.

Klinik I Scharf begrenzte scheibenförmige hyperkeratotische erythematöse Plaques mit zentraler fest haftender weißer Schuppe. Bei Abheben der Schuppe wird aufgrund der follikulären Hyperkeratose ein keratotischer Sporn sichtbar („Tapeziernagelphänomen"). Seitlicher Druck schmerzt (Hyperästhesie), weil die follikuläre Hyperkeratose freie Nervenendigungen reizt. Im Verlauf heilen die Herde zentral unter Atrophie, Narbenbildung und Hypopigmentierung ab, im Randbereich findet sich oft eine Rötung und Hyperpigmentierung (Abb. 8.11).

Prädilektionsstellen sind das Gesicht (v. a. Wangen, Stirn, Ohren, Nase) und das Kapillitium. Seltener sind zusätzlich der Stamm oder die Extremitäten betroffen.

Tabelle 8.5	
Kinische Formen des kutanen LE	
Form	**Klinik**
akut kutaner LE (ACLE)	- mit akutem Krankheitsverlauf und systemischer Beteiligung assoziiert - lokalisiert (**Schmetterlingserythem**, in 20–60 % bei SLE, in 15 % bei SCLE) oder generalisiert (rötlich-livides, makulopapulöses Exanthem) - Nagelfalzveränderungen (Heuck-Gottron-Zeichen), Schleimhauterosionen-Ulzera, Photosensitivität
subakut kutaner LE (SCLE)	- erythematöse anuläre oder erythrosquamöse Plaques an lichtexponierten Arealen - keine Vernarbung, Hypopigmentierung nach Abheilung - geringe Systembeteiligung (z. B. Arthralgien, Myalgien), ausgeprägte Photosensitivität
chronisch kutaner LE (CCLE)	**diskoider LE (DLE):** scheibenförmige Plaques mit zentraler Hyperkeratose und nachfolgender zentraler Narbenbildung, meist im Gesicht lokalisiert, Mundschleimhautveränderungen, Effluvium, vernarbende Alopezie
	LE profundus (LEP): subkutane knotige bis plattenartige Infiltrate an Schulter/Oberarm, Gesäß oder Oberschenkel (Entzündung in der tiefen Dermis + Subkutis, sog. **Lupus pannikulitis**), Narbenbildung, Lipatrophie (oft mit DLE kombiniert, bei ca. ⅓ SLE!)
	Chilblain LE (CHLE): druckdolente, lividrote Schwellungen, teils mit Erosion bzw. Ulzeration an kälteexponierten Arealen (Akren)
intermittierender LE (ICLE)	**LE tumidus (LET):** sukkulente erythematöse Plaques, teilweise Urtikaria-ähnlich, an lichtexponierten Arealen, ausgeprägte Photosensitivität, Prognose meist gut

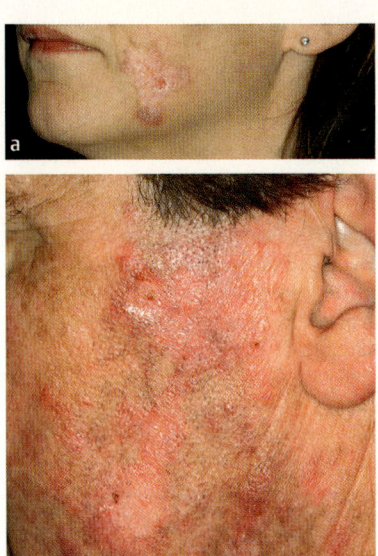

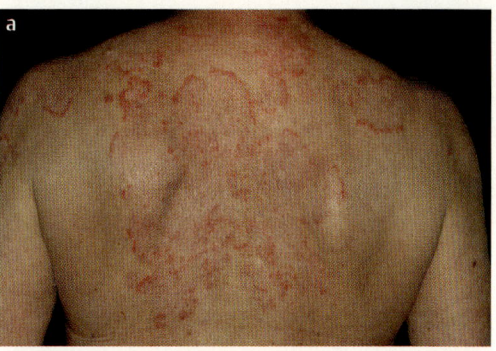

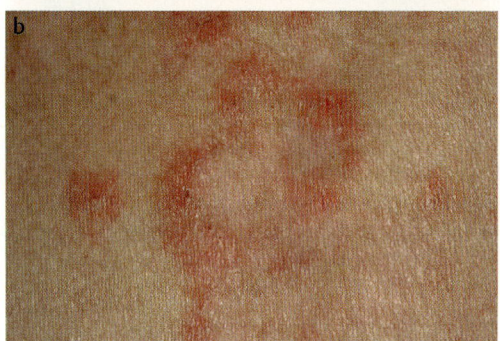

Abb. 8.11   Diskoider Lupus erythematodes (DLE).
a Scheibenförmige Plaques im Gesicht mit zentraler Hypopigmentierung (Abheilung) und aktivem erythematösem bis hyperpigmentiertem Randsaum. **b** Scharf begrenzte, hyperkeratotische erythematöse Plaques im Gesicht.

Abb. 8.12   Subakut kutaner Lupus erythematodes (SCLE).
Anuläre, randbetonte erythematöse Plaques mit zentraler Abblassung.

In behaarten Arealen (Kapillitium, Augenbrauen, Bartbereich) kann es zu einer **vernarbenden Alopezie** kommen. Eine Beteiligung der **Mundschleinhaut** äußert sich durch schmerzhafte Erosionen und Ulzerationen. Perioral können dabei „wurmstichartige" (vermikuläre) Narben entstehen.
Verlauf I Abgesehen von den kosmetisch störenden Narben ist die **Prognose** des DLE **günstig**. Etwa 5 % zeigen einen Übergang in einen SLE, weniger als 5 % haben hochtitrige antinukleäre Antikörper (ANA).

Praxistipp
Da ein DLE mit allen anderen Subtypen koexistent auftreten kann, auch im Rahmen eines SLE, sollte bei Erstvorstellung eine systemische Organmanifestation ausgeschlossen werden.

Differenzialdiagnose I Tinea faciei (Mykologie, s. S. 70), Lupus vulgaris (Histologie, Mykobakteriennachweis, s. S. 66), Sarkoidose (Histologie, s. S. 150).

Subakut kutaner Lupus erythematodes (SCLE)
Definition I Kutaner LE mit milder systemischer Symptomatik (Arthralgien, Myalgien) und ausgeprägter **Photosensitivität.** Charakteristisch sind Anti-Ro (SS-A)- und/oder Anti-La(SS-B)-Antikörper.
Klinik I Typisch sind schnell aufschießende, **erythematosquamöse** Hautveränderungen, die bevorzugt an **lichtexponierten Arealen** lokalisiert sind (Hals,

oberer Thorax, Schultern, Streckseiten der Arme). Es zeigen sich **anuläre** (ringförmige) Läsionen mit zentraler Abblassung (**Abb. 8.12**) und/oder erythematosquamöse Formen mit **psoriasiformer** Schuppung. Die Abheilung erfolgt meist ohne Narbenbildung, aber häufig mit **Hypopigmentierungen**. Milde systemische Begleitsymptomatik (Arthralgien, Myalgien, Krankheitsgefühl und Abgeschlagenheit).
Anti-Ro(SS-A) und Anti-La(SS-B)-Antikörper können diaplazentar auf den Fetus übertragen werden und bei Neugeborenen einen **neonatalen Lupus erythematodes (NLE)** auslösen. Rückbildung innerhalb von 6 Wochen (Rückgang der mütterlichen Antikörper).
Verlauf I Schubartig rezidivierender Verlauf. Etwa 50 % der Patienten erfüllen 4 oder mehr ACR-Kriterien (**Tab. 8.6**), ohne an einem manifesten SLE erkrankt zu sein. 10–15 % zeigen einen Übergang in eine milde SLE-Verlaufsform. Im Allgemeinen hat der SCLE eine **gute Prognose**.
Differenzialdiagnose I Tinea corporis (Mykologie, s. S. 71), nummuläres Ekzem (s. S. 126), Arzneimittelexanthem (Anamnese! s. S. 113), seborrhoisches Ekzem (s. S. 125), Erythema anulare centrifugum (s. S. 136).

8

Systemischer Lupus erythematodes (SLE)

Synonym: Lupus erythematodes visceralis

Definition I Schwere entzündlich-rheumatische Systemerkrankung, die durch Autoantikörper und Immunkomplexbildung entsteht. Typisch ist eine Trias aus **Fieber**, **Polyarthritis** und **Schmetterlingserythem** des Gesichts sowie Befall zahlreicher **Organsysteme**. Charakteristisch sind Autoantikörper gegen ds-DNA.

Klinik I

> **MERKE**
>
> Bei ca. **80 %** der Patienten finden sich **Hautveränderungen**, die sich in jedem Stadium der Erkrankung manifestieren können, bei einem Viertel sind sie sogar die erste Manifestation!

Hautveränderungen:

- **Schmetterlingserythem:** zunächst transientes, später persistierendes Erythem (und Ödem), das sich symmetrisch über beide Wangen und den Nasenrücken erstreckt (**Abb. 8.13a**), meist nach Sonnenexposition (**Photosensitivität!**), bei 40–50 % Erstdiagnose
- generalisiertes, **makulopapulöses Exanthem**

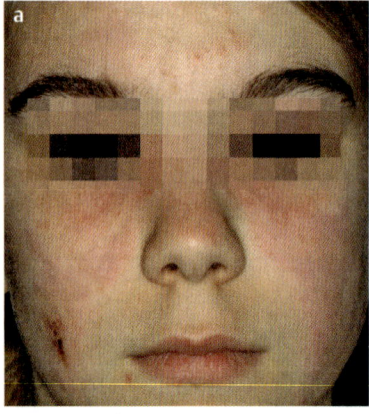

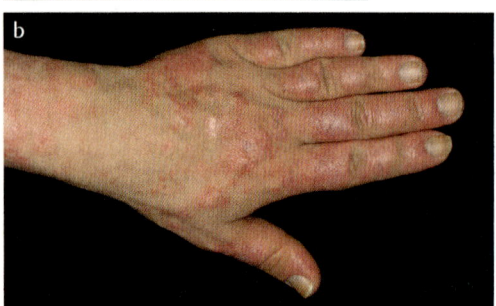

Abb. 8.13 Systemischer Lupus erythematodes (SLE).
a Schmetterlingserythem. **b** Erythematöse Plaques an den Streckseiten der Finger (Aussparung der Fingerknöchel).

- **Nagelveränderungen** (Heuck-Gottron-Zeichen: atrophischer Nagelfalz, ausgezogene Kutikula, Teleangiektasien)
- **Schleimhautbeteiligung** (orale Erosionen und Ulzera)
- **diskoide**, anuläre oder psoriasiforme **Läsionen**
- **Erytheme** an Kopfhaut, oberem Thorax, palmoplantar oder an Fingern und Zehen (**Abb. 8.13b**)
- **vaskuläre Hautveränderungen:** Teleangiektasien, dermale Vaskulitis, nekrotische zerfallende Papeln als Folge dermaler Infarkte (v. a. lateraler Nagelfalz und Streckseiten der Extremitäten), Livedo racemosa (s. S. 238)
- diffuse nichtvernarbende **Alopezie**.

> **MERKE**
>
> - **LE-spezifische** Hautveränderungen: entsprechen den kutanen LE-Subtypen (**Tab. 8.5**)
> - **LE-unspezifische** Hautveränderungen: u. a. vaskuläre Hautveränderungen, diffuse Alopezie

Organmanifestation: häufig **Arthralgien**, Arthritiden oder **Myalgien**; daneben auch Lymphadenopathie, Nierenbeteiligung (Lupusnephritis, Proteinurie), pleuropulmonale Symptome, Peri-, Myo-, Endokarditis oder Hepatomegalie. Bis zu 50 % der Patienten weisen neurologische bzw. psychiatrische Begleiterkrankungen auf.

Weitere Symptome: häufig eingeschränktes Allgemeinbefinden mit Müdigkeit, Leistungsabfall und subfebrilen Temperaturen.

Verlauf I Selten foudroyanter Verlauf, meist schubartig mit befristeten Remissionen. Die Prognose wird vom Ausmaß der Organbeteiligung bestimmt. Durch die therapeutischen Möglichkeiten hat sich die Prognose deutlich verbessert (5-JÜR ca. 90 %).

Differenzialdiagnose I Andere Kollagenosen (Dermatomyositis, PSS, MCTD), Arzneimittelexantheme (s. S. 113), rheumatisches Fieber, chronische Polyarthritis, polymorphe Lichtdermatose und je nach Organbeteiligung andere Systemerkrankungen (z. B. bei ZNS-Beteiligung multiple Sklerose).

Diagnostik

Anamnese, Klinik, serologische Autoantikörperdiagnostik (IIF, ELISA/Immunoblot), Biopsie (Histologie, DIF), Labor. Bei Verdacht auf eine mögliche systemische Organbeteiligung sind weiterführende Untersuchungen indiziert.

- **Kriterien des SLE:** Das American College of Rheumatology (ACR) hat Kriterien zur Diagnostik eines SLE aufgestellt (**Tab. 8.6**). Wenn **4** oder mehr **Kriterien** erfüllt sind, ist die Diagnose sehr wahrscheinlich.

Tabelle 8.6

ACR-Kriterien des systemischen Lupus erythematodes (SLE)	
1.	**Schmetterlingserythem**
2.	**diskoider LE**
3.	**Lichtempfindlichkeit** (Hautveränderungen nach Sonnenexposition)
4.	**Schleimhautulzera** (oft schmerzlose Ulzera nasal oder oral)
5.	**Arthritis** (≥ 2 Gelenke, typisch sind Weichteilschwellung und Erguss)
6.	**Serositis** (Pleuritis mit Pleurareiben, Erguss; Perikarditis mit Perikardreiben- oder -erguss; EKG- und Sonografiebefunde)
7.	**Nierenbeteiligung** (persistierende Proteinurie > 0,5 g/d; Nachweis hyaliner, erythrozytärer oder granulierter Zylinder)
8.	**ZNS-Beteiligung** (psychiatrische Symptome, Krampfleiden etc.)
9.	**hämatologische Befunde** (Anämie mit Retikulozytose, Leukopenie < 4000/mm^3, Lymphopenie < 1500/mm^3, Thrombozytopenie < 100 000/mm^3)
10.	**immunologische Befunde** (Anti-ds-DNA-AK, Anti-Sm-AK, Anti-Phospholipid-AK)
11.	**ANA** > 1:160 (nach Ausschluss eines medikamenteninduzierten LE)

8

— **Serologische Autoantikörperdiagnostik** (IIF, ELISA/Immunoblot): Zunächst erfolgt ein **ANA-Suchtest** mittels IIF. Bei vielen kutanen Subtypen können ANA im Serum nachgewiesen werden, aber meist mit niedrigeren Titern als beim SLE. Bei Titern > 1:160 ist eine gezielte weitere Diagnostik mittels ELISA/Immunoblot wichtig.
- V. a. auf **SCLE:** Bestimmung von Anti-Ro(SS-A)- bzw. Anti-La(SS-B)-AK
- V. a. auf **SLE:** Bestimmung von Anti-ds-DNA-AK (70 %), Anti-Sm-AK (10-30 %) und Anti-Phospholipid-AK

— **Histologie** (läsional): Orthohyperkeratose (DLE: + follikuläre Hyperkeratose!), **Atrophie** der Epidermis sowie **Interface-Dermatitis** mit vakuoliger Degeneration der Basalzellreihe, nekrotischen Keratinozyten und Lymphozyten in der Junktionszone. Dermal dichtes **lymphozytäres Infiltrat** (perivaskulär/periadnexiell), interstitielles Ödem sowie Muzinablagerungen (Degeneration des Kollagens).

— **DIF:** Charakteristisch ist das sog. **Lupusband**, d. h. bandförmige Ablagerungen von Immunglobulinen (v. a. IgG, auch IgM und IgA) und Komplementfaktoren (C3) in befallener Haut (DLE; SCLE; SLE). Als positiver „Lupusbandtest" im engeren Sinne werden bandförmige Ablagerungen von IgG in **unbefallener**, **lichtgeschützter** Haut (z. B. Oberarminnenseite) bezeichnet, die hinweisend auf einen SLE sind (bei DLE in weniger als 10 %, bei SCLE in ca. 25 %; *Cave:* falsch positive Ergebnisse in belichteter Haut!).

— **Labor:**
- BSG, CRP, Diff.-Blutbild, Kreatinin, ALT, Urinstatus
- bei histologischer Bestätigung von kutanem LE (Ausschluss SLE!): CK, zirkulierende Immunkomplexe (auch bei SCLE in 60 %), Eiweißelektrophorese, PTT, TSH, LDH
- 24-h-Sammelurin (Kreatinin-Clearance, Protein)
- evtl. C3, C4, Rheumafaktor, Kryoglobuline, Kälteagglutinine
- evtl. Serologie, antineuronale Antikörper (neurologische Symptome), antiribosomale Antikörper (Depression, Psychose)

Differenzialdiagnose von DLE, SCLE und SLE s. **Tab. 8.7.**

Tabelle 8.7

Differenzialdiagnose von DLE, SCLE und SLE			
	DLE	**SCLE**	**SLE**
Autoantikörper (Serologie)	ANA (+)	ANA (++) — Anti-Ro-AK (SS-A) — Anti-La-AK (SS-B)	ANA (+++) — Anti-ds-DNS-AK — Anti-Sm-AK
Photosensitivität	+	+++	++
Labor	meist unauffällig	–	BSG ↑ bei normwertigem CRP, C3 und C4 ↓, Gesamtkomplement ↓, Hypalbuminämie, γ-Globulin ↑, Rheumafaktor pos., Kryoglobulinämie
Lupusband (läsional)	++	++	+++
Lupusband (nichtläsional), lichtgeschützt!	(+)	+	+++

Praxistipp

Wichtig ist die interdisziplinäre Erfassung der Organmanifestationen, z. B. Röntgenthorax, Lungenfunktionstest, EKG, Echokardiografie, Abdomen-Sonografie und je nach Symptomatik ggf. Nierenbiopsie, neurologisches Konsil, Skelett-Szintigraphie, Röntgen der Hände, psychiatrisches Konsil.

Therapie

Wichtig ist der konsequente **Lichtschutz!** Die Therapie richtet sich nach der Verlaufsform:

- **Hautveränderungen**:
  - einzelne Läsionen: topische **Glukokortikoide**, alternativ topische Calcineurininhibitoren (z. B. Tacrolimus), ggf. Laser- oder Kryotherapie
  - schwere Formen: systemische Therapie mit **Antimalariamitteln** (z. B. Chloroquin), alternativ ggf. Dapson, Thalidomid (Kontrazeption, Neurotoxizität!) oder Retinoide
- **systemischer LE:**
  - leichte Formen: **NSAR**, systemische Glukokortikoide und Antimalariamittel
  - mittelschwere Formen: NSAR, Antimalariamittel + systemische Glukokortikoide + **Immunsuppressiva** (Azathioprin, Methotrexat)
  - schwere Formen (Niere, Lunge, ZNS): i. v. **Pulstherapie** mit Glukokortikoiden oder Immunsuppressiva (Cyclophosphamid), evtl. Ciclosporin oder Mycophenolatmofetil, ggf. Plasmapherese, intravenöse Immunglobuline oder Biologika (v. a. Rituximab).

Sonderformen des Lupus erythematodes

Medikamenteninduzierter Lupus erythematodes

Definition und Ätiologie I Der medikamentenassoziierte Lupus erythematodes ist ein SLE-ähnliches Krankheitsbild, das durch verschiedene Arzneimittel ausgelöst werden kann (**Tab. 8.8**). Eine erhöhte Inzidenz findet sich bei Patienten mit HLA-DR4 und Lang-

sam-Acetylierern, die Medikamente langsamer abbauen. Typisch sind **Anti-Histon-Antikörper**.

Klinik I Klinische Symptome sind im Vergleich zum SLE meist weniger ausgeprägt. Bei ca. ¼ der Patienten kommt es zu Hautveränderungen, die oft dem SCLE entsprechen. Sie treten 3 Wochen bis 3 Jahre nach Erstmedikation auf. Die Photosensivität ist meist gering.

Diagnostik I Medikamentenanamnese (!), ANA-Titer erhöht, Anti-Histon-AK positiv, aber kein Nachweis von ds-DNA-AK.

Therapie I Absetzen der verdächtigen Substanz, ggf. topische Glukokortikoide oder NSAR, systemische Glukokortikoide, Chloroquin oder Hydroxychloroquin und Lichtschutz.

Anti-Phospholipid-Syndrom

Das Antiphospholipid-Syndrom (APS) oder auch Anti-Cardiolipin-Antikörpersyndrom kann **sekundär** im Rahmen eines **SLE** auftreten. Es handelt sich um ein schweres Krankheitsbild, das durch eine deutlich erhöhte Thromboseneigung, Aborte, Zephalgien, **Livedo racemosa** (s. S. 238) sowie den Nachweis von **Anti-Phospholipid-Antikörpern** charakterisiert ist. Meist sind junge Frauen betroffen.

8.3.2 Dermatomyositis

Key Point

Die Dermatomyositis wird zu den Myositiden (entzündliche Erkrankung der quergestreiften Muskulatur) gerechnet. Man unterscheidet Polymyositis (ca. 40 %) ohne dermatologische Beteiligung, Polymyositis bei anderen Mischkollagenosen (ca. 40 %) und die Dermatomyositis (ca. 10 %).

Definition I Autoimmunerkrankung, die durch Schwund der Muskelkraft besonders im Schulter- und Beckengürtel sowie typische Hautveränderungen charakterisiert ist.

Tabelle 8.8	

LE-assoziierte Medikamente	
Medikamententyp	**Beispiele**
Antibiotika, Antimykotika	Tetrazykline, Isoniazid, Griseofulvin, Terbinafin
Antihypertensiva	ACE-Hemmer, Hydrochlorothiazid, Hydralazin
Antiepileptika	Valproat, Carbamazepin
entzündungshemmende Medikamente	D-Penicillamin, Sulfasalazin
Cholesterinsenker	Simvastatin, Lovastatin
andere	orale Kontrazeptiva (!), Spironolacton, Sulfonylharnstoffe, Piroxicam, Interferon-β, Chlorpromazin

Formen ❘
- **juvenile Dermatomyositis** (häufig bakterieller Fokus, akuter Beginn, Calcinosis cutis an Ellbogen und Schultern, Ulzera)
- **adulte Dermatomyositis**
- **paraneoplastische Dermatomyositis.**

Epidemiologie ❘ Die Inzidenz beträgt ca. 0,5:100 000 pro Jahr. Meist erkranken ältere Patienten, der Altersgipfel der juvenilen Form liegt bei 10 Jahren. Bevorzugt betroffen ist das weibliche Geschlecht.

Ätiopathogenese ❘ Die Pathogenese ist unklar. Vermutet wird, dass infolge von Apoptose Antigene aus Zellen freigesetzt werden und dann Angriffspunkte für das Immunsystem bilden.

Ätiologische Faktoren:
- Infektionen (Hepatitis-, Coxsackie-B- oder Picorna-Viren, Staph. aureus, Toxoplasmose)
- genetischen Faktoren (häufig HLA-DR3, HLA-B8, HLA-Q)
- Neoplasien (Assoziation mit Bronchial-, Mamma-, Ovarial- oder Magenkarzinom)
- Lichtexposition
- Medikamente (z. B. Cimetidin, D-Penicillamin, Hydroxyurea, Statine)

Klinik ❘ Die Dermatomyositis ist eine **Multiorganerkrankung**. Die Patienten fühlen sich oft schwer krank. **Muskelsymptomatik** (bei 100 %): Muskelschmerzen und zunehmende Schwäche. Typisch ist eine **symmetrische Schwäche** im Bereich des **Schulter**- und/oder **Becken**gürtels (Probleme beim Kämmen, Föhnen, Aufstehen bzw. Treppensteigen). Initial können auch Schluckbeschwerden, Heiserkeit (Pharynx-/Ösophagusmuskulatur), eine Ptosis oder ein Strabismus (Augenmuskulatur) auftreten. Eine Kalzinose der Muskulatur ist oft asymptomatisch (nur im MRT sichtbar).

Hautveränderungen (bei 80–100 %, initial bei ca. 25 %):
- **periorbitales heliotropes Ödem**: periorbitales Ödem (inkl. Augenlider) mit **fliederfarbenem** (= heliotropem) Erythem (**Abb. 8.14a**)
- **Gottron-Papeln:** rötliche, schuppende Papeln an den Fingerstreckseiten, meist Fingerknöchel
- **„depressiver" Gesichtsausdruck:** durch livide Makeln und Plaques an Stirn und Wangen und Erschlaffung der mimischen Muskulatur
- **livid-erythematöse Verfärbungen** an Schultern, Rücken, Dekolleté
- **Heuck-Gottron-Nagelfalzveränderungen:** atrophischer Nagelfalz mit ausgezogener Kutikula sowie Teleangiektasien (**Abb. 8.14b**)
- Fissuren und Ulzerationen an den distalen Phalangen („**Mechanikerhände**")
- **Calcinosis cutis:** derbe, hautfarbene bis gelbliche subkutane Knoten über Knochenvorsprüngen
- Beteiligung der Mundschleimhaut (Ulzera)

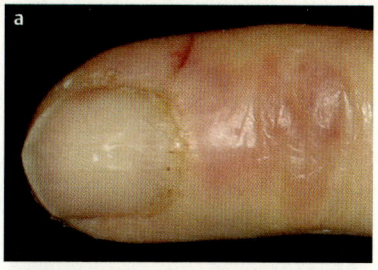

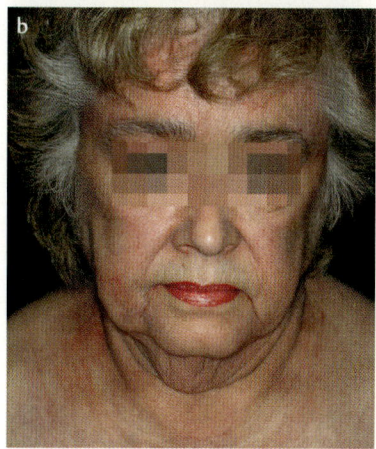

Abb. 8.14 Dermatomyositis. a Atrophischer Nagelfalz, ausgezogene Kutikula, Gottron-Papeln. **b** Periorbitales heliotropes Ödem.

- in späteren Stadien: **Poikilodermie** („buntes Bild" aus Atrophie, Hypopigmentierung und Teleangiektasien) in lichtexponierter Haut.

Weitere **Organmanifestationen:** Fieber, Arthritis, Lungenbeteiligung (interstitielle Pneumonitis, Lungenfibrose, Schwäche der Atemmuskulatur) oder gastrointestinale Symptome (Darmatonie, Dysphagie, Ösophagusmotilitätsstörungen), selten Herzbeteiligung (Myokarditis, Kardiomyopathie, Herzrhythmusstörungen).

Diagnostik ❘
- Anamnese und Klinik (Muskelschwäche, livide Makeln)
- **Muskelbiopsie:** sicherster diagnostischer Test
- **Histologie**: herdförmige Muskelfaserdegeneration, Verlust der Querstreifung, eosinophile granuläre Nekrose, interfaszikuläre und perivaskuläre Rundzellinfiltrate
- **Labor:** BSG, CRP (stark erhöht), Diff.-Blutbild, Muskelenzyme (**Kreatinkinase**/CK mit CK-MM, LDH, GOT), 24-h-Sammelurin (Kreatinin-Clearance, Myoglobin)

 Praxistipp
Die CK ist bester Indikator für Muskelnekrosen bzw. Krankheitsaktivität.

- **Autoantikörperdiagnostik:** ANA (bei 20 % positiv), Anti-Mi-2-AK (spezifisch, nur bei 25–30 % positiv), Anti-PM1-AK bei 60–70 %, ggf. Anti-Jo-1-AK (spezifisch, nur bei ca. 20 % positiv, spricht für pulmonale Beteiligung)
- **Elektromyogramm**, ggf. MRT
- bei gesicherter Dermatomyositis: Organdiagnostik und Tumorsuche

Differenzialdiagnose ▎ Andere Muskelerkrankungen, systemische Sklerodermie (s. S. 175), SLE (s. S. 170), Trichinose (Eosinophilie!).

> **Praxistipp**
>
> Typisch für die Dermatomyositis sind Gottron-Papeln im Bereich der Fingerknöchel, die Knöchelregion ist beim SLE typischerweise nicht betroffen.

Therapie ▎ Therapie der 1. Wahl sind systemische **Glukokortikoide**; sobald ein Therapieeffekt nachweisbar ist (Abfall der Serumenzyme) schrittweise Reduktion unter Kontrolle der Muskelenzyme. Evtl. Kombination mit Azathioprin oder Prednisolon-Stoßtherapie. Begleitmaßnahmen: Lichtschutz (!), Bettruhe zu Beginn der Therapie, später physikalische Therapie.

Verlauf und Prognose ▎ Der Verlauf ist oft chronisch, eine frühe aggressive Systemtherapie mit Glukokortikoiden bessert die Prognose. Gefürchtete Komplikationen sind: interstitielle autoimmune Pneumonie, Schwäche der Atemhilfsmuskulatur oder durch die immunsuppressive Therapie bedingte opportunistische Infektion.

8.3.3 Sklerodermie

> **Key Point**
>
> Die progressive systemische Sklerodermie (PSS) beginnt meist mit einem Raynaud-Syndrom. Bei der limitierten Form kann das Raynaud-Syndrom der PSS viele Jahre vorausgehen, bei der diffusen Form findet sich häufiger ein zeitnaher oder gleichzeitiger Beginn.

Definition und Einteilung ▎ Die Sklerodermie ist eine entzündliche Bindegewebserkrankungen, die mit einer **Sklerose der Haut** und z. T. mit einer Beteiligung der inneren Organe einhergeht. Man unterscheidet zwei Formen:
- zirkumskripte Sklerodermie (Morphea)
- systemische Sklerodermie

Zirkumskripte Sklerodermie (Morphea)

Definition ▎ Chronische Bindegewebserkrankung mit **umschriebener Sklerosierung** der Haut meist ohne Systembeteiligung.

Epidemiologie ▎ Seltene Erkrankung mit einer Inzidenz von etwa 2,7:100 000. Bevorzugt erkranken Frauen zwischen 20 und 40 Jahren. Auch Kinder können betroffen sein.

Ätiopathogenese ▎ Die Ursache ist unbekannt. Wahrscheinlich wird bei einer bestimmten genetischen Prädisposition durch unterschiedliche Auslöser eine immunologisch getriggerte entzündliche Reaktion hervorgerufen, die zu einer gestörten Regulation des Bindegewebsstoffwechsels und der fibroblastischen Reaktion führt.

Klinik ▎
- **Plaque-Form** (häufigste Form): anfangs umschriebene **rötliche**, ödematöse Läsionen, später **sklerotische** Herde mit elfenbeinweißem Zentrum und livid-erythematösem Randsaum (sog. „Lilac Ring"), meist am Rumpf, seltener an den Extremitäten (**Abb. 8.15a**)
- **lineäre Form:** bandförmig sklerosierte Areale häufig an der unteren Extremität oder am Kapillitium mit Ausbreitung auf die Stirn (**en coup de sabre** = säbelhiebartig; **Abb. 8.15b**). Darunter liegende Strukturen können mitbetroffen sein (Auge, Muskeln; Knochenatrophie mit Verkürzung des Beines!).
- **generalisierte Form:** sklerotische Veränderungen der Haut, des Unterhautfettgewebes, der Faszie, oft der Muskeln und seltener auch der Knochen, die das gesamte Integument betreffen können. Eine Beteiligung von Ösophagus und Lunge kann auftreten.

EXKURS

Eosinophile Fasziitis (Shulman-Syndrom): Sonderform der generalisierten Morphea mit führendem Befall der Faszien an den Extremitäten. Anfangs ödematöse Schwellung und später schmerzhafte Indurationen. Die Haut ist hart und straff und an darunter liegende Strukturen gebunden (**negatives Venenzeichen:** Venen als eingezogene Linien zu sehen). Im Verlauf kommt es zu progressiver Muskelschwäche mit Schmerzen und eingeschränkter Beweglichkeit (Kontrakturen!). Häufig Eosinophilie.

Diagnostik ▎ Die Diagnose wird histologisch gesichert. Es gibt keine spezifischen Laborparameter (häufig Eosinophilie). Niedrigtitrige ANA finden sich bei 20–40 %. Bei generalisierter Form evtl. Organdiagnostik.

Histologie (tiefe Biopsie): Perivaskuläres Infiltrat aus Lymphozyten und vereinzelten Plasmazellen. Zellarme Dermis mit breiten hypereosinophilen kolllagenen Faserbündeln, die die Adnexstrukturen umfassen. Die Schweißdrüsen erscheinen „hochgerückt", Verlust der Haarfollikel!

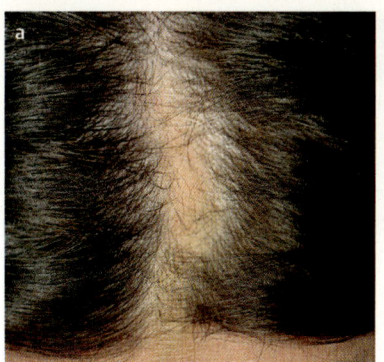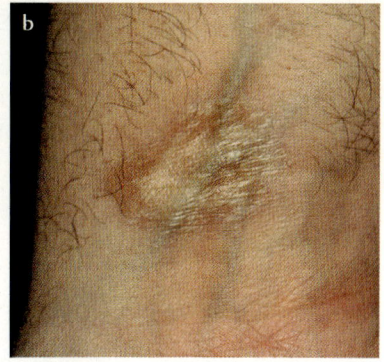

Abb. 8.15   Zirkumskripte Sklerodermie. a Lineäre Morphea (en coup de sabre). **b** Plaqueförmige Morphea.

Differenzialdiagnose I Lichen sclerosus (elastische Fasern zerstört! s. S. 145), Poryphyria cutanea tarda (s. S. 318), Skleromyxödem (weich, TSH, s. S. 321).
Therapie I Einzelne Herde werden mit **topischen Glukokortikoiden** und evtl. topischem **Calcipotriol** behandelt, bei ausgedehnterem Befund zusätzlich **PUVA**- oder UVA1-Therapie. Bei therapierefraktären Fällen oder generalisierten Formen können systemische Glukokortikoide angewendet werden, evtl. in Kombination mit Methotrexat (antifibrotisch). Therapiebegleitend Physiotherapie (Bindegewebsmassagen, Lymphdrainagen, Krankengymnastik).
Prognose I Die Prognose ist im Allgemeinen gut, eine Spontanheilung ist möglich. Selten kommt es zu Kontrakturen oder Muskelatrophie.

Systemische Sklerodermie

Synonyme: progressive systemische Sklerose (PSS), systemische Sklerose (SSc)
Definition I Die systemische Sklerodermie ist eine chronisch-entzündliche Bindegewebserkrankung mit

Sklerosierung der Haut und Beteiligung zahlreicher **innerer Organe** (v. a. GIT, Lunge, Herz, Niere).
Epidemiologie I Seltene Erkrankung mit einer Inzidenz von 1:100 000 Einwohner. Frauen sind häufiger betroffen. Manifestation meist im mittleren Alter.
Ätiopathogenese I Die Ätiologie ist ungeklärt. Die klinischen Manifestationen beruhen neben **Autoimmunphänomenen** auf **Fibrose**, vaskulärer Beteiligung mit Endothelzellschäden, thrombotischer **Vaskulitis** kleiner Gefäße und **Verlust von Kapillaren**. Pathogenetisch führt ein Ungleichgewicht zwischen vasokonstriktorischen und vasodilatatorischen Mechanismen zu Hypoxie, Funktionsstörung und Proliferation der Endothelzelle sowie Aktivierung des Immunsystems mit nachfolgender Fibrose.
Einteilung I Man unterscheidet **limitierte** und **diffuse** Verlaufsformen (**Tab. 8.9**). Das **CREST-Syndrom** wird der limitierten Sklerodermie zugeordnet.

8

Tabelle 8.9

Verlaufsformen der systemischen Sklerodermie

	limitierte Sklerodermie	diffuse Sklerodermie
Typ	Typ I: akral-limitiert Typ II: akral-aszendierend	Typ III: zentrofazial/diffus
Hautbefall	– nur **Akren** betroffen (Typ 1) – von den **Akren** auf Arme und Rumpf übergreifend (Typ 2) – Ausbreitung: zentripetal	– Ausbreitung: zentrifugal (Stamm → Gesicht → Akren)
Raynaud-Phänomen	kann bereits Jahre vor den Hautveränderungen auftreten	tritt zeitnah mit Hautveränderungen auf
Organbefall	erst nach längerem Verlauf, mild	frühzeitig
Autoantikörper	– ANA – **Anti-Zentromer-AK**	– ANA – **Anti-Scl-70-AK** – keine Anti-Zentromer-AK

MERKE

CREST-Syndrom (Sonderform der PSS, charakteristisch ist der Nachweis von Anti-Zentromer-AK):

- **C**alcinosis cutis
- **R**aynaud-Phänomen
- Ö(**E**)sophagusbeteiligung
- **S**klerodaktylie
- faziale **T**eleangiektasien

Klinik I

- **Hände:**
  - **Sklerodaktylie:** Finger bzw. Zehen zunächst walzenförmig aufgetrieben (Ödem), später durch Sklerose und Substanzverlust atrophisiert und spitz zulaufend (**Madonnenfinger**), krallenartig fixierte Beugestellung, schmerzhafte Ulzera und kleine Nekrosen an den Fingerspitzen (**Rattenbissnekrosen**), supraartikuläre Kalzinosen (**Abb. 8.16a**)
  - **Heuck-Gottron-Zeichen:** Atrophie der Kutikula am proximalen Nagelfalz mit Teleangiektasien
- **Gesicht:**
  - **Mikrostomie**, Atrophie der Lippen, verstärkte **periorale Fältelung**
  - maskenhafter Gesichtsausdruck mit **reduzierter Mimik**
  - Teleangiektasien
- **gesamtes Integument:**
  - zunehmende **Verhärtung der Haut**
  - **Hyperpigmentierung** oft mit punktförmiger bis fleckförmiger **Hypopigmentierung** („Salz- und Pfeffer-Aspekt") (**Abb. 8.16b**)
  - Teleangiektasien
- **Raynaud-Phänomen**: mindestens zweiphasige Farbveränderung der Finger und/oder Zehen: Blässe (weiß), Zyanose (blau) und/oder reaktive Hyperämie (rot) als Antwort auf Kälte oder Emotionen

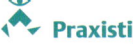 **Praxistipp**

Das Raynaud-Phänomen kann den weiteren klinischen Symptomen oft um Jahre vorausgehen (v. a. bei limitierten Formen).

- **Lunge: Dyspnoe** (restriktive Atemstörung durch starre Haut und/oder herabgesetzte Diffusionskapazität durch Lungenfibrose)
- **Magen-Darm-Trakt: Sklerosierung des Zungenbändchens** (!), Schluckstörungen, ösophageale Motilitätsstörung (Reflux, Sodbrennen), Malabsorption, Obstipation
- **Niere:** progressives Nierenversagen durch interstitielle Nephrosklerose
- **Herz:** Myokardfibrose bzw. Cor pulmonale durch pulmonale arterielle Hypertonie (Fibrose)

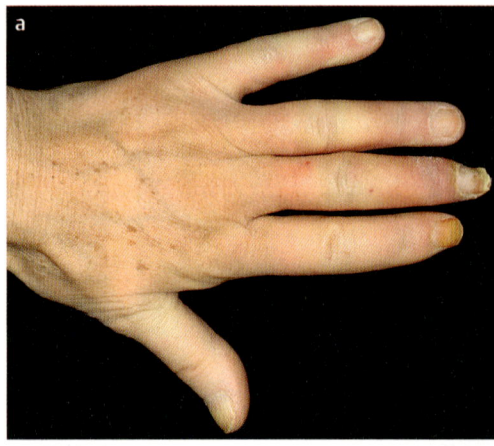

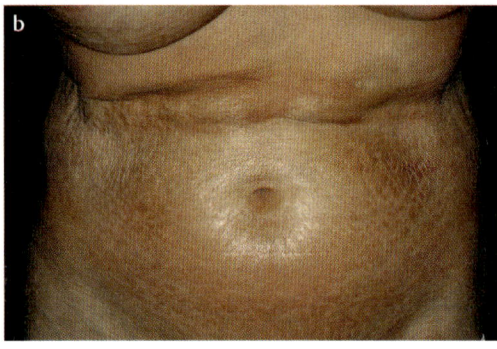

Abb. 8.16   Systemische Sklerodermie. a Ödematöse Schwellung der Finger und Nekrose am Endglied des Mittelfingers. **b** Großflächige hyperpigmentierte Sklerosezone am Stamm.

- **Gelenke:** Arthralgien, Ergüsse, (Akro-)Osteolysen
- **Muskulatur:** Begleitmyositis (Polymyositis)

Die systemische Sklerodermie kann mit anderen immunologischen Erkrankungen wie der glutensensitiven Enteropathie, dem Sjögren-Syndrom und relativ häufig mit der primär biliären Zirrhose (antimitochondriale Antikörper!) assoziiert sein.

Diagnostik I Anamnese und Klinik. Zur Sicherung der Diagnose Autoantikörperdiagnostik und Biopsie (tief, inkl. Faszie).

 Praxistipp

Der sog. Rodnan-Skin-Score erfasst die Hautsklerosierung (Hautverdickung) der Patienten an 17 Regionen und ist der beste Parameter, um den Verlauf der Krankheitsaktivität zu erfassen, da die Hautverdickung mit der Organmanifestation koinzidiert.

- **Autoantikörperdiagnostik:** > 90 % erhöhte ANA-Titer. Anti-Scl-70-AK bei diffuser Form, Anti-Zentromer-AK bei limitierter Form und CREST-Syndrom.

- **Histologie:** Anfangs perivaskuläres lymphozytäres Infiltrat, Verdickung der Basalmembran, Endothelläsionen mit Intimaproliferationen, septale Pannikulitis. Später Fibrose mit Rarefizierung und bindegewebiger Ummauerung von Adnexstrukturen, Verlust der Adnexstrukturen
- **Labor:** BSG und CRP ↑, Kreatinin ↑ und Proteinurie (Nierenbeteiligung), z. T. Rheumafaktor positiv, z. T. Kälteagglutinine, Muskelenzyme ↑ (Begleitmyositis), Anämie, Hypergammaglobulinämie
- **Organdiagnostik:** z. B. Lungenfunktionstest, Ösophagusmanometrie, Echokardiografie, Skelettszintigrafie, ggf. Röntgen betroffener Gelenke (Akroosteolysen, Kalzinosen), Nieren-Sonografie

Differenzialdiagnose I Zirkumskripte Sklerodermie (s. S. 174), MCTD (Overlap-Symptomatik, U1-RNP-1, s. S. 177), Porphyria cutanea tarda (lichtexponierte Areale, Milien, s. S. 199), andere sklerodermieartige Krankheitsbilder (Exkurs).

EXKURS

Sklerodermieartige Krankheitsbilder

- **chronische Graft-versus-Host-Disease:** Sie tritt bei ca. 10 % der Patienten nach Knochenmarktransplantation auf (nach > 100 Tagen). Übertragene immunkompetente Spenderzellen (T-Lymphozyten) attackieren die Empfängerzellen.
  - **Lokalisierte Form:** wie zirkumskripte Sklerodermie mit guter Prognose
  - **Generalisierte Form:** zunächst lichenoide Exantheme, später sklerodermieartige, poikilodermatische Hautveränderungen
- **Nephrogene Sklerose:** Erworbene Fibrose von Haut und Bindegewebe im Rahmen einer Niereninsuffizienz, die oft nach Gadoliniumgabe bei MRT-Untersuchungen auftritt. Wichtig: Kontrolle der Nierenfunktion vor Gadoliniumgabe!
- **Eosinophilie-Myalgie-Syndrom (EMS):** Systemische Bindegewebserkrankung, die vermutlich durch chemische Verunreinigung von tryptophanhaltigen Präparaten entsteht. Charakteristisch sind Muskelschmerzen und Eosinophilie.
- **Toxic Oil Syndrome:** EMS-ähnliches Krankheitsbild nach dem Verzehr von Anilin-vergälltem Speiseöl
- Auslösung durch **Chemikalien** (z. B Vinylchlorid, Kunstharze, Lösungsmittel aromatische Kohlenwasserstoffe wie Benzol), **Arzneimittel** (Bleomycin, Pentazocin) oder andere Substanzen (Siliziumdioxid, Paraffin, Silikon)

Therapie I Therapieansätze: **entzündungshemmende** (Glukokortikoide, Immunsuppressiva wie Azathioprin, Ciclosporin und Cyclophosphamid,

PUVA) und **vasoaktive** Behandlung (z. B. Kalziumantagonisten, ACE-Hemmer), evtl. Acetylsalicylsäure; die extrakorporale Photopherese scheint sich positiv auszuwirken.

Die Behandlung richtet sich nach der Schwere der Erkrankung und nach der Verlaufsform. Während limitierte Formen (Typ I/II) primär symptomorientiert behandelt werden, erfordern diffuse Formen (Typ III) eine immunsuppressive Behandlung (z. B. Cyclophosphamid). Neben der medikamentösen Therapie sind insbesondere **physiotherapeutische Maßnahmen** äußerst wichtig (manuelle Lymphdrainagen, Krankengymnastik, Atemgymnastik), ggf. Infrarot-Hyperthermie.

- **Hautsklerose:** rückfettende Hautpflege, lokale hochpotente Glukokortikoide, PUVA-Therapie
- **Raynaud-Symptomatik:** Kälteschutz, gefäßdilatierende Medikamente (z. B. Kalziumantagonisten, Angiotensin-II-Antagonisten, s. S. 237)
- **Organbeteiligung:** Die Behandlung erfolgt in Zusammenarbeit mit anderen Fachdisziplinen, z. B. H_2-Blocker und Protonenpumpeninhibitoren bei Refluxsymptomatik, motilitätssteigernde Medikamente (Metoclopramid), ACE-Hemmer bei Nierenbeteiligung, Cyclophosphamid bei Lungenfibrose.

Prognose I Der individuelle Krankheitsverlauf ist chronisch und oft schwer. Die 5-JÜR beträgt 60–80 %. Die Organbeteiligung ist der wichtigste prognostische Faktor.

8.3.4 Overlap-Syndrome

Key Point

Bei den Overlap-Syndromen finden sich überlappende Symptome mehrerer Autoimmunkrankheiten (systemische Sklerose, Dermatomyositis/Polymyositis, SLE, rheumatoide Arthritis, Sjögren-Syndrom etc.) sowie meist Antikörper gegen U1-RNP.

Mixed Connective Tissue Disease (MCTD)

Synonyme: Sharp-Syndrom, Mischkollagenose
Klinisches Überlappungssydrom von **systemischer Sklerodermie**, **SLE** und **Dermatomyositis**. Neben sklerodermietypischen Befunden wie Raynaud-Phänomen (oft initiales Symptom), Ösophagusbeteiligung, Sklerodaktylie und Lungenfibrose finden sich zusätzlich Arthritiden (ca. 90 %), Myositiden oder Manifestationen des kutanen LE in Verbindung mit **U1-RNP-Antikörpern**.

Die Prognose ist im Allgemeinen relativ gut, da die Erkrankung gut auf Glukokortikoide anspricht und seltener Nieren-, Herz- oder ZNS-Beteiligungen als beim SLE vorkommen.

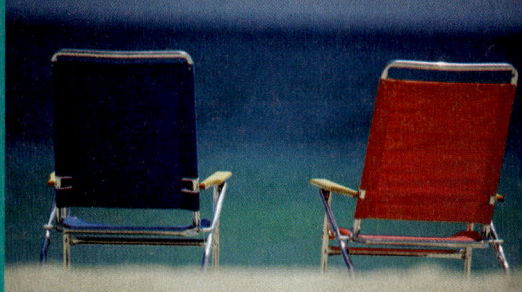

Kapitel 9

Physikalisch und chemisch bedingte Dermatosen

Sonnenbrand trotz Schatten

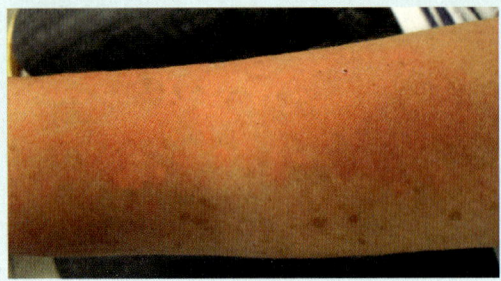

Nur eine Erkältung

Frau Meyer stellt sich bei ihrer Hautärztin vor. „Vor 2 Wochen hatte ich eine schlimme Erkältung. Ich bin dann sofort zu meinem Hausarzt gegangen und habe mir ein Antibiotikum verschreiben lassen, da ich ja eine Woche später nach Mallorca fliegen wollte. Das Antibiotikum – Doxycyclin hieß das – habe ich dann für 10 Tage morgens und abends eingenommen. Nach ein paar Tagen ging es mir schon viel besser und wir konnten in den Urlaub fliegen."

Nach 3 Tagen ging es los

Frau Meyer erzählt weiter: „Aufgrund meiner Erkältung habe ich den Urlaub erst einmal langsam angehen lassen – ich war viel im Schatten und habe mich ausgeruht. Trotzdem hatte ich nach etwa 3 Tagen so ein brennendes Gefühl im Gesicht, fast wie Sonnenbrand. Obwohl ich weiterhin im Schatten geblieben bin, habe ich auf einmal rote brennende Flecken und kleine Bläschen auf meinen Unterarmen bekommen. Ich verstehe das gar nicht! Bisher hatte ich nie Probleme mit der Sonne und habe auch immer alles gut vertragen. Außerdem war es gar nicht so sonnig an diesen Tagen. Habe ich vielleicht eine Allergie auf die Sonnencreme? Nur gut, dass wir nach 6 Tagen wieder zurückgeflogen sind und ich hier bei Ihnen bin. Jetzt brennen zwar die roten Flecken nicht mehr, aber besonders schön sieht das ja auch nicht aus."

Rote Flecken an UV-exponierten Arealen

Klinisch zeigen sich an allen UV-exponierten Arealen, insbesondere im Gesicht, an den Unterarmen und Handrücken erythematöse, scharf begrenzte, ausschließlich an den Streckseiten lokalisierte, flach erhabene Plaques. Zudem sind noch kleine Krusten am Rand dieser Areale als Reste der beschriebenen Bläschen sichtbar.

Antibiotikum oder Kontaktallergen?

Aufgrund der scharfen Begrenzung der Hautveränderungen denkt die Hautärztin zunächst an eine auslösende Noxe, die unmittelbar Kontakt mit den betroffenen Hautarealen hatte – wie bei einer Kontaktdermatitis – ggf. verstärkt durch die Sonne. Aufgrund der Anamnese kommt aber auch eine Reaktion auf das eingenommene Tetracyclin in Frage, das ebenfalls zusammen mit UV-Exposition verstärkte Sonnenbrand-ähnliche Hautreaktionen hervorrufen kann, im Sinne einer phototoxischen Dermatitis. Da phototoxische Reaktionen typischerweise durch langwellige UVA-Strahlen ausgelöst werden, können Reaktionen auch auftreten, wenn die Patienten sich im Schatten aufhalten, so wie es auch bei Frau Meyer der Fall war.

Auslöser meiden

Da Frau Meyer die zwei wichtigsten therapeutischen Maßnahmen bereits umgesetzt hat (UV-Karenz und Absetzen der photosensibilisierenden Medikamente), empfiehlt die Ärztin, zur schnelleren Abheilung und Linderung der Beschwerden eine kortisonhaltige Creme zu verwenden. Diese sollte für die nächsten 5 Tage morgens und abends, danach 5 Tage 1 × täglich, die weiteren 5 Tage nur noch jeden 2. Tag angewendet und anschließend abgesetzt werden. „Habe ich diese Sonnenunverträglichkeit jetzt mein Leben lang und muss ich irgendetwas beachten?", fragt Frau Meyer schließlich noch. Die Ärztin rät ihr, zukünftig bei neu verordneten Medikamenten den Arzt nach möglichen bekannten UV-sensibilisierenden Effekten zu fragen. Wenn sich die Einnahme eines solchen photosensibilisierenden Medikaments (wie z. B. bestimmte Antibiotika, nichtsteroidale Antiphlogistika oder Diuretika) nicht vermeiden lässt (was sehr unwahrscheinlich ist, da es fast immer Alternativmedikamente gibt), solle sie einen Aufenthalt in der Sonne weitgehendst vermeiden und auch nach Absetzen des Medikaments sich nur langsam wieder der Sonne aussetzen. Bei erneutem akuten Auftreten im Urlaub helfen kühlende anästhetisierende Gele (z. B. Polidocanol-Gel) und kortisonhaltige Lotionen mittlerer Potenz.

9 Physikalisch und chemisch bedingte Dermatosen

Key Point
Die Haut ist als unmittelbare Grenz-, Schutz- und Interaktionsschicht in besonderem Maße Umgebungsnoxen ausgesetzt. Im alltäglichen Leben spielen vor allem mechanische, toxische und thermische Schädigungen eine wichtige Rolle.

9.1 Mechanische Hautschädigung

Definition und Ätiologie I Akute oder chronische **Zug**- bzw. **Scherkräfte**, die unmittelbar auf die Haut einwirken, führen zum Einreißen der Haut oder aber Ablösen der einzelnen Schichten voneinander, im Extremfall mit Untergang des Gewebes.

Klinik I
- **Blase:** Flüssigkeitsgefüllter Hohlraum, der meist subepidermal oder intradermal lokalisiert ist. Durch sekundäres Einreißen von Gefäßen kann blutiger Blaseninhalt entstehen. Bei Abriss der Blasendecke kommt es zu Erosion oder Ulkus.
- **Kallus** (Schwiele): Hornhautverdickung an druckbelasteten Stellen (z. B. Füße, Handflächen)
- **Klavus** (Hühnerauge): Bei dauerhafter Druckbelastung kann sich ein zentraler „Hornstachel" bilden, der schmerzhaft auf die Unterlage drückt (häufig über hautnahe Knochenvorsprünge, v. a. an den Füßen).
- **Erosion:** oberflächlicher Substanzdefekt
- **Ulkus:** tiefer Substanzdefekt (z. B. Dekubitalulkus, Malum perforans)
- **Kratzartefakte:** Selbstschädigung bei Juckreiz → Exkoriationen, Erosionen, Ulzera. Im Rahmen verschiedener Hauterkrankungen (z. B. atopisches Ekzem) oder psychodermatologischer Krankheitsbilder (z. B. **Artefakte**, **Dermatozoenwahn**, s. S. 335)

Therapie I
- **Blase:** ggf. sterile Punktion (Druckentlastung), Blasendecke belassen, Verband
- **Kallus/Klavus:** Salicylsäure-Pflaster zur Keratolyse, Abtragung der verstärkten Verhornung (Kürettage), Druckentlastung zur Rezidivprophylaxe!
- **Erosion/Ulkus:** steriler Verband, ggf. antiseptische Maßnahmen, ggf. Spalthauttransplantation zur Defektdeckung

9.2 Chemische Hautschädigung

Key Point
Laugen lösen oft stärkere Verätzungen aus als Säuren.

Bei chemisch bedingten Hautschäden handelt es sich meist um **Verätzungen** durch **Säuren** (pH < 7) und **Laugen** (pH > 7–14). Das Ausmaß des klinischen Bildes ist von der Konzentration, der Einwirkzeit und von der Art der chemischen Noxe abhängig.

Ätiologie I Verätzungen sind meist auf Haushalts- oder Arbeitsunfälle zurückzuführen. Auch „absichtlich" herbeigeführte Artefakte (s. S. 335) müssen diagnostisch berücksichtigt werden.
- Säuren: z. B. Schwefelsäure, Salpetersäure, Flusssäure, Salzsäure
- Laugen: z. B. Kalilauge, Natronlauge, Ammoniaklösung

Klinik I
- **Säureverätzung:** Unmittelbar nach Kontakt kommt es durch die Denaturierung von Proteinen zu einer **Koagulationsnekrose** mit weißlicher Verfärbung der Haut und nachfolgender Schorfbildung (je nach Säure und Einwirkzeit: weiß, gelblich, gelbgrün oder schwarz). Meist oberflächliche Nekrose (**Abb. 9.1**).
- **Laugenverätzung:** Konzentrierte Laugen lösen oft stärkere Verätzungen aus als Säuren. Durch die Auflösung von Zellproteinen kommt es zu einer **Kolliquationsnekrose**, die eher weich-gallertartig und unscharf begrenzt ist.

> **MERKE**
>
> Verätzungen durch **Laugen** sind in der Regel **gefährlicher** als die durch Säuren, da sie tiefer ins Gewebe eindringen. Eine Ausnahme bildet die Flusssäure, eine sehr giftige und stark ätzende Säure, die sich schnell und tief im Gewebe ausbreitet.

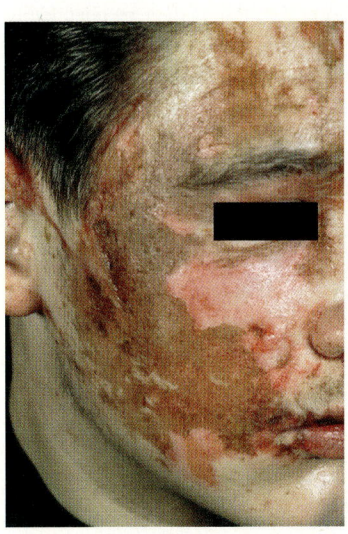

Abb. 9.1 Säureverätzung durch Reinigungslösung.

Therapie ▌ Abspülen mit lauwarmem fließendem Wasser (mind. 10 min), später Abtragung von Nekrosen, Schmerztherapie (z. B. Paracetamol, Tramadol-Tropfen).

Praxistipp

Bei Flusssäureverätzung werden die betroffenen Hautpartien mit Kalzium-Gluconat 10 % und Meaverin (1:1) unterspritzt; bei großflächiger Verätzung wird Kalzium-Gluconat intraarteriell verabreicht.

9.3 Thermische Hautschädigung

Key Point

Thermische Schäden der Haut sind abhängig von der Dauer der unmittelbaren Einwirkung und von der Temperatur selbst. Typischerweise treten akute Hautschäden ab einer Temperatur > 44 °C bzw. < –2 °C auf, sofern die Dauer des Kontaktes ausreicht, um die Temperatur ins Gewebe fortzuleiten.

9.3.1 Verbrennungen

Synonym: Combustio

Ätiopathogenese ▌ Hautschädigung durch Hitzeeinwirkung führt zu einer unmittelbaren Schädigung der Haut, viel schwerwiegender sind jedoch sekundäre Schäden, wie Flüssigkeitsverlust, Infektionsgefahr und Kreislaufversagen.

Klinik ▌ Temperatur und Dauer der Einwirkung bestimmen das klinische Bild.

- **Grad I:** Erythem, schmerzhaft (nur Epidermis)
- **Grad II:** Erytheme und Blasen, sehr schmerzhaft (Epidermis und Dermis) (**Abb. 9.2**)
- **Grad III:** Nekrosen, Verkohlung des Gewebes, keine Schmerzen (gesamte Haut, Subkutis, Muskulatur)

Ab Grad II erfolgt die Abheilung häufig unter Narbenbildung.

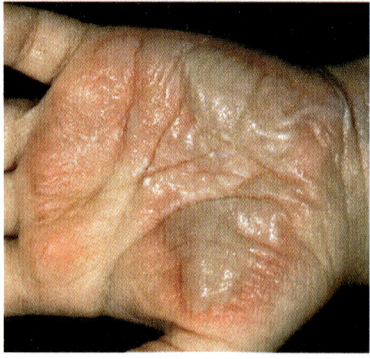

Abb. 9.2 Verbrennung palmar Grad II.

Komplikationen ▌
- **Verbrennungsschock** (innerhalb der ersten 36 h): Er entsteht bei Verbrennungen über 10 % der Körperoberfläche. Es kommt zu Ödembildung, Wasser-, Elektrolyt- und Proteinverlust, reaktiver Vasokonstriktion, Erhöhung der Blutviskosität und Mikrozirkulationsstörung, metabolischer Azidose und Kreislaufversagen.
- **sekundäre Komplikationen** (nach einigen Tagen): **Multiorganversagen** (v. a. Nieren, Lungen, Darm, ZNS), **Sepsis** durch die posttraumatische Immunsuppression sowie Superinfektion der Wundflächen
- **Keloidbildung:** Prophylaxe durch Kompression, intraläsionale Steroidinjektion, Silikonfolien/-pflaster

Das Risiko systemischer Komplikationen steigt mit der Ausdehnung der Verbrennung im Verhältnis zur Körperoberfläche. Die Ausdehnung kann mit Hilfe der **Neunerregel nach Wallace** oder der Handflächenregel (Patientenhand = 1 % KOF) erfolgen (**Abb. 9.3**). Bei Kindern bis zum 5. Lebensjahr sind Körperproportionen anders als bei Erwachsenen.

Therapie ▌ Verbrennungen sollten sofort unter fließendem Wasser (15–20 °C) gekühlt werden. Bei einer Ausdehnung > 15 % der KOF (Kinder > 9 %) muss eine stationäre Überwachung erfolgen.

▌ **MERKE**

Tetanusimpfschutz überprüfen und ggf. auffrischen!

- **Grad I:** topische Therapie mit steroidhaltigen Cremes (z. B. Betamethason-Creme) und anästhesierendem Polidocanol-Gel, Kühlung, ggf. Analgesie (z. B. Paracetamol)
- **Grad II:** sterile Blasenpunktion, bei Erosionen antiseptische Lösungen (z. B. Gentianaviolett), Analgesie
- **Grad III:** trockene Lokalbehandlung (sterile Abdeckung), chirurgische Abtragung der Nekrosen, Hauttransplantation

9.3.2 Erfrierungen

Synonym: Congelatio

Ätiopathogenese ▌ Bei Hautschädigung durch Kälteeinwirkung kommt es zunächst zur Vasokonstriktion (akral). Besteht diese über einen längeren Zeitraum, bilden sich durch lokalen Sauerstoffmangel und verminderte Reperfusion lokalisierte Erfrierungen der Haut. Bei extrem niedrigen Außentemperaturen können durch Entstehung von intrazellulären Eiskristallen die Zellen auch direkt geschädigt werden.

Klinik ▌ Die Schwere der Schädigung ist abhängig von Temperatur, Expositionsdauer und Körperareal (häu-

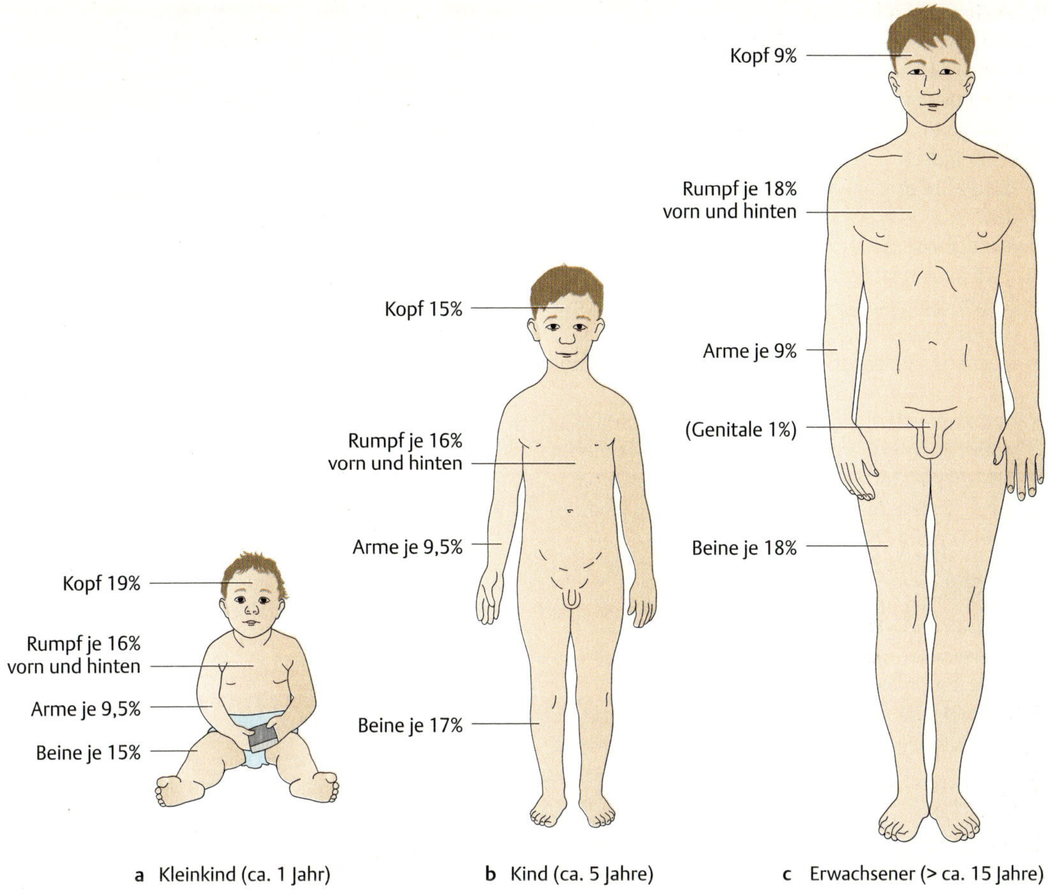

Kopf 9%

Rumpf je 18% vorn und hinten

Arme je 9%

(Genitale 1%)

Beine je 18%

Kopf 15%

Rumpf je 16% vorn und hinten

Arme je 9,5%

Kopf 19%

Rumpf je 16% vorn und hinten

Arme je 9,5%

Beine je 15%

Beine je 17%

a   Kleinkind (ca. 1 Jahr)   b   Kind (ca. 5 Jahre)   c   Erwachsener (> ca. 15 Jahre)

Abb. 9.3   Neunerregel nach Wallace.

fig an Fingern, Zehen, Nase und Ohren). Meist ist erst nach Tagen bzw. Wochen das Ausmaß der Schädigung beurteilbar. Zu Beginn entstehen oft Missempfindungen wie Kribbeln, Steifigkeit, „Nadelstiche"; bei fortgesetzter Exposition setzt eine „Kälteanästhesie" der betroffenen Region mit Taubheitsgefühl und Gewebeverhärtung ein. Man unterscheidet 3 Schweregrade:
– **Grad I:** Erythem
– **Grad II:** Erythem und Blasen
– **Grad III:** Nekrosen

Erfrierungen Grad I und II heilen in der Regel unter Restitutio ad integrum ab, während es bei Grad III zu Narbenbildung bzw. Verlust der betroffenen Körperglieder kommt.

Therapie I Wichtig ist ein **langsames Aufwärmen**, z. B. durch lauwarmes Wasserbad (bei 10 °C beginnen bis max. 38°C). Weitere Maßnahmen sind: Druckentlastung, ggf. sterile Blasenpunktion (Blasendecke belassen), sterile und trockene Verbände (keine Salben), ggf. Prostazyklinderivate i. v. (z. B. Iloprost) zur Vasodilatation und Hemmung der Thrombozytenaggrega-

tion. Bei Nekrosen Demarkation abwarten, ggf. Amputation.

> **MERKE**
> Tetanusimpfschutz überprüfen und ggf. auffrischen!

9.3.3 Perniones (Frostbeulen)
Nicht schmerzhafte, rötlich-bläuliche, unscharf begrenzte Indurationen der Haut mit Betonung der Akren (s. Kap. 16.4, S. 275).

9.4 Lichtinduzierte Hautschädigung

Synonyme: Photodermatosen, Lichtdermatosen

Key Point
Photodermatosen werden meist durch ultraviolette Strahlung (UV-Licht) induziert. Häufig spielen photosensibilisierende Stoffe eine Rolle, welche die Lichtreaktion an der Haut verstärken.

9.4.1 Grundlagen
Stoffwechseleinwirkungen des Lichts auf die Haut:
- Vitamin-D_3-Synthese
- Immunsuppression: Hemmung der Langerhans-Zellfunktionen und Freisetzung immunsuppressiver Faktoren (z. B. Interleukine), auch eine systemische Immunsuppression kann induziert werden.

Physiologische Schutzmechanismen der Haut gegen Lichtschäden sind:
- Akanthose und Hyperkeratose der Epidermis (**Lichtschwiele**)
- Melaninsynthese und Bildung größerer Melaningranula (**Hautbräune**)
- **Antioxidanzien:** Substanzen (z. B. Glutathion, Katalase, Vitamin C/E), die freie Radikale inaktivieren
- **DNA-Reparatur** (z. B. Nukleotid-Exzisionsreparatur): Entfernung von UV-induzierten Schäden (z. B. Thymin-Dimere).

9

> **MERKE**
>
> **UVB**-Strahlung ist primär für das Entstehen von **Sonnenbrandreaktionen** und **Hautkrebs** verantwortlich (Photokarzinogenese). **UVA**-Strahlung dringt **tiefer** in die Haut ein und schädigt Kollagen und elastische Fasern (**Hautalterung**). Zudem werden durch Induktion von oxidativem Stress die zelluläre DNA sowie Mitochondrien geschädigt.

Physikalischer UV-Schutz: Den besten UV-Schutz bieten **Schutzkleidung** (v. a. dicht gewebte Stoffe, UV-Schutzkleidung) sowie eine effektive **Kopfbedeckung** (z. B. breitkrempige Hüte).
Sonnenschutzcremes: Lichtschutzfilter gibt es in Form von Cremes, Sprays oder Gels. **Chemische Filter** absorbieren UV-Strahlen (z. B. Cinnamate, Benzoate, Sulfonate), **physikalische Filter** (z. B. Titandioxid, Zinkoxid) reflektieren UV-Strahlen. Der **Lichtschutzfaktor** (LSF) gibt an, wie viel länger man sich mit geschützter Haut im Vergleich zu ungeschützter Haut in der Sonne aufhalten kann, bis ein Sonnenbrand entsteht. Die **Eigenschutzzeit** ist die maximale Aufenthaltsdauer in der Sonne (ungebräunt), ohne dass eine Hautrötung hervorgerufen wird. Sie ist abhängig vom Hauttyp und vom UV-Index. Die „sichere" Aufenthaltsdauer in der Sonne kann bei bekanntem UV-Index, Hauttyp und Lichtschutzfaktor der Sonnencreme wie folgt berechnet werden: Eigenschutzzeit × LSF der Sonnencreme = max. Sonnenzeit ohne Sonnenbrand.

> **MERKE**
>
> Nur durch Auftragen einer ausreichenden Menge von Sonnencreme wir der angegebene LSF erreicht!

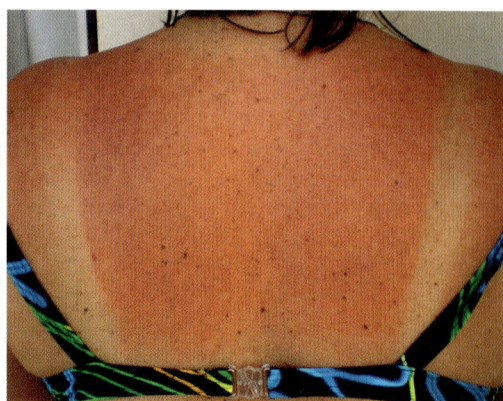

Abb. 9.4   Dermatitis solaris.

9.4.2 Dermatitis solaris
Synonym: Sonnenbrand
Definition I Akute Schädigung der Haut, die im Wesentlichen durch **UVB**-Strahlung ausgelöst wird.
Klinik I Nach etwa 4–6 h bildet sich ein schmerzhaftes Erythem mit Begleitödem der Haut, das nach etwa 2–3 Tagen wieder abklingt. Die Hautveränderungen sind dabei scharf auf die UV-exponierten Areale begrenzt. Bei starker Schädigung können sich auch Blasen bilden, die unter Krustenbildung und Hyper- oder Hypopigmentierung abheilen (**Abb. 9.4**).

> **MERKE**
>
> Eine großflächige, blasige Dermatitis solaris entspricht einer **Verbrennung Grad II** → Schockgefahr!

Diagnostik I Anamnese und typisches klinisches Bild führen zur Diagnose.
Histologie: Erweiterte Gefäße in der oberen Dermis, perivaskuläres Ödem, Rundzellinfiltrat in der Epidermis, Apoptose einzelner Keratinozyten (**„sun burn cells"**) bis zu subepidermaler Blasenbildung.
Therapie I
- UV-Karenz für mehrere Tage
- lokal: Kortikosteroid-Lotion, die zuvor im Kühlschrank gelagert wurde (keine Salbe)
- systemisch: nichtsteroidale Antiphlogistika (z. B. Diclofenac oder Ibuprofen), ggf. auch systemische Glukokortikoide.

 Praxistipp
   Systemische NSAR sind systemischen Glukokortikoiden vorzuziehen, da sie gut analgetisch wirken, ohne eine Immunsuppression hervorzurufen.

Tabelle 9.1	
Häufige Auslöser phototoxischer und photoallergischer Reaktionen	
phototoxische Reaktion	**photoallergische Reaktion**
– **Medikamente:** z. B. NSAR (Naproxen, Piroxicam), Antibiotika (Tetracycline, Sulfonamide), Chinolone (Norfloxacin), Diuretika (Furosemid), Neuroleptika (Phenothiazine), Psoralene (PUVA), Amiodaron, Fibrate – **pflanzliche Furocumarine:** z. B. in Pflanzen wie Riesenbärenklau (Herkulesstaude), Feigenbaum, Zitrusfrüchten, Johanniskraut, Bergamotte, Sellerie, Petersilie – **Teer** und seine Derivate: Acridin, Anthracen – **Farbstoffe:** z. B. Eosin, Fluorescein, Methylenblau	– **Medikamente:** z. B. Sulfonamide, Chlorothiazid, Nalidixinsäure, Östrogene, Psychopharmaka vom Phenothiazin- und Benzodiazepin-Typ, Sulfonylharnstoffe, Chinidin, Triacetyldiphenylisatin, NSAR (Tiaprofensäure), Diuretika (Hydrochlorothiazid) – **topische antimikrobielle und antimykotische Substanzen:** z. B. Bromsalicylchloranilid, Hexachlorophen, Tetrachlorsalicylanilid – **Lichtschutzfilter** in Sonnencremes (z. B. Paraminobenzoesäure [PABA]-Derivate) – **Bleichmittel** in Waschmitteln (Stilbene)

9.4.3 Phototoxische und photoallergische Dermatitis

Definition I Die phototoxische oder photoallergische Dermatitis sind Sonderformen der toxischen bzw. allergischen Ekzemreaktionen (s. S. 123). Sie entstehen nach systemischer oder topischer Aufnahme **photosensibilisierender Substanzen** und zusätzlicher **Lichtexposition** (**UVA**-Strahlen) und sind auf den Bereich der lichtexponierten Hautareale begrenzt.

Ätiopathogenese I Die beiden Reaktionen sind auf grundsätzlich unterschiedliche Pathomechanismen zurückzuführen.

– **Phototoxische Reaktion:** direkte Hautschädigung, tritt typischerweise bei Erstkontakt auf, dosis- und konzentrationsabhängig

– **Photoallergische Reaktion:** T-Zell-vermittelte Typ-IV-Reaktion, tritt erst nach Sensibilisierungsphase auf; dosisunabhängig

Mögliche Auslöser s. **Tab. 9.1**. Phototoxische Reaktionen treten wesentlich häufiger auf als photoallergische. Von Bedeutung sind hier insbesondere Hautreaktionen, die durch Kontakt mit pflanzlichen Furocumarinen (**Phytophotodermatitis**) oder durch die Einnahme von **Medikamenten** ausgelöst werden.

Klinik I Während sich die Hautveränderungen bei systemischen Photosensibilisatoren in allen UV-exponierten Körperarealen finden (**Abb. 9.5a**), sind diese bei lokal wirkenden Auslösern auf die Kontaktstelle begrenzt (**Abb. 9.5b, c**). Bei photoallergischen Reaktionen kann es auch zu Streureaktionen an nicht-lichtexponierter Haut kommen.

Wiesengräserdermatitis (Dermatitis pratensis): Furocumarine führen bei direktem Kontakt und anschließender UV-Exposition zur Rötung und Bläschenbildung.

Berloque-Dermatitis (frz. berloque: Uhrkettenanhänger): Phototoxische Dermatitis, deren Ursache häufig phototoxische Substanzen in Parfums sind (daher auch manchmal „Eau de Toilette"-Dermatitis genannt). Häufige Auslöser: Furocumarine, z. B. Bergamotte oder Citronella (**Abb. 9.5b**).

Diagnostik I Bei beiden Reaktionsformen ist eine ausführliche **Anamnese** wichtig, um den möglichen Auslöser zu eruieren. Zur weiteren Diagnostik kann bei der photoallergischen Dermatitis ein belichteter Epikutantest (**Photopatchtest**, s. S. 102) durchgeführt werden.

Differenzialdiagnose I

– phototoxische Dermatitis: toxische Dermatitis, (photo)allergische Dermatitis

9

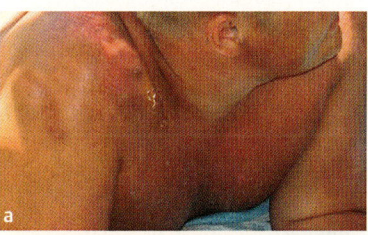

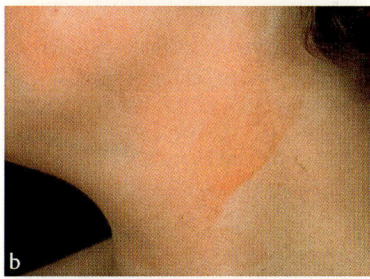

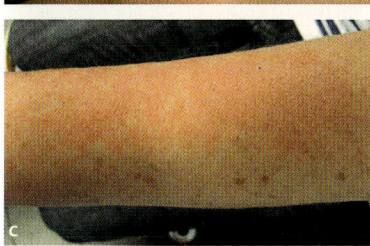

Abb. 9.5 Phototoxische und photoallergische Reaktionen. a Phototoxische Dermatitis (nach Einnahme von Tetracyclinen). **b** Berloque-Dermatitis (nach Applikation von Parfum). **c** Photoallergische Dermatitis (nach Applikation PABA-haltiger Sonnencreme).

– photoallergische Dermatitis: allergische Dermatitis (v. a. aerogene Kontaktdermatitis), (photo)toxische Dermatitis

Therapie I Therapeutisch gelten die Prinzipien der Behandlung der toxischen und allergischen Kontaktdermatitis (Meiden der auslösenden Substanz, ggf. topische Glukokortikoide, s. S. 124 bzw. 125).

9.4.4 Chronische aktinische Dermatitis

Definition I Es handelt sich um eine chronische **photoallergische** Kontaktdermatitis nach Lichtexposition, die ohne fortgesetzte Allergenexposition weiterhin besteht.

Ätiologie I Unklar. Postuliert wird die Modifikation körpereigener Strukturen durch Photoantigene (Persistent Light Factor). Häufig bestehen Sensibilisierungen gegenüber pflanzlichen Substanzen, v. a. Kompositen und Koniferen.

Klinik I An chronisch lichtexponierten Hautarealen tritt ein schweres, chronisches Ekzem mit ausgeprägter Lichenifikation, polsterartig verdickter Haut und multiplen Erosionen (aktinisches Retikuloid) auf. Kann klinisch einem kutanen T-Zell-Lymphom ähneln.

Diagnostik I Provokation einer Dermatitisreaktion im **Phototest** (UVA, UVB und sichtbares Licht). Photopatchtest (s. S. 102). Zum Ausschluss eines Lymphoms sollte eine Biopsie erfolgen.

Therapie I Konsequenter Lichtschutz! Topische Glukokortikoide und systemische PUVA-Therapie (evtl. anfangs unter medikamentöser Immunsuppression mit Azathioprin oder Ciclosporin A).

9.4.5 Polymorphe Lichtdermatose (PLD); Sonnenallergie

Definition I Juckende, **polymorphe** Hautveränderungen, die innerhalb von Stunden bis Tagen nach UV-Exposition in lichtexponierten Hautarealen entstehen.

Ätiopathogenese I Unklar. Es werden verschiedene Auslösefaktoren diskutiert. **UV-Exposition** sowohl gegenüber natürlichem Sonnenlicht als auch künstlichem UV-Licht spielen die wichtigste Rolle. Die UV-Exposition (v. a. **UVA**) führt zu oxidativem Stress mit Generierung reaktiver Sauerstoffspezies (ROS). Die Veränderung des Redox-Status der Haut und der mangelhafte Abbau der ROS in der Haut führen schließlich zu Entzündungsreaktionen und Manifestation einer PLD.

Obwohl bisher keine spezifischen Gene charakterisiert werden konnten, kann in ca. **50 %** der Fälle eine **positive Familienanamnese** festgestellt werden. Möglicherweise spielen **Östrogene** bei der Manifestation der PLD eine Rolle, da **Frauen** deutlich häufiger betroffen sind.

Klinik I Die Erkrankung tritt typischerweise nach der ersten intensiven UVA-Exposition im Jahr auf (z. B. im Frühsommer oder zu Urlaubsbeginn) und rezidiviert in den darauf folgenden Jahren.

Es können sich unterschiedliche Effloreszenzen bilden, z. B. **Papulovesikel** (häufigste Form), erythematöse Plaques, Erythema exsudativum multiforme sowie hämorrhagische und purpuriforme Hautläsionen. Beim einzelnen Patienten sind die Hautveränderungen aber typischerweise **monomorph** (d. h. nur ein Effloreszenztyp). Häufig besteht ausgeprägter **Juckreiz**.

Diagnostik I Typische Anamnese und Befund. Provokation der Morphe durch **Phototest** (mehrfache Belichtung eines Testareals mit UVA an individueller Prädilektionsstelle, z. B. Oberarm).

Therapie I Bereits bestehende Läsionen können mit lokalen Glukokortikoiden behandelt werden, bei ausgeprägtem Juckreiz helfen Antihistaminika.

Prophylaxe I

– Meiden von Sonnenexposition (ggf. vorsichtig gesteigerte Exposition)
– UV-Schutz durch Textilien und Lichtschutzmittel (UVA- und UVB-Filter + Antioxidans)
– UV-Konditionierung ("Light-Hardening"): langsame Lichtgewöhnung durch UVB- oder kombinierte UVA-/UVB-Bestrahlung

9.4.6 Hautalterung und Photokarzinogenese

Vermehrte kumulative Sonnenexposition (z. B. durch häufige Freizeitaktivitäten in der Sonne) überfordert die körpereigenen Reparatur- und Abwehrsysteme und führt zur beschleunigten Hautalterung und zur Entstehung von Hauttumoren (Photokarzinogenese).

Hautalterung

Definition I

– **physiologische Hautalterung** (Skin-Aging, Alterung der Haut): Haut, die nicht dem Sonnenlicht ausgesetzt wird, altert entsprechend ihrem genetischen Programm relativ langsam.
– **akzelerierte Hautalterung** (Photo-Aging, Lichtalterung): UV-Exposition beschleunigt die Alterungsprozesse.

Ätiologie I Abhängig von genetisch determinierten Faktoren (v. a. Hauttyp), DNA-Reparaturkapazität, Freizeitverhalten etc. prägen sich die typischen klinischen Zeichen bereits ab dem jungen Erwachsenenalter aus und nehmen in ihrer Intensität stetig zu.

Klinik I Bei der physiologischen Hautalterung treten feine Hautfältchen auf sonst relativ unveränderter Haut auf. Typisch für die akzelerierte Hautalterung sind:

– **solare Elastose** mit vergröberten Hautfalten und -furchen, bedingt durch den vermehrten Abbau von Kollagen und die Rarefizierung elastischer Fasern
– vermehrte Gefäßzeichnung (**Teleangiektasien**)

– fleckige Hyper- und Hypopigmentierungen (**Poikilodermie**).

Das Ausmaß der Lichtalterung ist proportional zur kumulativen UV-Dosis.

Photokarzinogenese

UV-Strahlung ist das zentrale Karzinogen bei der Entstehung vieler Hauttumoren. Durch direkte UV-Absorption in der DNA entstehen verschiedene **DNA-Schäden** (z. B. Thymin-Dimere oder 6–4-Photoaddukte). Die fehlerhafte Korrektur dieser DNA-Schäden durch zelluläre Reparaturmechanismen führt bei der nächsten Zellreplikation zur Veränderung der Basenfolge. Sind davon kritische Genabschnitte (z. B. Tumorsuppressor-Gene) betroffen, wird die Tumorentstehung begünstigt.

Prädisponierende Faktoren für die Entstehung von UV-induzierten Hauttumoren sind:

– genetische Veranlagung: z. B. Genodermatosen mit verminderter DNA-Reparaturkapazität (z. B. Xeroderma pigmentosum), erhöhte Sonnenempfindlichkeit (v. a. Hauttyp I), Mutationen bestimmter Gene
– therapeutische Bestrahlung mit UV-Licht oder ionisierenden Strahlen
– chronische UV-Belastung (z. B. Beruf im Freien, verändertes Freizeitverhalten)
– Sonnenbrände (zusammen mit der genetischen Prädisposition wichtigster Faktor für die Entstehung von malignen Melanomen)
– immunsuppressive Therapie

9.4.7 Lichtprovozierbare Dermatosen

Hauterkrankungen, die durch Lichtexposition induziert oder verschlechtert werden können:

– Lupus erythematodes (s. S. 167)
– Dermatomyositis (s. S. 172)
– Pemphigus (s. S. 158)
– Rosazea (s. S. 268)
– Herpes simplex recidivans (s. S. 44)
– Erythema exsudativum multiforme (s. S. 114)
– Lichen ruber (s. S. 143)
– Morbus Darier (s. S. 289)
– aktinische Porokeratose (s. S. 288)
– allergische Kontaktdermatitis (s. S. 123)
– atopische Dermatitis (s. S. 119).

9.4.8 Genodermatosen mit stark erhöhter Lichtempfindlichkeit

Xeroderma pigmentosum (XP), s. S. 298.

9.5 Hautschädigung durch ionisierende Strahlen

9.5.1 Radiodermatitis acuta

Definition I Akute Hautschäden durch ionisierende Strahlen (Röntgenstrahlen oder schnelle Elektronen). Das Ausmaß der Schädigung ist abhängig von der applizierten Dosis und vom bestrahlten Hautareal.

Klinik I

– **Frühstadium** (nach 2–3 Tagen): Flächiges Erythem, das sich spontan zurückbildet
– **Spätstadium** (nach 1–2 Wochen): Dunkelrotes Erythem (selten auch mit Blasen), das über einige Wochen persistiert und mit postinflammatorischen fleckigen Hypopigmentierungen abheilt

Therapie I Lokale Steroide. Systemische Therapie mit Ibuprofen oder Diclofenac (selten Steroide).

> **MERKE**
>
> Durch **Fraktionierung** (Aufteilung der Gesamtstrahlendosis in Einzeldosen, die zu unterschiedlichen Zeitpunkten verabreicht werden) kann das Risiko einer Radiodermatitis deutlich gemindert werden.

9.5.2 Radiodermatitis chronica

Definition I Hautschäden durch ionisierende Strahlen, die erst viele Jahre nach der erfolgten Strahlenbehandlung auftreten.

Klinik I **Poikilodermie** mit flächigen Hypo- und Hyperpigmentierungen, Teleangiektasien, Sebostase (durch Talgdrüsenatrophie), lokalisierten Hyperkeratosen (Röntgenkeratosen, Präkanzerosen) sowie Plattenepithelkarzinomen (**Abb. 9.6**).

Therapie I Hautpflege, ggf. Exzision der Tumoren.

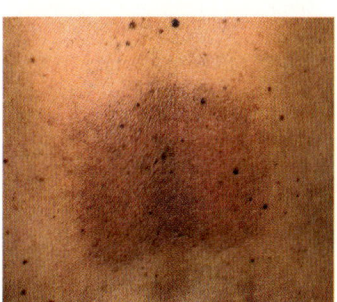

Abb. 9.6   Radiodermatitis chronica.

Pigmentierungs-störungen

Weiße Flecken

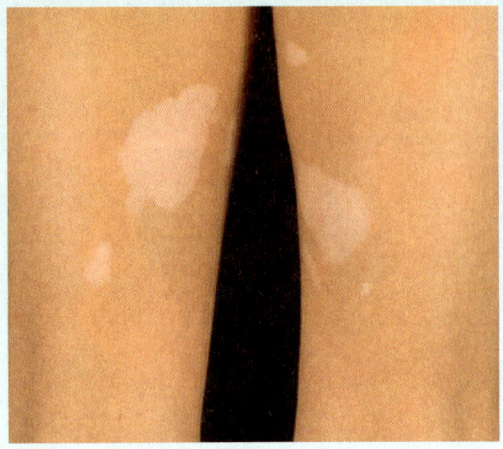

Erst nur ein kleiner Fleck

Der 25-jährige Herr Karmann stellt sich bei seiner Hautärztin vor: „Vor 2 Monaten habe ich einen kleinen hellen Fleck an der Innenseite des Oberschenkels bemerkt. Da er weder gejuckt oder geschmerzt hat, habe ich ihn erst einmal ignoriert. Dann wurde er aber immer größer und in den letzten 3 Wochen sind noch 5 weitere an beiden Oberschenkeln und einer über dem Brustbein hinzugekommen, so dass ich mir langsam wirklich Sorgen mache. Ich war schon bei meinem Hausarzt und der hat mir eine Pilzcreme aufgeschrieben, die aber gar nicht hilft."

Diagnose mittels Wood-Licht

Die Hautärztin bittet Herrn Karmann sich zu entkleiden, damit sie sich die hellen Flecken etwas genauer ansehen kann. Dabei erhebt sie folgenden Befund: Im mittleren Bereich beider Oberschenkel dorsal und auch medial zeigen sich insgesamt 8 scharf begrenzte, 0,5 bis 3 cm durchmessende hypopigmentierte Maculae. Eine weitere Macula von 6 × 4 cm Durchmesser findet sich über dem zentralen Sternum. Es liegt keine Schuppung vor, wie sie z. B. für eine Pilzerkrankung typisch wäre. Dennoch kratzt die Ärztin für die mykologische Untersuchung ein wenig Haut ab, um eine Pilzerkrankung auszuschließen.

Mit dem Verdacht auf eine Vitiligo (Weißfleckenkrankheit) untersucht die Ärztin schließlich die betroffenen Areale mit einer Wood-Licht-Lampe (364 nm) und tatsächlich zeigt sich eine weißlich-gelbliche Fluoreszenz, die typisch für eine Vitiligo ist.

Weitergehende Untersuchungen ergeben keinen Anhalt für eine Schilddrüsenstörung, Diabetes mellitus oder atopische Diathese. Auch die mykologische Untersuchung ist negativ.

Woher kommt das nur?

„Die Ursachen Ihrer Vitiligo sind zunächst einmal genetisch veranlagt", erklärt die Hautärztin. „Aber ich hatte doch schon seit der Geburt die gleichen Gene. Warum bricht die Krankheit erst jetzt aus?", fragt Herr Karmann. „Tja, das weiß man leider nicht genau", entgegnet ihm die Ärztin. „Vermutet wird, dass die entsprechenden Gene erst im Laufe des Lebens angeschaltet werden, z. B. durch Infekte, Verletzungen, Stress etc. In einigen Fällen treten gleichzeitig mit der Vitiligo auch andere Autoimmunerkrankungen auf, wie z. B. Schilddrüsenerkrankungen oder Diabetes mellitus, aber alle durchgeführten Untersuchungen ergaben bei Ihnen keine Hinweise darauf."

Lichtbehandlung

Es gibt eine Reihe gut wirksamer Therapien, die zu einer Repigmentierung der weißen Flecken führen. „Aufgrund der wenigen befallenen Stellen empfehle ich Ihnen eine Behandlung mit dem Excimer-Laser. Eigentlich ist dies gar kein Laser", erklärt die Hautärztin, „sondern ein besonderer UV-Strahler mit einer Wellenlänge von 308 nm, der das Licht gebündelt auf die betroffene Haut abgibt. Dieser hat den Vorteil, dass ausschließlich die betroffenen Hautareale behandelt werden und die gesunde Haut geschont wird. Die Therapie erfolgt 3-mal pro Woche mit ansteigender Dosis bis eine milde Rötung auf den Flecken entsteht."

Insgesamt wird die Therapie bei Herrn Karmann für 2 Monate durchgeführt. Hierunter kommt es zunächst zu einer follikulären (punktförmigen) Repigmentierung, die sich stetig ausbreitet. Nach Abschluss der Behandlung (nach weiteren 2 Monaten) sind alle Stellen wieder komplett repigmentiert und auch Herr Karmann ist sehr zufrieden mit dem Ergebnis.

Familiär vorbelastet

Herr Karmann hat mittlerweile einige Nachforschungen betrieben und erzählt seiner Ärztin beim Abschlussgespräch von einem Onkel, der auch an einer Vitiligo leide, aber sich noch nie habe behandeln lassen. „Er war sehr begeistert von meinem tollen Therapieerfolg und vielleicht kommt er demnächst sogar in Ihre Sprechstunde."

10 Pigmentierungsstörungen

10.1 Grundlagen

Key Point
Der Pigmentierungsgrad der verschiedenen Hauttypen hängt von der melanogenen Aktivität der Melanozyten ab und nicht von deren Anzahl in der Haut.

Die **Hautfarbe** gilt als individuelles Merkmal, das genetisch determiniert ist und primär durch die Menge des vorhandenen Melanins bestimmt wird. Zudem variiert die Pigmentierung in Abhängigkeit von der Körperregion: So ist die UV-exponierte Haut typischerweise dunkler als die UV-geschützte Haut; andererseits gibt es auch Körperregionen, die keine oder kaum Pigmentzellen enthalten, wie Palmae/Plantae oder Lippen, oder aber vermehrt pigmentiert sind, wie Mamillen oder der Genitalbereich.

Die Menge des Melanins bestimmt den konstitutionellen Hautpigmentierungstyp. Insgesamt werden **6 Hauttypen** unterschieden (**Tab. 10.1**). Die Anzahl der Melanozyten in der Haut ist bei Individuen unterschiedlicher Hauttypen gleich. Die Fähigkeit der Melanozyten, in Ruhe und nach Stimulation (z. B. nach UV-Exposition) Melanin zu produzieren, variiert jedoch stark interindividuell. Auch die Aktivierbarkeit der Enzyme der Melaninbiosynthese (Tyrosinase), die Art des Melanins, die Größe der Melanosomen und die Effizienz des Melanintransfers zu Keratinozyten (s. u.) unterscheiden sich zwischen den einzelnen Hauttypen.

MERKE

Der **Pigmentierungsgrad** wird nicht durch die Anzahl der Melanozyten, sondern durch deren **melanogene Aktivität** bestimmt.

10.1.1 Melaninbiosynthese

Die Melaninbiosynthese findet in den **Melanozyten** statt. Sie entstammen der Neuralleiste und wandern von dort in die Zielorgane wie Haut, Haarfollikel, Meningen, Ohren und Augen aus. Dort differenzieren sie von Melanoblasten zu Melanozyten und beginnen mit der Produktion von Melanin. Ihre morphologische Ähnlichkeit zu Nervenzellen zeigt sich u. a. in der Ausbildung von fein verzweigten Dendriten, über welche sie das in Melanosomen verpackte Melanin an die Keratinozyten abgeben. Dabei versorgt ein Melanozyt ca. 36 Keratinozyten (sog. **epidermale Melanineinheit**). Keratinozyten lagern das Melanin typischerweise supranukleär ab, um den Zellkern vor dem einfallenden UV-Licht zu schützen; dieser Vorgang wird auch als „**nuclear capping**" bezeichnet.

Melanin kommt in der Haut und in den Haaren in zwei unterschiedlichen Formen vor: als schwarz-braunes **Eumelanin** und als gelblich-rotes **Pheomelanin**. Schlüsselenzym der Melanogenese ist die **Tyrosinase**, die Tyrosin in DOPA (Dihydroxyphenylalanin) umwandelt. Nach weiteren enzymatischen Schritten entsteht schließlich Pheomelanin oder Eumelanin (**Abb. 10.1**).

Mutationen des **Tyrosinase-Gens** (TRP-1-/TRP-2-Gen) führen zur Störung der Melaninbiosynthese und zum klinischen Bild des Albinismus (s. S. 192).

10.1.2 Induktoren der Melanogenese

Die Melanogenese ist ein hoch komplexes Geschehen, das erst seit den vergangenen Jahren zunehmend besser verstanden wird. Eine Vielzahl von Faktoren ist in der Lage auf unterschiedlichste Weise die Melanogenese zu beeinflussen. **Hormonelle** Faktoren (v. a. Östrogene) können eine verstärkte Pigmentbildung hervorrufen, ebenso **Entzündungsmediatoren** (z. B. Prostaglandine). **Retinoide** hingegen können sowohl eine Induktion als auch eine Hemmung der Melanogenese bewirken.

10

Tabelle 10.1

Hauttypen I–VI (nach Fitzpatrick)		
Hauttyp	**Hautpigmentierung**	**Entwicklung von Sonnenbrand und Sonnenbräune**
I	**keltischer Typ** sehr helle Haut, Sommersprossen, rote Haare, helle Augen	➡ verbrennt praktisch immer ➡ bräunt praktisch nie
II	**Kaukasier** helle Haut, blonde Haare, helle Augen	➡ verbrennt leicht ➡ bräunt minimal
III	**Mischtyp** hellbraune Haut, hell- bis dunkelbraune Haare, helle oder braune Augen	➡ verbrennt gelegentlich/ ➡ bräunt gut
IV	**mediterraner Typ** mittelbraune Haut, dunkle Haare, dunkle Augen	➡ verbrennt selten ➡ bräunt sehr gut
V	**Asiaten, Lateinamerikaner** dunkelbraune Haut	➡ verbrennt sehr selten ➡ bräunt sehr gut
VI	**Afrikaner, Afroamerikaner** schwarze Haut	➡ verbrennt extrem selten bis gar nicht ➡ sehr dunkle Pigmentierung

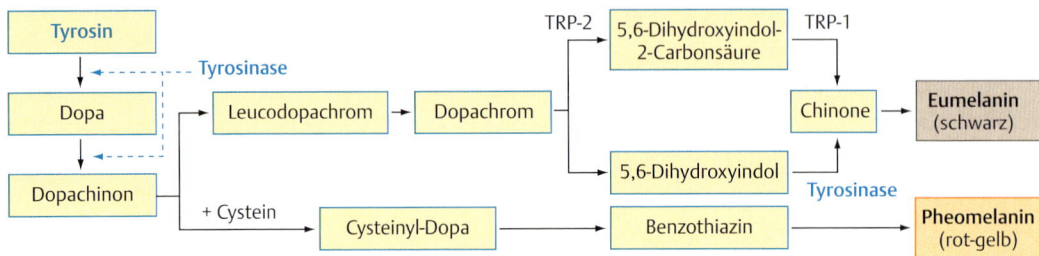

Abb. 10.1 Melaninsynthese (aus Moll, Duale Reihe Dermatologie, Thieme, 2010).

Wichtigster Induktor der Melanogenese beim Menschen ist die **Sonne**. Insbesondere **UVB**-Strahlung (und geringer auch UVA) führen über eine Schädigung der DNA und eine sekundäre Induktion von DNA-Reparaturmechanismen zu verstärkter Pigmentierung. Während eine **direkte** Aktivierung der Melanozyten durch die UV-Strahlung vernachlässigbar ist, kommt den **indirekten**, parakrinen Faktoren, die von Keratinozyten sezerniert werden, die wichtigste Rolle bei der Melanozytenaktivierung zu. Einige dieser Faktoren sind z. B. Interleukine, TNF-α (tumor necrosis factor alpha), bFGF (basic fibroblast growth factor), Endotheline (ET-1 bis -3), α-Melanotropin, α-MSH, ACTH, NGF (nerve growth factor) oder SCF (stem cell factor).

10.2 Hypopigmentierungen

Key Point

Hypopigmentierungen entstehen sowohl durch angeborene als auch erworbene Störungen der Melaninsynthese. Häufig treten sie nach Entzündungen der Haut auf, da Mediatoren der Entzündungsreaktion die Pigmentbildung stören. Im Gegensatz zu angeborenen Hypopigmentierungen sind diese jedoch vollständig reversibel.

10.2.1 Genetisch bedingte (angeborene) Hypopigmentierungen

Angeborene Hypopigmentierungen entstehen durch Mutationen, die zu Störungen in der Entwicklung oder Verteilung der Melanozyten während der Embryogenese führen oder aber eine fehlerhafte Melanogenese bedingen.

Okulokutaner Albinismus (OCA)
Definition | Gruppe von meist autosomal-rezessiv vererbten Erkrankungen, die durch Hypopigmentierungen von Haut, Haaren und Augen (Iris) charakterisiert sind. Häufig kommen weitere klinische Symptome (z. B. Sehstörungen) hinzu.

Klinik | Mehrere Typen können unterschieden werden, **Tab. 10.2**.

Hermansky-Pudlak-Syndrom (tyrosinase-positiv): seltene Unterform des okulokutanen Albinismus mit variabler Hypopigmentierung der Haut; zusätzlich verstärkte **Blutungsneigung** (durch Thrombozytopathie) und restriktive **Lungenerkrankung** (Lipofuszinspeicherung).
Chediak-Higashi-Syndrom (tyrosinase-positiv): generalisierte Hypopigmentierung, bläuliche Iris, silbriges Haar; zusätzlich defekte Immunabwehr mit schweren rezidivierenden Infektionen und lymphoproliferativen Erkrankungen.

Diagnostik | Tyrosinasenachweis in der Haut (positiv/negativ), ophthalmologische Untersuchung.
Therapie | Bei allen Formen sind ein lebenslanger, konsequenter **UV-Schutz** und regelmäßige hautärztliche Kontrollen indiziert, da ein erhöhtes Risiko für maligne Hauttumoren besteht.

Naevus depigmentosus
Oft zeigen sich isolierte, rundliche, hypopigmentierte Flecken, im Verlauf kann es auch zu einer Ausdehnung auf ein gesamtes Dermatom oder zu Hypopigmentierungen im Verlauf der Blaschko-Linien kommen.

Piebaldismus
Autosomal-dominant vererbte Erkrankung mit **umschriebener Amelanose** von Haut und Haaren durch das Fehlen von Melanozyten. Bereits bei Geburt sind weiße Flecken vorhanden, häufig an **Stirn** und **Kapillitium** mit weißen Haaren, aber auch andere Lokalisationen sind möglich. Die Augen sind nie betroffen.

Waardenburg-Syndrom
Genetisch bedingte Erkrankung mit **umschriebener Amelanose**, die dem Piebaldismus ähnelt, aber mit Beteiligung der **Augen**, Innenohrschwerhörigkeit

Tabelle 10.2	
Okulokutaner Albinismus (OCA)	
Typ	**Klinik**
OCA 1a tyrosinase-*negativ*	**schwerste Form:** komplettes Fehlen von Pigment in Haaren, Haut und Augen, Nystagmus, Photophobie, reduzierter Visus
OCA 1b tyrosinase-positiv	häufig gelbliches Pigment (Pheomelanin) und gelbliche Haarfarbe (**gelber Albinismus**)
OCA 2 tyrosinase-positiv	**häufigste Form:** typischerweise helle Pigmentierung, je nach ethnischem Typ kaum auffällig (Kelten, Kaukasier) oder hellbraune Haut und Haare (Afrikaner; **brauner Albinismus**); blaugrüne Iris, Visusminderung, Nystagmus
OCA 3 tyrosinase-positiv	rötliche Haare, rotbraune Haut, hellbraune Iris (**roter Albinismus**), Augen sind seltener, aber schwerer betroffen, oft Nystagmus
OCA 4 tyrosinase-positiv	ähnlich OCA 2

und Fehlbildungen der Extremitäten einhergeht. Klinisch werden 3 Typen unterschieden:
- **Typ 1:** lokalisierte Amelanosis der Haut/Haare mit Pigmentanomalien der Iris (Heterochromia iridis), Lateralverlagerung des inneren Augenwinkels (Dystopia canthorum) sowie kongenitaler Innenohrschwerhörigkeit
- **Typ 2:** wie 1, aber ohne Dystopia canthorum
- **Typ 3:** wie 1, jedoch mit Fehlbildungen der Extremitäten.

Hypomelanosis of Ito
Synonym: Incontinentia pigmenti achromians
Streifenförmige Hypopigmentierungen entlang der **Blaschko-Linien**, die bereits bei Geburt vorhanden sind (**Abb. 10.2**). Meist sind Frauen betroffen. Neben

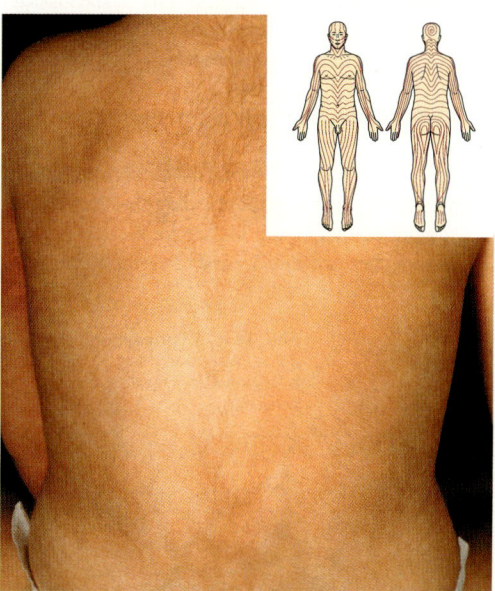

Abb. 10.2 Hypomelanosis of Ito (aus Moll, Duale Reihe Dermatologie, Thieme, 2010).

der Hypomelanosis bestehen oft neurologische und okuläre Störungen sowie Skelettanomalien. Oft verminderte Schweißproduktion im betroffenen Areal.

10.2.2 Erworbene Hypopigmentierungen
Vitiligo
Definition I Die Vitiligo bezeichnet eine schubweise auftretende, lokalisierte oder disseminierte Hypo- bzw. Depigmentierung der Haut und Haare.
Epidemiologie I Eine der häufigsten erworbenen Hypopigmentierungen mit einer Prävalenz von 1 %. Die Erkrankung manifestiert sich häufig im Kindesalter.
Ätiopathogenese I Die Vitiligo tritt familiär gehäuft auf. Die Pathogenese ist weitgehend unklar. Diskutiert werden:
- **autoimmune** Genese: zytotoxische Auto-AK gegen Melanozytenantigene
- **metabolische** Genese: oxidativer Stress (mit Katalase-/Tetrahydrobiopterindefekt)
- **neurogene** Genese: Freisetzung von Mediatoren, die die Melanogenese stören

> **MERKE**
> Vitiligoflecken können durch mechanische Reize/ Traumata getriggert werden (sog. **Köbner-Phänomen**).

Klinik I Vitiligoflecken sind scharf begrenzte, rundliche bis ovale, hypo- oder depigmentierte Herde (**Abb. 10.3**). Die klinische Ausprägung ist sehr variabel und reicht von einzelnen, **lokalisierten** Flecken bis hin zu **generalisierten** Formen. Bei der Vitiligo **segmentalis** sind die depigmentierten Maculae auf ein oder mehrere Dermatome begrenzt, bei der Vitiligo **acrofacialis** sind ausschließlich das Gesicht (v. a. periokulär und perioral) sowie Hände/Füße betroffen. Haare innerhalb von Vitiligo-Herden können ebenfalls depigmentiert sein (**Poliosis**).

10

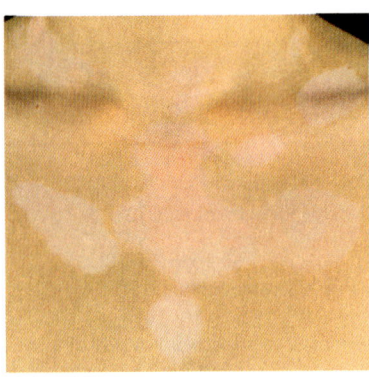

Abb. 10.3 Vitiligo.

Verlauf I Schubweiser Verlauf. Häufig kommt es zu einer spontanen Repigmentierung. Je kürzer die Vitiligo-Herde bestehen, desto größer ist die Chance einer Spontanremission.

Diagnostik I Anamnese, klinisches Bild und Untersuchung im Wood-Licht (gelbliche Fluoreszenz der Vitiligo-Herde durch Pterine).

 Praxistipp
Assoziation mit anderen Autoimmunerkrankungen möglich: z. B. Atopie, Alopecia areata, Hashimoto-Thyreoditis, Diabetes mellitus, Morbus Addison, perniziöse Anämie (→ ggf. Abklärung!).

Therapie I Therapie der Wahl ist die **UV-Therapie**. Damit kann sowohl eine Immunsuppression als auch eine Stimulation der verbliebenen Melanozyten (z. B. in den Haarfollikeln) erreicht werden. *Beispiele:*
– UVB-311-nm-Phototherapie (meist Ganzkörpertherapie)
– 308-nm-Excimerlaser (entspricht einer lokalisierten UV-Therapie unter Aussparung der nicht betroffenen Haut)
– PUVA-Therapie (systemisch oder topisch): führt zu einer stärkeren Induktion der Melanogenese und Immunsuppression, aber erhöhtes Risiko für UV-Schäden (z. B. Karzinogenese)

Eine Kombination der Phototherapie mit Steroiden, Calcipotriol oder Pseudokatalase kann den therapeutischen Effekt verstärken.

Zu den neueren Therapeutika gehören **Immunmodulatoren** (z. B. Tacrolimus-Salbe), die ebenfalls eine lokalisierte Repigmentierung erzeugen können. Eine alternative, invasivere Methode ist die **autologe Melanozytentransplantation**, die sich aber nur für kleine Hautareale eignet.

Alle aufgeführten Methoden führen zunächst zu einer follikulären Repigmentierung, gefolgt von einer langsamen Konfluenz mit gleichmäßiger Repigmentierung.

Andere erworbene Hypopigmentierungen
– **Hypomelanosis guttata idiopathica:** meist an den Unterschenkeln lokalisierte kleinfleckige Hypopigmentierungen durch chronische UV-Exposition
– **postinflammatorische Hypopigmentierung:** z. B. durch chronisch diskoiden Lupus erythematodes (**Abb. 10.4a**)
– **postinfektiöse Hypopigmentierung:** z. B. bei Pityriasis versicolor (**Abb. 10.4b**)
– **toxische Hypomelanosis:** durch Hydrochinon-Derivate (z. B. in „Bleichcremes")

10.3 Hyperpigmentierungen

 Key Point
Hyperpigmentierungen entstehen in den häufigsten Fällen durch exogene Stimulation der Melaninsynthese. Häufigster Auslöser ist die Sonnenexposition, oftmals in Kombination mit topischen (Kosmetika) oder systemischen Stoffen (Medikamente), die eine verstärkte Pigmentbildung hervorrufen.

10.3.1 Angeborene Hyperpigmentierungen

– **Nävus Ota** (Naevus fuscocoeruleus ophthalmomaxillaris): Hyperpigmentierung durch dermales Pigment (dunkelbraun bis schwarz-blau) im Versorgungsbereich des **1. und 2. Trigeminusastes**

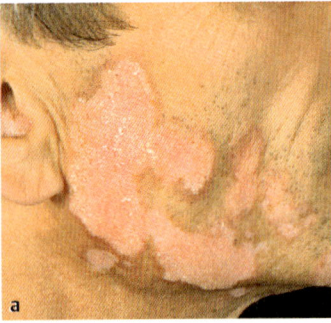
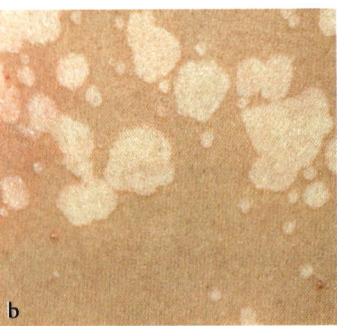

Abb. 10.4 Hypopigmentierungen.
a Postinflammatorisch.
b Postinfektiös (bei Pityriasis versicolor).

(Stirn, Auge einschließlich der Konjunktiva und Sklera, Wange und Gaumen; **Abb. 10.5a**)

- **Nävus Ito** (Naevus fuscocoeruleus deltoideoacromialis): großflächige Hyperpigmentierung im Bereich der Schulter durch dermales Pigment (dunkelbraun bis schwarz-blau)
- **„Mongolenfleck"** (Sakralfleck): flächige dermale Hyperpigmentierung (graublau) im Bereich des unteren Rückens/Gesäßes, die typischerweise im Laufe der Kindheit verblasst (s. Abb. 11.16, S. 210)
- **Café-au-lait-Fleck:** milchkaffeebrauner, scharf begrenzter Fleck; selten Assoziation mit Neurofibromatose (s. Abb. 11.8, S. 206)
- **Lentigo simplex:** scharf begrenzter, hyperpigmentierter Fleck, solitär oder multipel (s. S. 206)
- **Incontinentia pigmenti (Bloch-Sulzberger-Syndrom):** X-chromosomal vererbte, kongenitale Erkrankung, die mit Hautveränderungen entlang der Blaschko-Linien, Skelett- und Zahnanomalien sowie neurologischen Störungen einhergeht. Die Hautveränderungen sind zunächst vesikulös, dann verrukös/papillomatös und später pigmentiert (z. T. auch hypopigmentiert).
- **Gougerot-Carteaud-Syndrom:** papillomatöse und retikuläre Hyperpigmentierungen im Bereich der vorderen und hinteren Schweißrinne
- **LEOPARD-Syndrom:** **L**entigines, **E**KG-Störungen, **o**kulärer Hypertelorismus, **P**ulmonalstenose, **a**bnormale Genitalien (Hypogonadismus), **r**etardiertes Wachstum und **D**eafness (Taubheit).

10.3.2 Erworbene Hyperpigmentierungen
Lokalisierte erworbene Hyperpigmentierungen

- **Epheliden** (Sommersprossen): kleine, bräunliche Maculae an UV-exponierten Stellen, häufig bei hellen Hauttypen (s. S. 206)
- **Lentigines solares** (Lentigines seniles, Altersflecken): hellbraune Maculae an Handrücken, Unterarmen oder Gesicht (s. S. 206)
- **Melasma** (Chloasma): an Schläfen, Stirn und Wangen lokalisiert (**Abb. 10.5b**)
  - *Ätiologie:* meist hormonell (v. a. Östrogene) durch Schwangerschaft oder orale Kontrazep-

tiva, hormonproduzierende Tumoren), auch durch UV-Exposition
  - *Therapie:* konsequenter UV-Schutz, Unterbrechen des hormonellen Einflusses, ggf. chemische Depimentierung z. B. mit Hydrochinon, Vitamin-A-Säure, Azelainsäure, Kojisäure, Hydrocortisonpräparate
- **postinflammatorische Hyperpigmentierung:** nach lokalisierten Entzündungsreaktionen der Haut (z. B. Ekzeme, Lichen ruber, zirkumskripte Sklerodermie)
- **medikamenteninduzierte Hyperpigmentierungen:** nach Einnahme von Minocyclin, Zytostatika, Antimalariamitteln (**Abb. 10.5c**)
- **Berloque-Dermatitis** (Phytophotodermatitis): Hyperpigmentierungen infolge einer phototoxischen Dermatitis durch Kontakt mit lichtsensibilisierenden Substanzen (in Pflanzen oder Parfums) (s. S. 185)
- **Melanodermitis toxica Riehl:** Hyperpigmentierungen infolge einer chronisch-phototoxischen Reaktion nach Kontakt mit Teeren und Ölen
- **Argyrose:** graubraune Hyperpigmentierung nach Kontakt mit silberhaltigen Externa; ähnliche Verfärbungen entstehen durch Quecksilber-Derivate (Hydrargyrose).

Generalisierte erworbene Hyperpigmentierungen

- **UV-induzierte Hyperpigmentierung** („Bräune"): durch natürliche Sonnenexposition oder künstliche UV-Quellen („Sonnenbänke", medizinische Phototherapie)

> **MERKE**
>
> Da v. a. die hochenergetische UVB-Strahlung über eine DNA-Schädigung und die sekundäre Induktion von Reparaturmechanismen die Melanogenese stimuliert, ist **Sonnenbräune** immer das Resultat eines **UV-induzierten Zellschadens**.

- **Hormoninduzierte Hyperpigmentierung:** z. B. bei Morbus Addison (verminderte Kortisolproduktion

10

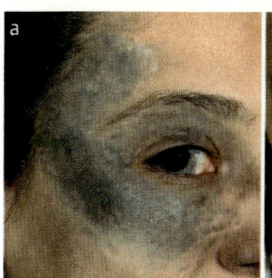 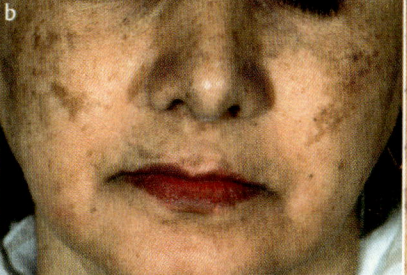 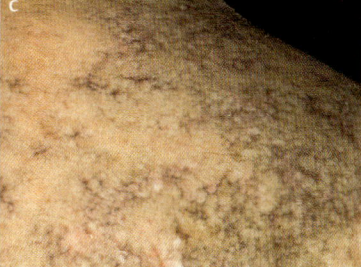

Abb. 10.5 Hyperpigmentierungen. a Nävus Ota. **b** Melasma. **c** Medikamenteninduziert.

in der NNR → gesteigerte ACTH- und MSH-Produktion in der Hypophyse → Induktion der Melanogenese), bei ACTH- oder MSH-produzierenden Tumoren (Paraneoplasie)

– **Hyperpigmentierung durch Stoffwechselstörungen:** z.B. bei Leber- oder Niereninsuffizienz, bei Stoffwechselstörungen mit Anreicherung von Eisen (Hämochromatose) oder Kupfer (Morbus Wilson) in der Haut und anderen Organen

– **Medikamenteninduzierte Hyperpigmentierung:** v.a. durch Zytostatika (Cyclophosphamid, MTX, 5-FU), Antimalariamittel (Chloroquin), Arsen, Amiodaron, Hydantoin oder Clofazimine

– **Dermatosen mit generalisierter Hyperpigmentierung:** z.B. Sézary-Syndrom (s.S. 223), Erythrodermie verschiedenster Ursache (s.S. 142), generalisierte Sklerodermien (s.S. 174), generalisierte chronische photoallergische oder phototoxische Ekzeme (s.S. 185)

10

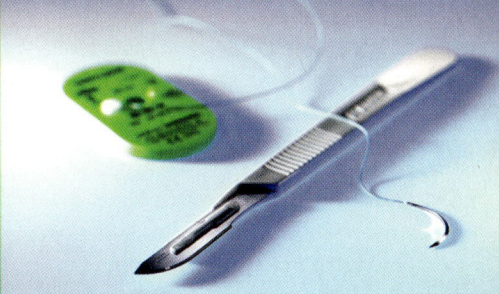

Nävi und Tumoren der Haut

Ein dunkler Fleck am Rücken

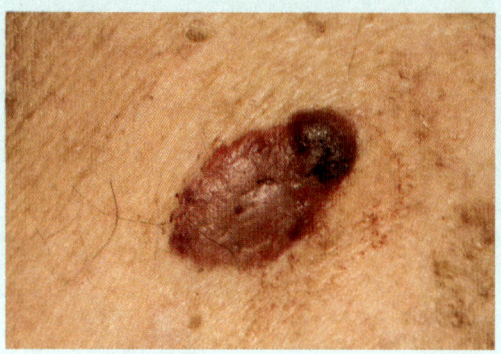

Ein Muttermal verändert sich

Herr Maier stellt sich in der Sprechstunde seines Hautarztes vor, nachdem er mit seiner Frau aus dem Sommerurlaub auf Mallorca zurückgekehrt ist.

Am Strand hätten ihn Miturlauber auf einen dunklen Fleck auf seinem Rücken aufmerksam gemacht, der „irgendwie komisch" aussehen würde. Er habe sich zunächst keine Sorgen gemacht, da er diesen Fleck schon sehr lange kennt. Als dieser aber zu bluten anfing, was Flecken in den Hemden verursachte, habe ihn seine Frau überreden können endlich zum Arzt zu gehen.

Warnsymptome der ABCD-Regel?

Der Hautarzt überprüft, ob es sich um eine melanomverdächtige Läsion handeln könnte, und geht gedanklich die ABCD-Regel durch. Dabei stellt er fest: Der Fleck auf Höhe des rechten Schulterblattes ist asymmetrisch (A), bogig begrenzt (B), enthält unterschiedliche Brauntöne (C) und hat einen Durchmesser von etwa 2 cm (D). Zentral findet sich zudem ein erodierter Knoten, der mit einer hämorrhagischen Kruste belegt ist. Anschließend untersucht er noch das restliche Integument, findet aber keine weiteren auffälligen Läsionen. Der Hautarzt erklärt Herrn Maier, dass der Fleck sehr verdächtig auf das Vorliegen eines schwarzen Hautkrebses sei, und empfiehlt, die Hautveränderung sofort in lokaler Betäubung herauszuschneiden, womit Herr Maier einverstanden ist.

Gewissheit

Nach 3 Tagen erhält der Hautarzt den histologischen Befund: malignes Melanom, superfiziell spreitender Typ mit zentral knotigem Anteil, Tumordicke 2,2 mm,

Exzision in toto. Er bestellt Herrn Maier zur Besprechung des Befundes in die Hautarztpraxis ein und bespricht mit ihm den Befund der feingeweblichen Untersuchung. „Krebs?" fragt Herr Maier verunsichert. „Wie schlimm ist es denn? Muss ich jetzt eine Chemotherapie machen?" Der Arzt beruhigt ihn und erklärt, dass zunächst weitere Behandlungen und Untersuchungen in einer spezialisierten Klinik durchgeführt werden müssen, bevor man Genaueres zur Prognose sagen könne. „Dort wird dann noch einmal nachgeschnitten, ein Lymphknoten entfernt und mit Ultraschall und Röntgen nach möglichen Tumorabsiedelungen gesucht."

Große Operation

Während des Klinikaufenthaltes von einer Woche wird bei Herrn Maier aufgrund der Tumordicke von > 2 mm eine Nachexzision mit 2 cm Sicherheitsabstand durchgeführt. In der gleichen Operationssitzung wird der Wächter-Lymphknoten in der rechten Achselhöhle entnommen – in Vollnarkose. In dem entnommenen Gewebe lassen sich erfreulicherweise keine Tumorzellen nachweisen. Die durchgeführten bildgebenden Untersuchungen (Röntgen der Lunge, Ultraschall von Abdomen und Lymphknoten) zeigten keinerlei Anhalt für Absiedelungen des Melanoms.

Ein neues Leben

Bei den vorliegenden Tumordaten beträgt die 5-Jahres-Überlebenswahrscheinlichkeit etwa 70 %. Nach einer weiteren Woche kann Herr Maier ambulant zum Fadenzug zu seinem Hautarzt kommen, der ihn über das weitere Vorgehen informiert. Neben regelmäßigen Nachsorgeuntersuchungen für die nächsten 10 Jahre – bestehend aus körperlicher Untersuchung, Lymphknotensonographie, Tumormarkerbestimmungen und bildgebenden Verfahren – wird die Durchführung einer adjuvanten Immuntherapie mit Interferon empfohlen. Diese dauert 2 Jahre und wird von Herrn Maier eigenständig durchgeführt, der sich dazu dreimal in der Woche eine Spritze in den Bauch gibt.

Herr Maier ist zwar besorgt, dass die möglichen Nebenwirkungen ihn in seinem Alltagsleben einschränken könnten. Er ist aber zuversichtlich, die Therapie zu meistern – mit der Hilfe seiner Frau.

11 Nävi und Tumoren der Haut

11.1 Grundlagen

11.1.1 Einteilung

Zu den **Hauttumoren** zählen sämtliche **benigne** und **maligne Neoplasien** (**autonomes** Wachstum!), die von den Hautstrukturen ausgehen. Die weitere Einteilung erfolgt nach der jeweiligen Ursprungsstruktur (epidermale, melanozytäre, Bindegewebs-, Gefäßtumoren etc.).

Nävi (Male, Muttermale) zeichnen sich im Gegensatz zu den Neoplasien nicht durch ein autonomes Wachstum aus, sondern sind angeborene bzw. sich später manifestierende **Fehlbildungen** mit abnormer Gewebezusammensetzung (sog. **Hamartome**), die sich lediglich entsprechend dem Körperwachstum vergrößern. Nävi können ebenfalls von verschiedenen Geweben ausgehen (Bindegewebsnävi, Gefäßnävi etc.). Verschiedenartig kombinierte Fehlbildungen sind dabei möglich (**organoide Nävi**). Eine Einteilung und Übersicht der wichtigsten Nävi zeigt **Tab. 11.1**.

> **MERKE**
>
> Nävi sind häufig durch eine **„systematisierte" Anordnung** gekennzeichnet, d. h. beispielsweise in einem bestimmten Dermatom oder entlang der Blaschko-Linien angeordnet (z. B. epidermale Nävi).

11.1.2 Klinische Bedeutung

Hauttumoren und Nävi sind sehr häufig und jeder Arzt – auch der Nicht-Dermatologe – wird mit ihnen im klinischen Alltag konfrontiert. Insbesondere die sichere Einschätzung der Hautveränderungen hinsichtlich ihrer **Dignität** und der daraus unter Umständen resultierenden weiteren Vorgehensweise ist wichtig. Die **Inzidenz maligner Hauttumoren** ist in den letzten Jahren deutlich angestiegen. Am gefährlichsten ist hierbei sicherlich das **maligne Melanom** („schwarzer Hautkrebs"), das bei später Diagnosestellung eine sehr schlechte Prognose hat, rechtzeitig erkannt aber heilbar ist. Viel häufiger sind jedoch Tumoren, die man als „hellen Hautkrebs" bezeichnet. Ihre Häufigkeit nimmt weltweit rasant zu – v. a. durch veränderte Freizeitgewohnheiten, die mit einer vermehrten UV-Exposition einhergehen. Neben der Früherkennung sind also auch Präventionsmaßnahmen von besonderer Bedeutung.

Um die steigende Zahl von Hauttumorpatienten betreuen zu können, wird die **interdisziplinäre Zusammenarbeit** aller ärztlichen Fachgruppen in Zukunft immer wichtiger werden. Im folgenden Kapitel werden die wichtigsten Nävi und Hauttumoren vorgestellt, um bei dieser Aufgabe behilflich zu sein.

Tabelle 11.1

Einteilung der Nävi (nach Gewebetyp)

– **Pigmentnävi** (ausgehend von den Melanozyten)
 • epidermal (Café-au-lait-Flecken, Naevus spilus)
 • Nävuszellnävi (angeboren oder erworben. Achtung: erworbene melanozytäre Nävi sind keine Fehlbildungen, sondern gutartige Tumoren)
 • dermal (blauer Nävus, Mongolenfleck, Naevus Ito und Ota)
– **epidermale Nävi** (Naevus verrucosus, ILVEN = inflammatorischer, linearer, verruköser, epidermaler Nävus)
– **Talgdrüsennävi**
– **Schweißdrüsennävi**
– **Haarnävi**
– **Bindegewebsnävi** (Naevus elasticus, Naevus lipomatosus)
– **Blutgefäßnävi** (Naevus flammeus, Naevus araneus)

11.2 Zysten der Haut

> **Key Point**
>
> Zysten sind mit Epithel ausgekleidete Hohlräume.

11.2.1 Epidermoidzysten (Epidermalzysten, Atherom)

Definition und Ätiologie I Häufig zu findende Retentionszysten des Follikelinfundibulums, die primär (unklare Ursache) oder sekundär (nach Trauma oder Entzündung wie z. B. schwerer Akne) auftreten können.

Klinik I Bis mehrere cm große, halbkugelige, hautfarbene Knoten, die sich prall-elastisch tasten. Häufig findet man eine zentrale Öffnung (Porus). Sie treten einzeln oder multipel v. a. im Gesicht und am Rücken auf, seltener am Skrotum (Skrotalzysten). Ruptur und Granulombildung möglich.

Histologie I Zystenwand gleicht im Aufbau der Epidermis **mit Stratum granulosum.** Der Zysteninhalt besteht aus zwiebelschalenartig geschichtetem Hornmaterial.

Differenzialdiagnose I Trichilemmalzyste (Fehlen des Stratum granulosum).

Therapie I Exstirpation in toto (mit der Kapsel), ansonsten Rezidivgefahr. Bei Entzündung (infiziertes Atherom) zunächst symptomatische Therapie.

11.2.2 Milien (Hirsekörner)

Definition und Ätiologie I Kleine, mit Hornperlen gefüllte Epithelzysten (im Unterschied zur epidermalen Zyste kleiner). Sie können primär (spontan aus Vellushaarfollikeln) oder sekundär infolge versprengten Epithels (nach Trauma, subepidermaler Blasenbildung, Akne) auftreten.

Klinik I 1–3 mm große, kugelige, weißliche Papeln, v. a. im Gesicht (Wangen, Schläfen, periorbital).

11

Histologie I Horngefüllte, kleinste Epithelzysten, deren Wände dem Aufbau der Epidermis entsprechen.

Differenzialdiagnose I Xanthelasmen (s. S. 319), Talgdrüsenhyperplasien, Acne neonatorum (bei Säuglingen).

Therapie I Anritzen und exprimieren des Inhaltes. Therapieversuch mit lokalen Retinoiden. Bei Säuglingen bilden sich Milien spontan zurück (innerhalb von 1–2 Monaten).

11.2.3 Trichilemmalzysten (Grützbeutel)

Definition I Retentionszyste des Haarfollikels, deren Wand im Aufbau der äußeren Haarwurzelscheide (Trichilemm) gleicht. Das Stratum granulosum fehlt. Selten familiär gehäuftes Auftreten.

Klinik I Der klinische Befund entspricht dem der epidermalen Zyste, meist aber ohne Ausführungsgang. Sie ist meist am Kapillitium zu finden (**Abb. 11.1**).

Histologie I Aufbau der Zystenwand wie äußere Haarwurzelscheide (Trichilemm), ein **Stratum granulosum fehlt**. Der Zysteninhalt besteht aus kompaktem Hornmaterial mit Cholesterin. Später können Verkalkungen auftreten.

Differenzialdiagnose I Zylindrom, Epidermalzyste (mit Stratum granulosum).

Therapie:
Exstirpation in toto (mit kompletter Kapsel, ansonsten Rezidivgefahr.

11.3 Fehlbildungen und benigne Tumoren der Epidermis

11.3.1 Epidermaler Nävus

Definition und Epidemiologie I Bei Geburt oder kurzzeitig später klinisch sichtbar werdende Fehlbildung, die auch erst im 2. oder 3. Lebensjahrzehnt auftreten kann. Die Prävalenz beträgt etwa 1:1000 ohne Geschlechtsprädilektion.

Klinik I Die epidermalen Nävi imponieren als **papillomatös-hyperkeratotische** bis **verruköse** hautfarbene oder hellbraune Tumoren (**Abb. 11.2**) und sind meist **streifenförmig** angeordnet – oft in einem Dermatom oder entlang der Blaschko-Linien (Liniensystem der Haut, dem bestimmte kongenitale Hautanomalien folgen). Sie treten einzeln oder gruppiert auf (v. a. im Gesicht und am Hals) und können auch an der Mundschleimhaut und an Konjunktiven lokalisiert sein.

Sonderform: **ILVEN** (inflammatorischer, linearer, verruköser, epidermaler Nävus).

Histologie I Es zeigt sich eine verbreiterte Epidermis (Akanthose) mit Papillomatose und Hyperorthokeratose. Übergänge zum Naevus sebaceus sind möglich.

Differenzialdiagnose I Bei linearer Anordnung sind ein striärer Lichen ruber (andere klinische Befunde, Histologie, s. S. 143) sowie eine Psoriasis (klinische

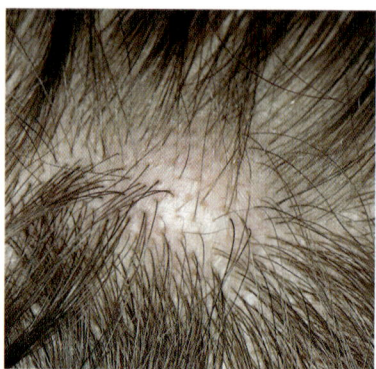

Abb. 11.1   Trichilemmalzyste.

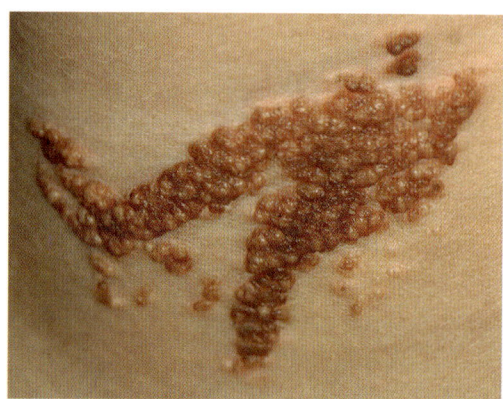

Abb. 11.2   Epidermaler Nävus.

Phänomene der Psoriasis, Histologie, s. S. 133) abzugrenzen.

Therapie und Prognose I Wenn die Läsionen kosmetisch störend sind, kann eine Therapie mittels Exzision (bei großen Nävi als Serienexzisionen), Dermabrasio sowie Kryo- oder Laserchirurgie erfolgen. Eine Entartung kommt nicht vor.

11.3.2 Seborrhoische Keratose

Synonyme: Verruca seborrhoica, Alterswarze, seborrhoische Warze

Definition I Benigner, häufig pigmentierter Hauttumor mit „fettiger" Oberfläche, der von Keratinozyten ausgeht.

Epidemiologie I Häufigster Tumor der Haut, ab dem 40. Lebensjahr bei fast jedem Menschen zu finden – ohne Bevorzugung eines Geschlechts.

Ätiopathogenese I Eine UV-Exposition scheint die Entstehung nur gering zu beeinflussen. Eine genetische Disposition wird diskutiert.

MERKE

Seborrhoische Warzen haben weder mit Viren als Auslöser noch mit Talgdrüsen etwas zu tun.
Der Name ist auf die scheinbar fettige Oberfläche zurückzuführen.

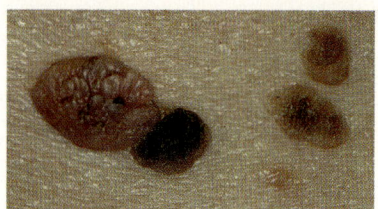

Abb. 11.3 Seborrhoische Keratosen.

Klinik I Es gibt eine große klinische Variationsbreite, am häufigsten ist der **flache** Typ mit typisch „gepunzter" Oberfläche. Daneben treten auch **verruköse** und **gestielte** Varianten auf. Die Farbe reicht von hautfarben bis schwarz (**Abb. 11.3**). Auch die Größe kann sehr stark differieren. Sie können sich überall auf der Haut entwickeln und fühlen sich **weich und „fettig"** an. Meist bestehen keine Symptome, u. U. beklagen die Patienten Juckreiz. Es ist keine maligne Entartung bekannt.

Sonderform: **Stukkokeratose:** nichtpigmentiert, raue Oberfläche, v. a. an Unterschenkeln und Fußrücken, aber auch an Unterarmen und Handrücken.

Histologie I Es zeigen sich follikulär betonte Hyperkeratose, **Pseudohornzysten** sowie eine exophytische Verdickung der Epidermis ohne Kern- oder Zellatypien.

Differenzialdiagnose I Verrucae vulgares (punktförmige Einblutungen, s. S. 49), Basalzellkarzinome (Teleangiektasien, perlschnurartiger Randsaum, s. S. 203), maligne Melanome und melanozytäre Nävi (Pigmentnetz in der Dermatoskopie, s. S. 207).

Therapie I Therapie nur bei kosmetischer oder mechanischer Beeinträchtigung. Diese erfolgt mittels Kürettage oder Kryotherapie, eine Dermabrasio oder CO_2-Laserung kann bei ausgedehntem Befall erwogen werden.

11.4 In-situ-Karzinome der Epidermis

Key Point

In-situ-Karzinome sind im Gegensatz zu den invasiven Karzinomen streng auf die Epidermis beschränkt, d. h., die malignen Zellen durchbrechen nicht die Basalmembran und können daher auch keine Metastasen bilden.

Einteilung I
- aktinische Keratose (UV-Licht-induziert)
- nicht-UV-induzierte In-situ-Karzinome:
  - Röntgenkeratose
  - Arsenkeratose (früher: Arsenexposition im Weinanbau und in der Psoriasistherapie)
  - Teerkeratose
- Morbus Bowen und Erythroplasie Queyrat (humane Papillomaviren?)
- bowenoide Papulose (HPV Typ 16 oder 18)

Diagnostik I Häufig kann klinisch nicht sicher der Übergang in ein invasives Karzinom ausgeschlossen werden, so dass die histologische Sicherung mittels **Biopsie** oder **Totalexzision** notwendig ist.

11.4.1 Aktinische Keratose

Synonyme: solare Keratose, Lichtschwiele

Definition I Die aktinische Keratose ist ein durch chronische Lichteinwirkung (aktinisch = durch Strahlen verursacht) induziertes In-situ-Karzinom der Epidermis.

Epidemiologie I Sehr häufig, v. a. bei **hellhäutigen** Menschen jenseits des 50. Lebensjahres. Die Inzidenz in Europa und Nordamerika liegt bei etwa 25–30/100 000 Einwohner/Jahr. Sie steigt jährlich um etwa 2 %. Die Prävalenz beträgt in Mitteleuropa bei über 40-Jährigen ca. 15 %, in Australien ca. 45 %. Männer sind häufiger betroffen als Frauen.

Ätiologie I Insbesondere **UVB-Strahlen** spielen bei der Entstehung eine Rolle.

Klinik I Scharf oder unregelmäßig begrenzte, rötliche Papeln und Plaques mit fest haftender Hyperkeratose (**rauer Tastbefund!**), meist multipel in den **sonnenlichtexponierten Arealen** (v. a. Nase, Stirn, Ohrmuschel, Handrücken).

Klinische Typen: anfangs **erythematöser** Typ mit feinen Teleangiektasien, später **keratotischer** Typ mit Hyperkeratosen (weißliche, höckerige Oberfläche); evtl. starke Hornbildung (**Cornu-cutaneum**-Typ).

MERKE

Unter **Cornu cutaneum** versteht man eine erhabene, „hornartige" Hyperkeratose unterschiedlicher Genese. Dabei handelt es sich um eine reine Beschreibung, hinter der verschiedene Diagnosen stecken können (aktinische Keratosen, Morbus Bowen, Verrucae, Basalzell- oder Plattenepithelkarzinome). Daher müssen immer eine Exzision und histologische Untersuchung erfolgen.

Histologie I Wechselnd starke Zell- und Kernatypien mit Unordnung der Schichtung, meist atrophische Epidermis. Im Stratum corneum charakteristischer Wechsel von blau (nicht beteiligte Hautanhangsgebilde) und rot (**Parakeratose**). Kein invasives Wachstum (Basalmembran ist intakt).

11

Differenzialdiagnose I Verrucae seborrhoicae („gepunzte" Oberfläche), Keratosen durch die länger andauernde Einwirkung von Teer, Arsen oder Röntgenstrahlen.

Therapie I Da ca. **10 %** der aktinischen Keratosen in ein **invasives Plattenepithelkarzinom** übergehen, müssen sie grundsätzlich behandelt werden. Das Behandlungsverfahren hängt von verschiedenen Faktoren ab, u. a. Lokalisation, Bestandsdauer, individuelle Risiken des Patienten (Immunsuppression, Begleiterkrankungen).

Einzelne Läsionen können mittels **Kürettage**, Kryotherapie, Laserablation oder Exzision entfernt werden. Bei multiplen Läsionen kann topisch mit Imiquimod (immunmodulierende Wirkung), Diclofenac/Hyaluronsäure oder mit dem Zytostatikum 5-Fluorouracil (5-FU) behandelt werden; weitere Therapiemöglichkeiten sind Dermabrasio oder photodynamische Therapie (PDT).

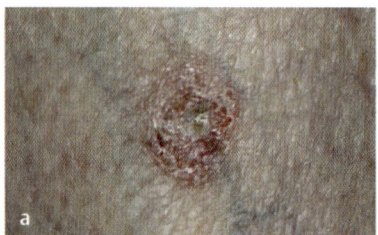

> **MERKE**
>
> Prophylaktisch ist insbesondere ein konsequenter **Lichtschutz** wichtig.

Prognose I Die Prognose ist bei Ansprechen der Therapie gut.

11.4.2 Morbus Bowen und Erythroplasie Queyrat

Definition I Intraepidermale Karzinome der **Haut** (Morbus Bowen) oder **Schleimhäute** (Erythroplasie Queyrat).

Ätiologie I Weitgehend unbekannt, allerdings findet sich häufig eine Assoziation mit **humanen Papillomaviren**.

Klinik I

- Der **Morbus Bowen** ist typischerweise gekennzeichnet durch mehrere cm große, leicht erhabene, scharf begrenzte, hellbraune bis rötliche Plaques, evtl. mit Schuppung (**Abb. 11.4a**). Nach Jahren ist der Übergang in ein invasives Karzinom möglich (**Bowen-Karzinom** bei etwa **5 %**), das v. a. bei lymphogener Metastasierung eine ungünstige Prognose hat.
- Die **Erythroplasie Queyrat** manifestiert sich durch rote, scharf begrenzte Plaques mit glänzender, samtartiger Oberfläche (**Abb. 11.4b**) und weist in der Regel keine subjektiven Beschwerden auf. Sie findet sich v. a. am **äußeren Genitale** und seltener perianal, an der Mundschleimhaut oder an Konjunktiven. Deutlich häufigere maligne Entartung (**invasives Karzinom** bei etwa **10–40 %**).

Histologie I Die Epidermis ist akanthotisch verdickt mit Hyperparakeratose und scharfer Abgrenzung zur gesunden umgebenden Epidermis. Zudem findet man ausgeprägte Kern- und Zelltypien, häufig Rie-

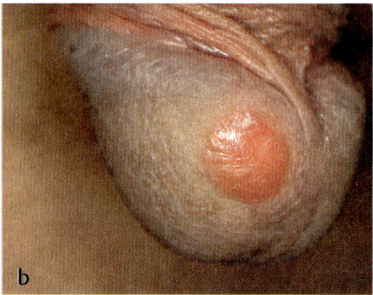

Abb. 11.4 Morbus Bowen und Erythroplasie Queyrat.
a Morbus Bowen. **b** Erythroplasie Queyrat.

senkerne (Clumping Cells), Dyskeratosen, atypische Mitosen sowie ein bandförmiges oder perivaskuläres Rundzellinfiltrat.

Differenzialdiagnose I Balanoposthitis plasmacellularis Zoon (Histologie), fixe Arzneimittelreaktion (Anamnese), umschriebenes Ekzem (Anamnese, Ansprechen auf Steroide), Psoriasis vulgaris (andere psoriasistypische Veränderungen), Lichen ruber (s. S. 143).

Therapie I Sie erfolgt möglichst mittels **Exzision**, da auf diese Weise eine Schnittrandkontrolle möglich ist. Mögliche Alternativen sind CO_2-Laser-, Kryotherapie und PDT. Topisch kann mittels 5-FU behandelt werden. In Einzelfällen wurden Therapieerfolge mit Imiquimod berichtet.

Prognose I Bei adäquater Therapie ist die Prognose günstig. Allerdings ist der Übergang in ein invasives spinozelluläres Karzinom nach Jahren bis Jahrzehnten möglich.

11.4.3 Bowenoide Papulose

Synonym: pigmentierte Penis- bzw. Vulvapapeln

Definition I Durch humane Papillomaviren verursachte bräunliche bis rötliche Papeln im Genitalbereich mit dem histologischen Bild eines Morbus Bowen.

Epidemiologie I Betroffen sind v. a. Männer im jungen und mittleren Erwachsenenalter.

Ätiologie I Hochrisiko-Papillomaviren (**HPV Typ 16** oder **18**) sind Auslöser dieser Erkrankung.

Klinik I Meist multiple, 2–5 mm große, flache, rotbraune, unregelmäßig begrenzte Papeln mit glatter, gelegentlich auch verruköser Oberfläche. Die Hautveränderungen treten v. a. an Präputium, Glans penis, Penisschaft, kleinen und großen Labien, Perineum sowie im Analbereich auf.

Histologie I Die Histologie entspricht der eines Morbus Bowen (s. S. 202). Molekulargenetisch gelingt der HPV-Nachweis durch In-situ-Hybridisierung oder PCR.

Differenzialdiagnose I Condylomata acuminata (s. S. 50), Morbus Bowen und Erythroplasie Queyrat sollten abgegrenzt werden.

Therapie I Es erfolgt die Abtragung mittels Kauter oder CO_2-Laser; ggf. sollte beim Mann eine Zirkumzision durchgeführt werden. Eine externe Therapie kann mittels Imiquimod erfolgen – auch als Rezidivprophylaxe.

Praxistipp

Die zunehmend eingesetzte HPV-Impfung bei jungen Frauen ist prophylaktisch wirkungsvoll.

Prognose I Selten entwickelt sich nach jahrzehntelangem Bestehen ein invasives Plattenepithelkarzinom.

11.5 Maligne Tumoren der Epidermis

Key Point

Invasive Karzinome überschreiten die Basalmembran und können so über den Anschluss an Lymph- und Blutgefäße Metastasen ausbilden.

11.5.1 Basalzellkarzinom

Synonym: Basaliom, Basal Cell Carcinoma (BCC)

Definition I Das Basalzellkarzinom ist ein (**semi-)maligner Tumor**, dessen Zellen Merkmale der Haaranlage zeigen. Er zeigt ein lokal invasives, destruierendes Wachstum in der Regel ohne Metastasierungstendenz.

Epidemiologie I Das Basalzellkarzinom ist mit einer Inzidenz von 100–200/100 000/Jahr der **häufigste maligne Hauttumor**. Betroffen sind vor allem ältere Menschen (Altersgipfel 6.–8. Lebensjahrzehnt). In den letzten Jahren ist eine deutliche Inzidenzzunahme zu beobachten, was sicherlich mit der vermehrten Sonnenexposition zu erklären ist. Auch ist eine Tendenz zu einem jüngeren Manifestationsalter erkennbar.

Ätiopathogenese I Relevante Faktoren sind:
- chronische **UV-Exposition**
- chemische Kanzerogene (Arsen)
- Immunsuppression

- genetische Prädisposition (heller Hauttyp, Basalzellnävussyndrom, Xeroderma pigmentosum s. S. 298)
- ionisierende Strahlen

Die Tumorzellen weisen Mutationen in Genen auf, die für Moleküle des „Sonic-Hedgehog"-Signaltransduktionsweges kodieren.

EXKURS

Basalzellnävussyndrom (Gorlin-Goltz-Syndrom)

Autosomal-dominant vererbtes Syndrom (Chromosom 9q22–31) mit zahlreichen **Basalzellkarzinomen** und **multiplen Fehlbildungen**. Bereits in der Kindheit bzw. im frühen Erwachsenenalter treten multiple Basalzellkarzinome auf. Weitere typische Befunde sind u. a. palmare und plantare Grübchen, Beteiligung des **Skeletts** (z. B. Mandibularzysten, vergrößerter Kopfumfang), der **Augen** (z. B. Amaurose, Katarakt) und des **ZNS** (Verkalkungen der Falx cerebri); auch Ovarialfibrome (bei Frauen) und Hypogonadismus (bei Männern).

Klinik I Hauptlokalisation ist das **Gesicht** (> 80 %); multiple Basalzellkarzinome sind bevorzugt am Stamm lokalisiert. Klinische Typen:
- **knotiges (noduläres) BCC** (häufigste Form): glasig-glänzender, breitbasig aufsitzender Knoten mit Teleangiektasien (**Abb. 11.5a**), evtl. zentrale Ulzeration
- **pigmentiertes BCC** (braun bis schwarz): Sonderform des knotigen oder oberflächlichen BCC
- **sklerodermiformes BCC:** atrophische Areale mit horizontaler Wachstumstendenz, oft perlschnurartiger Randsaum mit Teleangiektasien
- **oberflächliches (superfizielles) BCC:** flache, hellbraune, leicht schuppende Plaques mit perlschnurartigem Randsaum (**Abb. 11.5b**), meist am Stamm (**Rumpfhautbasaliome**), multipel nach Arsen

Komplikationen I
- **ulzeriertes Basalzellkarzinom:**
  - **Ulcus rodens** = flächenhaft ulzeriertes BCC
  - **Ulcus terebrans** = besonders in tiefere Gewebsschichten einwachsendes BCC mit raschem Wachstum

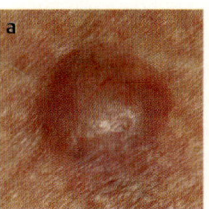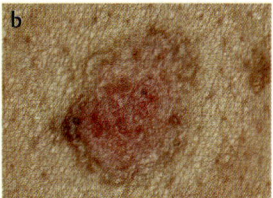

Abb. 11.5 Basalzellkarzinom (BCC). a Knotiges BCC. **b** Oberflächliches BCC.

11

- **metatypisches Basalzellkarzinom:** In Einzelfällen (!) können Basalzellkarzinome metastasieren und zeigen dann Merkmale des Plattenepithelkarzinoms.

Diagnostik I Meist kann das Basalzellkarzinom aufgrund seines typischen klinischen Bildes diagnostiziert werden. Die Diagnose muss aber immer histologisch gesichert werden (wenn möglich durch komplette Exzision). Bei Verdacht auf. ausgedehnten bzw. destruierenden Befund sind ggf. bildgebende Verfahren nötig (CT, MRT).

Histologie: Knotig konfluierte, basaloide Tumorzellen mit **Palisadenstellung** der Randpopulation und Lücken zum umliegenden Bindegewebe. Ihre histologischen Differenzierungsformen sind analog zu denen der embryonalen Haaranlage.

Differenzialdiagnose I Plattenepithelkarzinom, seborrhoische Keratose, Melanom (bei pigmentierten BCC), Adnextumoren.

Therapie I Auch wenn Basalzellkarzinome i.d.R. nicht metastasieren, so sollte doch eine **Exzision** (+ Schnittrandkontrolle) angestrebt werden, da sie lokal destruierend wachsen. Mögliche Alternativen in Ausnahmefällen sind Röntgenbestrahlung, Kryotherapie, Chemotherapie bei Inoperabilität, photodynamische Therapie (PDT) oder Immunmodulatoren (Imiquimod) bei superfiziellen BCC.

Nach erfolgreicher Therapie sollte eine **engmaschige Nachsorge** erfolgen (2 × pro Jahr über 5 Jahre), da häufig Rezidive bzw. neue Tumoren auftreten können (in ca. 25 % der Fälle).

Eine Prävention ist nur begrenzt möglich, es sollte aber ein **UV-Expositionsschutz** empfohlen werden (Kleidung, Sonnenschutzmittel mit hohem Lichtschutzfaktor: LSF 50 oder mehr).

Prognose I Bei rechtzeitiger Therapie ist die Prognose gut. Wenn jedoch der Tumor zu weit fortschreitet und nicht mehr operativ zu entfernen ist, kann das Basalzellkarzinom einen letalen Ausgang nehmen.

11.5.2 Plattenepithelkarzinom der Haut

Synonym: spinozelluläres Karzinom, Stachelzellkarzinom, Spinaliom

Definition I Maligner Tumor der Epidermis mit lokal destruierendem Wachstum und geringer Metastasierungstendenz.

Epidemiologie I Die Inzidenz liegt in Deutschland bei 50–100/100 000/Jahr und nimmt in den letzten Jahren zu. Nach dem Basalzellkarzinom ist es der **zweithäufigste maligne Hauttumor**. Bevorzugt betroffen sind Männer zwischen dem 60.–80. Lebensjahr.

Ätiologie I Hauptrisikofaktoren sind:
- chronische **UV-Exposition**
- Röntgenstrahlen
- chemische Kanzerogene (Arsen, Teer)

- **Immunsuppression** (AIDS, iatrogen wie z.B. nach Organtransplantation)

Meist geht das invasive Plattenepithelkarzinom aus einer **Vorläuferläsion** hervor (s. S. 201). Selten tritt es bei chronischen Entzündungen oder lange bestehenden Narben auf. An Stellen ohne chronische UV-Einwirkung ist eine Induktion durch **humane Papillomviren** wahrscheinlich, hierbei ist von einem aggressiveren Verlauf auszugehen.

Besonders gefährdet sind Hellhäutige (Lichttyp I und II) und solche, die aus beruflichen Gründen (z.B. Landarbeiter) oder aufgrund bestimmter Freizeitgewohnheiten (z.B. Segeln) eine erhöhte UV-Exposition erfahren.

Klinik I Prädilektionsstellen sind meist chronisch **UV-exponierten Arealen** („Sonnenterrassen"). Meist bilden sich hier rötliche, unscharf begrenzte, zentral schuppende oder exulzerierte und krustig belegte Plaques oder Knoten (**Abb. 11.6**), die ein variables Wachstumsverhalten (meist über Monate) zeigen und meist schmerzlos sind. Manchmal fallen sie aufgrund einer erhöhten **Vulnerabilität** mit Blutungsneigung auf. Die selten auftretende **Metastasierung** erfolgt meist lymphogen.

Sonderform: **Verruköses Karzinom Ackermann:** Dabei handelt es sich um ein seltenes, hochdifferenziertes Plattenepithelkarzinom mit **verruköser Oberfläche** und invasivem Wachstum. Humane Papillomviren (**HPV**) sind Induktoren der Karzinogenese. Das Metastasierungsrisiko ist gering. Folgende klinische Formen werden unterschieden:

- **floride orale Papillomatose:** orale Papillome, v.a. bei Männern zwischen 60 und 80 Jahren
- **Riesenkondylom Buschke-Löwenstein:** verruköse Plaques im Genitalbereich oder perianal
- **Epithelioma cuniculatum:** exophytisch-papillomatöse Tumoren, meist an distalen Extremitäten

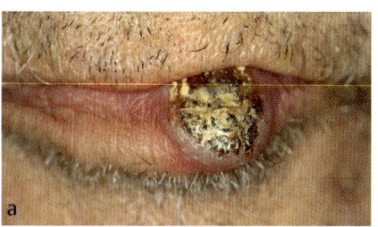
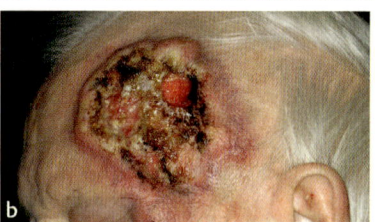

Abb. 11.6   Plattenepithelkarzinome der Haut.

Diagnostik ▎ Die Diagnose muss histologisch gesichert werden. Bei großen Tumoren ist unter Umständen präoperativ eine Ausbreitungsdiagnostik notwendig (Röntgenthorax, Abdomen- und Lymphknoten-Sonografie, CT, MRT).

Histologie: Es zeigen sich unregelmäßig große Nester von Tumorzellen in der Dermis, deutliche Kern- und Zellatypien sowie eine unterschiedlich stark ausgeprägte Verhornung.

Differenzialdiagnose ▎ Keratoakanthome (zentraler Hornpfropf, s. S. 205), irritierte seborrhoische Keratosen (Pseudohornzysten, s. S. 201), Basalzellkarzinome (i. d. R. keine hyperkeratotische Oberfläche, langsameres Wachstum, Teleangiektasien, s. S. 203), Verrucae vulgares (s. S. 49), aktinische Keratosen (s. S. 201), Morbus Bowen (s. S. 202).

Therapie ▎ Therapie der Wahl ist die schnittrandkontrollierte **Exzision**.

Bei Hochrisikotumoren (große Tumoren, Immunsuppression) kann der Wächter-Lymphknoten entfernt werden, um eine Lymphknotenbeteiligung auszuschließen.

Bei Inoperabilität können Röntgenbestrahlung, Kryotherapie, photodynamische Therapie (PDT) und Laserchirurgie zum Einsatz kommen. Bei inoperablen Metastasen kann eine Chemotherapie (Cisplatin, 5-FU, MTX) versucht werden. Als palliative Therapien werden neuerdings auch EGFR-Antagonisten in Kombination mit Strahlentherapie angewendet.

Prognose ▎ Die Prognose ist abhängig von Lokalisation, Dicke und Differenzierung des Tumors. Plattenepithelkarzinome mit einer Größe **< 3 cm** können zu **90 % geheilt** werden. Eine besonders **schlechte Prognose** zeigen Penis-, Zungen- und Vulvakarzinome, da sie häufig bereits im metastasierten Stadium diagnostiziert werden (etwa 40 %). Sind bereits Fernmetastasen vorhanden, beträgt die 5-Jahresüberlebensrate (5-JÜR) nur noch 5 %. Einen besonders aggressiven Verlauf nehmen Plattenepithelkarzinome bei immunsupprimierten Patienten.

11.5.3 Merkelzellkarzinom

Synonym: neuroendokrines Karzinom

Definition ▎ Das Merkelzellkarzinom ist ein schnell wachsender, **hochmaligner** Tumor, dessen Zellen in ihrer Differenzierung den Merkelzellen (neuroendokrin) ähneln.

Epidemiologie ▎ Seltener Tumor mit einer Inzidenz von 0,3/100 000 pro Jahr, der überwiegend bei älteren Frauen auftritt.

Ätiologie ▎ Unklar. Die Zunahme der Inzidenz in den letzten Jahrzehnten führt zu der Vermutung, dass eine UV-Belastung wahrscheinlich als Risikofaktor eine Rolle spielt.

Klinik ▎ Rasch wachsende, blaurote Knoten mit Teleangiektasien, v. a. im Gesicht und an der oberen Extremität (chronisch lichtexponierte Areale). In 30–50 % der Fälle treten **Metastasen** auf.

Histologie ▎ Man findet Infiltrate aus monomorphen großen basophilen Zellen in der **Dermis** mit zahlreichen Mitosen. Die Tumorzellen sind **NSE-positiv** (NSE = neuronenspezifische Enolase) und zeigen eine Expression der **Zytokeratine CK 8, 18** und **20**.

Differenzialdiagnose ▎ Histologische Abgrenzung von Lymphomen, amelanotischen Melanomen, Karzinommetastasen (Bronchialkarzinom) und Schweißdrüsenkarzinomen.

Therapie ▎ Die **Exzision** muss mit einem deutlichen Sicherheitsabstand erfolgen (möglichst 3 cm). Zudem sollte der Wächter-Lymphknoten entnommen werden und eine Nachbestrahlung der Tumorregion sowie der regionalen Lymphknotenstation erfolgen. Bei Metastasierung können Polychemotherapien durchgeführt werden, allerdings sind Remissionen meist nur von kurzer Dauer.

Prognose ▎ Die 5-JÜR beträgt 30–75 %. Im metastasierten Stadium ist die Prognose schlecht. In 10–20 % der Fälle verläuft die Erkrankung tödlich.

11.5.4 Keratoakanthom

Definition ▎ Keratoakanthome sind sinulär auftretende Knoten mit zentralem Hornpfropf. Sie wachsen sehr schnell, zeigen aber auch eine Tendenz zur spontanen Regression.

Ätiologie ▎ Ursächlich kommen UV-Strahlung, ionisierende Strahlung, chemische Karzinogene sowie humane Papillomviren (HPV) in Betracht.

Epidemiologie ▎ Keratoakanthome treten im mittleren und höheren Lebensalter auf, v. a. an lichtexponierten Arealen. Männer sind etwa doppelt so häufig betroffen wie Frauen.

Klinik ▎ Rasches Wachstum innerhalb von nur 1–2 Monaten! Typisch ist ein halbkugeliger, solitärer Knoten mit **zentralem Hornkegel** (**Abb. 11.7**). Es findet keine Infiltration der Umgebung statt. Bei weiterem Wachstum treten häufig Teleangiektasien im Randbereich auf.

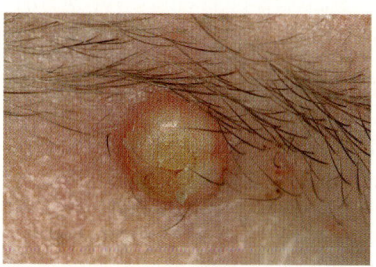

Abb. 11.7   Keratoakanthom.

11

Diagnostik ❙ Der Nachweis erfolgt mittels Histologie. Für die Abgrenzung zum Plattenepithelkarzinom ist aber auch die Anamnese wichtig (schnelleres Wachstum, Auftreten auf nicht vorgeschädigter Haut).

Histologie ❙ Zentraler Hornpropf mit peripherer Proliferation von Keratinozyten mit pseudokarzinomatösem Aspekt (Mitosen und Kernpleomorphie).

Differenzialdiagnose ❙ Abzugrenzen sind: Basalzellkarzinom (s. S. 203), Plattenepithelkarzinom (s. S. 204), hypertrophe aktinische Keratose (s. S. 387) sowie im Anfangsstadium ein Molluscum contagiosum (s. S. 51).

Therapie ❙ Therapie der Wahl ist die Exzision. Alternativ können eine Lasertherapie, Kryochirurgie oder auch intraläsionale Applikation von Chemotherapeutika (Methotrexat, 5-FU) erwogen werden. Bei problematischer Lokalisation oder multiplen Tumoren können Methotrexat oder Acitretin systemisch eingesetzt werden.

Prognose ❙ Insgesamt ist die Prognose gut. Im Verlauf ist eine spontane Regression innerhalb von Monaten möglich (evtl. narbig). In Einzelfällen kann es zum Übergang in invasive Karzinome kommen, die unter Umständen auch metastasieren (insgesamt aber selten).

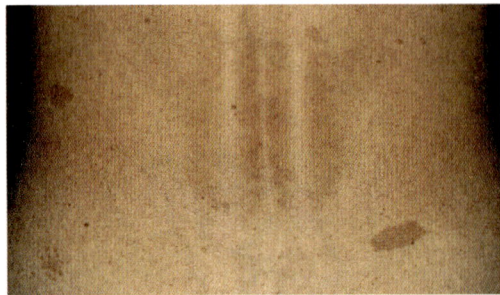

Abb. 11.8   Café-au-lait-Flecken.

> **MERKE**
>
> Bei mehr als 5 Café-au-lait-Flecken muss eine **Neurofibromatose** ausgeschlossen werden (s. S. 296.

11.6 Benigne melanozytäre Tumoren

Key Point
Pigmentnävi sind die häufigsten melanozytären Hautveränderungen. Sie sind zwar gutartig, können aber auch Vorläuferläsion eines malignen Melanoms sein. Daher ist die Einschätzung ihrer Dignität im Rahmen der Hautkrebsvorsorge besonders wichtig.

11.6.1 Epidermale melanozytäre Fehlbildungen
Epheliden
Synonym: Sommersprossen
Ephiliden sind kleine, scharf begrenzte, hellbraune Maculae, die nach Sonnenbestrahlung v. a. im Gesicht- und Dekolletébereich oder an den Armen auftreten. Betroffen sind insbesondere Menschen mit blondem oder rötlichem Haar (Hauttyp I und II). Histologisch ist eine Melaninvermehrung (Hyperpigmentierung) in den basalen Epidermiszellen bei normaler Melanozytenzahl erkennbar.

Café-au-lait-Flecken
Synonym: Milchkaffeeflecken
Es handelt sich um scharf begrenzte, homogen milchkaffeebraune Flecken unterschiedlicher Größe, die z. T. unregelmäßig gezackt begrenzt sind (**Abb. 11.8**). Die Histologie zeigt eine basale Hyperpigmentierung bei vermehrter Melanozytenzahl.

Lentigo senilis
Synonym: Lentigo solaris, Altersfleck
Bräunliche, scharf begrenzte Flecken, die **ab dem mittleren Lebensalter** insbesondere an lichtexponierten Arealen auftreten (v. a. Handrücken, Gesicht und Unterarme). Histologie mit basaler Hyperpigmentierung und geringer melanozytärer Hyperplasie.

Lentigo simplex
Synonym: Lentigo benigna
Die Lentigo simplex ist eine häufig vorkommende, 1–5 mm große, erworbene, bräunliche Makula v. a. in lichtexponierten Hautarealen; häufig multiples Auftreten. Sie stellt meistens die **Frühform eines Junktionsnävus** dar und tritt häufig bereits im **Kindesalter** auf. Histologisch ist eine ausgeprägte basale Hyperpigmentierung und evtl. auch eine geringgradige melanozytäre Hyperplasie erkennbar, aber keine Anordnung der Melanozyten in Nestern.

EXKURS

Lentigines können auch gehäuft im Rahmen von **Syndromen** vorkommen und sind dann mit anderen Fehlbildungen assoziiert, z. B. **LEOPARD-Syndrom** (selten, autosomal-dominant vererbt): **L**entigines, **E**KG-Störungen, **o**kulärer Hypertelorismus (großer Augenabstand), **P**ulmonalstenose, **A**bnormalität der Genitalien, **R**etardierung des Wachstums, „**D**eafness" (Taubheit).

Naevus spilus
Synonyme: Kiebitzei-Nävus, speckled lentiginous nevus
Definition ❙ Kongenitaler Café-au-lait-Fleck mit kleinen dunkleren Einsprengungen, die sich häufig erst im Kindesalter entwickeln.

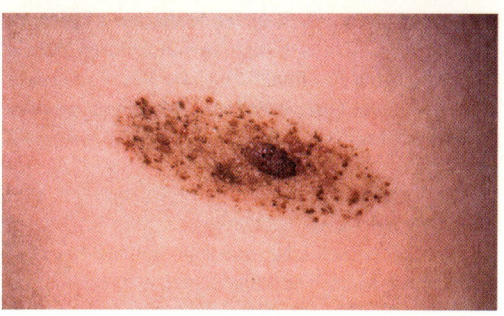

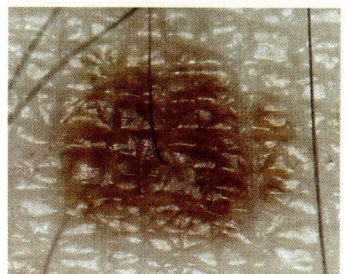

Abb. 11.9 Naevus spilus (aus Sterry et al., Checkliste Dermatologie, Thieme, 2010).

Abb. 11.11 Nävuszellnävus.

Klinik I Unregelmäßig, aber scharf begrenzter, meist linsen- bis handtellergroßer, **milchkaffeebrauner Fleck** mit kleinen **dunkelbraunen, spritzerartigen Maculae**, die sich im Laufe des Lebens zu schwarzbraunen Papeln umwandeln können (**Abb. 11.9**).

Histologie I Basale Hyperpigmentierung wie bei der Lentigo simplex; im Bereich der dunklen Areale finden sich Melanozytennester wie beim melanozytären Nävus.

Therapie I Jährliche Kontrolle. Auffällige Nävi sollten frühzeitig exzidiert werden, da Entartungsgefahr besteht (Melanome auf Nävi spilus sind aber extrem selten).

11.6.2 Nävuszellnävus (NZN, melanozytärer Nävus)

Definition I Nävuszellnävi (NZN) sind benigne, angeborene (1 %) oder erworbene, melanozytäre Hauttumoren, die häufig multipel auftreten. Sie entwickeln sich nahezu bei jedem Menschen.

Epidemiologie und Ätiologie I Die Prävalenz hängt ab von Alter, ethnischem Hintergrund, genetischer Prädisposition und Umweltfaktoren (v. a. **UV-Exposition**). Wenige melanozytäre Nävi sind bei Geburt vorhanden. Bis zum 2. bis 3. Lebensjahrzehnt steigt die Anzahl und mit zunehmendem Alter kommt es wieder zu einer Rückentwicklung. Hellhäutige Menschen haben eine größere Anzahl als dunkel pigmentierte Rassen. Letztere weisen dafür häufiger melanozytäre Nävi an Palmae und Plantae sowie subungual auf.

MERKE

Nävuszellen sind morphologisch umgewandelte **Melanozyten**, die im Gegensatz zu den „normalen" Melanozyten **keine Dendriten** mehr aufweisen und meist strang- oder **nestförmig** zusammenliegen (Melanozyten liegen eher einzeln). Im Laufe der Zeit wandern sie ausgehend von der Junktionszone in tiefere Hautschichten. Die Fähigkeit zur Melaninbildung geht parallel zu diesem „Abtropfen" in die Dermis verloren, so dass dermale NZN häufig unpigmentiert sind.

Klinik I Erworbene melanozytäre Nävi sind gut umschriebene, runde bis ovale Hautveränderungen mit regulären Rändern sowie einem Durchmesser von 2–5 mm (**Abb. 11.11**). Je nach Wachstumsphase bzw. Lage unterscheidet man folgende Typen (**Abb. 11.10**):

- **Junktionsnävus** (epidermal): Macula oder Plaque, meist einfarbig mittel- bis dunkelbraun
- **Compound-Nävus** (epidermodermal): meist Plaque oder Papel, **heller** pigmentiert als junktionale Nävi
- **dermaler Nävus** (dermal): meist erhaben, auch papillomatös und deutlich heller als Compound-Nävi (hellbraun bis **hautfarben**)

Einige Nävi enthalten kräftige, häufig dunkel pigmentierte **Haare**.

Subunguale melanozytäre Nävi fallen gewöhnlich als scharf begrenzte, gleichmäßig pigmentierte, bräun-

junktionaler Nävus   Compound-Nävus   dermaler Nävus

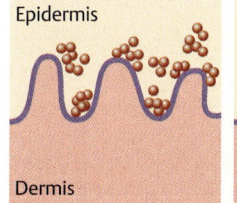
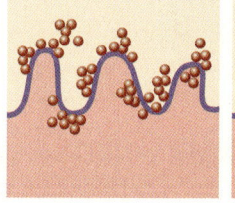
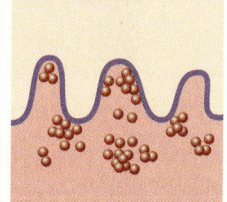

Epidermis

Dermis

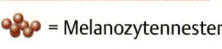 = Melanozytennester

Abb. 11.10 Schema Wachstumsphasen von NZN.

liche, longitudinale Streifen auf, die die gesamte Nagelplatte durchziehen.

Diagnostik I Da NZN in maligne Melanome übergehen können, sollte im Rahmen der klinischen Untersuchung die Dignität beurteilt werden (Inspektion, Dermatoskopie, **ABCD-Regel**, s. unten, **Abb. 11.12**).

Histologie I Erworbene melanozytäre Nävi zeigen je nach Typ (Junktions-, Compound-, dermaler Nävus) intraepidermale und/oder dermale Ansammlungen von Melanozyten (Nävuszellen). Meist liegen sie **nest- oder strangförmig** zusammen. Die Hautanhangsgebilde werden von den dermalen Melanozyten ummantelt, bleiben jedoch intakt.

Differenzialdiagnose I Malignes Melanom (s. S. 211), Naevus bleu (bläulicher Farbton), Naevus Spitz (s. S. 209), pigmentiertes Basalzellkarzinom (s. S. 203), Dermatofibrom (s. S. 215).

Therapie I Unauffällige melanozytäre Nävi sind nicht behandlungsbedürftig. Patienten mit vielen Nävi sollten jährlich kontrolliert werden (klinische Inspektion, Dermatoskopie, Photodokumentation). Bei Hinweisen auf Atypien sollten Nävi (auch präventiv) **exzidiert** und immer **histologisch** untersucht werden. Inkomplette Entfernungen („Shave"-Biopsie) oder Lasertherapien sind obsolet.

Als primäre **Prävention** ist der Schutz vor übermäßiger UV-Exposition insbesondere bei Kindern und Menschen mit erhöhtem Risiko anzuraten (Sonne und Solarien meiden, textiler sowie chemischer/physikalischer Lichtschutz).

Praxistipp
Im Rahmen der Hautkrebsvorsorge sollte immer das gesamte Integument beurteilt werden; auch Fußsohlen, Kopfhaut, Genitale und Hände dürfen nicht vergessen werden.

Prognose I Etwa 20–30 % der **malignen Melanome** entwickeln sich aus einem melanozytären Nävus. Ein zusätzlicher Risikofaktor für die Melanomentstehung ist zudem eine vermehrte Anzahl von melanozytären Nävi.

Sonderformen

Dysplastischer Nävus

Synonyme: atypischer Nävuszellnävus, Clark-Nävus

Definition I Klinisch auffälliger, melanozytärer Nävus (ABCD-Regel) mit erhöhter Wahrscheinlichkeit der Entartung.

> **MERKE**
>
> Dysplastische Nävi sind Marker für die Entwicklung eines **malignen Melanoms**.

Epidemiologie I Dysplastische Nävi treten meist nach der Pubertät auf. Die Inzidenz beträgt etwa 150/100 000 Einwohner/Jahr. Die Prävalenz liegt bei 1,5–5,0 %.

Klinik I Meist 5–15 mm große, unscharf und häufig polyzyklisch begrenzte, unterschiedlich pigmentierte Maculae, Papeln oder Plaques. Sie sind überwiegend am Stamm lokalisiert.

Syndrom dysplastischer Nävi: multiples Auftreten von dysplastischen Nävi (10 bis > 100) mit hoher Entartungstendenz, meist erblich (autosomal-dominant).

Diagnostik I Klinik und Dermatoskopie (**ABCD-Regel**, s. unten), aber erst die Histologie kann die Diagnose sichern.

Histologie: Im Gegensatz zu harmlosen NZN finden sich vereinzelt zytologische **Atypiezeichen**. Bei dermalem Anteil kann eine Stromareaktion auftreten (Fibrose um die Reteleisten herum, sog. lamelläre Fibroplasie).

---

unauffälliger melanozytärer Nävus

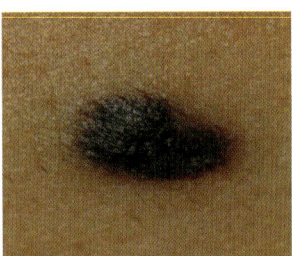

malignes Melanom

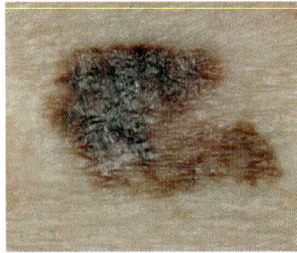

Abb. 11.12 Unterscheidung verdächtiger und unverdächtiger Pigmentläsionen (ABCD-Regel).

symmetrisch konfiguriert	**A**	asymmetrisch konfiguriert
regelmäßige Begrenzung	**B**	bogige Begrenzung (polyzyklisch)
gleichmäßige Farbe	**C**	unterschiedliche Farben
Durchmesser < 5 mm	**D**	Durchmesser > 5 mm

Therapie | Dysplastische Nävi sollten ohne Sicherheitsabstand **exzidiert** und anschließend **histologisch** kontrolliert werden. Bei Patienten mit multiplen dysplastischen Nävi sollten regelmäßige Kontrolluntersuchungen (alle 3–6 Monate) erfolgen und suspekte Nävi präventiv exzidiert werden.

Halo-Nävus

Synoynm: Sutton-Nävus
Definition und Ätiologie | Harmloser melanozytärer Nävus mit unpigmentiertem Hof (Halo), der häufig im 2. Lebensjahrzehnt auftritt, vermutlich infolge einer immunologischen Reaktion mit Untergang der Melanozyten.
Klinik | Ovaler, **weißer Fleck** von meist 0,5–1,0 cm Durchmesser mit einer **zentralen, bräunlichen Macula** oder Papel (melanozytärer Nävus; **Abb. 11.13**). Im Verlauf ist eine Depigmentierung des zentralen Nävus oder eine Repigmentierung des hellen Hofs möglich.
Therapie | Eine Therapie (Exzision) ist nur bei Atypien (ABCD-Regel) notwendig.

Spitz-Nävus

Synonyme: Spindelzellnävus, Epitheloidzellnävus
Definition und Epidemiologie | Benigner, meist knotiger Tumor mit histologischen Zellatypien, die an ein malignes Melanom erinnern. Das klinische Bild ist sehr variabel. Meist sind Kinder betroffen (3.–8. Lebensjahr), selten Erwachsene.
Klinik | Meist solitärer, scharf begrenzter, 0,5–2,0 cm großer, **halbkugeliger**, glatter, hellbraun-rötlicher bis blau-schwarzer, elastischer bis derber Knoten mit Teleangiektasien (**Abb. 11.14**). Er tritt bevorzugt im **Gesicht** auf, daneben aber auch am Kapillitium,

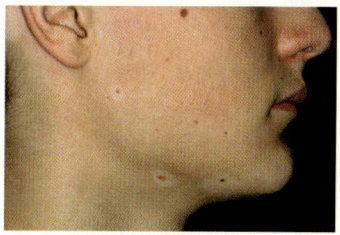

Abb. 11.13 Halo-Nävus.

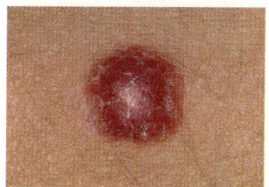

Abb. 11.14 Spitz-Nävus.

Nacken und an den Beinen. Typisch ist ein rasches Wachstum (Wochen bis Monate).
Pigmentierter Spindelzellnävus (Reed): pigmentierte Form des Spitz-Nävus.
Diagnostik |
– **Diaskopie** (Glasspatel): lupoides Infiltrat
– **Dermatoskopie:** „Starburst Pattern" (= Strahlenkranz), im Gegensatz zu malignen Melanomen sind Gefäßpolymorphien äußerst selten.
– **Histologie:** Spindelige oder epitheloide Zellen, Zellpolymorphien. Wichtige Abgrenzungsmerkmale zum malignen Melanom: symmetrischer Aufbau, Mitosen nur in den oberen Tumoranteilen und Ausreifung der Melanozyten zur Tiefe hin.
Differenzialdiagnose | Malignes Melanom (schwierig!), Tuberculosis cutis luposa (s. S. 65), Lymphadenosis cutis benigna (Borrelien, s. S. 62), juveniles Xanthogranulom (s. S. 221), Dermatofibrom (s. S. 215).
Therapie | Da die eindeutige klinische und histologische Abgrenzung zum malignen Melanom schwierig ist, sollte der Tumor stets **exzidiert** werden.

Becker-Nävus

Synonym: Melanosis naeviformis Becker
Definition | Nicht seltenes Hamartom mit Hyperpigmentierung und Behaarung. Es tritt insbesondere bei Männern im 2. Lebensjahrzehnt auf.
Klinik | Vor allem am oberen Stamm lokalisiertes, einseitig auftretendes, unregelmäßig begrenztes Areal mit **Hyperpigmentierung** und **Behaarung**. Sehr selten assoziiert mit ipsilateraler Mammahypoplasie und Skelettanomalien (**Becker-Nävus-Syndrom**).
Differenzialdiagnose | Naevus spilus (s. S. 206), Mongolenfleck (s. S. 210).
Therapie | Nicht erforderlich.

11.6.3 Dermale melanozytäre Fehlbildungen

> **MERKE**
>
> Melaninanreicherungen in tiefen Gewebeschichten (Dermis) erscheinen **blau** (Tyndall-Effekt = Lichtbrechung an kolloidalen Strukturen).

Blauer Nävus

Synonyme: Naevus bleu, Naevus coeruleus
Definition | Angeborene oder erworbene Ansammlung von pigmentierten Melanozyten in der Dermis.
Epidemiologie | Manifestation in der Kindheit oder im frühen Erwachsenenalter. Frauen und Patienten mit dunklem Hauttyp sind häufiger betroffen.
Klinik | Bis etwa 1 mm großes, meist derbes, indolentes, **blau-schwarzes Knötchen** mit glatter Oberfläche (**Abb. 11.15**). Bevorzugte Lokalisationen: v. a. **Gesicht**, daneben auch Hand- und Fußrücken.

11

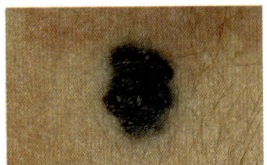

Abb. 11.15   Blauer melanozytärer Nävus.

Histologie I Meist pigmentreiche Melanozyten in Dermis und auch Subkutis, teils in Einzelformationen, teils unregelmäßig gruppiert.
Differenzialdiagnose I Malignes Melanom (s. S. 211), pigmentiertes Dermatofribrom (s. S. 215), (thrombosiertes) Hämangiom (s. S. 217).
Therapie I Bei diagnostischer Unklarheit (Melanom, maligner blauer Nävus?) erfolgt die **Exzision** und histologische Aufarbeitung.
Prognose I Sehr selten kommt es zur malignen Transformation (maligner blauer Nävus → ungünstige Prognose).

Mongolenfleck

Definition I Dermaler melanozytärer Nävus mit graublauer Verfärbung der Haut in der **Lumbosakralregion**, der bereits bei Geburt vorhanden ist. Manifestation v. a. bei Asiaten und Jungen.
Klinik I Typisch ist ein lumbal lokalisierter grauer oder blaugrauer, 5–20 cm großer Fleck (**Abb. 11.16**).
Prognose I Gewöhnlich Rückbildung bis zur Pubertät, keine maligne Entartung.

Nävus Ota

Synonym: Naevus fuscocoeruleus ophthalmomaxillaris
Definition I Meist kongenital auftretender, dermaler melanozytärer Nävus, der sich im Versorgungsbereich des **1. und 2. Trigeminusastes** manifestiert. Er kommt fast nur bei Asiaten vor und betrifft v. a. Mädchen.
Klinik I Meist einseitige, hellrot-braune bis schwarzblaue Pigmentierung im **Wangenbereich** entlang der N.-trigeminus-Innervation (s. Abb. 10.5, S. 195).

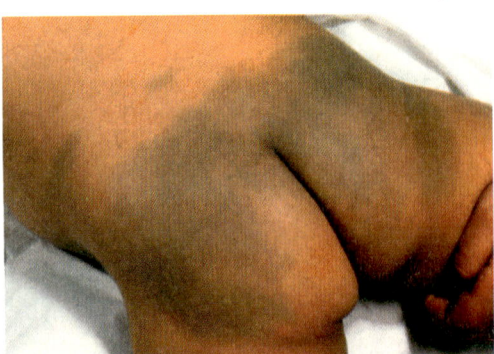

Abb. 11.16   Mongolenfleck.

Etwa ⅔ zeigen eine Augenbeteiligung (Sklera-Pigmentierung, Glaukom, Katarakt).
Prognose I Selten Entwicklung eines malignen Melanoms (an der Haut, intrakraniell).

Nävus Ito
Synonym: Naevus fuscocoeruleus deltoideoacromialis
Definition I Dermaler melanozytärer Nävus an der **Schulter** sowie am oberen **Rumpf.** Er tritt vorwiegend in Japan auf.
Klinik I Es zeigt sich eine blaugraue Pigmentierung an der Schulter und oberer Brust.
Prognose I Keine Rückbildungstendenz, kein erhöhtes Melanomrisiko.

11.7 Maligne melanozytäre Tumoren

Key Point
Das maligne Melanom („schwarzer Hautkrebs") hat zwar eine geringere Inzidenz als der „helle Hautkrebs" (Plattenepithelkarzinom, Basaliom), ist aber aufgrund seiner höheren Metastasierungstendenz und Mortalitätsrate als am gefährlichsten einzustufen.

11.7.1 Lentigo maligna-Melanom (in situ)
Definition I Langsam wachsender melanozytärer Tumor, der meist bei älteren Patienten in sonnenexponierten Bereichen (häufig Gesicht) auftritt. Er ist auf die Epidermis begrenzt (Melanoma in situ), wird aber nach vielen Jahren in ein invasives Lentigo-maligna-Melanom (s. S. 212) übergehen.
Ätiologie I Jahrelange UV-Exposition.
Klinik I Meist polyzyklisch begrenzter, inhomogen pigmentierter, brauner bis schwarzer Fleck an lichtexponierten Arealen (**Abb. 11.17**).
Diagnostik I Auflichtmikroskopie (unregelmäßiges Pigmentnetz, Punkte) und unbedingt **histologische Abklärung**!
Histologie: atypische, pigmentierte Melanozyten v. a. in der basalen Epidermis, aber keine Infiltration der Dermis (DD zum malignen Melanom).
Therapie I Therapie der Wahl ist die **Exzision** mit Sicherheitsabstand und anschließender histologischer Aufarbeitung. Bei ungünstiger Lokalisation oder

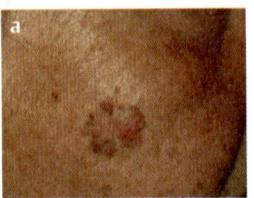
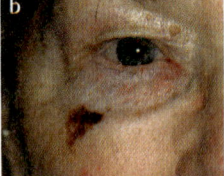

Abb. 11.17   Lentigo maligna.

hohem Alter des Patienten können alternativ auch Kryotherapie oder Bestrahlung zum Einsatz kommen. Anschließend regelmäßige Kontrolluntersuchungen.

11.7.2 Malignes Melanom

Synonym: „schwarzer Hautkrebs"

Definition I Das maligne Melanom ist ein maligner Tumor der Melanozyten, der invasiv wächst und zu einer frühzeitigen Metastasierung neigt. Er tritt hauptsächlich an der Haut auf, seltener an Schleimhäuten, Uvea (Aderhaut) und Meningen.

Epidemiologie I Das maligne Melanom manifestiert sich vor allem bei **Hellhäutigen** (Kaukasier) im **mittleren Lebensalter** (50.–60. Lebensjahr). **Frauen** sind häufiger betroffen als Männer.

Praxistipp

Melanome können am gesamten Integument auftreten. Während sie bei Frauen häufig an den Unterschenkeln entstehen, sind sie bei Männern v. a. am Rücken lokalisiert.

Bei der hellhäutigen Bevölkerung ist ein weltweiter **Anstieg der Inzidenz** zu beobachten. In Europa und Nordamerika beträgt sie etwa 15/100 000 Einwohner/Jahr. Gleichzeitig nimmt erfreulicherweise die mediane Tumordicke bei Erstdiagnose durch die zunehmende Sensibilisierung der Bevölkerung ab, was eine Verbesserung der Prognose bedeutet.

Ätiologie I Verschiedene exogene und konstitutionelle Faktoren scheinen eine Rolle zu spielen:
- **UV-Exposition:** intensive UV-Belastung/Sonnenbrände in der Kindheit (→ SSM, NM), kumulative UV-Belastung (→ LMM)
- **Melanomvorläufer:** atypische melanozytäre Nävi, Syndrom dysplastischer Nävi, hohe Anzahl an melanozytären Nävi
- Melanom in der Anamnese
- genetische Prädisposition (5–10 %)
- heller Hauttyp
- Immunsuppression (→ besonders aggressive Verläufe)
- Xeroderma pigmentosum (s. S. 298)

MERKE

20 % der Melanome entstehen **auf bisher unveränderter Haut**, 10 % aus einer Lentigo maligna und 30 % aus einem melanozytären Nävus.

Klinik I Klinisch und histologisch unterscheidet man 4 Typen (**Tab. 11.2, Abb. 11.18**):

11

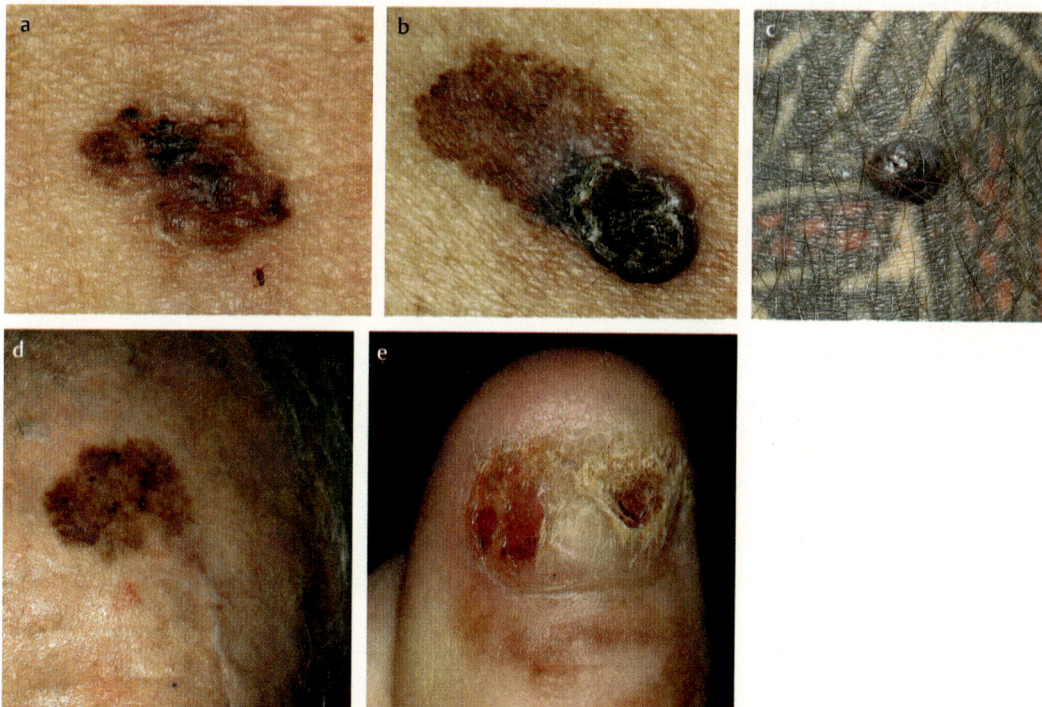

Abb. 11.18   Maligne Melanome. a Superfiziell spreitendes Melanom (SSM). **b** Sekundär knotiges SSM. **c** Noduläres Melanom (NM). **d** Lentigo-maligna-Melanom (LMM). **e** Akrolentiginöses Melanom (ALM).

Tabelle 11.2

Melanomtypen

Typ	Anteil	Wachstum
superfiziell spreitendes Melanom (SSM)	55–60 %	primär horizontal
noduläres Melanom (NM)	20 %	primär vertikal
Lentigo-maligna-Melanom (LMM)	5–10 %	primär horizontal
akrolentiginöses Melanom (ALM)	5 %	primär horizontal

- **superfiziell spreitendes Melanom (SSM):** polyzyklisch begrenzte, unregelmäßig pigmentierte Macula oder Plaque; häufig unterschiedliche Farbtöne (hellbraun, braun, schwarz, rötlich) und helle Areale (= Regressionszonen)
- **noduläres Melanom (NM):** meist homogener, braunschwarzer, derber kleiner Knoten, häufig mit Ulzeration und Blutungsneigung; primär vertikales Wachstum (→ schlechte Prognose). Sonderform: amelanotisches NM (rötlicher Tumor)
- **Lentigo-maligna-Melanom (LMM):** unregelmäßig begrenzter, brauner bis braunschwarzer Fleck (später auch plaqueförmig) meist im Gesicht älterer Patienten; lange horizontale Wachstumsphase (→ gute Prognose)
- **akrolentiginöses Melanom (ALM):** an Palmae, Plantae und subungual lokalisiertes Melanom; zunächst braune bis schwarze, unscharf begrenzte Pigmentierung, später auch knotige Anteile mit Ulzerationen (s. S. 261).

MERKE

Das superfiziell spreitende Melanom (SSM) ist der häufigste Melanomtyp bei Hellhäutigen, bei der schwarzen Bevölkerung dominiert dagegen das akrolentiginöse Melanom (ALM).

Seltene **klinische Varianten** sind: amelanotisches (pigmentfreies) Melanom, Schleimhautmelanom, Aderhautmelanom (5 %), meningeales Melanom.

Verlauf I Die **Metastasierung** erfolgt bei etwa $^2/_3$ der Fälle zunächst **lymphogen** in die regionären Lymphabflussgebiete. Hier unterscheidet man:
- **Satellitenmetastasen:** Hautmetastasen bis 2 cm um den Primärtumor herum gruppiert
- **In-transit-Metastasen:** Hautmetastasen zwischen Primärtumor und 1. Lymphknotenstation
- **regionäre Lymphknotenmetastasen:** hart und indolent, später verbacken.

Später erfolgt meist die **hämatogene** Metastasierung, v. a. in Haut, Lungen, Leber, Gehirn oder Knochen.

MERKE

Mit zunehmender **Tumordicke** steigt das Metastasierungsrisiko. Daher neigt das NM aufgrund des primär vertikalen Wachstums zur frühen Metastasierung. Das LMM hat dagegen eine sehr geringe Metastasierungstendenz.

Diagnostik I Im Rahmen der **klinischen Untersuchung** wird zunächst überprüft, ob eine Hautveränderung malignomverdächtig ist:
- **Inspektion:** Beurteilung nach der **ABCD-Regel** (verdächtige Läsionen s. **Tab. 11.3**)
- **Dermatoskopie:** verdächtig sind u. a. ein irreguläres Pigmentnetz, radiäre Ausläufer, punktförmige Pigmentverdichtungen

Bei klinisch suspektem Befund erfolgt zur Diagnosesicherung eine **Exzisionsbiopsie** der gesamten Läsion mit geringem Sicherheitsabstand (keine Probebiopsien!). In der anschließenden **Histologie** werden der Melanomtyp, die Tumordicke nach Breslow und der Invasionslevel nach Clark bestimmt (**Abb. 11.19**) sowie das Vorhandensein von Ulzerationen bzw. Regressionszonen überprüft (wichtige Prognoseparameter! s. u.). Wichtige **histologische Kriterien** zur Melanomdiagnose sind:
- atypische Melanozyten in Epidermis und Dermis (eher einzeln als nestförmig), „pagetoide Melanomzellen" beim SSM (große, zytoplasmareiche Tumorzellen)
- Mitosen in allen Tumoretagen
- tumorreaktives Infiltrat
- fehlende „Reifung" der Tumorzellen zur Tiefe hin

Tabelle 11.3

Melanomverdächtige Hautveränderungen

ABCD(E)-Regel	verdächtiger Befund
A – Asymmetrie	asymmetrische Formen
B – Begrenzung	bogig (polyzyklisch), unregelmäßig
C – Colour	unterschiedliche Farben, inhomogen
D – Durchmesser	> 5 mm, rasche Größenzunahme
E – Erhabenheit	über das Hautniveau erhaben

11

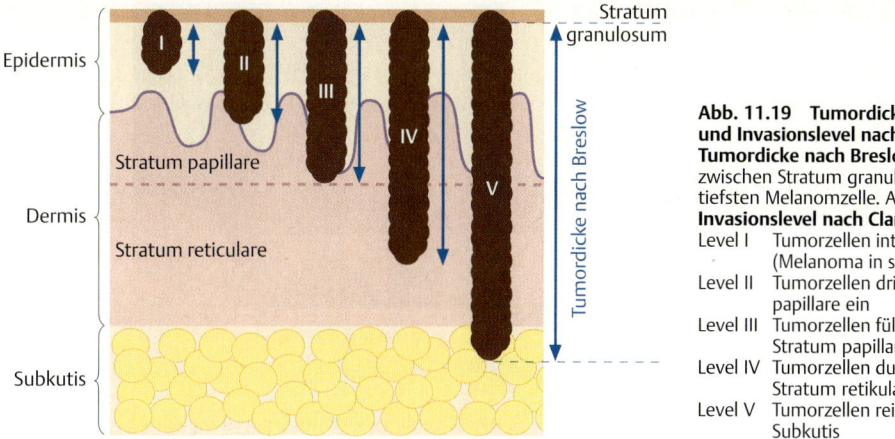

Epidermis

Stratum papillare

Dermis

Stratum reticulare

Subkutis

Tumordicke nach Breslow

Stratum granulosum

Abb. 11.19 Tumordicke nach Breslow und Invasionslevel nach Clark.
Tumordicke nach Breslow: Abstand zwischen Stratum granulosum und der tiefsten Melanomzelle. Angabe in mm.
Invasionslevel nach Clark:

Level I Tumorzellen intraepidermal (Melanoma in situ)
Level II Tumorzellen dringen ins Stratum papillare ein
Level III Tumorzellen füllen das gesamte Stratum papillare aus
Level IV Tumorzellen durchsetzen das Stratum retikulare
Level V Tumorzellen reichen bis in die Subkutis

Nach histologisch gesicherter Diagnose wird eine **Ausbreitungsdiagnostik** mit verschiedenen bildgebenden Verfahren empfohlen (insbesondere ab 1 mm Tumordicke). Diese beinhaltet:
- Lymphknoten-Sonografie
- Abdomen-Sonografie
- Röntgenthorax
- Labor: BSG, Blutbild, LDH, alkalische Phosphatase (↑ bei Knochenmetastasen), Tumormarker (S100, MIA)
- Biopsie des Wächter-Lymphknotens ab einer Tumordicke von 1 mm oder Clark-Level IV oder Vorliegen histologischer Regression oder Ulzeration (Sentinel Lymph Node, s. S. 40)
- ggf. CT, MRT oder PET.

EXKURS

Biopsie des Wächter-Lymphknotens

Dazu wird der Wächter-Lymphknoten mittels Lymphabstromszintigrafie und intraoperativer Farbmarkierung (Patentblau) identifiziert, exstirpiert und anschließend histologisch und immunhistologisch aufgearbeitet.

Differenzialdiagnose I Insbesondere **melanozytäre Hautveränderungen** wie melanozytärer (dysplastischer) Nävus, Spitz-Nävus, blauer Nävus.
Auch **nichtmelanozytäre Hautveränderungen** wie pigmentierte Verruca seborrhoica, pigmentiertes Basalzellkarzinom, thrombosiertes Hämangiom, pigmentiertes Dermatofibrom, Verruca vulgaris, Kaposi-Sarkom, Glomustumor, Mastozytom.
Therapie I Therapie des Primärtumors: Wurde im Rahmen der Exzisionsbiopsie die Melanomdiagnose gesichert, sollte je nach Tumordicke eine Nachexzision mit dem nötigen Sicherheitsabstand erfolgen:

- Melanoma in situ: 0,5 cm Sicherheitsabstand
- bis 2 mm: 1 cm
- ab 2 mm: 2 cm

Bei akraler Lokalisation (Finger, Zehen) können aus anatomischen Gründen die üblichen Sicherheitsabstände nicht eingehalten werden (ggf. Amputation). Bei Melanompatienten mit einer Tumordicke > 2,0 mm kann eine adjuvante Therapie mit Interferon-α angeboten werden.
Therapie von Metastasen:
- **Satelliten- und In-transit-Metastasen:**
  - Exzision mit knappem Sicherheitsabstand + evtl. adjuvant Interferon-α
  - bei Inoperabilität: hypertherme Extremitätenperfusion mit Melphalan, Strahlentherapie, Laser- oder Kryotherapie, lokale Immuntherapie (DCP-Pinselungen, IL-2-Injektionen)
- **regionäre Lymphknotenmetastasen:**
  - radikale Lymphknotendissektion + evtl. adjuvant Interferon-α
  - bei Inoperabilität: Chemotherapie (z. B. Dacarbazin, Vindesin, Platin), Chemoimmuntherapie (Zytostatika + Zytokine wie Interferon-α oder IL-2)
- **Organmetastasen:** selten kurative Therapie möglich
  - Operation: bei einzelnen/wenigen Metastasen, vertretbarem OP-Risiko und möglicher R_0-Resektion
  - bei Inoperabilität: Chemotherapie, Chemoimmuntherapie, Strahlentherapie (v. a. bei Hirn- und Skelettmetastasen)
Prognose I

11

MERKE

Die **Tumordicke** (nach Breslow) ist beim nichtmetastasierten Melanom der wichtigste Prognosefaktor.

Die wichtigsten prognostischen Faktoren beim nicht-metastasierten Melanom sind:
- **Tumordicke** nach Breslow
- Vorhandensein einer **Ulzeration**
- **Geschlecht** (Männer haben eine schlechtere Prognose)
- **Lokalisation** des Tumors (ungünstig sind Kapillitium, Hals, oberer Rumpf, Oberarme, Akren)
- **Clark-Level** nur noch von Bedeutung bei Tumordicke < 1 mm
- Status des **Wächter-Lymphknotens**.

Liegt keine Metastasierung vor, ist die Prognose günstig (5-JÜR ca. 85 %). Sie verschlechtert sich jedoch dramatisch bei Eintreten von Metastasen. Bei In-transit-Metastasierung beträgt die 10-JÜR ca. 30 %, bei Fernmetastasierung nur noch ca. 3 %.

Nachsorge | Da 90 % der Metastasen in den ersten 5 Jahren auftreten, muss insbesondere in diesem Zeitraum eine enge Tumornachsorge erfolgen (alle 3–6 Monate). Generell wird eine Nachsorge über 10 Jahre empfohlen. Die Intervalle und der Umfang der Untersuchungen (körperliche Untersuchung, LK-Sonografie, Tumormarker, Bildgebung) richten sich nach Tumordicke und -stadium.

11.8 Tumoren der Adnexstrukturen

11.8.1 Syringom

Seltene, gutartige Tumoren der ekkrinen **Schweißdrüsengänge**, die häufiger bei Frauen auftreten. Klinisch zeigen sich hautfarbene bis gelbliche **Papeln**, oft gruppiert an Augenlidern, Axillen, Bauchnabel und Genital.
Sonderform: **eruptive Synringome** (rasche Entstehung von zahlreichen Tumoren an Hals und oberem Thorax).

11.8.2 Zylindrom

Synonym: Spiegler-Tumor
Seltener, gutartiger Tumor der apokrinen (seltener der ekkrinen) **Schweißdrüsen**. Typisch sind einzelne, **erythematöse Knoten** am behaarten Kopf (**Kapillitium**) oder im Gesicht. Extrem selten kommt es zu einer malignen Entartung. Multiples Auftreten beim Brooke-Spiegler-Syndrom (autosomal-dominant).

11.8.3 Naevus sebaceus

Synonym: Talgdrüsennävus
Definition | Hamartom mit Vermehrung aller epithelialen Komponenten der Haut, besonders der **Talgdrüsen**. Er ist angeboren und tritt meist isoliert auf.
Klinik | Scharf-begrenzte, leicht erhabene, haarlose, gelb-orange Plaque, v. a. am **Kapillitium** (**Abb. 11.20**), seltener im Gesicht lokalisiert. Während der Kindheit

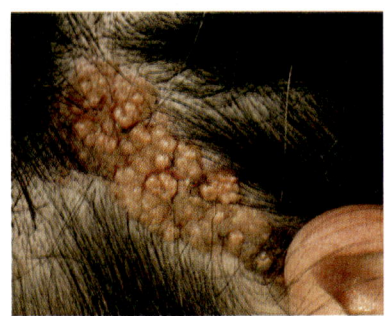

Abb. 11.20 Naevus sebaceus.

wächst der Nävus flächig analog zum Körperwachstum mit; später auch Dickenwachstum.
Verlauf und Therapie | Im Erwachsenenalter können sich gutartige und selten auch maligne Tumoren (z. B. Basalzellkarzinom, Talgdrüsenkarzinom) entwickeln. Daher wird eine **Exzision** vor der Pubertät empfohlen.

11.8.4 Pilomatrixom

Synonym: Epithelioma necroticans et calcificans Malherbe
Definition | Gutartiger, von den **Haarmatrixzellen** ausgehender Tumor mit Verkalkungstendenz, der am häufigsten bei Kindern vorkommt.
Klinik | Solitärer, schmerzloser, subkutaner, derber Knoten, der hautfarben bis rötlich oder blaurot imponiert (bis 5 cm groß). Prädilektionsstellen sind **Gesicht** (Augenbrauenbereich) und obere Extremitäten.
Verlauf und Therapie | In sehr seltenen Fällen ist eine maligne Entartung möglich (nicht im Kindesalter). Therapie der Wahl ist die **Exzision**.

11.8.5 Morbus Paget der Mamille

Klinisch **ekzemartige** Veränderung der Mamille, welche histologisch ein **intraepitheliales Milchgangskarzinom** darstellt. Therapie wie beim Mammakarzinom.

11.8.6 Extramammärer Morbus Paget

Morbus Paget außerhalb der Mamillenregion. Klinisch sichtbar sind die intraepidermalen Proliferate des darunter liegenden Karzinoms der apokrinen Drüsen. Lokalisation v. a. **anogenital** (Tumorsuche in Urogenitalsystem und Rektum!), seltener periumbilikal, axillär oder am äußeren Gehörgang. Therapeutisch ist eine großzügige Exzision notwendig (mikrografisch kontrolliert), alternativ photodynamische Therapie oder Laserchirurgie.

11.9 Tumoren des Bindegewebes

Key Point

Vom Bindegewebe ausgehende Tumoren sind häufig und meistens gutartig. Es gibt allerdings auch maligne Tumoren wie das Dermatofibrosarcoma protuberans. Eine operative Therapie kann bei kosmetisch störenden Tumoren erfolgen und ist immer dann indiziert, wenn ein Malignom ausgeschlossen werden muss.

11.9.1 Fibrome
Weiches Fibrom
Synonyme: Fibroma molle, Fibroma pendulans (gestielter Typ)
Definition | Sehr häufige gutartige Ausstülpung von Epidermis und Dermis in Form eines kleinen Hautanhängsels.
Klinik | Meist hautfarbene Papeln oder Knötchen unterschiedlicher Größe, breitbasig aufsitzend oder gestielt (**Fibroma pendulans**). Meist sind sie nur wenige Millimeter groß und an Augenlidern, Hals oder axillär lokalisiert (**Abb. 11.21a**).
Differenzialdiagnose | Gestielte seborrhoische Keratose (s. S. 200), Neurofibrom (s. S. 216).
Therapie | Nicht erforderlich, ggf. Entfernung mittels Scherenschlag.

Dermatofibrom
Synonym: Histiozytom, Fibroma durum
Definition | Häufige gutartige, wahrscheinlich reaktive Vermehrung (nach Insektenstichen oder rupturierten Zysten) dermaler Fibroblasten mit Neubildung kollagener Fasern.
Klinik | 5–10 mm großer, derber, gelb-rötlicher bis dunkelbrauner kutaner Knoten, der gut umschrieben ist und kaum subjektive Beschwerden verursacht (gelegentlich Juckreiz oder Schmerzen). Bevorzugte Lokalisation ist der **Unterschenkel**, seltener der Rumpf (**Abb. 11.21b**).

Praxistipp

Kompression des Dermatofibroms von der Seite her führt zu einer zentralen Einsenkung (Dimple-Phänomen).

Differenzialdiagnose | Juveniles Xanthogranulom (s. S. 221), malignes Melanom (s. S. 211), Mastozytom (s. S. 220).
Therapie | Nicht erforderlich, ggf. Exzision.

11.9.2 Hypertrophe Narben und Keloide
Definition | Überschießende Bindegewebsproliferation, die sich nach Verletzungen der Haut bildet.

> **MERKE**
>
> Während die hypertrophe Narbe auf den verletzten Bereich begrenzt bleibt, geht das Keloid darüber hinaus.

Ätiologie | Prädisponierende Faktoren:
- **Lokalisation der Verletzung:** v. a. obere Körperhälfte (Schultern, Thorax, Hals, Ohren, über Klavikula, Sternum, Kinn und Kieferwinkel), über Tibiakante
- **Art der Verletzung:** v. a. nach Verbrennungen und Infektionen
- **ethnische Faktoren:** dunkelhäutige Menschen.

Klinik | Derbe, hautfarbene bis rötliche Knoten und Plaques mit Teleangiektasien. Keloide haben meist unregelmäßige periphere Ausläufer und neigen zu Wachstum (**Abb. 11.22**). Sie sind oft schmerzhaft, gelegentlich besteht Juckreiz. Anfangs häufig rötliche bis braunrote Farbe, später weiß-rötlich bis hautfarben.
Differenzialdiagnose | Dermatofibrosarcoma protuberans (s. S. 216).
Therapie | Verschiedene Therapiemöglichkeiten: Exzision, Druckverbände, Injektionen von Glukokortikoiden, Kryotherapie, Silikongel-Folie, Lasertherapie, Röngten-Weichteilbestrahlung. Die Therapie der Keloide ist schwierig und meist nicht zufriedenstellend.

11

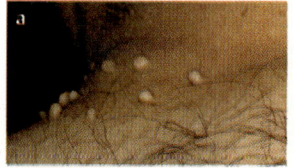
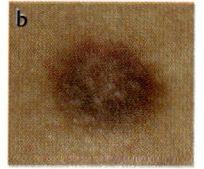

Abb. 11.21 Fibrome. a Weiche Fibrome. **b** Dermatofibrom.

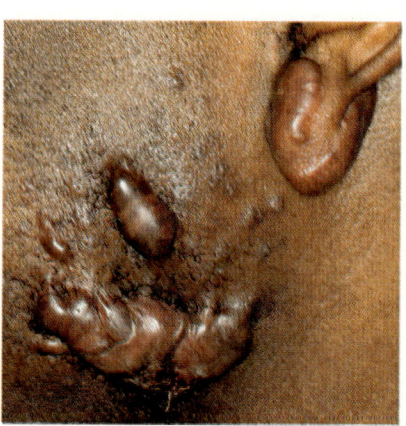

Abb. 11.22 Keloide.

11.9.3 Dermatofibrosarcoma protuberans (DFSP)

Definition | Seltener, langsam und lokal invasiv wachsender Bindegewebstumor, der nur selten metastasiert, aber sehr rezidivfreudig ist. Häufigstes Sarkom der Haut. Das Durchschnittsalter liegt bei 40 Jahren.

Klinik | Derbe („holzartig" hart), hautfarbene bis bräunlich-livide Plaque oder Knoten (bis zu 10 cm groß). Lokalisation meist am **Stamm** (ca. 50–60 %), seltener an den Extremitäten (20–30 %).

> **Praxistipp**
>
> Typisch ist das „Eisbergphänomen": Das tatsächliche Ausmaß des Tumors ist nur bei sorgfältiger Palpation zu erfassen, da nur ein Teil des Tumors über das Hautniveau herausragt.

Diagnostik | Die klinische Verdachtsdiagnose muss histologisch gesichert werden.

Differenzialdiagnose | Kutanes B-Zell-Lymphom (weiche Konsistenz, s. S. 224), Keloide (s. S. 215), Dermatofibrome (kleiner, s. S. 215), Hautmetastasen (schnelles Wachstum, s. S. 226).

Therapie | Therapie der Wahl ist die **Exzision** unter Mitnahme der Muskelfaszie mit histologischer Randkontrolle. Strahlentherapie oder Tyrosinkinasehemmer (Imatinib) bei inoperablen Tumoren.

11.10 Tumoren des subkutanen Fettgewebes

> **Key Point**
>
> Gutartige Tumoren des subkutanen Fettgewebes (z. B. Lipome) treten relativ häufig auf und machen nur selten Beschwerden. Maligne Tumoren (Liposarkome) kommen sehr selten vor und entwickeln sich in der Regel de novo (also nicht durch eine maligne Transformation gutartiger Tumoren).

11.10.1 Lipom

Definition | Lipome sind sehr häufig vorkommende, gutartige Tumoren des subkutanen Fettgewebes. Sie treten v. a. im mittleren Lebensalter auf, wobei Männer häufiger betroffen sind als Frauen. Bei multiplem Auftreten spricht man von **Lipomatosen**.

Klinik | Weiche, z. T. gelappte, runde bis ovalär geformte subkutane Knoten. Sie erreichen selten eine Größe über 5 cm und sind meist asymptomatisch. Prädilektionsstellen sind Schultern, Arme und Oberschenkel.

Diagnostik | Durch die typische Klinik und die **prall-elastische** Konsistenz einfach zu diagnostizieren.

Differenzialdiagnose | Zysten (s. S. 199), Fibrome (derbe Konsistenz; s. S. 215), Metastasen (s. S. 226).

Therapie | Eine Exstirpation kann bei Schmerzhaftigkeit sowie kosmetischer oder mechanischer Beeinträchtigung erfolgen. Zudem ist sie immer dann indiziert, wenn ein Liposarkom ausgeschossen werden muss.

11.11 Tumoren des Muskel- und Nervengewebes

> **Key Point**
>
> Tumoren, die von Muskel- und Nervengewebe ausgehen sind insgesamt eher selten. Neurofibrome treten v. a. im Rahmen der Neurofibromatose Typ I auf.

11.11.1 Leiomyom

Definition | Gutartiger Tumor, der von der glatten Muskulatur ausgeht. Je nach Lokalisation des Ursprungsgewebes unterscheidet man:

- **Piloleiomyom** (60 %): Musculus arrector pili, v. a. an den Streckseiten der Extremitäten
- **genitales Leiomyom** (20 %): glatte Muskulatur des Genitale und der Mamillen
- **Angioleiomyom** (20 %): Gefäßwandmuskeln, v. a. an Extremitäten

Klinik und Diagnostik | Gruppierte, auch streifenförmig (in den Blaschko-Linien) angeordnete, bis 2 cm große hautfarbene Knoten, die z. T. schmerzhaft sein können. Histologische Diagnosestellung.

Therapie | Ggf. Exzision.

11.11.2 Neurofibrom

Definition | Häufigster neurogener Tumor, der **solitär** (20.–40. Lj.) oder **multipel** im Rahmen einer Neurofibromatose auftreten kann.

Klinik |

- **kutane Neurofibrome:** weiche, meist schmerzlose, hautfarbene Knoten; typisch ist das **Klingelknopfphänomen** (Tumoren lassen sich durch eine dermale Lücke mit dem Finger zurückschieben)
- **subkutane Neurofibrome:** strangartige, derbe Strukturen in der tiefen Dermis oder Subkutis

Diagnostik | Histologie, Ausschluss einer **Neurofibromatose** (s. S. 296).

> **Praxistipp**
>
> Bei multiplem Auftreten von Neurofibromen an eine Neurofibromatose denken.

Therapie | Ggf. Exzision.

11.12 Tumoren der Gefäße

Key Point
Während Hämangiome (Neoplasie) aufgrund des Proliferationscharakters ein „dynamisches" Verhalten zeigen (zunächst Wachstum, später spontane Rückbildung), findet man bei Gefäßanomalien (z. B. Naevus flammeus) eher ein „statisches" Verhalten (kein überproportionales Wachstum und keine Rückbildung).

11.12.1 Naevus flammeus

Synonym: Feuermal, Portweinfleck
Definition I Häufige angeborene **Gefäßfehlbildung** aus erweiterten, aber nicht vermehrten Kapillaren.
Klinik I Umschriebene, scharf und z. T. bizarr begrenzte, **flächenhafte Rötung**, die bereits bei Geburt zu sehen ist (**Abb. 11.23**). Im Erwachsenenalter ändert sich die Farbgebung (blau-rötlich) und es kommt zu einer tastbaren, plaqueartigen oder papulösen Umwandlung. Prädilektionsstellen sind **Gesicht** und **Extremitäten**. Man unterscheidet:
- **Naevus flammeus medialis** (häufig): median lokalisiert (symmetrisch), häufig an Stirn oder Nacken („**Storchenbiss**" oder Naevus Unna); z. T. **Rückbildung** in den ersten Lebensjahren
- **Naevus flammeus lateralis:** halbseitig lokalisiert (asymmetrisch), häufig mit Fehlbildungen assoziiert (Klippel-Trenaunay-Syndrom, Sturge-Weber-Syndrom, s. Exkurs und S. 294); **keine Rückbildung**.

EXKURS

Syndrome, die mit einem Naevus flammeus assoziiert sind:
- **Sturge-Weber-Krabbe-Syndrom:** typische Trias
  - halbseitiger Naevus flammeus im **Gesicht** (1. od. 2. Trigeminusast)
  - Uveahämangiom (→ Glaukom)
  - Hämangiome der Meningen (→ Hemiparese, epileptische Anfälle, geistige Behinderung)
- **Klippel-Trenaunay-Syndrom:**
  - Naevus flammeus im Bereich einer **Extremität** mit Riesenwuchs der befallenen Gliedmaße
  - evtl. arterielle und venöse Anomalien, arteriovenöse Shunts (→ Herzinsuffizienz), Lymphödeme

Diagnostik I Klinische Diagnose. Bei halbseitiger Manifestation zusätzlich angiologische, neurologische oder orthopädische Diagnostik.

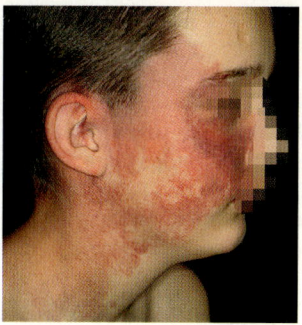

Abb. 11.23   Naevus flammeus.

MERKE

Bei einem Naevus flammeus im Bereich des 1. oder 2. Trigeminusastes immer okuläre Beteiligung (Glaukom) ausschließen.

Therapie I Kosmetische Abdeckung (Camouflage) oder Lasertherapie (bereits im Säuglingsalter).

11.12.2 Infantiles Hämangiom

Definition I Gutartige Gefäßneubildung, die sich meist kurz nach der Geburt manifestiert. Häufigster benigner Tumor in der Kindheit. Mädchen sind häufiger betroffen als Jungen. Die Einteilung in kapillär und kavernös ist überholt; man unterscheidet **oberflächlich** (kutane, proliferierende Kapillaren) und **tief** gelegene (subkutan; Malformation) Hämangiome.
Klinik I
- **oberflächliche** Hämangiome: **hell-** bis **dunkelrote**, weiche Knoten, die meist am **Kopf** lokalisiert sind (**Abb. 11.24**). Sie wachsen anfangs rasch (bis wenige cm) und bilden sich in den ersten 2–10 Jahren fast immer weitgehend zurück. Sie lassen sich komprimieren – selten jedoch komplett.
- **tiefe** Hämangiome: **hautfarbene** bis **blau-graue** Knoten, die durch die Haut schimmern. Sie sind v. a. an **Stamm** und **Extremitäten** lokalisiert.
Komplikationen I
- Ulzerationen und **Blutungen** durch leichte Verletzlichkeit

11

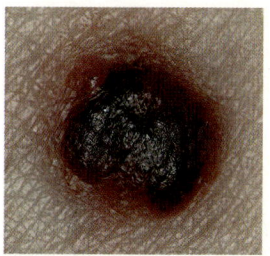

Abb. 11.24   Oberflächliches Hämangiom.

- verschiedene Funktionsstörungen bei ungünstiger Lage (z. B. Amblyopie bei periokulärer Lokalisation)
- **Kasabach-Merritt-Syndrom:** Bei großen Hämangiomen können Thrombozyten in den Kapillaren hängen bleiben → Thrombozytopenie → Aktivierung der Gerinnungskaskade und Verbrauchskoagulopathie mit Purpura und Blutungsneigung

Diagnostik I Typische Klinik (Blickdiagnose), Ausschluss interner Beteiligung bei multiplen Hämangiomen.

Differenzialdiagnose I Naevus flammeus (eher fleckförmig, s. S. 217).

Therapie I Bei raschem Wachstum bzw. ungünstiger Lage ist eine Behandlung – möglichst früh – indiziert (z. B. Kryotherapie, Lasertherapie, Sklerosierung, Interferon-α bei ausgedehnten Befunden, evtl. interne Glukokortikoide auch in Kombination mit Interferon-α).

EXKURS

Syndrome, die mit Hämangiomen assoziiert sind:
- **Blue-rubber-bleb-Nävus-Syndrom:** seltene Erkrankung mit multiplen kavernösen Hämangiomen an der Haut sowie an verschiedenen **inneren Organen** (v. a. Gastrointestinaltrakt → schwere intestinale Blutungen möglich!); z. T. autosomal-dominant vererbt
- **Maffucci-Syndrom:** multiple Hämangiome der Haut und inneren Organe sowie multiple **Enchondrome** (v. a. der Gliedmaßen → Entwicklung von Sarkomen möglich!)

11.12.3 Seniles Angiom

Synonym: seniles Hämangiom

Definition I Sehr häufig vorkommende kapilläre Hämangiome, die meist multipel im höheren Lebensalter (auch häufiger schon früher) auftreten.

Klinik I Kleine, scharf begrenzte, hellrote bis violette, flache Papeln, die bevorzugt am Stamm auftreten (oft multipel). Unter Glasspateldruck blassen sie ab.

Therapie I Nicht erforderlich. Bei kosmetischer Beeinträchtigung Lasertherapie oder Elektrokoagulation.

11.12.4 Eruptives Angiom

Synonyme: Granuloma pyogenicum, Granuloma teleangiectaticum

Definition und Ätiologie I Meist nach geringfügigen **Verletzungen**, aber auch spontan entstehendes, rasch aufschießendes kapilläres Hämangiom.

Klinik und Diagnostik I Schnell wachsender (innerhalb von wenigen Wochen), kugeliger, hell- bis dunkelroter kleiner Knoten mit **Blutungsneigung**, z. T. ulzeriert und mit Kruste (**Abb. 11.25**). Häufig akral und an

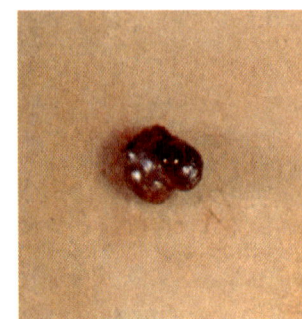

Abb. 11.25 Eruptives Angiom (Granuloma pyogenicum).

den Lippen lokalisiert. Die Diagnose wird klinisch gestellt.

Differenzialdiagnose I Amelanotisches malignes Melanom (s. S. 212), Angiosarkom (s. unten), Hautmetastasen (s. S. 226).

Therapie I Exzision (zum Ausschluss von Malignität); nach histologischer Untersuchung evtl. auch Kryotherapie oder elektrokaustische Abtragung.

11.12.5 Glomustumor

Definition I Gutartiger Gefäßtumor, der sich von den **Glomuszellen** (= **myovaskuläre Zellen** arteriovenöser Anastomosen) ableitet. Bevorzugt bei jungen Erwachsenen.

Klinik I Meist isoliert und **subungual** gelegene (seltener an Nase, Ohren oder Mundschleimhaut), rote oder bläuliche Knoten. Typisch ist die starke **Schmerzhaftigkeit**. Selten treten sie multipel auf, sind dann aber nicht schmerzhaft.

MERKE

Zu den **schmerzhaften** Hauttumoren zählen: **ANGEL**
- **A** = Angiolipom (gefäßreiches Lipom)
- **N** = Neurinom (Tumor der Nervenscheide)
- **G** = Glomustumor
- **E** = ekkrines Spiradenom (Adnextumor)
- **L** = Leiomyom (s. S. 216).

Therapie I Exzision.

11.12.6 Angiosarkom

Definition I Seltener, aber aggressiver Tumor, der von den Endothelzellen der **Blut-** oder **Lymphgefäßen** ausgeht.

Epidemiologie I Seltener Tumor (ca. 2 % aller Weichteilsarkome). Die meisten Patienten erkranken zwischen dem 50. und 95. Lebensjahr. Männer sind etwas häufiger betroffen als Frauen.

Klinik I
- **klassisches Angiosarkom** (bei älteren Menschen): an Kopf oder Hals lokalisierte, blau-rötliche Plaques und Knoten, häufig ulzeriert

- **Lymphödem-assoziiertes Angiosarkom** (Stewart-Treves-Syndrom): häufig am Arm nach Lymphadenektomie bei Mammakarzinompatientinnen
- **Angiosarkom nach Bestrahlungstherapie** (v. a. bei gynäkologischen Tumoren)

Differenzialdiagnose ▌ Kaposi-Sarkom (s. unten), malignes Melanom (s. S. 211).

Therapie und Prognose ▌ Radikale Exzision mit großem Sicherheitsabstand (Schnittrandkontrolle). Palliativ kommen Bestrahlungstherapien, intraläsionale IL-2-Injektionen und systemische Chemotherapien in Frage. Die Prognose ist meist infaust (5-JÜR 12 %).

11.12.7 Kaposi-Sarkom

Definition ▌ Das Kaposi-Sarkom ist eine multifokale **vaskuläre Neoplasie**, die auch innere Organe betreffen kann. Es gibt 4 verschiedene Varianten, die in spezifischen Populationen vorkommen und auch ein unterschiedliches Progressionsverhalten aufweisen.

Ätiologie ▌ Verschiedene Faktoren spielen eine Rolle:
- **humanes Herpesvirus 8** (HHV 8 → Unterdrückung von Tumorsuppressororganen, Entzündung, Expression angiogenetischer Wachstumsfaktoren)
- **Immunsuppression:** iatrogen (Transplantierte) oder bei HIV-Infizierten
- **genetische Disposition** (Assoziation mit HLA-DR5, gehäuftes Vorkommen bei mediterranen Völkern).

Klinik und Verlauf ▌ Es werden 4 Typen unterschieden:
- **klassisches Kaposi-Sarkom:** v. a. ältere Männer aus dem osteuropäisch-mediterranen Raum oder jüdischer Herkunft, Assoziation mit HLA-DR5
  - braun-bläuliche Maculae, Plaques oder Knoten an den **Extremitäten**, evtl. mit Ulzerationen (**Abb. 11.26**)
  - Verlauf: langsame Progredienz mit **guter Prognose**, selten viszerale Beteiligung
- **endemisches afrikanisches Kaposi-Sarkom:** v. a. bei afrikanischen Kindern, vermutlich HIV-assoziiert

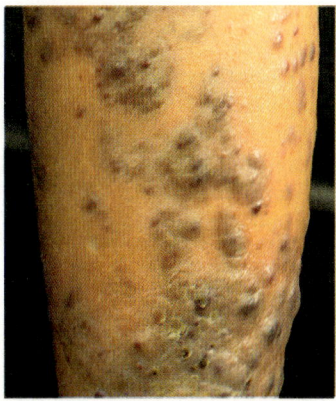

Abb. 11.26 Kaposi-Sarkom.

- unterschiedliche Hautherde (knotig, exophytisch oder infiltrativ) und/oder Lymphknotenbefall
- Verlauf: sowohl wenig maligne als auch aggressive Formen (v. a. lymphadenopathischer Typ → schlechte Prognose)
- **HIV-assoziiertes Kaposi-Sarkom:** bei etwa 5 % der AIDS-Patienten
  - oväläre, braun-rote Maculae und Papeln entlang der Hautspaltlinien
  - disseminierter Hautbefall (Extremitäten, Stamm, Akren), Schleimhautbeteiligung (30 %) und häufig Organbeteiligung (LK, Gastrointestinaltrakt, Lunge)
  - Verlauf: sowohl chronisch stationär über Jahre als auch rasch progredient mit Organbeteiligung
- **Kaposi-Sarkom bei Immunsuppression:** nach Organtransplantation oder im Verlauf von Erkrankungen (z. B. systemischer LE)
  - Klinik und Verlauf ähnlich wie bei der HIV-assoziierten Form
  - oft Rückbildung nach Absetzen der Immunsuppression

Diagnostik ▌ Anamnese, Klinik und Histologie sichern die Diagnose.
- **Ausbreitungsdiagnostik** (komplette Inspektion, Lymphknotensonografie, Röntgenthorax, Abdomensonografie, CT)
- **Nachweis von HHV 8** (in situ-Hybridisierung, PCR), HLA-Typisierung, ggf. HIV-Test und Immunstatus
- **Histologie:** Zunächst meist unauffällige Epidermis. Dermal finden sich Proliferate von Endothelzellen und Fibroblasten. Ausbildung von schlitzartigen Gefäßstrukturen mit Erythrozytenextravasaten und Hämosiderinablagerungen. Im Verlauf stehen Spindelzellformationen im Vordergrund. Immunhistochemischer HHV-8-Nachweis

Differenzialdiagnose ▌ Granuloma pyogenicum (s. S. 218), Akroangiodermatitis (Pseudo-Kaposi-Sarkom bei chronisch-venöser Insuffizienz), bazilläre Angiomatose (Infektionserkrankung durch Bartonella spp. bei Immunsuppression, s. S. 62).

Therapie ▌ Die Therapie ist abhängig von der Form und der klinischen Ausdehnung (Organbefall).
- **Lokale Therapie:** Exzision solitärer Herde, Kryotherapie (makulöse Läsionen), intraläsionale Injektion von Interferon-α oder Vinca-Alkaloiden (z. B. Vincristin), Radiotherapie (v. a. bei großen, solitären Läsionen)
- **systemische Chemotherapie** (Etoposid, Doxorubicin) und **Immuntherapie** (Interferon-α): v. a. bei generalisiertem oder viszeralem Befall
- Bei HIV-Patienten sollten Kaposi-Sarkome immer in Kombination mit einer antiretroviralen Therapie (s. S. 96) behandelt werden.

11

11.13 Mastzelltumoren (Mastozytosen)

Key Point
Mastozytosen sind lokalisierte (Mastozytom) oder häufiger disseminierte (Urticaria pigmentosa) Ansammlungen von Mastzellen in der Haut. Typisch ist ein positives Darier-Zeichen. Selten sind systemische Mastozytosen mit Infiltration von Organen.

11.13.1 Mastozytom

Definition I Lokalisierte Vermehrung von **unreifen** Mastzellen. Es ist meist bei Geburt vorhanden oder entwickelt sich in den ersten Lebenswochen.

Klinik I Solitäre rötlich-braune Knoten oder Plaques, selten multipel. Typisch ist das **Darier-Zeichen:** Bei Reiben der Herde kommt es durch die Freisetzung von Histamin zu einer urtikariellen oder bullösen Reaktion mit Juckreiz. Eine **spontane Rückbildung** ist in den ersten Monaten bis Jahren möglich.

Diagnostik I Das positive Darier-Zeichen und die Histologie (monomorphe, unreife Mastzellen in der Dermis) sichern die Diagnose.

Differenzialdiagnose I Juveniles Xanthogranulom (s. S. 221), Xanthome (s. S. 318).

Therapie I In der Regel nicht erforderlich (häufig Spontanheilung); ggf. Antihistaminika oder lokale Steroide.

11.13.2 Urticaria pigmentosa

Definition I Disseminierte Vermehrung von **reifen** Mastzellen. Manifestation im Kindesalter und im mittleren Erwachsenenalter (häufig Mutation im c-Kit-Gen).

Klinik I Am gesamten Integument (Betonung des Rumpfes) zeigen sich bräunliche, 1–5 mm große Maculae (**Abb. 11.27**). Selten sind Schleimhäute beteiligt. Das **Darier-Zeichen** ist positiv: Anschwellen der Herde nach Reiben (s. oben). Eine verstärkte Histaminfreisetzung (z. B. durch heiße Bäder, Alkohol, Medikamente) kann zu Blutdruckabfall, Schwindel,

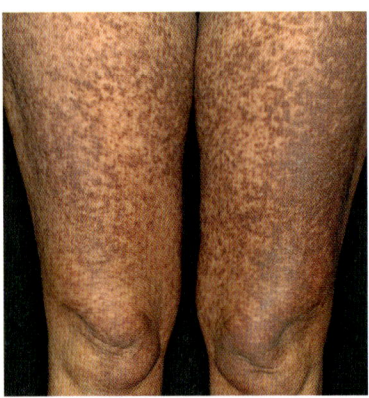

Abb. 11.27   Urticaria pigmentosa.

Tachykardie, Kopfschmerzen und Schwächegefühl führen. Während es bei Kindern unter 10 Jahren meist zu einer **Rückbildung** kommt, **persistieren** bei Erwachsenen die Symptome und auch eine Systembeteiligung ist hier möglich.

Diagnostik I Das positive Darier-Zeichen und die Histologie (reife Mastzellen in der Dermis) sichern die Diagnose.

Differenzialdiagnose I Dermatofibrom (s. S. 215), maligne Lymphome (s. S. 221).

> **MERKE**
>
> Wichtig ist das Meiden von Faktoren, die eine Mastzelldegranulation auslösen können:
> − **Medikamente** (z. B. NSAR, ASS, Codein, Narkotika)
> − **physikalische** Reize (z. B. „Trockenrubbeln")
> − plötzliche **Temperaturänderungen** (heißes Bad, Sauna, Sprung ins kalte Wasser)

Therapie I Die Behandlung erfolgt mit UV-Therapie (UVA1 oder PUVA), Antihistaminika und Glukokortikoide (lokal oder bei schweren Formen auch systemisch).

11.14 Histiozytäre Tumoren (Histiozytosen)

Key Point
Histiozytosen sind Neoplasien der dentritischen Zellen und Makrophagen mit sehr unterschiedlichen Erscheinungsbildern und Prognosen. Größte Bedeutung haben die Langerhans-Zell-Histiozytosen (LZH) und das juvenile Xanthogranulom.

Einteilung I
− **Klassische Langerhans-Zell-Histiozytosen** (CD1a-positive Langerhans-Zellen)
  • akute disseminierte LHZ (Abt-Letterer-Siwe)
  • chronische disseminierte LHZ (Hand-Schüller-Christian)
  • eosinophiles Granulom
− **Non-Langerhans-Zell-Histiozytosen** (CD68-positive Gewebemakrophagen)
  • juveniles Xanthogranulom
  • Xanthoma disseminatum
  • multizentrische Retikulohistiozytose
  • generalisierte eruptive Histiozytome Winkelmann und Müller.

11.14.1 Langerhans-Zell-Histiozytosen (LZH)

Definition I Sammelbezeichnung für eine Gruppe von Krankheitsbildern mit Proliferation dendritischer Zellen vom Typ der **Langerhans-Zelle** in der Haut und unterschiedlichen Organen.

Klinik ❙ Je nach Manifestationsalter und Verlaufsform werden 3 Typen unterschieden (**Tab. 11.4**).

Diagnostik ❙ Die Diagnose wird histologisch gesichert. Ausbreitungsdiagnostik durch Labor (Blutbild, Leberwerte) und bildgebende Verfahren (Skelettstatus und innere Organe).

Histologie: Proliferation dendritischer Zellen vom Typ Langerhans-Zelle (CD1a-positiv). Elektronenmikroskopischer Nachweis von Birbeck-Granula.

Differenzialdiagnose ❙ Seborrhoisches Ekzem (s. S. 125), Morbus Darier (s. S. 289), Windeldermatitis (s. S. 124).

Praxistipp

Bei länger bestehenden nässenden Ekzemen im Inguinalbereich von Säuglingen (DD Windeldermatitis) immer an eine LZH denken!

Therapie ❙ Es ist ein interdisziplinäres Vorgehen notwendig. Lokaltherapie mit topischen Glukokortikoiden. Isolierte Herde können exzidiert oder ggf. bestrahlt werden. Bei multifokaler oder systemischer Beteiligung kommen Chemotherapien und Steroidstoßtherapien zum Einsatz.

11.14.2 Juveniles Xanthogranulom

Definition ❙ Nicht seltene, gutartige Erkrankung mit gelblichen bis bräunlichen Papeln (fettspeichernde Makrophagen), die meist im 1. Lebensjahr auftreten.

Klinik ❙ Der Tumor manifestiert sich häufig im 1. Lebensjahr und bildet sich bis zum 5. Lebensjahr zurück, wobei gelegentlich eine geringe Vernarbung eintritt. Vor allem an Kopf und Stamm zeigen sich initial kleine, rote Papeln, die sich rasch in etwa 5 mm große, gelbliche bis bräunliche Papeln umwandeln.

Diagnostik ❙ Die Verdachtsdiagnose wird meist klinisch gestellt; ggf. Histologie.

Histologie: diffuses Infiltrat aus Histiozyten, Schaumzellen und Touton-Riesenzellen.

Differenzialdiagnose ❙ Xanthome und Xanthelasmen (Bestimmung der Blutfettwerte, s. S. 318), Langerhans-Zell-Histiozytose (typische histologische Merkmale, s. unten), AML.

Therapie ❙ Eine Therapie ist nicht erforderlich.

11.15 Kutane Lymphome

11

Key Point

Primär kutane Lymphome verlaufen meist chronisch und haben häufig eine günstige Prognose. Es ist zwar keine Heilung möglich, aber die Erkrankung kann durch therapeutische Maßnahmen und regelmäßige Kontrollen oft in Schach gehalten werden.

Definition und Einteilung ❙ Lymphome sind Neoplasien lymphatischer Zellen. Man unterscheidet

Tabelle 11.4

Langerhans-Zell-Histiozytosen	
Typ	**Charakteristika**
Abt-Letterer-Siwe-Syndrom (akut, generalisiert)	– **akute** disseminierte, maligne Verlaufsform, v. a. bei **Säuglingen** und **Kleinkindern** – **Haut:** bräunliche, schuppende Papeln (z. T. krustig belegt), auch petechiale Blutungen und Ulzerationen; Prädilektionsstellen sind Kopfhaut, seborrhoische Areale und inguinal – **extrakutan:** Knochenbefall (Osteolysen), LK-Schwellung, Hepatosplenomegalie, Fieber, Anämie, Lungenbeteiligung *Cave:* ohne Behandlung rasches Fortschreiten und meist tödlicher Verlauf!
Hand-Schüller-Christian-Krankheit (chronisch, generalisiert)	– **chronische** disseminierte Verlaufsform, v. a. bei **Kindern** – **extrakutan:** v. a. Knochenbefall mit typischer Symptomtrias **Osteolysen** des Schädels, **Exophthalmus** (Infiltration der Orbita) und **Diabetes insipidus** (Infiltration der Sella-Region) – **Haut** (⅓ der Fälle): papulosquamöse oder ekzematöse Veränderungen in den seborrhoischen Arealen – **Prognose:** etwas besser als bei der Abt-Letterer-Siwe-Krankheit
eosinophiles Granulom (chronisch, lokalisiert)	– umschriebene, **benigne** Verlaufsform (häufig spontane Remission) – **unifokal:** bei Kindern oder jungen Erwachsenen, Knochenbefall (Osteolyseherde) – **multifokal:** v. a. bei jungen Männern, mehrere Organsysteme betroffen, häufig Lungenbefall (Husten, Pneumothorax, Allgemeinzustand ↓) – sehr selten Hautveränderungen (vereinzelte Papeln oder Knoten)

Tabelle 11.5

Primär kutane Lymphome (Auswahl)	
T-Zell-Lymphome	
niedrigmaligne (indolent)	– Mycosis fungoides – CD30-positives großzelliges Lymphom – lymphomatoide Papulose
intermediär	– großzelliges B-Zell-Lymphom der unteren Extremität
aggressiv	– Sézary-Syndrom
B-Zell-Lymphome	
niedrigmaligne (indolent)	– Keimzentrumslymphom – Marginalzonenlymphom

primär kutane Lymphome von sekundären Hautinfiltrationen bei systemischen (z. B. nodalen) Lymphomen. Ein primär kutanes Lymphom liegt dann vor, wenn zum Zeitpunkt der Diagnose ein Befall innerer Organe nicht nachweisbar ist. Man unterscheidet T- und B-Zell-Lymphome (s. Tab. 11.5).
Epidemiologie ▎ Primär kutane Lymphome treten meist im höheren Lebensalter auf und sind mit einer Inzidenz von 1–2/100 000/Jahr sehr selten. T-Zell-Lymphome (ca. 75%) sind häufiger als B-Zell-Lymphome.

11.15.1 Parapsoriasis en plaques
Definition ▎ Chronisch verlaufende erythematosquamöse Dermatose mit schubweisem Verlauf. Betroffen sind v. a. ältere Männer ab dem 50. Lebensjahr (m:w = 5:1). Die Ätiologie ist unklar.
– **Kleinflächige** Form: Größe der Einzeleffloreszenzen bis max. 6 cm, beninge
– **Großflächige** Form: Frühform der Mycosis fungoides.
Klinik ▎ Ovale, unscharf begrenzte Maculae mit atropher Oberfläche (zigarettenpapierartige Fältelung) und feiner Schuppung. Sie sind meist am Stamm sowie an den Innenseiten der Oberarme/-schenkel lokalisiert und häufig parallel zu den Hautspaltlinien angeordnet
Diagnostik ▎ Klinische Verlaufskontrolle, ggf. Histologie zum Ausschluss einer Mycosis fungoides.
Therapie ▎ Abwartende Haltung, ggf. Bade-PUVA und lokale Steroide.

11.15.2 Primär kutane T-Zell-Lymphome
Mycosis fungoides
Definition ▎ Niedrigmalignes T-Zell-Lymphom, das von T-Helferzellen ausgeht (CD4-positiv). Die Erkrankung verläuft typischerweise in 3 Stadien (Ekzem, Plaque, Tumor). Die Ursache ist unklar.
Epidemiologie ▎ Häufigstes primär kutanes Lymphom. Die Inzidenz beträgt etwa 0,5/100 000/Jahr.

Männer sind 2–3-mal häufiger betroffen als Frauen. Das mittlere Erkrankungsalter liegt bei 55–60 Jahren.
Klinik ▎ Das klinische Bild ist sehr variabel, wobei Hauterscheinungen im Vordergrund stehen und eine Systembeteiligung meist erst nach längerem Verlauf auftritt.
Die Erkrankung verläuft in 3 Stadien, die aber auch nebeneinander ablaufen können:
– **1. Ekzemstadium (prämykosides Stadium):** großflächige, juckende, rötliche Flecken mit zigarettenpapierartiger Fältelung (Atrophie) und geringer Schuppung (ekzemähnlich). Die Hautveränderungen sind typischerweise an den Hautspaltlinien ausgerichtet. Prädilektionsstellen: Oberarm- und Oberschenkelinnenseiten, seitliche Rumpfpartien, selten Gesicht
– **2. Plaquestadium:** zunehmende Infiltration und Schuppung sowie verstärkter Juckreiz; evtl. unspezifische LK-Schwellung (dermopathische Lymphadenopathie)
– **3. Tumorstadium:** zunehmende Bildung von Knoten, die zur Ulzeration neigen, und sehr starker Juckreiz (Abb. 11.28); meist spezifische LK-Schwellung und Organbeteiligung (v. a. Leber und Milz).
In den Hautveränderungen findet man immer wieder scharf begrenzte Areale unbefallener Haut (Nappes claires).
Die Dauer des Ekzemstadiums kann 5 Jahre bis zu mehr als 20 Jahren betragen. Ein Schleimhautbefall ist in allen Stadien möglich (v. a. Mund, Zunge, Tonsillen). Im Verlauf kommt es zu einer zunehmenden Störung des Allgemeinbefindens und einer Neigung zu bakteriellen und viralen Infekten.
Diagnostik ▎ Die Diagnosestellung erfolgt in erster Linie aufgrund des klinischen Bildes sowie histologi-

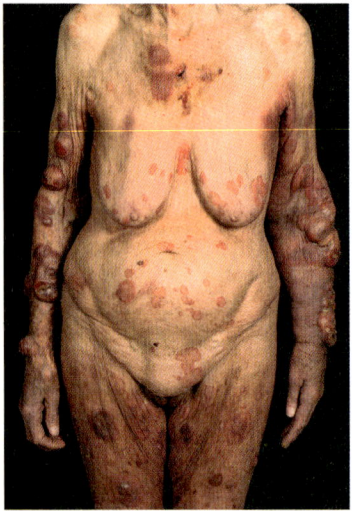

Abb. 11.28 Mycosis fungoides.

scher und molekularbiologischer Befunde. Bildgebende Verfahren zur Ausbreitungsdiagnostik (LK-/Abdomen-Sonografie, Röntgenthorax, ggf. CT).

Histologie: Während sich im Ekzemstadium meist nur unspezifische entzündliche Infiltrate finden, zeigen sich im Plaquestadium charakteristische Veränderungen:

— bandförmiges Infiltrat aus atypischen Lymphozyten (T-Helferzellen, v. a. CD4$^+$) in der oberen Dermis

— Aufsteigen maligner Zellen in die Epidermis (**Epidermotropismus**) und Bildung herdförmiger Infiltrate (sog. **Pautrier-Mikroabszesse**)

Im Tumorstadium zeigt sich ein diffuses oder noduläres Infiltrat mit hoher Mitoseaktivität.

Molekularbiologie: Nachweis einer **klonalen** T-Lymphozyten-Vermehrung in der Haut mittels PCR.

Differenzialdiagnose I Im Ekzemstadium müssen v. a. Ekzeme (s. S. 119), Parapsoriasis en plaques (s. S. 222), Tinea corporis (s. S. 71) und Psoriasis vulgaris (s. S. 133) ausgeschlossen werden.

Therapie I Die Therapie erfolgt stadienabhängig. In **frühen Stadien** kommen eher lokale Therapieverfahren zum Einsatz (lokale Glukokortikoide, PUVA, ggf. in Kombination mit Interferon-α und/oder Retinoiden), aggressive Therapiestrategien haben sich hier nicht bewährt (Nebenwirkungen, Risiko der Transformation in ein hochmalignes Lymphom). In **fortgeschrittenen Stadien** können zusätzlich Verfahren wie die extrakorporale Photopherese (ECP), Radiotherapie (Röntgentherapie, schnelle Elektronen) und Chemotherapien (Doxorubicin, CHOP, Gemcitabin) zum Einsatz kommen. Noch in Erprobung ist der Einsatz von Ontak (Fusionsprotein aus dem IL-2-Rezeptor und dem Diphtherie-Toxin).

Prognose I Remissionen und Rezidive sind insbesondere in frühen Stadien möglich. Die 5-JÜR liegt bei 65 %, die 10-JÜR bei 45 %. Die mittlere Überlebensrate beträgt 11 Jahren.

Sézary-Syndrom

Definition I **Intermediär aggressives** kutanes T-Zell-Lymphom mit einem leukämischen Blutbild. Charakteristisch ist die Trias:

— Erythrodermie
— generalisierte Lymphadenopathie
— Sézary-Zellen (Tumorzellen) im Blut

Epidemiologie I Es tritt überwiegend zwischen dem 50. und 70. Lebensjahr auf und betrifft bevorzugt Männer.

Klinik I Leitsymptom ist die **Erythrodermie** (**Abb. 11.29a**) mit starkem **Juckreiz** und Nappes claires (Aussparungen mit gesunder Haut in der Erythrodermie). Zusätzlich können Hyperpigmentierungen (Melanoerythrodermie), palmare und plantare Hyperkeratosen (**Abb. 11.29b, c**), diffuse Alopezie, Nagelveränderungen (Onychodystrophie) oder eine **generalisierte Lymphadenopathie** auftreten. Bei 15 % der Fälle besteht eine Knochenmarkinfiltration.

Diagnostik I Entscheidend für die Diagnosestellung ist neben dem klinischen Bild (Erythrodermie) und der typischen Histologie (ähnlich Mycosis fungoides, s. S. 222) der Nachweis von **Sézary-Zellen im Blut** (atypische Lymphozyten mit einer ausgeprägten Faltung der Kernmembran, sog. zerebriforme Zellen). Weitere Merkmale der hämatologischen Beteiligung sind: eine Vermehrung der T-Helferzellen (CD4/CD8-Ratio > 10) oder der molekularbiologische Nachweis eines T-Zell-Klons mittels PCR.

Differenzialdiagnose I Erythrodermien anderer Ursache (s. S. 142).

11

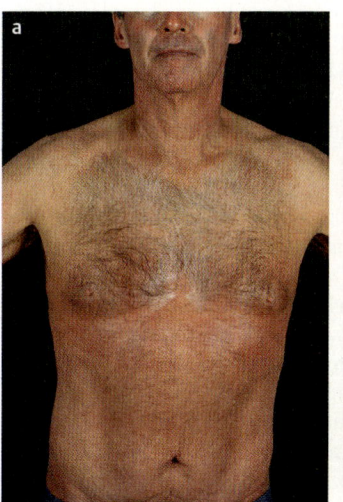
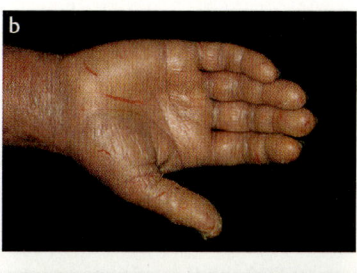
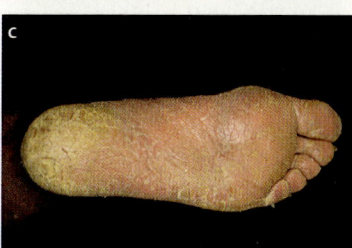

Abb. 11.29   Sézary-Syndrom.

Therapie I Die **extrakorporale Photopherese** ist Therapie der 1. Wahl und kann mit Interferon-α und/oder mit Retinoiden kombiniert werden. Ansonsten bestehen ähnliche Therapieoptionen wie bei der Mycosis fungoides (s. S. 223).

Prognose I Sie ist sehr viel schlechter als bei der Mycosis fungoides. Die mittlere Überlebenszeit liegt bei nur 3–5 Jahren, die 5-JÜR beträgt weniger als 30 %.

Lymphomatoide Papulose

Definition I Multifokal auftretende CD30-positive lymphoproliferative Erkrankung. Charakteristisch sind schubweise auftretende Hautveränderungen mit Selbstheilungstendenz und **gutartigem Verlauf**.

Klinik I Rasches Aufschießen von rot-bräunlichen, **papulösen** und **nodösen** Hautveränderungen, die sich nekrotisch umwandeln können. Betroffen sind v. a. Rumpf und Glutealregion. Nach 3–8 Wochen heilen die Effloreszenzen spontan ab und hinterlassen häufig hyperpigmentierte Narben. Bei 10–20 % der Patienten ist die Erkrankung mit einem Morbus Hodgkin bzw. Non-Hodgkin-Lymphom assoziiert.

Diagnostik I Klinik und Histologie (histologisch kann das Bild eines malignen Lymphoms vorherrschen, CD30-positive T-Zellen). Bei eindeutiger Diagnose ist kein Staging erforderlich.

Differenzialdiagnose I Andere kutane Lymphome, Pityriasis lichenoides (s. S. 146), Syphilis (s. S. 83).

Therapie I Es können lokale Glukokortikoide und PUVA-Therapie sowie Methotrexat bei Therapierefraktärität zum Einsatz kommen.

Prognose I Meist **gutartiger**, jahrelanger Verlauf. Die 5-JÜR liegt bei 100 %. Die Lebenserwartung wird lediglich durch assoziierte Lmyphome eingeschränkt (→ halbjährliche Kontrolluntersuchungen!).

CD30-positives großzelliges Lymphom

Definition I **Niedrigmalignes** T-Zell-Lymphom mit dem Oberflächenmolekül CD30 und gelegentlich spontaner Rückbildung.

Epidemiologie I Das mittlere Erkrankungsalter beträgt 55 Jahre. Männer sind etwa doppelt so häufig betroffen wie Frauen.

Klinik I Einzelne livide **Knoten**, die im Verlauf ulzerieren können. Selten kommt es zur Dissemination über das Integument oder zu systemischer Beteiligung. Spontane **Regressionen** sind möglich.

Diagnostik I Klinische und histologische (CD30- und CD4-positive Zellen) Diagnosestellung. Staging (Röntgenthorax, Abdomen- und LK-Sonographie) zum Ausschluss eines nodalen Lymphoms.

Differenzialdiagnose I Andere kutane Lymphome, Hautmetastasen bei anderen Malignomen (s. S. 226).

Therapie I Isolierte Läsionen können exzidiert oder bestrahlt werden. Eine Alternative stellt die Kombination aus PUVA und Interferon-α dar. Bei disseminiertem Auftreten können Chemotherapien (Methotrexat) oder eine Bestrahlungstherapie zum Einsatz kommen.

Prognose I Die 10-JÜR liegt bei etwa 90 %.

11.15.3 Primär kutane B-Zell-Lymphome

Keimzentrumslymphom

Definition I **Niedrigmalignes** B-Zell-Lymphome der Keimzentren mit typischer Lokalisation an Kopf und Oberkörper.

Epidemiologie I Betroffen sind meist Erwachsene mittleren Alters (40–60 Jahre).

Klinik I Meist solitäre, seltener multiple, rote bis bräunliche **Plaques** oder **Knoten** mit glatter Oberfläche im **Gesicht** (90 %) oder seltener am Oberkörper.

Diagnostik I Klinik und Histologie sichern die Diagnose. Außerdem bildgebende Verfahren (Röntgenthorax, Abdomen- und LK-Sonografie) und Knochenmarkpunktion (initial und bei BB-Veränderungen).

Histologie: Knotige (follikuläre) oder auch diffuse Infiltrate aus kleinen Zellen (Zentrozyten, Zentroblasten) in der Dermis. Die Tumorzellen exprimieren B-Zell-Marker (**CD20**, **CD79a**). Nachweis von klonalen Tumorzellen mittels PCR.

Therapie I Wenige Läsionen können diese **exzidiert** oder **bestrahlt** werden. Bei Patienten mit fortgeschrittener Erkrankung kommt eine **Chemotherapie** in Betracht. Zudem kann **Rituximab** (anti-CD20-AK) alleine oder in Kombination angewendet werden.

Prognose I Die Prognose ist sehr gut (5-JÜR von 95 %).

Marginalzonenlymphom

Definition I **Niedrigmalignes** primäres kutanes B-Zell-Lymphom aus Marginalzonenzellen v. a. an Stamm und Oberarmen.

Epidemiologie I Es erkranken 10-mal mehr Männer als Frauen. Das mittlere Manifestationsalter beträgt 50 Jahre.

Klinik I Einzelne oder auch disseminierte kutan-subkutane, rötliche Knoten v. a. an **Stamm** und **Extremitäten** (Arm > Bein). Eine spontane Regression der Knoten ist möglich.

Diagnostik I Klinik und Histologie sichern die Diagnose. Außerdem Bildgebung (s. Keimzentrumslymphom) und Knochenmarkpunktion.

Histologie: Knotige oder diffuse Infiltrate in der gesamten Dermis aus kleinen Lymphozyten, lymphoplasmozytoiden und Plasmazellen. Die Tumorzellen exprimieren B-Zell-Marker (**CD20**, **CD79a**). Nachweis von klonalen Tumorzellen mittels PCR.

Therapie I Einzelne oder wenige Läsionen können **exzidiert** oder **bestrahlt** werden. Bei multiplen Läsionen werden gute Resultate mit **Rituximab** erzielt. Alternativ kann eine intraläsionale Therapie mit Interferon-α durchgeführt werden.

Prognose I Die Prognose ist sehr gut (5-JÜR von fast 100 %).

Großzelliges B-Zell-Lymphom der unteren Extremität

Definition I Primär kutanes Lymphom, das typischerweise an der unteren Extremität auftritt und **hochmaligne** ist.

Epidemiologie I Es tritt v. a. bei älteren Menschen (> 70 Jahre) auf, betroffen sind überwiegend Frauen.

Klinik I Vor allem an der **unteren Extremität** treten einzelne oder mehrere, rote bis bräunliche Knoten oder Plaques auf. Sie zeigen ein schnelles Wachstum und eine Neigung zur **Ulzeration**. Im Verlauf kommt es rasch zu einer Beteiligung der **Lymphknoten** sowie zur Organmanifestation.

Diagnostik I Klinik und Histologie sichern die Diagnose. Wichtig sind außerdem bildgebende Verfahren (Röntgenthorax, Abdomen- und LK-Sonografie, evtl. CT) und eine Knochenmarkpunktion.

Histologie: Diffuse Infiltrate in Dermis und oberer Subkutis aus großen Zellen mit Charakteristika von Zentrozyten und -blasten, die **CD20** und **CD79a** exprimieren. Nachweis von klonalen Tumorzellen mittels PCR.

> **MERKE**
>
> Kutane **T-Zell-Lymphome** weisen histologisch oft einen **Epidermotropismus** auf (Tumorzellen steigen in die Epidermis auf), wohingegen bei **B-Zell-Lymphomen** eine sog. „Grenzzone" typisch ist (zwischen unauffälliger Epidermis und Tumorzellen liegt ein schmales, von Infiltrat freies subepidermales Band).

Therapie I Primäre Exzision und anschließende Bestrahlung. Polychemotherapie (höchste Ansprechraten bei Anthrazyklinen in Kombination mit Rituximab).

Prognose I Hohe Rezidivrate (50 %). Die 5-JÜR beträgt 50 %.

11.15.4 Pseudolymphome

Definition I Pseudolymphome sind umschriebene Lymphozyteninfiltrate, die klinisch und histologisch einem malignen Lymphom ähnlich sind. Sie stellen **reaktive Geschehen** dar, die durch Borrelieninfektionen, Arzneimittelreaktionen und persistierende Insektenstichreaktionen ausgelöst werden können.

Man unterscheidet drei **Formen:**

- lymphocytic infiltration (Jessner-Kanof)
- Lymphadenosis cutis benigna (Lymphozytom, s. S. 81)
- angiolymphoide Hyperplasie mit Eosinophilie (Morbus Kimura).

Klinik und Diagnostik I Es zeigen sich kissenartige, rötliche Plaques oder bläulich-livide Knoten. Prädilektionsstellen sind: Gesicht, Nase, äußeres Ohr, Brustbereich. Die Diagnose erfolgt klinisch und histologisch.

11.16 Kutane Paraneoplasien

Key Point

Paraneoplasien können vor, gleichzeitig mit oder nach Diagnose des Malignoms klinisch sichtbar werden.

Definition I Kutane Paraneoplasien sind Hautveränderungen, die durch eine indirekte **Fernwirkung bösartiger Tumoren** verursacht werden (z. B. durch Sekretion von Hormonen oder Wachstumsfaktoren), ohne dass Metastasen vorhanden sein müssen. Die Symptomatik ist rückläufig, wenn die zugrundeliegende Erkrankung erfolgreich behandelt wird.

Einteilung I Man unterscheidet obligate Paraneoplasien, bei denen in 80–100 % der Fälle eine maligne Erkrankung zugrunde liegt, von fakultativen Paraneoplasien (**Tab. 11.6**).

Tabelle 11.6

Obligate und fakultative kutane Paraneoplasien

	Paraneoplasie	assoziierte maligne Erkrankung
obligate kutane Paraneoplasien	Acanthosis nigricans maligna	gastrointestinale Karzinome (v. a. Magen)
	Erythema gyratum repens	Karzinome: Mamma, weibliche Genitale, Pharynx, Bronchien (in 50 % der Fälle), Magen, ZNS
	Erythema necroticum migrans	Glukagonom des Pankreas
	Hypertrichosis lanuginosa acquisita	Karzinome: Kolon, Rektum, Bronchien, Zervix
fakultative kutane Paraneoplasien	Dermatomyositis	v. a. gynäkologische Tumoren
	Erythrodermie	Lymphome
	Thrombophlebitis migrans	Pankreaskarzinome
	Pemphigus	Lymphome

11.16.1 Acanthosis nigricans maligna

In den großen Körperfalten treten bräunliche **Hyperpigmentierung** und **papillomatöse Hyperplasie** auf (insbesondere axillär). Bei etwa 25 % der Fälle liegt eine Neoplasie zugrunde (**Abb. 11.30a**).

Praxistipp

Eine Acanthosis nigricans kann auch durch Medikamente (Nicotinsäureester) ausgelöste werden oder mit einem Diabetes mellitus oder anderen endokrinen Erkrankungen assoziiert sein.

11.16.2 Erythema gyratum repens

Am Stamm finden sich dicht stehende, parallel verlaufende, **girlandenförmige Erytheme** (wie Holzmaserung) mit **Schuppung** (**Abb. 11.30b**). Teilweise zeigen sie einen urtikariellen Aspekt.

11.16.3 Erythema necroticum migrans

An der unteren Extremität und am Stamm zeigen sich **bizarr konfigurierte Erytheme** mit **Pusteln** und **Krusten** (**Abb. 11.30c**). Zusätzlich können periorale Erosionen, Stomatitis und intertriginöse Erosionen auftreten. Es bestehen intermittierende Diarrhöen mit Malabsorption, eine Neigung zur Ausbildung von Thrombosen, eine diabetische Stoffwechsellage und Gewichtsverlust.

11.16.4 Hypertrichosis lanuginosa acquisita

Relativ plötzlich kommt es zum Wachstum von dünnen, silbrigen **Lanugohaaren**. Es beginnt häufig im Gesicht und breitet sich über das gesamte Integument aus. Eine besonders starke Hypertrichose entwickelt sich im Verlauf axillär und genital. Frauen sind häufiger betroffen als Männer.

11.17 Hautmetastasen

Bei etwa 5 % der Patienten mit metastasierten Tumoren treten Hautmetastasen auf. Diese können durch **lymphogene** oder **hämatogene** Metastasierung auftreten oder **per continuitatem** entstehen und kutan oder subkutan liegen.

- **Mann:** Hautmetastasen v. a. bei malignem Melanom, Bronchialkarzinomen, Kolonkarzinomen, Plattenepithelkarzinomen der Mundhöhle, Nierenzellkarzinomen und Magenkarzinomen

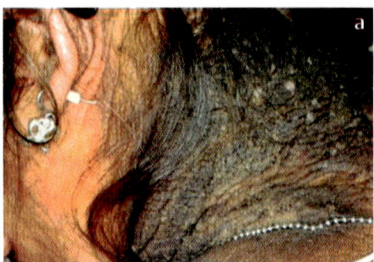

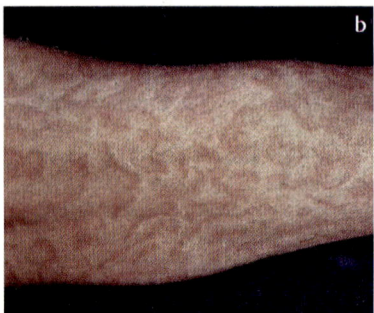

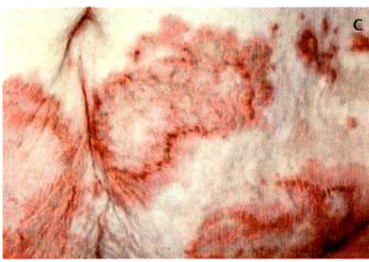

Abb. 11.30 Obligate kutane Paraneoplasien. a Acanthosis nigricans maligna. **b** Erythema gyratum repen. **c** Erythema necroticum migrans.

- **Frau:** Hautmetastasen v. a. beim Mammakarzinom und seltener bei Tumoren, die von Ovarien, Lunge, Mundhöhle und Kolon ausgehen.

Klinisch imponieren Hautmetastasen am häufigsten als **hautfarbene** bis **rötliche, derbe Knoten**, die bei subkutaner Lage besser palpabel als sichtbar sind.

Sonderform: **Erysipelas carcinomatosum:** Diffus lymphogene Metastasierung, die klinisch mit einem Erysipel verwechselt werden kann. Im Gegensatz zu diesem kommt es nur zu einer langsamen Progredienz und keiner Temperaturerhöhung.

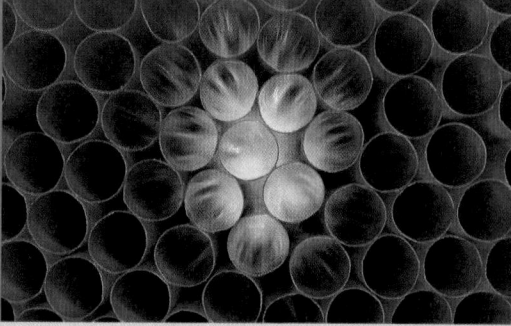

Gefäßerkrankungen

Ulcus cruris

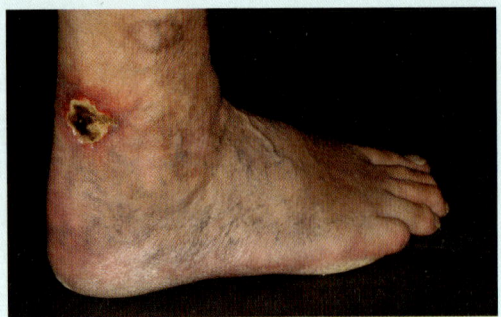

Für Nicole ist es ein schönes Familienfest. Endlich kann sie mal ein bisschen abschalten. So ein Medizinstudium ist ganz schön anstrengend, vor allem seit sie ihr praktisches Jahr begonnen hat. „Sag mal, Mama, wo ist denn eigentlich Tante Paula? Ich habe sie den ganzen Tag noch nicht gesehen." „Hatte ich Dir das denn nicht erzählt?" entgegnet ihre Mutter. „Paula geht es gerade nicht so gut, sie hat schon seit längerem ein offenes Bein und schont sich ein bisschen. Besuch sie doch mal. Vielleicht kannst Du ihr ja helfen." Gesagt, getan – am nächsten Tag macht sich Nicole gleich auf den Weg zu ihrer Tante.

Bei Tante Paula

„Mir geht es zur Zeit wirklich sehr schlecht. Diese Schmerzen im Fuß, ich halte das nicht mehr aus," klagt Tante Paula. „Ich hatte doch mal ein Blutgerinnsel im rechten Bein und seitdem war dieses Bein immer dicker als das andere. Im Laufe der Zeit hat sich dann die Haut am Unterschenkel so seltsam verändert; sie wurde richtig ledrig und hat sich bräunlich verfärbt. Wenn ich mich gestoßen habe, brauchte es immer ewig lange um zuzuheilen. Der Arzt hat mir dann unterschiedliche Salben und Wundauflagen drauf getan, bis es wieder zu war. Zum Glück war keine Entzündung reingekommen. Aber erst als ich auf Rat des Arztes hin angefangen habe, das Bein straff zu wickeln, ging die Schwellung zurück und auch die Wunden heilten aus." Nicole denkt nach: Tante Paula hat eine chronisch-venöse Insuffizienz bei postthrombotischen Syndrom (PTS), wobei die Therapie mit einer konsequen-

ten Kompressionstherapie und Lokalbehandlung erfolgreich optimiert wurde. „Aber warum geht es Dir denn jetzt wieder so schlecht?" fragt Nicole. „Das Bein ist wieder offen und heilt gar nicht mehr," berichtet Tante Paula und zündet sich ihre mittlerweile vierte Zigarette in Folge an. „Auch die straffe Wickelung hilft nicht, im Gegenteil. Beim Laufen habe ich so schlimme Schmerzen im Fuß, dass ich immer wieder stehen bleiben muss. Jetzt ist der Schmerz ständig da, auch wenn ich nachts im Bett liege und mich nicht bewege. Letzte Woche bin ich auch noch einmal bei meinem Arzt gewesen, aber er hat mir nur weitere Salben verschrieben." Nicole sieht sich den rechten Fuß an und bemerkt, dass er sich kälter anfühlt als der andere. Auch den Fußpuls kann sie nicht sicher fühlen. „Das gefällt mir gar nicht. Morgen gehen wir zusammen zu einem anderen Arzt."

Arteriell oder venös oder beides?

Während ihre Tante im Arztzimmer ist, überlegt Nicole, was der Grund für die akuten Schmerzen sein könnten. Vielleicht ist ja zusätzlich ein arterielles Geschehen mit aufgetreten. Dafür sprechen die verminderte Gehstrecke und die vorhandenen Risikofaktoren für eine Makroangiopathie (Nikotinabusus, arterieller Hypertonus und Adipositas). Viel Zeit bleibt ihr nicht zum Nachdenken, denn schon kommt ihre Tante aus dem Arztzimmer und erzählt ihr, dass sie zur Abklärung jetzt ins Krankenhaus müsse. In der Klinik wird schließlich angiographisch eine Stenose einer Unterschenkelarterie festgestellt und diese in der gleichen Sitzung mittels Ballondilatation und Stenteinlage versorgt.

Ulcus cruris immer abklären

Nicole hat viel dazu gelernt. Ein Ulcus cruris ist zwar am häufigsten venöser Genese, dennoch muss die Ursache immer genau abgeklärt werden: arteriell, venös oder gemischt. Die Therapie richtet sich nach der Ursache; nur ein Behandeln der „offenen" Stelle ohne Abklärung der Genese wäre ein Fehler. Auch können sich, wie bei Tante Paula geschehen, die Faktoren zur Ulkusentstehung ändern bzw. neue Faktoren hinzukommen. Bei Tante Paula trat bei PTS im Verlauf ein Verschluss einer Unterschenkelarterie auf.

12 Gefäßerkrankungen

12.1 Erkrankungen der Venen (Phlebologie)

Bei der Phlebologie stehen die Beinvenenerkrankungen im Vordergrund, da diese besonders von den hydrostatischen Belastungen durch den aufrechten Gang betroffen sind und es deshalb sehr häufig zu Störungen des venösen Abflusses kommt. Klinisch von besonderer Bedeutung sind die Varikosis ("Krampfadern"), die tiefe Beinvenenthrombose und die chronisch-venöse Insuffizienz (CVI).

12.1.1 Grundlagen

Key Point

Bei den Beinvenen unterscheidet man ein oberflächliches und tiefes Venensystem. Der venöse Rückstrom zum Herzen erfolgt bei suffizienten Venen vom oberflächlichen zum tiefen Venensystem.

Anatomie der Venen der unteren Extremitäten

Die Beinvenen werden in ein oberflächliches und tiefes Venensystem unterteilt:

– **oberflächliches Venensystem** (Stammvenen): Zu diesen subkutan und epifaszial gelegenen Venen zählen die V. saphena magna und die V. saphena parva.
  • **V. saphena magna (VSM):** Sie verläuft von der *medialen* Knöchelregion ausgehend an der Innenseite von Unter- und Oberschenkel nach kra-

nial bis zur sog. Krosse (Venenstern) in der Leistenregion, wo sie in die V. femoralis mündet.
  • **V. saphena parva (VSP):** Sie bildet sich im Bereich des medialen Knöchels und verläuft an der Hinterseite des Unterschenkels aufwärts bis zur Kniekehle, wo sie subfaszial in die V. poplitea einmündet.
– **tiefes Venensystem** (Leitvenen): Diese subfaszial gelegenen Venen sind in der Regel im Bereich des Unterschenkels paarig und verlaufen zusammen mit den gleichnamigen Arterien in einer eigenen Bindegewebsscheide. **Vv. tibiales posteriores** und **anteriores** sowie die **Vv. fibulares (peroneae)** münden in der Kniekehle in die **V. poplitea** ein, die sich kranialwärts in die **V. femoralis** fortsetzt.

Zwischen oberflächlichen und tiefen Venen gibt es regelmäßig Verbindungen, die als **Vv. perforantes** bezeichnet werden. Sie drainieren das Blut von den oberflächlichen zu den tiefen Beinvenen (wichtige Gruppen s. **Abb. 12.1**). Verbindungen zwischen Venen einer Ebene werden als **Vv. communicantes** bezeichnet.

Funktion und Hämodynamik

Das Venensystem mit seinen im Vergleich zu den Arterien eher dünnwandigen Gefäßen gehört zum Niederdrucksystem, das nahezu 85 % des gesamten Blutvolumens enthält. Im **Liegen** betragen die Druckwerte in den Venen etwa **10–20 mmHg**. Beim Übergang vom Liegen zum **Stehen** kann in den Beinvenen der Druck auf **90 mmHg** ansteigen und durch die Dehnung der Gefäße ist eine Volumenverlagerungen von ca. 500 ml in dieses System möglich.

12

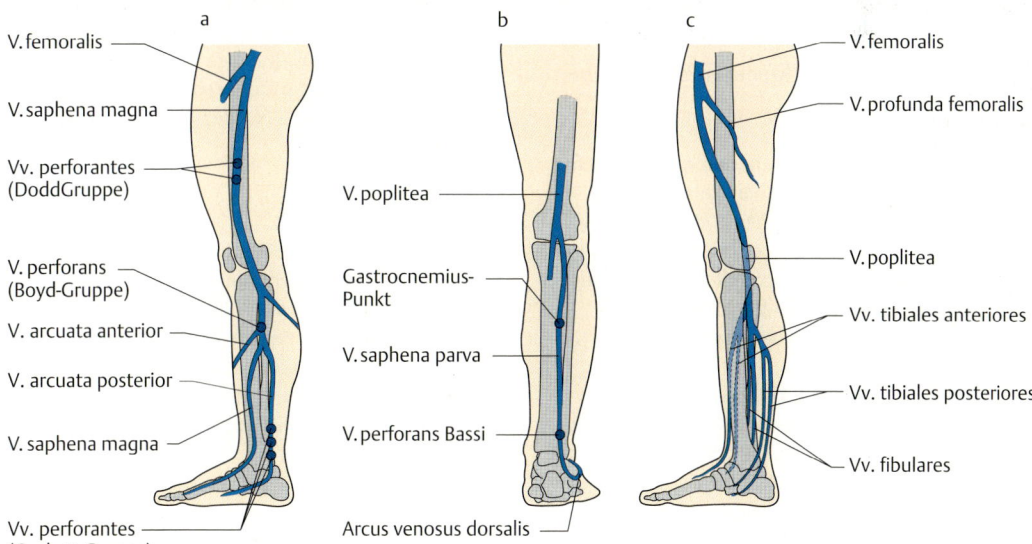

Abb. 12.1 Anatomie des Beinvenensystems (aus Sterry et al., Checkliste Dermatologie, Thieme, 2010).

Der **Rückfluss des Blutes** zum Herzen erfolgt vom oberflächlichen zum tiefen Venensystem und ist wesentlich von der Funktionsfähigkeit der **Venenklappen** (Taschenklappen) abhängig, die einen Reflux in die Peripherie verhindern. Durch die Kontraktur der Beinmuskulatur (sog. **Muskelvenenpumpe**) und bei den tiefen Beinvenen zusätzlich durch Kontraktion der benachbarten Arterien (arteriovenöse Koppelung) wird das Blut herzwärts gepumpt. Auch das Auspressen des plantaren Venenpolsters beim Gehen ist für den venösen Rückstrom von Bedeutung.

Beim aufrecht stehenden Menschen wird durch Verschluss der Klappen die Blutsäule segmentiert und dadurch der hydrostatische Druck verringert und ein venöser Rückfluss in die Peripherie verhindert. Erweitern sich die Venen beispielsweise anlagebedingt, so dass die Klappen nicht mehr schließen können, oder kommt es zu Veränderungen der Klappen selbst, so kann die Blutsäule nicht mehr vollständig kompartiert werden. Dadurch entsteht eine chronische Erhöhung des venösen Blutdrucks mit zusätzlicher Erweiterung der Venen. Durch verlangsamte Strömung in den Venen kann es zur Gerinnung des Blutes und anschließend auch zu pathologischen Veränderungen im System kommen.

MERKE

Der venöse Rückstrom zum Herzen erfolgt bei suffizienten Venen immer vom **oberflächlichen zum tiefen** Venensystem. Bei insuffizienten Perforansvenen kommt es ebenfalls zu diesem Blutfluss (**Blow in**), es kehrt sich aber bei fehlenden Klappen der Blutstrom um und das Blut fließt von tiefen Venen in die Peripherie (**Blow out**).

12.1.2 Diagnostik bei Erkrankungen der Venen

Key Point

Ziel der Diagnostik ist, neben einer Klassifizierung der medizinischen Relevanz, die Erfassung der hämodynamischen Störung, die Unterscheidung einer primären von einer sekundären Varikose und die Erfassung einer Beteiligung des tiefen Venensystems im Krankheitsprozess (Leitveneninsuffizienz).

Anamnese und klinische Untersuchung

Im Rahmen der **Anamnese** sind zu erfragen: familiäre Belastung, Voroperationen/-eingriffe (z. B. Gefäßoperation, Radiatio, Operation im Leistengebiet), berufliche Tätigkeit (stehende oder sitzende Berufe), Begleiterkrankungen (z. B. Diabetes mellitus), vorangegangene Thrombosen sowie genaue Erhebung des Beschwerdebildes des Patienten mit entsprechender Interpretation (**Tab. 12.1**).

Tabelle 12.1

Interpretation des Beschwerdebildes

Anamnese/Klinik	am ehesten Hinweis auf
Schmerzen abends, Schwellung des oberen Sprunggelenks	venösen Ursprung
Schmerzen ziehend und einschießend	neurologischen Ursprung
Schmerzen bei Bewegung zunehmend, kalter Fuß	arteriellen Ursprung
Schmerzen der Gelenke, Schwellung, ggf. Hüftschiefstand	orthopädischen Ursprung

Die **klinische Untersuchung** besteht aus:
- **Inspektion:** vergrößerte gewundene Seitenastkonvolute, „Blow-out-Phänomen" (insuffiziente Perforansvenen als knotenförmige Vorwölbung), trophische Zeichen einer CVI (s. S. 234)
- **Palpation:** Ödem, Faszienlücken (bei insuffizienten Perforansvenen, oft schmerzhaft!), schmerzhafte Stränge (bei Thrombophlebitis), Dermatoliposklerose (Verhärtung der Haut, Zeichen einer CVI)
- Erfassung des **Gefäßstatus** (venös und arteriell, **Tab. 12.1**)
- orientierende Erfassung des **neurologischen** (Sensibilität) und **orthopädischen** (Beweglichkeit des oberen Sprunggelenks) Status.

MERKE

Die Beweglichkeit im oberen Sprunggelenk spielt für den venösen Rückstrom der unteren Extremität eine entscheidende Rolle. Kann der Fuß beim Gehen nicht mehr abgerollt werden, so beeinflusst dies die Entstehung oder die Verschlechterung einer CVI wesentlich.

Apparative Diagnostik
Apparative Basisdiagnostik

Doppler-Sonografie: Mit diesem Verfahren kann die Klappenfunktion (venöser Reflux) untersucht werden. Beim **Valsalva-Versuch** wird der Patient aufgefordert, einzuatmen, die Luft anzuhalten und gleichzeitig zu pressen; dadurch erhöht sich der intraabdominelle Druck. Bei defektem Klappenapparat ist ein Reflux nachweisbar.

Plethysmografisches Verfahren (Lichtreflexionsrheografie, Photoplethysmografie): Mittels Infrarotlicht wird das Füllungsverhalten der Venen unter einem standardisierten Bewegungsprogramm untersucht. Abnorme Auffüllzeiten nach Ende der Bewegung geben Hinweise auf venöse Abflussbehinderungen oder einen Reflux (je kürzer die Zeit, desto ausgeprägter die Abflussbehinderung). Bei pathologischem Befund erfolgt der sog. **Tourniquet-Test**: Mittels Okklusion der Insuffizienzstrecke des epi- und transfaszialen Venensystems wird eine Aussage über eine Besserung im Falle der Ausschaltung des insuffizienten Venenabschnittes getroffen.

Weiterführende Diagnostik
(**Farbkodierte**) **Duplex-Sonografie:** Standardmethode in der Gefäßdiagnostik (als nicht invasives, beliebig wiederholbares Instrument). Sie beinhaltet sowohl die Doppler-Sonografie als auch die Duplex-Sonografie und kann ggf. farblich die Strömungsumkehr des Blutes bei Insuffizienz nachweisen.
Kompressions-Duplex-Sonografie: Sie wird zum Nachweis einer tiefen Beinvenenthrombose durchgeführt. Befindet sich ein Thrombus im Lumen, ist die Vene nicht mehr komprimierbar.
Die invasive **Phlebografie** und andere Verfahren wie z. B. MRT bleiben heutzutage speziellen Fragestellungen und Indikationen vorbehalten (z. B. Gefäßanomalien, komplexe Voroperationen).

12.1.3 Varikose

Key Point
Die Varikose ist eine sehr häufige Erkrankung (Volkskrankheit), die sich in jedem Lebensalter entwickeln kann und mit zunehmendem Lebensalter vermehrt auftritt.

Definition ▌ Als Varikose („Krampfaderleiden") bezeichnet man erweiterte und geschlängelte oberflächliche Venen (Varizen). Man unterscheidet **primäre** (unbekannter Ursprung) und **sekundäre** (bekannte Ursache) Formen.
Ätiopathogenese:
– **primäre Varikose (> 90 %):** Es handelt sich um eine wahrscheinlich **anlagebedingte**, degenerative Erkrankung der Wand oberflächlicher Venen und der Venenklappen. Risikofaktoren sind familiäre Vorbelastung, Schwangerschaften, orale Kontrazeptiva und stehende Berufe.
– **sekundäre Varikose:** Sie entsteht als Spätfolge einer Insuffizienz im tiefen Venensystem. Ursache ist meist eine tiefe Venenthrombose, die mit Dauer der Erkrankung zu **dekompensatorischen** Umgehungskreisläufen im oberflächlichen Venensystem führt (sog. **postthrombotisches Syndrom**, s. S. 234).
Klinik ▌ Bei der primären Varikose unterscheidet man verschiedene **Varizentypen:**
– **Besenreiservarizen:** geschlängelte, intraepidermale Teleangiektasien, z. T. spinnennetzförmige Muster (Durchmesser < 1 mm)

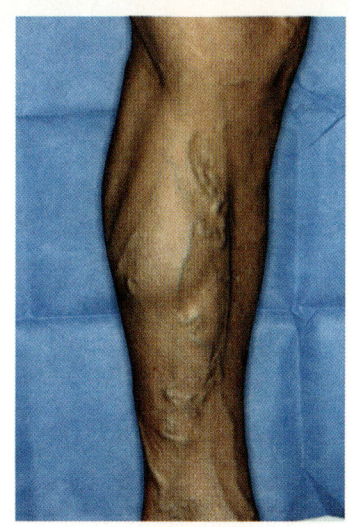

Abb. 12.2 Primäre Varikose.

– **retikuläre Varizen:** größere, netzförmige, bläuliche Venenerweiterungen subdermal
– **Perforansvarizen:** Vv. perforantes (oft als tastbare Faszienlücken erkennbar/palpabel)
– **Seitenastvarizen:** Äste der V. saphena magna und/oder parva
– **Stammvarizen:** V. saphena magna (**Abb. 12.2**) und/oder parva

Die Stammvarikose wird in den meisten Fällen hämodynamisch bedeutsam, bei starker Ausprägung und zunehmender Bestandsdauer ist die Entwicklung einer chronisch-venösen Insuffizienz (chronisches Stauungssyndrom) sehr wahrscheinlich. Je nach Lokalisation des Insuffizienzpunktes lassen sich verschiedene **Schweregrade** unterscheiden (**Abb. 12.3**).
Komplikationen ▌ Varikophlebitis, tiefe Venenthrombose, chronisch-venöse Insuffizienz.
Diagnostik ▌ Anamnese, klinische Untersuchung und apparative Verfahren.
Klinische **Venenfunktionstests** wie Trendelenburg-Test oder Perthes-Test sind aufgrund der größeren Sensitivität und Spezifität der dopplersonografischen Methoden zunehmend verdrängt worden.
– **Trendelenburg-Test:** Funktionsprüfung der V. saphena magna und parva sowie der Vv. perforantes. Nach Ausstreichen der Varizen am liegenden Patienten wird ein Stauschlauch am oberen Oberschenkel angelegt. Anschließend muss sich der Patient aufstellen.
  • Normaler Befund: langsames Wiederauffüllen der Venen von distal
  • Insuffiziente Vv. perforantes: schnelles Wiederauffüllen von distal
  • Insuffiziente oberflächliche Venen: schnelles Wiederauffüllen von proximal nach Lösen der Kompression

12

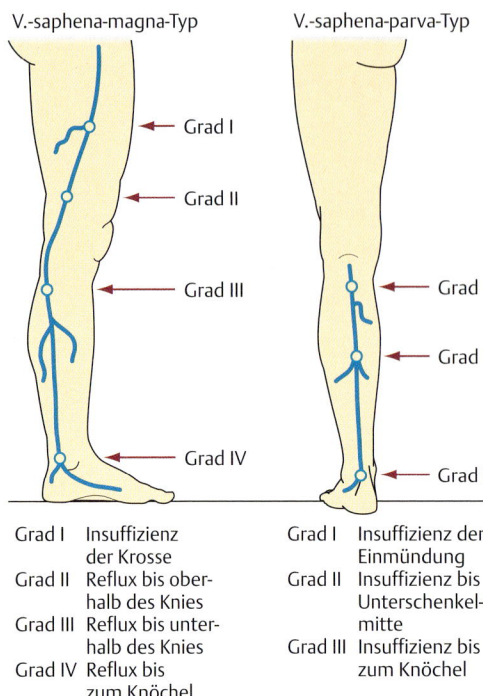

V.-saphena-magna-Typ   V.-saphena-parva-Typ

Grad I

Grad II

Grad III   Grad I

Grad II

Grad IV   Grad III

Grad I	Insuffizienz der Krosse
Grad II	Reflux bis oberhalb des Knies
Grad III	Reflux bis unterhalb des Knies
Grad IV	Reflux bis zum Knöchel

Grad I	Insuffizienz der Einmündung
Grad II	Insuffizienz bis Unterschenkelmitte
Grad III	Insuffizienz bis zum Knöchel

Abb. 12.3 Stadieneinteilung der Stammvarikose (nach Hach) (aus Moll, Duale Reihe Dermatologie, Thieme, 2010).

12

- **Perthes-Test:** Funktionsprüfung des tiefen Venensystems. Am stehenden Patienten wird unterhalb des Knies eine Staubinde angelegt, anschließend muss der Patient umhergehen.
  - Normaler Befund: Entleerung der oberflächlichen Venen
  - Abflussbehinderung/Verschluss: fehlende Entleerung (schmerzhaft)

Therapie ▶ Die Therapie der Varikose hat die Verbesserung bzw. die Normalisierung der venösen Hämodynamik zum Ziel und besteht in einer Ausschaltung der insuffizienten epi- und transfaszialen Venensegmente. Es stehen verschiedene therapeutische Möglichkeiten zur Verfügung, wobei hier nur die wichtigsten besprochen werden sollen. Die Wahl der jeweiligen Therapieform richtet sich individuell nach dem Patienten (Begleiterkrankungen, Alter, Allgemeinzustand etc.). Die Kombination verschiedener Verfahren ist häufig sinnvoll.

- **Konservativ:**
  - **Kompressionstherapie** mit kurzzugelastischen Materialien (hoher Arbeitsdruck, niedriger Ruhedruck) und Kompressionsstrümpfen (Klasse II–III). Sie verbessern den venösen Rückstrom, reduzieren das Ödem und sorgen durch den erhöhten Gewebedruck für eine vermehrte Rückresorption von Gewebeflüssigkeit, eine Beschleunigung der Blutströmung und einer Ab-

Tabelle 12.2

Kontraindikationen (KI) für die Kompressionstherapie	
absolute KI	**relative KI**
– fortgeschrittene pAVK – septische Phlebitis – dekompensierte Herzinsuffizienz – Phlegmasia coerulea dolens (s. S. 234)	– kompensierte pAVK – Sensibilitätsstörung bei peripherer Neuropathie – Sensibilisierung gegenüber Bindenmaterial

nahme der kapillären Filtration. Als begleitende **Basistherapie** kann sie das Krankheitsbild günstig beeinflussen, aber die Neuentstehung von Krampfadern nicht verhindern. Kontraindikationen s. **Tab. 12.2**.

MERKE

Vor einer Kompressionstherapie sollte der **Knöchel-Arm-Index** (= Quotient aus *Unterschenkeldruck* [(A. dorsalis pedis + A. tibialis posterior) : 2] und *Oberarmdruck*) erhoben und eine ggf. vorhandene arterielle Störung ausgeschlossen werden. Ein Index < 0,9 weist auf eine arterielle Durchblutungsstörung hin und erfordert u. a. einen geringeren Kompressionsdruck (*Cave:* Nekrosen) und eine weiterführende Diagnostik. Bei klinischer Untersuchung immer Pulsstatus!

- **physikalische Therapie:** intensives kontrolliertes Gehtraining, OSG-Beübung, manuelle Lymphdrainage, apparative intermittierende Entstauungstherapie (z. B. Mehrkammergeräte)
- **invasiv/operativ:**
  - **Sklerosierungstherapie (Verödung):** Durch Injektion einer gewebetoxischen Substanz mit anschließender Kompression von außen kommt es zu einer Entzündung der Vene mit Verschluss und Fibrosierung. Klassische Indikationen sind Besenreiser und retikuläre Varizen. Mit aufgeschäumten Verödungsmitteln lassen sich auch die Stammvenen sklerosieren.
  - **endoluminale Verfahren:** Hierzu zählen die **Radiowellenobliteration** (Gewebeerhitzung mit Denaturierung) und die **endovenöse Lasertherapie** (Vaporisierung/Karbonisierung). Bei beiden Verfahren sucht man duplexsonografisch den distalen Insuffizienzpunkt der Vene auf, punktiert diese, schiebt das jeweilige Gerät bis zur Krosse vor und koaguliert die Vene.
  - **Operation** bei Stammveneninsuffizienz: Ziel ist die Entfernung insuffizienter Venenabschnitte im epi- und transfaszialen Venensystem. Hierzu wird eine **Krossektomie** (Absetzen aller im Ve-

nenstern einmündenden oberflächlichen Venen im Gegensatz zu den endoluminalen Verfahren) durchgeführt und anschließend die Stammvene mit einer Sonde (Stripper) herausgezogen (sog. **Stripping**). Eine Seitenastentfernung und die **Ligatur** insuffizienter Perforansvenen werden über separate Hautschnitte vorgenommen.

12.1.4 Thrombo- und Varikophlebitis

Definition und Pathogenese | Entzündlich veränderte oberflächliche Venen, die meist mit einer Thrombenbildung einhergehen. Steht die **Entzündung der Venenwand** im Vordergrund, so spricht man von einer **Thrombophlebitis** superficialis. Stellt der **Thrombus im Lumen** als Komplikation einer primären oder sekundären Varikose das eigentliche Problem dar, so spricht man von einer **Varikophlebitis**.

Die unterschiedliche Pathogenese der beiden Erkrankungen erfordert eine unterschiedliche Behandlung. Daher muss die Diagnostik darauf ausgerichtet sein, die im Vordergrund stehende Symptomatik (entzündlicher oder thrombotischer Prozess) zu erfassen.

> **MERKE**
>
> Leitsymptome sind: kurze Anamnese, Progredienz der Symptomatik bei herabhängender Extremität, Schmerzen und Schwellung.

Thrombophlebitis

Synonym: Phlebitis superficialis

Definition | Entzündung eines oberflächlichen Venensegments bei Patienten ohne Vorerkrankung der Vene (keine ausgeprägte Varikose oder postthrombotisches Syndrom).

Ätiologie | Häufig durch Venenkatheter und venenreizende Infusionslösungen. Selten Insektenstich und Systemerkrankungen (z. B. Malignome).

Klinik | Typisch ist ein **roter, druckdolenter** verhärteter **Strang** im Venenverlauf, keine Allgemeinsymptome.

Sonderformen: **Phlebitis Mondor** (Phlebitis der V. thoracoepigastrica; spontane Abheilung) und **Phlebitis saltans** (als paraneoplastisches Syndrom → Tumorsuche!).

Diagnostik | Die Diagnose lässt sich in der Regel durch das klinische Bild stellen.

Therapie | Kompression, Kühlung und NSAR; ggf. Therapie der Grunderkrankung.

Varikophlebitis

Synonym: Varikothrombose

Definition | Oberflächliche Venenentzündung mit Thrombenbildung bei Patienten mit (meist vernach-lässigter) primärer Varikose oder postthrombotischem Syndrom.

Ätiopathogenese | Virchow-Trias (s. unten).

Klinik | Schwellung, Verhärtung und Schmerzhaftigkeit des betroffenen Venensegments. Zusätzliche Zeichen einer CVI (s. S. 234).

Komplikationen | Beteiligung der tiefen Venen und Entwicklung eines postthrombotischen Syndroms, Lungenarterienembolie.

Diagnostik | Inspektion und Palpation (die Varikothrombose reicht häufig viel weiter als die klinisch erkennbare Entzündung!). Bei Verdacht auf eine Beteiligung der tiefen Venen muss eine definitive Diagnostik (z. B. Duplex-Sonografie) durchgeführt werden.

> **MERKE**
>
> Im Rahmen der Diagnostik muss das Ausmaß des thrombotischen Prozesses eindeutig erfasst werden!

Differenzialdiagnose | Erysipel (stärkere Allgemeinsymptome, s. S. 58), Phlegmone.

Therapie |

- **kurzstreckige** Varikothrombose (ohne Hinweis auf Beteiligung der tiefen Venen): konsequente **Kompression** (!), zusätzlich lokale Kühlung, heparinhaltige Externa und NSAR
- **ausgedehnte** Varikothrombose: **Heparinisierung** (in therapeutischer Dosierung) und überlappend **orale Antikoagulanzien** (Cumarine)
- wenn möglich Thrombusentfernung durch **Stichinzision:** wenn möglich zeitnahe operative Sanierung der Varikosis

Praxistipp

Bei ausgedehnter Varikothrombose mit Beteiligung der tiefen Venen: Kompression und Antikoagulation über 3 Monate.

12.1.5 Tiefe Beinvenenthrombose (TVT)

Key Point

Bei der tiefen Beinvenenthrombose besteht die Gefahr einer Lungenembolie (akut) und der Ausbildung eines postthrombotischen Syndroms (nach Jahren).

Definition | Akutes Krankheitsbild mit teilweiser oder vollständiger Lumenverlegung der tiefen Beinvenen durch Blutgerinnsel, die zu appositionellem Wachstum und zur Ausbildung einer Lungenarterienembolie neigen.

Ätiopathogenese | Einem thrombotischen Geschehen liegen die **Virchow-Trias** zugrunde:

- **Gefäßwandschädigung:** z. B. durch Verletzungen, Entzündungen, Strahlentherapie

12

– **erhöhte Gerinnungsbereitschaft** des Blutes: z. B. bei malignen Tumoren, postoperativ, Einnahme von Kontrazeptiva, Schwangerschaft, Thrombophilie
– **Verlangsamung des Blutstroms:** z. B. durch Bettlägerigkeit, Langstreckenflüge („Economy-Class-Syndrom")

Klinik I
– akuter oder allmählicher (bettlägerige Patienten) Beginn
– **Schwellung** bzw. Ödem (Umfangsdifferenz!)
– **Schmerzen** und **Spannungsgefühl** zunehmend bei herabhängendem Bein
– **Zyanose**, verstärkte Venenzeichnung, Unruhe.

Die **Phlegmasia coerulea dolens** ist die schwerste Verlaufsform der akuten Phlebothrombose mit Verschluss aller Venen eines Querschnitts, so dass das Blut der betroffenen Extremität nicht mehr abfließen kann. Durch die Abflussstörung steigt der Gewebedruck stark an, so dass letztlich auch die arterielle Versorgung ausbleibt. Das Geschehen geht mit heftigsten Schmerzen einher und stellt eine ernste Bedrohung für die betroffene Extremität und das Leben des Patienten dar. Notfallsituation → sofort Fibrinolyse, Antikoagulation (Prophylaxe thrombotischer Komplikationen) und Thrombektomie.

Komplikationen I Eine gefürchtete **akute** Komplikation ist die **Lungenarterienembolie** (Notfall!, s. Lehrbücher der inneren Medizin). Ist durch die Thrombose ein Klappendefekt entstanden, so kann sich Jahre nach der Rekanalisation ein sog. **postthrombotisches Syndrom (PTS)** entwickeln, das durch die klinischen Zeichen einer chronisch-venösen Insuffizienz gekennzeichnet ist (s. unten).

> **MERKE**
> Eine Lungenarterienembolie kann bei bettlägerigen Patienten oft das erste Symptom einer TVT sein!

Diagnostik I **Klinische Zeichen** und die Überprüfung verschiedener **Schmerzpunkte** (s. Exkurs) sind nur orientierend wirksam. Auch der **D-Dimer-Test** (D-Dimere entstehen bei Fibrinolyse) ist aufgrund seiner geringen Spezifität nicht beweisend für eine TVT, da er z. B. ebenfalls bei Entzündungen oder nach Operationen positiv ausfällt; ein negativer Test schließt allerdings eine akute TVT nahezu aus. Zur Diagnosesicherung sind bildgebende Verfahren erforderlich. Als Standarduntersuchung wird die **Kompressionssonografie** durchgeführt (fehlende Komprimierbarkeit des Venenlumens beweist die Thrombose). Eine Phlebografie ist nur in unklaren Fällen indiziert.

EXKURS
– **Homans-Zeichen:** Wadenschmerz bei Dorsalflexion im Fußgelenk
– **Sigg-Zeichen:** Schmerz bei Überstrecken des Kniegelenks
– **Payr-Zeichen:** Schmerz bei Druck auf die Fußsohle
– **Pratt-Zeichen:** Schmerz bei Druck auf die Kniekehle (V. poplitea)
– **Meyer-Zeichen:** Schmerz bei Kompression der Wadenmuskulatur

Therapie I Bei gesicherter TVT ist die sofortige Antikoagulation mit **Heparin** in therapeutischer Dosierung erforderlich, um die Gefahr von Komplikationen (v. a. Lungenembolie!) zu senken. **Thrombusbeseitigende Maßnahmen** (Lysetherapie, OP, interventionelle Verfahren) können bei jungen Patienten zusätzlich (*Cave:* PTS) mit kurzer Anamnese und ausgedehntem Befund erwogen werden.

Die Sekundärprohylaxe mit **Vitamin-K-Antagonisten** wird überlappend (1. oder 2. Tag) mit Heparin begonnen. Die Dauer der Behandlungszeit hängt von verschiedenen Faktoren ab (Ursache der TVT, Rezidiv oder Ersterereignis, persistierende Risikofaktoren).

Daneben ist die **Kompressionstherapie** unmittelbar zu beginnen und essenziell. Hierdurch wird die Inzidenz eines postthrombotischen Syndroms signifikant erniedrigt. Eine Immobilisation des Patienten ist obsolet und dient nur noch im Einzelfall der Beschwerdeverbesserung bei starker Beinschwellung.

> **MERKE**
> Unfraktionierte und (seltener) niedermolekulare Heparine können zu einer **heparininduzierten Thrombopenie** (HIT Typ II) führen. Daher sind bei längerer Behandlungsdauer (> 1 Woche) regelmäßige Laborkontrollen der Thrombozyten obligat!

12.1.6 Chronisch-venöse Insuffizienz (CVI) und Ulcus cruris venosum

Key Point

Das Ulcus cruris venosum ist die schwerste Form der chronisch-venösen Insuffizienz. Insbesondere bei therapierefraktären Verläufen müssen Ulzera anderer Genese ausgeschlossen werden.

Definition I Die CVI ist ein Sammelbegriff für chronische Rückflussstörungen im Bereich der unteren Extremitäten, die mit typischen Hautveränderungen einhergehen. Die schwerste Form ist das Ulcus cruris venosum, ein Substanzdefekt des Gewebes im Bereich der unteren Extremitäten.

Ätiopathogenese | Ursache der CVI ist meist eine **Klappeninsuffizienz:**
- **primär:** durch Funktionsverlust der Klappen
- **sekundär:** durch Obstruktion oder Destruktion, z. B. nach tiefer Venenthrombose (CVI nach tiefer Venenthrombose = postthrombotisches Syndrom, s. S. 234)

Durch den pathologischen Reflux aufgrund der Klappeninsuffizienz entsteht langfristig eine sog. **ambulatorische Hypertonie** mit venöser Hypervolämie. Die venöse Hypertonie wiederum führt auch zu einer Druckerhöhung in den (post)kapillären Gefäßen und zu deren Schädigung. Folgen sind Fibrosierung, Dermatoliposklerose, Atrophie blanche und schließlich Ulzeration.

Klinik | Die CVI entwickelt sich langsam über Jahre und beginnt meist mit Ödemen, die zunächst noch reversibel sind. Später kommen trophische Störungen hinzu:
- **Corona phlebectatica paraplantaris:** intradermale Venenerweiterungen v. a. am medialen Knöchel (**Abb. 12.4a**)
- **Phlebödem:** Schwellung des Unterschenkels (v. a. Knöchelregion)
- **Pigmentierung:** bräunliche Verfärbung der Haut durch Hämosiderinablagerung (**Purpura jaune d'ocre**)
- **Dermatoliposklerose:** Induration durch Sklerose der Haut und Subkutis
- **Atrophie blanche (Capillaritis alba):** weiße, atrophe Hautareale (schmerzhaft!) durch vaskulitisch nekrotisierenden oberflächlichen Vorgang (**Abb. 12.4b**)
- **Stauungsekzem:** Ekzem im Bereich der Unterschenkel (durch CVI selbst oder durch Kontaktsensibilisierung gegenüber Lokaltherapeutika)
- **Ulcus cruris venosum:** am häufigsten Unterschenkelinnenseite (VSM)

Je nach vorliegendem Befund lassen sich nach Widmer verschiedene Stadien unterscheiden (**Tab. 12.3, Abb. 12.4c**).

Eine differenzierte Einteilung der CVI ist die CEAP-Klassifikation. Sie berücksichtigt neben der Klinik (C) auch die Ätiologie (E), die Anatomie (A) und die Pathophysiologie (P).

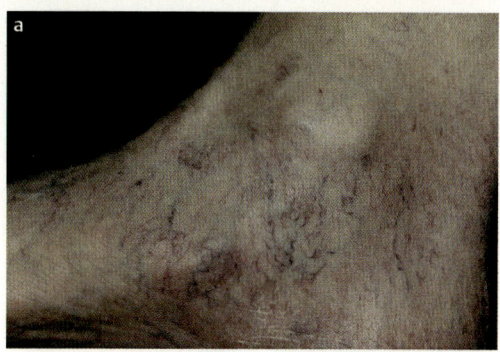
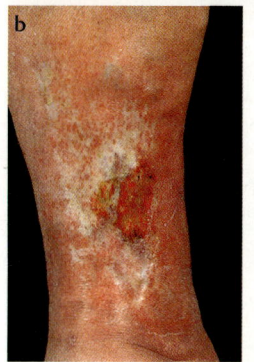
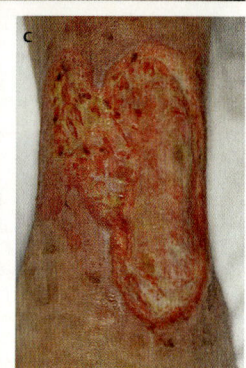

Abb. 12.4 Chronisch-venöse Insuffizienz. a Corona phlebectatica. **b** Atrophie blanche. **c** Chronisches Ulcus cruris mit aufgeworfenem Randsaum (aus Sterry et al., Checkliste Dermatologie, Thieme, 2010).

12

Diagnostik | Die Diagnostik hat das Ziel, die Ursachen der CVI abzuklären und die Ausprägung des Krankheitsbildes zu erfassen, um eine adäquate Therapie einzuleiten.

Neben Anamnese und klinischer Untersuchung kommen verschiedene bildgebende Verfahren (z. B. Doppler-Sonografie, Duplex-Sonografie) und funktionale Untersuchungsmethoden (z. B. Lichtreflexionsrheografie) zum Einsatz (s. S. 230).

Therapieresistente und morphologisch ungewöhnliche Ulzerationen müssen histologisch abgeklärt werden (Ausschluss Malignom, Pyoderma gangraenosum, Vaskulitis).

 Praxistipp
Oft kann die Lage der Ulzerationen Hinweise auf die Genese geben (Abb. 12.5):
- **Fußrücken:** arteriell
- **medialer Knöchel:** V. saphena magna (VSM)
- **lateraler Knöchel:** V. saphena parva (VSP)
- **prätibial:** Hypertonus
- **Fußsohle:** Malum perforans (polyneuropathisch) bei Diabetes mellitus

Differenzialdiagnose | Die verschiedenen Ursachen eines Ulcus cruris müssen differenzialdiagnostisch abgeklärt werden (**Tab. 12.4**).

Tabelle 12.3	
Klinische Stadieneinteilung der CVI (nach Widmer)	
Stadium	**Klinik**
Grad 1	Corona phlebectatica, Phlebödem
Grad 2	zusätzlich trophische Störungen, z. B. Pigmentverschiebung, Dermatoliposklerose oder Atrophie blanche
Grad 3	Ulcus cruris venosum (3a floride, 3b abgeheilt)

Tabelle 12.4

Häufige Ursachen eines Ulcus cruris	
Ursachen	**Charakteristika**
Ulcus cruris venosum	*häufigstes* chronisches Ulkus, andere trophische Zeichen einer CVI, geringe Schmerzen
Ulcus cruris arteriosum	sehr schmerzhaft, verminderte Gehstrecke, ggf. Ruheschmerz
Pyoderma gangraenosum	livider, aufgeworfener und gangranöser Randwall, sehr schmerzhaft
Ulkus bei Diabetes mellitus (Malum perforans)	in druckbelasteten Arealen, geringe Beschwerden (wegen diabetischer Neuropathie), im Randbereich hyperkeratotisch
ulzeriertes Plattenepithelkarzinom	wachsendes und therapieresistentes Ulkus

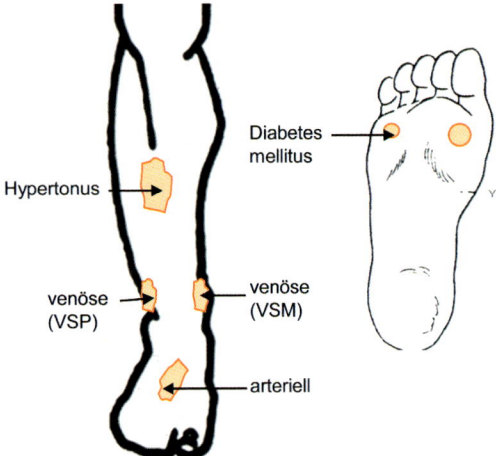

Abb. 12.5 Differenzialdiagnose des Ulcus cruris nach Lokalisation.

Therapie | Die Therapie richtet sich nach dem Beschwerdebild. Wenn möglich sollte aber immer eine kausale Behandlung erfolgen.

- **Kausale Therapie:** Ausschaltung der epifaszialen und transfaszialen Refluxwege (sklerosierend, endoluminal, chirurgisch; s. Therapie der Varikose, s. S. 232)
- **Kompressionstherapie** und **Bewegungstraining** (s. S. 232)
- **Behandlung des Ulcus cruris:**
  - **Wundreinigung:** enzymatische Wundreinigung (z. B. Varidase-Gel), Biochirurgie (Reinigung durch Madenauflage), mechanische Reinigung (mit Kompresse, Kürette, scharfem Löffel)
  - Wundauflagen, die für ein **feuchtes Wundmilieu** sorgen, z. B. Fettgazen, Schaumstoffe, Kalziumalginate, Hydrogele, Hydrokolloide
  - Schutz der Ulkusumgebung: z. B. mit **Zinkpaste**
  - lokale Antiseptika oder Antibiotika nur bei Infektionen (*Cave:* Resistenzbildung und kontaktallergische Reaktionen)
  - **adjuvante Pharmakotherapie:** z. B. ASS, Pentoxiphyllin, Prostaglandine

- **Schmerztherapie:** nach WHO-Stufenschema
- **operative Maßnahmen** (bei therapieresistenten Ulzera): Shave-Therapie mit Spalthauttransplantation, ggf. Fasziektomie.

MERKE

Kommt es nach Abheilung erneut zu einer Ulzeration, so muss erneut die Genese des Ulkus überprüft und untersucht werden, ob neue Faktoren, wie z. B. eine pAVK, hinzugekommen sind.

12.2 Erkrankungen der Arterien

12.2.1 Teleangiektasien
Definition | Teleangiektasien sind klinisch sichtbare, irreversibel erweiterte Gefäße des papillären Plexus der Dermis, v. a. Kapillaren und postkapilläre Venolen. Die Rötung verschwindet unter Glasspateldruck.
Einteilung | Es werden primäre und sekundäre Teleangiektasien unterschieden.
- **Primäre Teleangiektasien** entwickeln sich im Rahmen von Syndromen (z. B. unilaterales nävoides Teleangiektasie-Syndrom) oder ohne nachweisbare Ursache im Jugendalter (essenzielle Teleangiektasien).
- **Sekundäre Teleangiektasien** entstehen als Folgezustände von Hauterkrankungen oder durch exogene Einflüsse. Als exogene Einflüsse kommen chronische Sonnenexposition, Röntgenbestrahlung und lang angewandte örtliche Glukokortikoide in Frage. Teleangiektasien sind ein Symptom bei Rosazea. Auch bei Leberzirrhose können Teleangiektasien am Oberkörper und im Gesicht auftreten. Weiterhin treten sie bei Dermatosen auf, die mit Atrophie und Sklerosierung einhergehen (wie die Kollagenosen).
Therapie | Bei kosmetischer Störung Laserbehandlung, alternativ Veröung mit Sklerosierungsmitteln oder Diathermienadel, ggf. auch abdeckende Maßnahmen (Camouflage). Wichtig ist konsequenter Lichtschutz.

12.2.2 Raynaud-Syndrom

Definition I Das Raynaud- Syndrom ist gekennzeichnet durch **anfallsweise** auftretende, reversible **Gefäßspasmen** der Fingerarterien, welche meist durch Kälte oder Stress ausgelöst werden. Unterschieden werden das **primäre** Raynaud-Syndrom (idiopathisch) und das **sekundäre** Raynaud-Syndrom (im Rahmen bestimmter Grunderkrankungen).

Ätiopathogenese I Das **primäre** Raynaud-Syndrom (ca. 90 %) betrifft meist jüngere Patienten (< 30 Jahre) und ist in erster Linie durch **funktionelle** Störungen der Gefäße bedingt.

Das **sekundäre** Raynaud-Syndrom ist zusätzlich durch **strukturelle** Alterationen der kleinen Arterien und der Aa. digitales gekennzeichnet und kommt als Begleitsymptom verschiedener Erkrankungen vor. Es ist ein wichtiges initiales Symptom der **systemischen Sklerodermie** (s. S. 175), kann aber auch bei anderen Kollagenosen, bei Kryoglobulinämien, als Paraneoplasie oder medikamentös bedingt auftreten. Weitere Ursachen sind Vibrations- (z. B. Presslufthammer) und Nervenschäden (Druckschäden, mechanische Schäden).

Klinik und Komplikationen I Klinisch zeigt sich die typische Trias aus einer plötzlich einsetzenden, scharf abgegrenzten **Blässe** einzelner Fingerglieder (Ischämie – **weiß**), gefolgt von einer **Blaufärbung** (Zyanose, Desoxygenierung – **blau**) und einer Phase der reaktiven **Hyperämie** (**rot**), (**Abb. 12.6**).

Das sekundäre Raynaud-Syndrom geht mit einem schwierigeren, häufig therapieresistenten Verlauf und Komplikationen wie akralen **Ulzerationen**, Nekrosen oder Gangrän einher. Weiterhin treten **stärkere Schmerzen** oder **Dysästhesien** während der Attacken auf.

Diagnostik I Die Diagnose wird klinisch gestellt. Nach Diagnosesicherung sollten systemische Erkrankungen ausgeschlossen werden.

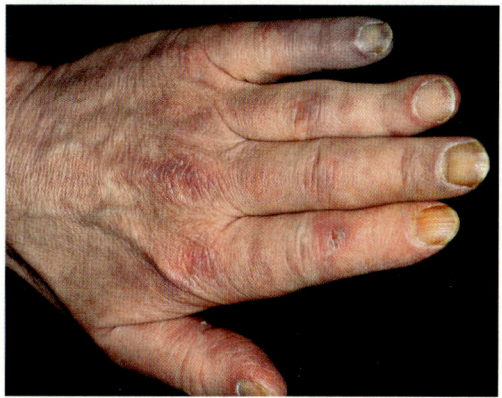

Abb. 12.6 Raynaud-Syndrom.

Therapie I Da insbesondere beim sekundären Raynaud-Syndrom die Gefahr von Nekrosen, Ulzera oder gar Gangrän besteht, ist eine früh einsetzende, gut abgestufte Therapie erforderlich. Neben Kälteschutz, physikalischen Maßnahmen, Vermeidung der Auslöser und einer strikten Nikotinkarenz kommen vasodilatatorische Medikamente (z. B. Kalziumantagonisten) zum Einsatz.

12.2.3 Vaskulitiden

Key Point

Bei Vaskulitiden muss immer eine systemische Beteiligung ausgeschlossen werden.

Vaskulitiden sind entzündliche Erkrankungen der Blutgefäßwände. Eine einheitliche Klassifikation der Vaskulitiden existiert nicht. Traditionell erfolgt eine Einteilung nach der Größe der befallenen Gefäße (klein, mittelgroß, groß). Aus Sicht der Dermatologie ist eine Klassifizierung in **kutane Vaskulitiden** (z. B. Vasculitis allergica) und **systemische Vaskulitiden**, die mit einer Hautbeteiligung einhergehen können (z. B. Panarteriitis nodosa), sinnvoll.

Kutane Vaskulitiden

Leukozytoklastische Vaskulitis

Synonym: Vasculitis allergica

Definition I Die leukozytoklastische Vaskulitis ist die häufigste Form der Vaskulitis an den Hautgefäßen und betrifft vor allem die postkapillären Venolen. Das klinische Leitsymptom ist die palpable Purpura.

Ätiopathogenese I Die häufigste Ursache der leukozytoklastischen Vaskulitis sind Ablagerungen von Immunkomplexen an der Gefäßwand entsprechend einer Allergie vom **Immunkomplextyp** (**Typ III** nach Coombs und Gell, s. S. 100). Die abgelagerten Immunkomplexe lösen über Aktivierung des Komplementsystems eine Entzündungsreaktion aus. Durch die Schädigung der Gefäßwand kommt es zu einem Blutaustritt in die Umgebung, was zu palpablen Purpura führt. Thrombosiert das Gefäß, bilden sich Nekrosen. Am häufigsten wird die Erkrankung durch **Medikamente** (z. B. NSAR, Antibiotika) und bakterielle oder virale **Infektionen** (v. a. Streptokokken) ausgelöst. Weitere Ursachen sind Kollagenosen, rheumatoide Arthritis, Sjögren-Syndrom, systemische Vaskulitiden und maligne Tumoren.

Klinik I Leitsymptom ist die **tastbare Purpura**: erhabene, erythematöse, nicht wegdrückbare Papeln, die teilweise zu größeren Plaques konfluieren (**Abb. 12.7**). Diese können nekrotisch werden und sekundär ulzerieren. Durch hydrostatische Hämostase treten die Hautveränderungen vor allem an den abhängigen Körperregionen wie **Fuß** und **Unterschenkel** auf. Bei bettlägerigen Patienten ist die Glutäalre-

12

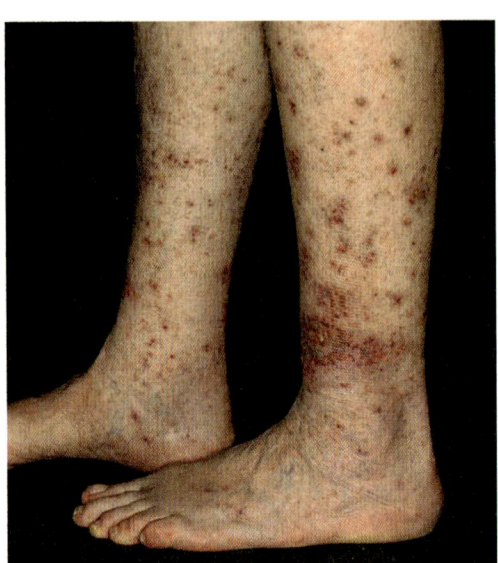

Abb. 12.7   Leukozytoklastische Vaskulitis.

gion betroffen. Allgemeinsymptome wie Fieber und Arthralgien können auftreten. Nach einigen Wochen heilen die Läsionen mit Hyperpigmentierung oder Narbenbildung ab.

Sonderformen I
- **Purpura Schoenlein-Henoch:** Trias aus Darmkoliken, tastbaren Purpura an den Beinen und Gelenkbeschwerden, die meist bei Kindern auftritt. Die häufige Nephritis ist prognosebestimmend. Häufige Auslöser sind Infektionen der oberen Atemwege, andere bakterielle und virale Infekte sowie Medikamente. Charakteristisch sind Ablagerungen von **IgA**-Immunglobulinen in den Wänden kleiner Blutgefäße.
- **Urtikariavaskulitis:** Die auftretenden Quaddeln persistieren **über 24–48 h** und heilen unter Hinterlassen rötlich-bräunlicher Maculae ab. Die Quaddeln brennen häufig und können mit kleinfleckigen Blutungen einhergehen. Häufig finden sich Arthralgien und erhöhte Entzündungsparameter. Verschiedene Grunderkrankungen wie Kollagenosen, Serumkrankheit, Gammopathien, Infektionen und Auslöser wie Medikamente werden diskutiert.

> **MERKE**
>
> Bei der Purpura Schoenlein-Henoch mit systemischer Beteiligung ist primär **IgA** im Immunkomplex gebunden. **IgG**- oder **IgM**-haltige Immunkomplexe führen dagegen zu Vaskulitiden, die häufig auf die Haut beschränkt bleiben.

Diagnostik I Im Rahmen der Diagnostik muss nach möglichen Ursachen gesucht und das Ausmaß einer systemischen Beteiligung erfasst werden. Die Diagnosesicherung erfolgt mittels Histologie und direkter Immunfluoreszenz (DIF).
- **Ursachensuche:** mikrobiologische Abstriche, Serologien, Antikörperdiagnostik, bildgebende Verfahren
- **Abklärung einer systemischen Beteiligung:** Laborparameter (Transaminasen, Entzündungsparameter), Urinstatus mit Sediment und Hämoccult
- **Histologie:** zerfallende Granulozyten, fibrinoide Nekrose der Gefäßwand und Erythrozytenextravasate
- **DIF:** Ablagerung von IgG, IgM oder IgA (Purpura Schoenlein-Henoch) in den Gefäßwänden.

> **MERKE**
>
> **Leukozytoklasie** = Zerfall von Granulozyten in kleine basophile Pünktchen (Kernstaub), welche mikroskopisch leicht zu erkennen sind.

Therapie I Lassen sich Auslöser oder zugrunde liegende Erkrankungen finden, so müssen diese entsprechend behandelt werden. Ist keine Ursache identifizierbar, kann bei unkomplizierten Formen wegen des günstigen Spontanverlaufs mittels Kompressionsverbänden und Bettruhe symptomatisch behandelt werden. Bei ausgeprägteren, mit Nekrosen einhergehenden Verläufen kommen interne und topische Glukokortikoide zum Einsatz (bei Rezidiven u. a. Dapson).

Livedo
Definition I Der Begriff Livedo beschreibt eine blaurötliche, netzförmige Marmorierung der Haut. Die harmlose **Livedo reticularis** (keine Vaskulitis, sondern eine funktionelle Störung) muss von der **Livedo racemosa** (Vaskulitis, Assoziation mit Grunderkrankungen) unterschieden werden.
Pathogenese und Klinik I
- **Livedo reticularis (Cutis marmorata):** Diese Form tritt häufig bei jungen Frauen und bei Kälteexposition auf. Eine meist nur kurz andauernde **Fehlregulation** führt zur Konstriktion dermaler Arteriolen. Es zeigen sich vorübergehend livide Erytheme mit **geschlossenen, kreisförmigen Figuren** ohne subjektive Beschwerden (**Abb. 12.8**). Kälteschutz ist als vorbeugende Maßnahme zu empfehlen.
- **Livedo racemosa:** Hier kommt es zu einer **Okklusion** oder **Entzündung** der Arteriolen. Im Gegensatz zur Livedo reticularis zeigen sich livide Erytheme, die **blitzfigurenartig** auftreten und **nicht geschlossen** sind. Diese Erytheme persistieren monatelang. Kommt es bei Thrombosierung von Hautgefäßen zu Ulzerationen, spricht man von einer **Livedovaskulitis** (**Abb. 12.9**). Prädilektionsstellen sind die Unterschenkel. Die Livedo race-

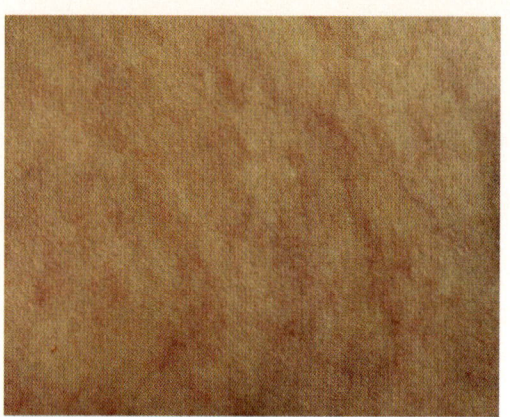

Abb. 12.8 Livedo reticularis (Cutis marmorata).

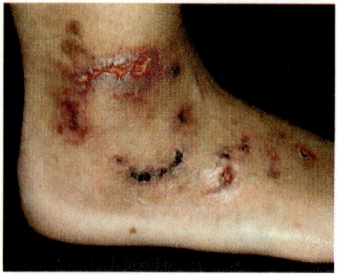

Abb. 12.9 Livedovaskulitis. Bizarr konfigurierte Ulzera, in der Umgebung Livedozeichnung.

mosa hinterlässt nach Abheilung häufig weißliche Narben mit einem hyperpigmentierten Rand (Atrophie blanche).

Assoziierte Grunderkrankungen sind z. B. Kollagenosen, Kryoglobulinämie oder Polycythaemia vera, häufig liegt auch eine Arteriosklerose oder chronisch-venöse Insuffizienz vor. Weiterhin spielen Gerinnungsstörungen eine wichtige Rolle (Anti-Phospholipid-Syndrom, Protein-C-Mangel, Faktor-V-Leiden-Mutation). Diese Grunderkrankungen müssen adäquat behandelt werden. Zusätzlich kann eine Therapie mit Antikoagulanzien versucht werden (z. B. Heparin oder ASS).

> **MERKE**
>
> – **Livedo reticularis:** kreisförmige, geschlossene Figuren
> – **Livedo racemosa:** blitzfigurenartige, nicht geschlossene Figuren

– **Sneddon-Syndrom:** Livedo racemosa mit zerebrovaskulären Störungen wie Kopfschmerzen, Schwindel, Epilepsie. Nachweis von Anti-Phospholipid-Antikörpern bei der Mehrzahl der Patienten!

Pyoderma gangraenosum

Definition und Ätiologie ❘ Das Pyoderma gangraenosum ist eine neutrophile Dermatose unklarer Genese. Häufig ist es mit **chronisch-entzündlichen Darmerkrankungen** und rheumatologischen Erkrankungen assoziiert, aber auch hämatologische Grunderkrankungen sind beschrieben.

> **MERKE**
>
> Traumen (z. B. chirurgische Eingriffe) können ulzerierende Hautveränderungen auslösen oder bestehende Hautläsionen verschlimmern (**Pathergie-Phänomen**).

Klinik ❘ Meist treten im Bereich der unteren Extremitäten und am Stamm plötzlich **schmerzhafte Papeln** mit rotem, teils verhärtetem Randsaum auf, welche sich zu Pusteln umwandeln und schnell **nekrotisch ulzerieren**. Die Ulzera zeigen charakteristischerweise einen bläulich-lividen, aufgeworfenen und gangränösen Randwall.

Diagnostik ❘ Die Diagnosestellung basiert auf dem klinischen Bild und dem Verlauf. Andere Ursachen für ulzeröse Geschehen müssen ausgeschlossen werden (s. S. 236). Die Histologie ist selten spezifisch.

Therapie ❘ Therapeutisch kommen systemische Glukokortikoide und Ciclosporin A zum Einsatz. Wichtig sind darüber hinaus eine stadienadaptierte Wundversorgung und eine adäquate Therapie der Grundkrankheit.

Hautbeteiligung bei systemischen Vaskulitiden
Panarteriitis nodosa
Synonym: Polyarteriitis nodosa

Definition ❘ Seltene, häufig schwer verlaufende Systemerkrankung mit nekrotisierender Vaskulitis von Arteriolen und mittleren Arterien. Meist sind Männer über dem 50. Lebensjahr betroffen.

Ätiologie ❘ Die Erkrankung ist häufig mit viralen Infektionen (Hepatitis C und B, HIV) assoziiert.

Klinik ❘ Es zeigen sich rheumatoide Allgemeinsymptome, gastrointestinale Beschwerden (durch Ulzera bedingt) und häufig eine Beteiligung von **Niere** (z. B. glomeruläre Herdnephritis), Herz (z. B. Myokardinfarkt), ZNS (z. B. Apoplex) und Auge (Vaskulitis). Bei **40 %** der Patienten kommt es zu einer **Hautbeteiligung**. Diese kann den Hautveränderungen der Livedo racemosa und der leukozytoklastischen Vaskulitis entsprechen (s. S. 237). Weiterhin kommt es zu nodösen und multiformen Erythemen, **Ulzerationen** und **Gangrän**.

Therapie ❘ Adaptierte immunsuppressive Therapie je nach Organbefall und Aktivität der Erkrankung. Bei schwerem Verlauf werden Prednisolon und Cyclophosphamid (Fauci-Schema) eingesetzt.

12

Wegener-Granulomatose

Definition I Seltene systemische Vaskulitis mit granulomatöser Entzündungsreaktion und klassischer Trias aus HNO-, Lungen- und Nierenbeteiligung.

Klinik I Zunächst schleichender Beginn mit Entzündungen im **HNO**-Bereich wie Rhinitis und Sinusitis sowie Allgemeinsymptomen. Es folgen Husten, Dyspnoe, Hämoptoe, Schleimhautulzera im Nasen-Rachen-Raum, **Lungen**infiltrate und **Nieren**befall (meist rapid progressive Glomerulonephritis). Nach dem schleichenden Beginn entwickelt sich häufig abrupt ein foudroyantes Stadium mit Multiorganbefall.

Bei **45 %** der Patienten kommt es zu einem Befall der **Haut** mit Papeln, hämorrhagischen Blasen und Ulzera sowie Hautveränderungen im Sinne einer leukozytoklastischen Vaskulitis.

Diagnostik I In 75 % der Fälle gelingt der Nachweis von antineutrophilen, zytoplasmatischen Antikörpern, die gegen Proteinase 3 gerichtet sind (PR3-ANCA/**c-ANCA**).

Therapie I Immunsuppressive Therapie mit Glukokortikoiden und Cyclophosphamid.

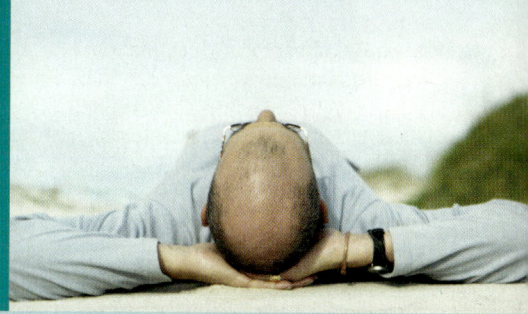

Erkrankungen der Haare

Kahle Stellen

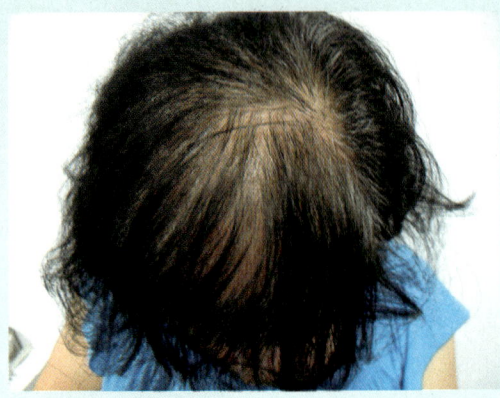

Ausführliche Anamnese

Die 48-jährige Frau Stach stellt sich beim Hautarzt vor. „Seit etwa 8 Monaten fallen mir jetzt schon die Haare aus. Das ist so schrecklich. Bald habe ich bestimmt eine Glatze. Ohne Hut traue ich mich schon gar nicht mehr aus dem Haus. Und vor kurzem habe ich auch noch Schuppen auf dem Kopf bekommen." Ansonsten sei sie ganz gesund und nehme keine Medikamente ein. Auch beim Hausarzt sei sie schon gewesen und habe sich durchchecken lassen, aber außer einer leichten Anämie und ein bisschen Eisenmangel habe er nichts festgestellt. Die Schilddrüsenwerte waren auch im Normbereich. Auch bei der letzten gynäkologischen Untersuchung sei alles in Ordnung gewesen; die nur noch selten auftretenden Monatsblutungen habe ihre Frauenärztin auf die langsam eintretenden Wechseljahre zurückgeführt. Therapeutisch habe sie auch schon alles versucht, von Birkenrindenshampoos und Teebaumöl bis zu Kieselerde und Haarvitaminen (Biotin), ohne dass dies eine Veränderung bewirkt hätte. Nun wasche sie nur noch selten die Haare, weil dabei immer besonders viele Haare ausfielen. Auf Nachfrage zur Familienanamnese berichtet sie, dass selbst ihre 70-jährige Mutter mehr Haare habe als sie. Ihr Vater sei allerdings schon mit 45 fast kahl gewesen.

Weiterführende Untersuchungen

Am fronto-parietalen Kapillitium zeigt sich eine deutliche Lichtung der Haare. Die Zugprobe der Haare in diesem Bereich ist positiv (d. h. auf milden Zug lassen sich die Haare leicht epilieren). Okzipital sind zudem eine flächige Rötung und eine feinlammeläre Schuppung erkennbar. Ein Trichogramm ergibt zudem eine deutlich erhöhte Telogenrate im fronto-parietalen Bereich. In der anschließenden mykologischen Diagnostik zeigt sich eine Besiedlung der Kopfhaut mit Pityrosporum ovale (Malassezia furfur). Die weitere Labordiagnostik ergibt einen Hb-Wert von 11g/dl und einen grenzwertig verminderten Eisenspiegel bei stark reduziertem Ferritinspiegel.

Bei der Patientin wurde daraufhin die Diagnose einer androgentischen Alopezie (AGA) gestellt, bei begleitender mikrozytärer hypochromer Anämie und seborrhoischem Ekzem der Kopfhaut.

Erblich bedingt

Bei einem weiteren Besuch in der Sprechstunde bespricht der Hautarzt mit Frau Stach die Untersuchungsergebnisse und die Ursachen für den Haarausfall. Er erklärt ihr, dass es den häufig auftretenden genetisch veranlagten männlichen Haarausfall auch bei Frauen gibt. Die Vererbung kann auch von der männlichen Linie (väterlicherseits) auf die Töchter vererbt werden. Die genetische Veranlagung führt zu einer erhöhten Ansprechbarkeit der Haarfollikel auf männliche Hormone, den Androgenen, und infolge zu einem hierdurch ausgelösten Haarausfall. Zusätzlich kann der vermehrte Haarausfall auch durch die bestehende Anämie und die Entzündung der Kopfhaut (seborrhoisches Ekzem) verschlechtert werden.

„Nachwuchs"

Zur Therapie der Anämie werden Frau Riech Eisen-Brausetabletten mit Vitamin C (zur besseren Resorption) empfohlen. Zudem wird eine topische Therapie mit Ketokonazol-haltigen Shampoos und -Sprays zur Behandlung des seborrhoischen Kopfhautekzems verordnet. Die androgentische Alopezie wird mit einer Östrogen-haltigen Lösung behandelt, die täglich für 3 Monate appliziert werden muss. Bei Wiedervorstellung nach 3 Monaten ist die Kopfhaut in einem hervorragenden Zustand, die Anämie hat sich normalisiert und auch der Haarausfall hat sich eingestellt. Die Patientin bemerkte sogar das Nachwachsen feiner neuer Härchen in den betroffenen Bereichen. Auch im Trichogram zeigt sich eine nur noch gering erhöhte Telogenrate.

13 Erkrankungen der Haare

Sowohl Kopfhaar als auch Körperbehaarung spielen in allen Kulturen eine wichtige Rolle und sind oft Ausdruck von Gesundheit und gesellschaftlichem Status. So kann sowohl eine übermäßige (Körper-)Behaarung als auch der Verlust der Haare zu mangelnder gesellschaftlicher Akzeptanz, einem hohen Leidensdruck und einer Reduktion des Selbstwertgefühls führen. Störungen des Haarwuchses haben daher auch immer eine hohe psychosoziale Bedeutung.

Erkrankungen der Haare lassen sich wie folgt einteilen:

- **Erkrankungen mit Haarausfall:** Effluvien, Alopezien (**Tab. 13.1**)
- **Erkrankungen mit verstärkter Behaarung:** Hypertrichose, Hirsutismus
- **Erkrankungen der Haarstruktur:** Haarschaftanomalien

MERKE

Während der Begriff **Effluvium** den *Vorgang* des Haarausfalls beschreibt, versteht man unter **Alopezie** den *Zustand* des Haarausfalls (also das Resultat des Effluviums).

13.1 Grundlagen

13.1.1 Haartypen

Obwohl kaum sichtbar, findet sich überall am Körper – außer an Palmae, Plantae, Lippen, Mamillen und im Schleimhautbereich – eine feine Behaarung mit sog. **Vellushaar.** Dieses wird auch als Flaumhaar bezeichnet und ist relativ kurz, fein und oft wenig pigmen-

Tabelle 13.1	
Erkrankungen mit Haarausfall (Auswahl)	
nichtvernarbend (häufig)	– telogenes Effluvium – androgenetische Alopezie (Unterform des telogenen Effluviums) – Alopecia areata – Alopecia areolaris specifica (bei Lues, s. S. 85) – Trichotillomanie (**Tab. 13.7**)
vernarbend	– Lichen ruber follicularis (s. S. 144) – chronisch-diskoider Lupus erythematodes (s. S. 168) – Folliculitis decalvans (s. S. 245) – Pseudopelade Brocq

tiert. Unter hormonellem (insbesondere androgenem) Einfluss, während der Pubertät, wandelt sich ein großer Teil dieser Haare zu Terminalhaaren um. **Terminalhaare** sind typischerweise pigmentiert, dick und lang; sie variieren in ihrer Morphologie jedoch in Abhängigkeit von der Körperlokalisation und interindividuell. Das voll ausdifferenzierte Terminalhaar durchläuft verschiedene Wachstumszyklen (s. u.) und verändert hierbei auch seine Morphologie.

13.1.2 Haaraufbau

Typischerweise besteht ein (Anagen-)Haar (s. u.) aus folgenden Strukturen: Die **Haarpapille**, mit Keratinozyten und Melanozyten, ist der proliferative Anteil des Haares und liegt in der Dermis. Nach proximal folgt der über die Hautoberfläche hinausragende **Haarschaft**, der von einer inneren und einer äußeren **Wurzelscheide** umgeben wird. In diesem Bereich findet sich auch die sog. **„Bulge"-Region** mit pluripotenten Stammzellen der Epidermis (**Abb. 13.1**).

13.1.3 Haarzyklus

Der Haarzyklus beschreibt drei spezifische **Phasen**, die in jedem Haarfollikel in regelmäßigen, genetisch determinierten Abständen ablaufen (**Tab. 13.2** und **Abb. 13.2**).

Die Gesamtdauer des Haarwachstums ist **genetisch** determiniert und variiert somit interindividuell. Die Anzahl der Kopfhaare liegt zwischen 100 000 und 150 000 Haaren, wobei blonde Haare meist dünner sind, jedoch in größerer Anzahl als schwarze vorkommen.

Verschiedene Faktoren und Erkrankungen können die Phasendauer beeinflussen und insbesondere zu einer verkürzten Wachstumsphase und vermehrtem Haarverlust führen (s. S. 244).

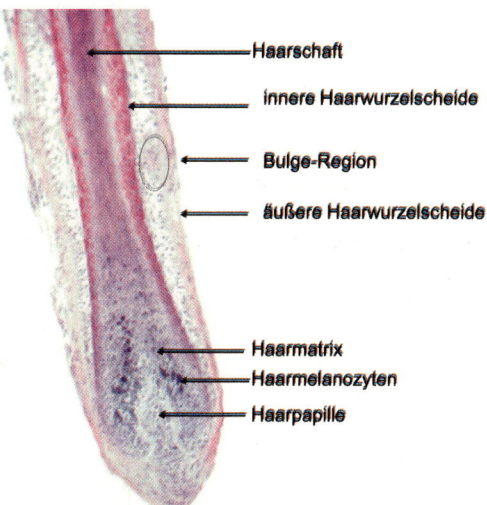

Haarschaft
innere Haarwurzelscheide
Bulge-Region
äußere Haarwurzelscheide
Haarmatrix
Haarmelanozyten
Haarpapille

Abb. 13.1 Histologischer Längsschnitt eines Anagenhaares.

13

Tabelle 13.2				
Haarzyklus				
Phase	**Bedeutung**		**Dauer**	**Anteil der Haare**
Anagenphase	Wachstumsphase (Kopfhaare: ca. 1 cm pro Monat)		2–6 Jahre	80–95 %
Katagenphase	Übergangsphase		2–6 Wochen	5 %
Telogenphase	Ruhe- oder Ausfallphase (Haar lockert sich und fällt aus, v. a. beim Waschen und Kämmen)		3–6 Monate	20 %

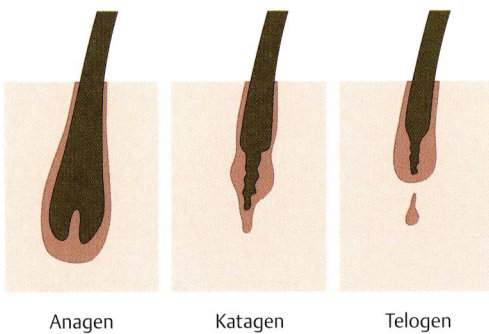

Anagen   Katagen   Telogen

Abb. 13.2   Haarzyklus.

Bei Verdacht auf einen pathologischen Haarausfall sollte der Patient zunächst täglich die Haare zählen, die er verliert. Zur Bestimmung dieser sog. täglichen Haarausfallrate werden die ausgewaschenen bzw. ausgebürsteten Haare gezählt. Dabei liegt ein Haarausfall von **bis zu 100 Haaren pro Tag** noch im **Normbereich**.

13.2.1 Anamnese
Eine ausführliche Anamnese ist die zentrale diagnostische Basis und sollte folgende Punkte beinhalten:
– **Familienanamnese:** Hinweis auf anlagebedingten Haarausfall (v. a. bei androgenetischer Alopezie)
– **zeitlicher Ablauf des Haarausfalls:** Bedingt durch die Wachstumsphasen der Haare kann eine mehrmonatige Latenz zwischen auslösendem Ereignis und Haarausfall bestehen
– **Schwangerschaft:** meist verbessertes Haarwachstum durch hormonelle Veränderungen (Östrogene!), nach der Geburt oft vorübergehender Haarausfall (telogenes Effluvium)
– **Infektionen:** telogenes Effluvium durch immunologischen Stress
– **assoziierte Autoimmunerkrankungen** oder **Nagelveränderungen** (Hinweis auf Alopecia areata)
– **internistische Erkrankungen:** z. B. Anämien (Fe-Mangel), Kollagenosen, Tumorerkrankungen, endokrinologische Störungen (Schilddrüse, Hypophyse, Nebenniere, Ovarien)
– **Medikamente:** telogenes Effluvium durch z. B. Antihypertensiva (Betablocker, ACE-Hemmer), Antikoagulanzien, Antimykotika, Statine (Lipidsenker), Retinoide, NSAR, etc.
– **Stress:** physischer Stress (Erkrankungen, Unfall, Operation) und insbesondere auch psychischer Stress → Dysregulation verschiedener Hormone (v. a. Stresshormone, Substanz P, etc.)
– **Diäten:** Protein-, Vitamin-, oder Zinkmangel
– **Vergiftung:** anagenes oder telogenes Effluvium durch Schwermetalle oder Gifte (z. B. Blei, Arsen, Quecksilber, Thallium)
– **Entzündungen der Kopfhaut:** telogenes Effluvium durch z. B. seborrhoisches Kopfekzem, Psoriasis capitis, Follikulitiden der Kopfhaut, Kontaktdermatitiden, irritative Dermatitiden

13

MERKE

Haarausfall kann sowohl in der Anagenphase (anagenes Effluvium) als auch in der Telogenphase (telogenes Effluvium) erfolgen.
– **Anagenes Effluvium:** wird durch schwere Schäden der Haarmatrix (z. B. Chemotherapie/Zytostatika, Bestrahlung) ausgelöst → Haarausfall bereits in der Anagenphase (Tage bis Wochen nach Schädigungsereignis). *Trichogramm:* dystrophe Anagenhaare und normale Telogenrate.
– **Telogenes Effluvium:** wird meist durch physiologische Faktoren ausgelöst (z. B. bei androgenetischer Alopezie) oder durch schwächere Schädigung (z. B. durch Eisenmangel, seborrhoisches Ekzem, der Kopfhaut etc.) → vorzeitige Beendigung der Anagenphase und verfrühter Übertritt in die Telogenphase → Haarausfall erst nach 2–4 Monaten. *Trichogramm:* erhöhte Telogenrate (s. S. 250).

13.2 Diagnostik bei Haarerkrankungen

Key Point
Die Diagnosestellung erfolgt durch Anamnese, klinischen Befund, Labordiagnostik und spezifische Untersuchungen der Haare.

Tabelle 13.3

Klinischer Befund und mögliche Ursachen	
Befund	**mögliche Ursache, Hinweis auf**
Verteilung des Haarausfalls	
− nur Kapillitium	s. **Tab. 13.1** und Anamnese
− restlicher Körper	kongenitale Alopezie/Hypotrichose, generalisierte Alopecia areata
− kreisrund	Alopecia areata, Trichotillomanie
− „Geheimratsecken"	androgenetische Alopezie (sowohl bei Männern als auch bei Frauen)
− generalisierte Ausdünnung der Haare	telogenes Effluvium (s. Anamnese), androgenetische Alopezie
Struktur der Haare	
− dünn	anlagebedingt, telogenes Effluvium, androgenetische Alopezie
− brüchig	mechanische Manipulation (Färben, Dauerwelle, Frisuren mit starkem Zug etc.), Fehlernährung
− leicht ausziehbar	kongenitale Hypotrichosen, telogenes Effluvium, anagenes Effluvium, Alopecia areata
− Rötung	Follikulitiden, Kontaktdermatitiden, irritative Dermatitiden
− Schuppung	seborrhoisches Kopfekzem, Psoriasis capitis
− unregelmäßige Abstände zwischen den Haaren	Alopecia areata, vernarbende Alopezien
− Follikulitiden (Pusteln, Exkoriationen, Krusten)	Infektionen (Bakterien, Pilze, selten Viren), Folliculitis decalvans
− Exkoriationen	durch Juckreiz, z. B. bei seborrhoischem Ekzem, Tinea capitis
− Vernarbung	Trauma, OP, Radiatio, chronisch-diskoider Lupus erythematodes, Lichen ruber follicularis, Folliculitis decalvans
− verstärkte Behaarung	generalisiert: anlagebedingt, ethnisch bedingt, Hypertrichose, Hirsutismus lokalisiert: anlagebedingt, ethnisch bedingt, Anwendung von Externa (z. B. Minoxidil)
− Alopezie	anlagebedingt, Alopecia areata

13.2.2 Klinischer Befund
Siehe **Tab. 13.3**.

13.2.3 Weiterführende Diagnostik
Labordiagnostik
Bei Verdacht auf akute Entzündungen oder Stoffwechselerkrankungen: Differenzialblutbild (inkl. Hb, Hkt), BSG/CRP, Leber- und Nierenwerte, Eisen, Ferritin, basales TSH sowie HbA$_{1c}$.
Bei Verdacht auf hormonelle Störung: Testosteron, Dehydroepiandrosteronsulfat (DHEAS), Sexualhormon-bindendes Globulin (SHBG), Prolaktin.
Bei Verdacht auf Autoimmunerkrankungen: ANA (antinukleäre Antikörper), ENA (Autoantikörper gegen extrahierbare nukleäre Antigene).

Zugprobe
Zur groben Einordnung eines vom Patienten angegebenen Haarausfalls wird an mehreren Stellen der Kopfhaut an den Haaren gezogen und deren **Epilierbarkeit beurteilt**. Hierdurch lässt sich ein erster Eindruck gewinnen, an welchen Stellen ein Effluvium besteht (lokalisiert, typische Lokalisation für Alopecia areata, generalisiert etc.) und wie stark dieses ist

(leicht epilierbar im Schub, wenig oder gar nicht bei stabilem Verlauf).

Trichogramm
Prinzip ❙ Mikroskopische Auszählung von manuell entfernten (ausgezupften) Haaren zur Beurteilung der prozentualen Anteile von Haaren in den einzelnen Haarzyklusphasen sowie der Haarmorphologie. Zu Normwerten s. **Tab. 13.4**.
Durchführung ❙ Die Haare dürfen 5 Tage lang nicht gewaschen werden. Anschließend werden 50–80 Haare der Kopfhaut (frontal und okzipital) mit einem gummiüberzogenen Nadelhalter in Verlaufsrichtung der Haare ausgezogen (epiliert) und unter dem Mikroskop analysiert.

Praxistipp

Die Durchführung sollte von einem erfahrenen Untersucher durchgeführt werden, da bei fehlerhafter Zugtechnik die Ergebnisse des Trichogramms oft nicht verwertbar sind. Meist werden heutzutage daher TrichoScans durchgeführt (s. S. 246).

13

Tabelle 13.4

Normwerte eines Trichogramms		
Haarmorphologie		**Normwert**
Anagenhaare	voll ausgebildeter Haarfollikel, fest mit der Haarwurzel verbunden, mit innerer und äußerer Wurzelscheide	80–95 %
Katagenhaare	die Haarwurzel verändert sich kolbenförmig, besitzt jedoch noch Anteile der keratogenen Zone sowie Anteile der inneren und äußeren Wurzelscheide	0–5 %
Telogenhaare	„Kolbenhaare", ohne Wurzelscheiden	≤ 20 %
dysplastische Haare	wie Anagenhaare, jedoch heller und dünner oft mit U-förmiger Krümmung im Wurzelbereich und z.T ohne Wurzelscheiden	10–30 %
dystrophe Haare	dünner Haarschaft mit spitz zulaufenden Enden	≤ 2 %

TrichoScan

Prinzip | Der TrichoScan entspricht einem nichtinvasiven Trichogramm. Mittels digitaler Fotografie werden Haardichte pro cm^2, Haardurchmesser und Wachstumsgeschwindigkeit gemessen.

Durchführung | Frontal und okzipital wird je ein Kopfhautareal von ca. 2 cm^2 rasiert. Nach 3 Tagen werden die nachwachsenden Haare dunkel gefärbt und digital bei 20-facher Vergrößerung fotografiert (**Abb. 13.3**). Mittels spezieller Software wird dann die Haardichte, Haardicke sowie das Verhältnis zwischen Anagen- und Telogenhaaren automatisch bestimmt.

Praxistipp

Vorteile des TrichoScans gegenüber dem herkömmlichen Trichogramm sind: Schmerzlosigkeit (!), einfache Durchführung und somit bessere Verlaufs- und Erfolgskontrolle bei gezielten Therapien.

Histopathologische Untersuchung

Insbesondere bei Verdacht auf eine **vernarbende Alopezie** sollte eine Probebiopsie aus dem Randbereich der Vernarbungszone entnommen werden, um durch eine schnelle Abklärung und Therapieeinleitung einen irreversiblen Haarverlust zu verhindern.

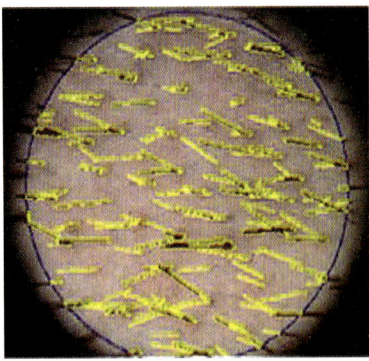

Abb. 13.3 TrichoScan.

13.3 Nichtvernarbende Alopezie

13.3.1 Androgenetische Alopezie (AGA)

Key Point

Die AGA ist genetisch determiniert und entspricht einem physiologischen Prozess, nicht einer Krankheit! Dennoch kann sie kosmetisch „stören" und somit Krankheitswert annehmen, insbesondere da sie bereits im frühen Erwachsenenalter beginnen kann.

Epidemiologie | Die AGA ist die **häufigste Form des Haarausfalls** sowohl bei Männern als auch bei Frauen. Mehr als 50 % aller Männer sind vor ihrem 50. Lebensjahr davon betroffen, Frauen meist weniger schwer und häufig. Man nimmt an, dass alle Männer und Frauen zu irgendeinem Zeitpunkt im Leben eine AGA entwickeln.

Stadien | Je nach Schweregrad werden bei Männern 7 Stadien (nach Hamilton) und bei Frauen 3 Stadien (nach Ludwig) unterschieden (**Abb. 13.4**).

Pathogenese | Die **genetische** Veranlagung bestimmt, wann und in welcher Intensität der Haarverlust einsetzt. Eine Stimulation der Haarfollikel durch **Androgene** löst die Umwandlung von kräftigen Terminalhaaren in dünne Vellushaare aus. Von Bedeutung ist hierbei die Umwandlung von Testosteron zu aktivem Dihydrotestosteron (DHT) durch die **5α-Reduktase II**. Auch die absolute Anzahl der Haare nimmt durch eine Zunahme der Telogenrate ab.

Androgenetische Alopezie beim Mann

Klinik | Typischerweise beginnt der Haarausfall im Bereich des frontotemporalen Haaransatzes (sog. „Geheimratsecken"). Nachfolgend bilden sich oft lichte Stellen im zentralen Bereich des Kapillitiums, die fortschreiten können, bis nur noch ein Haarkranz bestehen bleibt (**Abb. 13.4, Abb. 13.5**).

Diagnostik | Das klinische Bild und die Familienanamnese (v. a. die männliche Linie mütterlicherseits)

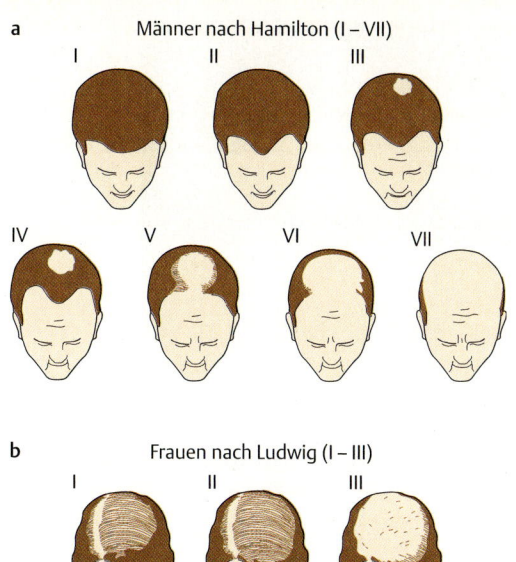

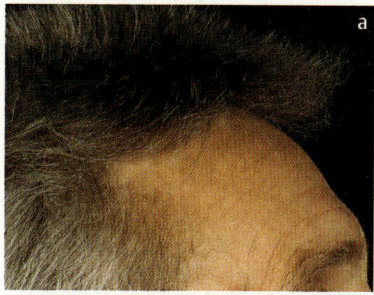

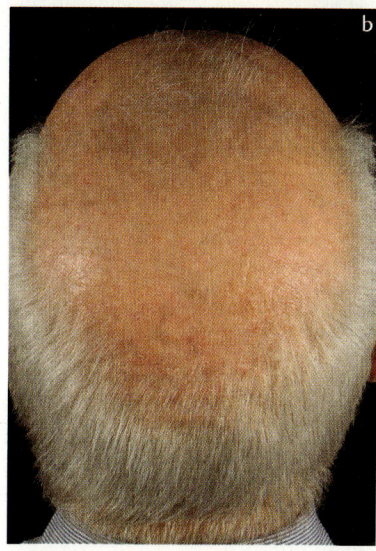

Abb. 13.4 Stadieneinteilung der androgenetischen Alopezie. a Männliches Verteilungsmuster („male pattern"). **b** Weibliches Verteilungsmuster („female pattern") (aus Sterry et al., Checkliste Dermatologie, Thieme, 2010).

Abb. 13.5 Androgenetische Alopezie des Mannes. a AGA Stadium I, Geheimratsecken. **b** AGA Stadium VII.

sind meist wegweisend. Hilfreich kann auch die Erstellung eines Trichogramms oder TrichoScans sein (s. S. 245), die eine Verschiebung von Anagen- zu Telogenhaaren zeigt – zunächst im Frontalbereich und dann auch im Okzipitalbereich.

Differenzialdiagnose | Eine diffuse Alopecia areata und andere Ursachen eines telogenen Effluviums (s. S. 250) sollten ausgeschlossen werden, soweit sich hierfür klinische Hinweise ergeben.

Therapie | Der Patient sollte stets darüber aufgeklärt werden, dass es sich bei der AGA um einen genetisch determinierten, physiologischen Prozess handelt, der typischerweise graduell fortschreitet. Für die Behandlung stehen lokale (topische), systemische und chirurgische Möglichkeiten zur Verfügung (**Tab. 13.5**).

> **MERKE**
>
> Jede Behandlungsmöglichkeit kann lediglich eine Verlangsamung des prädestinierten Verlaufs bewirken. Sobald die Therapie abgesetzt wird, schreitet der Haarausfall voran.

Tabelle 13.5

Therapieoptionen der AGA des Mannes		
	Wirkstoff	**Wirkung**
topisch	Minoxidil (5 %ige Lösung)	die Vellushaarbildung wird reduziert → Terminalhaare überwiegen (als Vasodilatator auch zur Therapie der arteriellen Hypertonie eingesetzt)
	17-α-Estradiol (Lösung)	geringe Hemmung der 5α-Reduktase Typ I und II
systemisch	Finasterid (5-α-Reduktase-Hemmer)	Inhibition der Umwandlung von Testosteron in Dihydrotestosteron → Verlangsamung der Entstehung von Vellushaaren und des Haarausfalls
chirurgisch	Micrografts: autologe Haartransplantation; Hautstanzen mit mehreren oder einzelnen Haaren werden von okzipital nach frontal verpflanzt	

Androgenetische Alopezie bei der Frau

Klinik | Typischerweise kommt es zur Ausdünnung der Haare zunächst im zentralen Bereich des Kapilitiums, dann auch zunehmend parietal. Der Haaransatz bleibt meist erhalten (**Abb. 13.4, Abb. 13.6**).

Diagnostik | Die Familienanamnese ist auch hier oft positiv. Vor weitergehenden Untersuchungen sollte eine eingehende Anamnese unter Berücksichtigung internistischer und gynäkologischer Erkrankungen erfolgen (z. B. Schilddrüsenerkrankungen, Gewichtsveränderung, verstärktes Schwitzen, Schlafstörungen, unregelmäßige Monatsblutung?). Ggf. sollten entsprechende weitergehende Laboruntersuchungen (z. B. TSH, T_3, T_4, DHEAS, Testosteron, Prolaktin) und entsprechende therapeutische Maßnahmen erfolgen.

Therapie | Auch bei Patientinnen steht die Aufklärung über diesen physiologischen, genetisch veranlagten Prozess im Vordergrund. Verschiedene Therapieoptionen können eine Verminderung und Verlangsamung des Haarausfalls bewirken (**Tab. 13.6**).

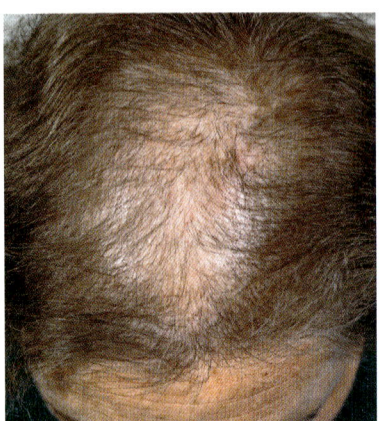

Abb. 13.6   Androgenetische Alopezie der Frau (AGA Stadium II nach Ludwig).

> **MERKE**
>
> 5-α-Reduktase-Hemmer (z. B. Finasterid) sind bei Frauen nicht bzw. nicht ausreichend wirksam (laut derzeitiger Studienlage). *Cave:* In der Schwangerschaft kontraindiziert, da erhöhtes Risiko fetaler Fehlbildungen!

13.3.2 Alopecia areata (AA)

Key Point

Da Assoziationen zu anderen Autoimmunerkrankungen bekannt sind, sollten diese im Rahmen der Diagnostik abgeklärt werden.

Definition | Es handelt sich um eine Autoimmunerkrankung, bei der es zu einem plötzlich auftretenden, umschriebenen, kreisrunden Haarausfall kommt.

Epidemiologie | Die AA ist die häufigste entzündliche Alopezie (Inzidenz: bis zu 0,1 %). Sie kann in jedem Lebensalter auftreten, hat jedoch ein Maximum im 2. und 3. Lebensjahrzehnt. Männer und Frauen sind etwa gleich häufig betroffen.

Ätiopathogenese | Es handelt sich um eine T-Zell-vermittelte **Autoimmunerkrankung.** Zytotoxische T-Zellen richten sich gegen den Anagenhaarfollikel, woraufhin das Follikelwachstum persistiert, das Keratin nicht weiter gebildet wird und die Haare im Bereich der keratogenen Zone abbrechen (sog. Ausrufezeichenhaare).

Die genaue Ursache ist unbekannt. Wahrscheinlich liegt ein polygener Erbgang vor. Eine familiäre Häu-

13

Tabelle 13.6		
Therapieoptionen der AGA der Frau		
	Wirkstoff	**Wirkprinzip**
topisch	Östrogene in alkoholischer Lösung, z. B. Östradiolbenzoat in Isopropanol	lokale Erhöhung der Östrogenkonzentration am Haarfollikel, Antagonist der Testosterone → Verlängerung der Anagenphase gegenüber der Telogenphase und somit Reduktion des Haarausfalls
	Minoxidil (2–5 %ige Lösung)	die Vellushaarbildung wird reduziert → Terminalhaare überwiegen
systemisch	orales Kontrazeptivum („Pille") mit Antiandrogenen, z. B. mit Cyproteronacetat (Diane 35) oder Chlormadinon (Neo-Eunomin)	Östrogene und Antiandrogene wirken den männlichen Hormonen am Haarfollikel entgegen → Verlängerung der Anagenphase und Reduktion des Haarausfalls
	postmenopausal: Hormonersatztherapie (Climen, Presomen)	gleicher Wirkungsmechanismus wie die „Pille"
	Eisen- und Zinksubstitution bei entsprechendem Mangel	Beeinflussung verschiedener Stoffwechsel- und Immunprozesse
	Biotin (Vitamin der B-Gruppe)	Beteiligung an der Keratinbildung in Haaren und Nägeln
chirurgisch	Micrografts: autologe Haartransplantation; Hautstanzen mit mehreren oder einzelnen Haaren werden von okzipital nach frontal und parietal verpflanzt (erst bei relativem Stillstand des Haarausfalls sinnvoll)	

fung wird bei bis zu 20 % der Fälle beschrieben. Als auslösende Faktoren scheinen Infektionen, Operationen und auch psychischer Stress eine Rolle zu spielen.

Klinik I Typischerweise kommt es **plötzlich** zum Haarausfall. Die betroffenen Bereiche sind wie „**blankgeputzt**". Im Randbereich der haarlosen Areale finden sich leicht herausziehbare Haare, die nach distal dünner werden (sog. **Ausrufezeichenhaare**). Die Kopfhaut selbst ist unverändert; es finden sich keine Entzündungszeichen oder Vernarbungen.

Folgende Typen der Alopeciae werden unterschieden:
- **Alopecia circumscripta** (80 %)**:** kleine umschriebene Herde am Kapillitium, die sich zentrifugal ausbreiten (**Abb. 13.7a**); auch Wimpern, Bart und Augenbrauen können zusätzlich betroffen sein (**Abb. 13.7b**)
- **Alopecia totalis (AT)** (10–20 %)**:** kompletter Haarausfall am gesamten Kapillitium
- **Alopecia universalis (AU)** (< 10 %)**:** Haarausfall am gesamten Integument (einschließlich Augenbrauen, Wimpern, Bart)

> **MERKE**
>
> **Ophiasis** ist eine besondere Form der AA und beschreibt einen bandförmigen Haarverlust, bei dem die Haare retroaurikulär und okzipital kranzförmig ausfallen.

Assoziationen mit **Nagelveränderungen** (Tüpfel, Grübchen, Längsriffelung, Verdickung) oder anderen Autoimmunerkrankungen (z. B. Atopie bei 25 % der Patienten, Vitiligo oder Hashimoto-Thyreoditis) kommen vor.

Verlauf I Dauer und Verlauf des Haarausfalls sind nicht vorhersehbar. Bei etwa 50 % der Fälle **wachsen** die Haare innerhalb einiger Monate **spontan nach**; manchmal sind diese dünner und weniger pigmentiert.

> **MERKE**
>
> Prognoseverschlechternde Faktoren der AA sind:
> - zunehmende Krankheitsdauer
> - rasche Progredienz
> - AA totalis, AA universalis
> - positive Familienanamnese
> - Auftreten vor der Pubertät
> - assoziierte Autoimmunerkrankungen.

Diagnostik I
- **Anamnese** und **typisches klinisches Bild** (Ausrufezeichenhaare!)
- **Ausschluss assoziierter Erkrankungen** (z. B. Infektionen, andere Autoimmunerkrankungen wie Hashimoto-Thyreoidits, Diabetes mellitus, Atopie)

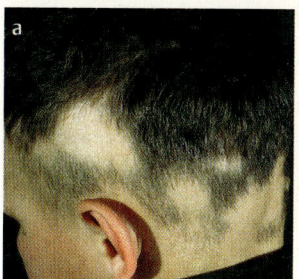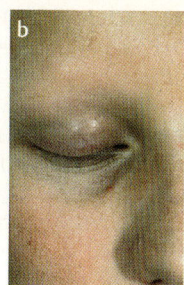

Abb. 13.7 Alopecia areata circumscripta (a) und Alopecia totalis mit Ausfall der Wimpern und Augenbrauen (b).

- **Labor:** TSH, T_3, T_4, MAK (mikrosomale Antikörper), TAK (Thyreoglobulin-Antikörper), TRAK (TSH-Rezeptor-Antikörper), HbA_{1c}, Gesamt-IgE, ANA, ENA etc.
- **Histologie** (meist nicht nötig): dichtes lymphozytäres Infiltrat um den Haarbulbus.

Differenzialdiagnose I Siehe **Tab. 13.7**.

Therapie I Auslösende Faktoren (Stress, Infektionen etc.) sollten beseitigt werden. Es gibt zwei Therapieansätze:
- Unterdrückung des Immunsystems (durch Glukokortikoide)
- Modulation des Zytokinmilieus durch eine lokale Reiztherapie (TH1- zu TH2-Switch)

In der akuten Phase wird zunächst mit **topischen Glukokortikoiden** behandelt; auch in Kombination mit einer **systemischen Kortisonstoßtherapie** (1 mg/kg KG). Persistiert die Erkrankung weiterhin, kann eine lokale Reiztherapie versucht werden, z. B. mit Cignolin, Diphenylcyclopropenon (DCP) oder Creme-PUVA.

Tabelle 13.7

Differenzialdiagnosen der Alopecia areata	
DD	**Charakteristika**
Trichotillomanie	Areale mit verschieden langen und ausgerissenen Haaren, z. T. sind Einblutungen (Petechien) sichtbar meist bei Kindern und Jugendlichen (Ausdruck einer psychischen Störung)
Traktionsalopezie	flächige haarlose Areale (v. a. frontal) durch starken, kontinuierlichen Zug (bei bestimmten Frisuren)
Tinea capitis	kreisrunde, erythematöse und randbetont schuppende Areale, teilweise mit Haarverlust (nativer oder kultureller Pilznachweis)
vernarbende Alopezien	kahle, manchmal auch kreisrunde haarlose Areale mit narbigen Veränderungen

13.3.3 Telogenes Effluvium

Definition I Diffuser Haarausfall durch vermehrte Umwandlung der Anagenhaare in Telogenhaare.

Epidemiologie I Da auch die AGA in diese Erkrankungsgruppe fällt, ist das telogene Effluvium die mit Abstand häufigste Ursache für Haarausfall.

Ätiopathogenese I Grundsätzlich kann man zwischen **physiologischen** (u. a. AGA, postpartales Effluvium) und **metabolisch-toxischen** Telogeneffluvien unterscheiden. Die metabolisch-toxischen Ursachen sind vielfältig und beinhalten u. a.

- akute Stresssituationen (z. B. Unfall, Operation)
- Eisenmangel
- Medikamente (z. B. Retinoide, Antihypertensiva, Antikoagulanzien)
- endokrinologische Erkrankungen (z. B. Hypo-/Hyperthyreose)
- Dermatosen der Kopfhaut (z. B. Psoriasis capitis)
- Diäten etc. (s. auch Anamnese, S. 244)

Diese Ursachen bewirken eine Unterbrechung der Anagenphase und einen vermehrten Übergang der Anagenhaare in Teleogenhaare.

Klinik I Plötzliches Auftreten eines **diffusen** Haarausfalls von mehr als 100 Haaren pro Tag. Bei der AGA folgt der Haarausfall einem bestimmten Muster („male/female pattern", **Abb. 13.4**).

Diagnostik I
- **Trichogramm:** erhöhte Telogenrate > 25 %
- **Labor:** Blutbild, Eisen, Ferritin, CRP, Leber-/Nierenwerte, TSH, T_3, T_4
- Ausschluss internistischer Erkrankungen und eines seborrhoischen Kopfekzems

Differenzialdiagnose I Ausschluss einer diffusen Alopecia areata (Ausrufezeichenhaare, keine erhöhte Telogenrate).

Therapie I Genaue Aufklärung über potenzielle Ursachen und den zu erwartenden Verlauf. In den meisten Fällen kommt es nach **Beseitigung der Ursachen** mit einer 3–6-monatigen Latenz zu erneutem Haarwachstum und Normalisierung des Haarverlustes; ggf. kann dies durch eine topische Therapie mit östrogenhaltigen Lösungen oder Minoxidil-Lösung 2–5 % unterstützt werden.

13.4 Vernarbende Alopezie

Key Point

Vernarbende Alopezien sind der Endzustand zahlreicher Dermatosen. Aufgrund des irreversiblen Haarausfalls ist eine schnelle Ursachenfindung und ggf. kausale Therapie anzustreben, um eine weitere Progression zu verhindern.

Definition I Irreversibler Haarausfall durch Entzündung der Kopfhaut mit sekundärer Vernarbung.

Ätiologie I
- **physikalische Schäden:** z. B. Röntgenstrahlen, Verbrennung, Verätzung
- **tiefe Infektionen** mit Bakterien, Pilzen oder selten Viren
- **Autoimmunerkankungen:**
  - chronisch-diskoider Lupus erythematodes (CDLE)
  - bullöses Pemphigoid
  - Lichen ruber follicularis
  - Morphea (zirkumskripte Sklerodermie)
- **idiopathisch:** Folliculitis decalvans (chronisch verlaufende, eitrige, tiefe Follikulitis unklarer Genese, meist therapieresistent)

> **MERKE**
>
> „Pseudopelade" ist ein Sammelbegriff für den Endzustand vieler entzündlicher Dermatosen, die mit einer progressiv vernarbenden Alopezie einhergehen. Findet sich keine spezifische Hauterkrankung als Ursache, so spricht man auch von **Pseudopelade Brocq** (Ausschlussdiagnose).

Klinik I Im Bereich des Kapillitiums finden sich perifolliküläre Entzündungen und Hyperkeratosen. Meist sind zwischen den entzündeten Arealen Narben an der Kopfhaut erkennbar (**Abb. 13.8**).

Diagnostik und Differenzialdiagnose I
- **Hautbiopsie** zur Diagnosesicherung (z. B. CDLE- oder Lichen-ruber-typische Veränderungen, s. S. 143)
- **Labor:** ANA, ENA, Anti-dsDNA-AK, Hepatitisserologie
- **Abstriche/Kultur** für Mykologie und Bakteriologie

Therapie I Wenn möglich sollte eine **kausale Therapie** (z. B. antimykotisch, antibiotisch) erfolgen. Je nach Schweregrad können auch topische oder systemische **Glukokortikode**, Retinoide oder Immunsuppressiva zur Anwendung kommen.

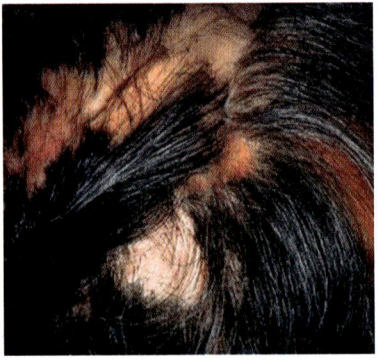

Abb. 13.8 Vernarbende Alopezie.

13.5 Hypertrichose

Definition | Verstärktes Haarwachstum an Körperarealen, die nicht dem Geschlecht, dem Alter oder der ethnischen Herkunft entsprechen.

Einteilung |
- **generalisierte Hypertrichose:** hormonelle Störungen (Ovar, Schilddrüse, Hypophyse), Medikamente (z. B. Steroide, Minoxidil, Ciclosporin, Phenytoin), Karzinome, Anorexia nervosa
- **lokalisierte Hypertrichose:** lumbosakrale Hypertrichose (bei Neugeborenen möglicher Hinweis auf eine Spina bifida), Naevus pigmentosus et pilosus, Becker-Nävus, Hirsutismus

13.5.1 Hirsutismus

Definition | Verstärktes Wachstum von Terminalhaaren bei Frauen in typisch männlicher Lokalisation.

Ätiologie |
- **physiologisch:** Ausdruck eines noch im Normbereich liegenden Wachstums bei entsprechender genetischer Veranlagung (z. B. mediterraner Typ)
- **endokrin:** z. B. im Rahmen von polyzystischen Ovarien, bei NNR-Adenom, Hypophysenadenom
- **medikamentös:** z. B. Glukokortikoide, Anabolika.

Klinik | Verstärkte Behaarung an Oberlippe, Kinn, Wangen, Brust, Linea alba sowie Ober- und Unterschenkel (**Abb. 13.9**).

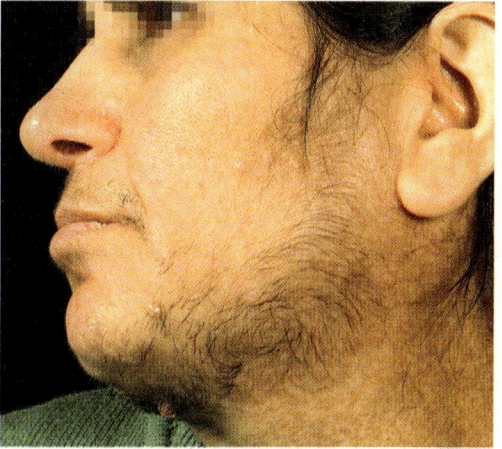

Abb. 13.9 Hirsutismus.

<table>
<tr><td>**MERKE**</td></tr>
</table>

Tritt Hirsutismus zusammen mit schwerer Akne, Tieferwerden der Stimme, Zunahme der Muskulatur, Brustverkleinerung, androgenetischer Alopezie (AGA) oder Klitorishypertrophie auf, spricht man von **Virilisierung** (stets hormonell bedingt).

Diagnostik |
- **Anamnese:** Familienanamnese, Zyklusstörungen, Medikamenteneinnahme
- **klinischer Befund:** Virilisierungszeichen?
- **Labor:** DHEAS, freies Testosteron, Prolaktin, ggf. weitere Hormone
- Tumorsuche bzw. -ausschluss

Therapie | Möglichst **kausale Therapie**! Zusätzlich können verschiedene Verfahren zur Epilation oder Verlangsamung des Haarwachstums angewendet werden, z. B.
- **topisch:** Rasieren, Epilation mittels Wachs, elektrische Epilation, Lasertherapie, Elektrokoagulation
- **systemisch:** Antiandrogene (z. B. Cyproteron), Pille mit antiandrogener Wirkung

13.6 Haarschaftanomalien

Haarschaftanomalien treten als Zeichen mechanischer Manipulation oder anlagebedingt (im Rahmen verschiedener genetischer Syndrome) auf. Formen s. **Tab. 13.8** und **Abb. 13.10**.

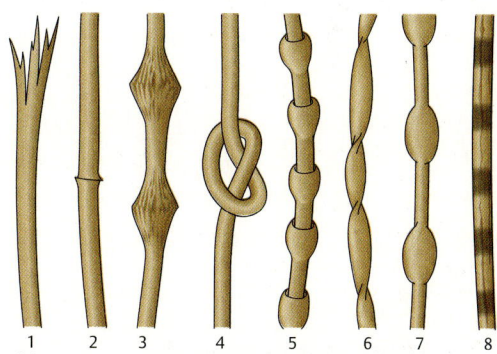

Abb. 13.10 Haarschaftanomalien (nach Whiting).
1) Trichoptilosis; 2) Trichoschisis; 3) Trichorrhexis nodosa; 4) Trichonodosis; 5) Trichorrhexis invaginata; 6) Pilus tortus; 7) Monilethrix; 8) Pseudomonilethrix (aus Sterry et al., Checkliste Dermatologie, Thieme, 2010).

Tabelle 13.8

Haarschaftanomalien	
Haarschaftanomalie	**Charakteristika**
Trichoptilosis	distales longitudinales Aufreißen der Haare („Spliss")
Trichoschisis	horizontales Abbrechen der Haare
Trichonodosis	Knoten im Haarschaft
Trichorrhexis nodosa	Aufsplitterung des Haarschafts im Knotenbereich → pinselartige Enden
Trichorrhexis invaginata (Bambushaar)	durch Stauchung und Invagination (typisch bei Netherton-Syndrom, zusammen mit Atopie und Ichtyosis)
Pili torti	in sich gedrehte (torquierte) und abgeflachte Haare
Monilethrix (Spindelhaar)	sich abwechselnde Auftreibungen und Ausdünnung der Haare
Pili anulati	ringförmige (anuläre) hellere und dunklere Pigmentierungen im Haarschaft
Wooly Hair	Glaswollhaar, extrem gekräuselte Haare, oft nur lokalisiert

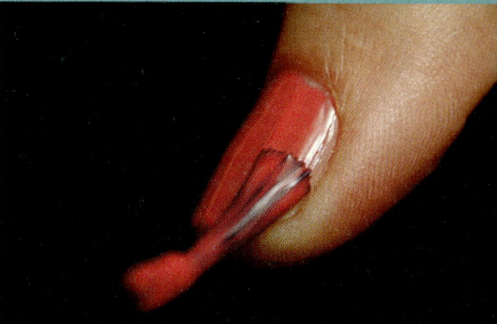

Erkrankungen der Nägel

Krümelige Nägel

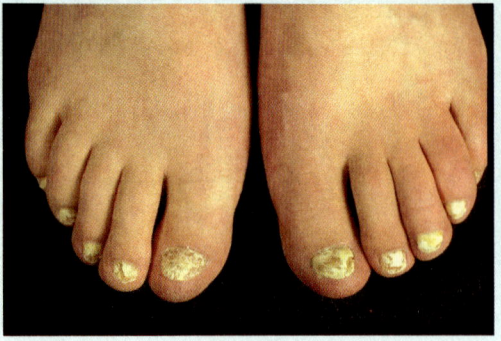

„Du musst endlich mal zum Arzt gehen", schimpft Frau Beyer ihren Mann. „Deine Zehen sehen immer schlimmer aus. Das ist bestimmt ein Nagelpilz. Du verpestest noch die ganze Familie." Eigentlich sieht Herr Beyer gar keinen Grund, seinen Arzt aufzusuchen. „Diese Verfärbungen an meinen Fußnägeln ist doch ganz normal für einen 70-Jährigen." Schließlich lässt er sich doch erweichen und vereinbart einen Termin beim Hautarzt.

Vom Fußpilz zum Nagelpilz

„Herr Doktor, ich wollte ja gar nicht kommen, aber meine Frau lässt mir keine Ruhe. Diese harmlosen Verfärbungen habe ich doch schon seit vielen Jahren. Allerdings sind die Nägel erst seit kurzem so krümelig. Meine Frau meint, dass es vielleicht ein Nagelpilz sein könnte." Der Hautarzt untersucht die Füße. Neben weißlich-gräulich verdickten, krümeligen Nägeln am gesamten Nagelbett fallen ihm mazerierte Zehenzwischenräume mit Rhagadenbildung und eine feinlamelläre Schuppung der Fußsohle auf. „Ihre Frau hat Recht, Sie haben tatsächlich einen Nagelpilz. Bei Ihnen sind allerdings nicht nur die Nägel betroffen, sondern es ist auch der gesamte Fuß befallen. Die Einrisse und die aufgeweichte Haut zwischen den Zehen sind ganz typisch für einen Fußpilz." Herr Beyer ahnt nichts Gutes. „ Müssen Sie mir jetzt alle Nägel ziehen?" fragt er ängstlich. „Glücklicherweise nicht. Heutzutage gibt es sehr wirkungsvolle Medikamente. Mit einer Pilzcreme alleine wird es jedoch nicht getan sein. Sie sollten zusätzlich noch ein Medikament gegen den Pilz einnehmen. Aber dazu müssen wir erst herausfinden, welcher Pilz sich in Ihren Nägeln eingenistet hat." Der Arzt entnimmt für eine Pilzkultur eine Nagelprobe und kratzt von einem Nagel mit gesunden und erkrankten Anteilen am Übergang von „gesund" zu „krank" Material ab.

Konsequente Therapie

Der Hautarzt empfiehlt Herrn Beyer, sich in einer podologische Praxis die befallenen Nägel so weit wie möglich abtragen zu lassen. Anschließend muss er einmal pro Woche auf alle Fußnägel ein Nagellack-Präparat mit antimykotischem Wirkstoff auftragen und den gesamten Fuß einmal pro Tag mit der Pilzcreme behandeln. Als unterstützende und auch vorbeugende Maßnahmen rät er ihm weiterhin: Socken und Strümpfe bei mindestens 60°C waschen, möglichst mit desinfizierendem Waschmittelzusatz, und die getragenen Schuhe einmal pro Woche desinfizieren und mit einem Cyclopyroxolamin-haltigen Puder behandeln. „Sobald wir wissen, welcher Pilz dahintersteckt, erhalten Sie noch zusätzlich Tabletten." „Aber ist das denn wirklich notwendig?" fragt Herr Beyer. „Auch noch Tabletten? Das ist doch nur ein Nagelpilz..." Der Arzt erklärt ihm, dass die Behandlung mit Nagellack als alleinige Maßnahme nicht ausreicht, da bei ihm der Befund sehr ausgedehnt ist. Nur wenn weniger als die Hälfte der Nagelplatte befallen ist, lässt sich der Pilz mit einem Lack vernichten. Außerdem kann sich bei unzureichender Behandlung auch ein bakterieller Weichteilinfekt (Wundrose bzw. Erysipel) entwickeln.

Regelmäßige Kontrollen

Die Pilzkultur ergibt eine Mischinfektion aus Trichophyton interdigitale und Candida parasplilosus. Der Arzt leitet daraufhin eine interne Therapie mit Terbinafin 250 mg/Tag ein. Da dieses Medikament Agranulozytose, Neutropenie und Thrombozytopenie sowie Leberfunktionsstörungen bis hin zur Cholestase auslösen kann, müssen das Blutbild und auch die Leberwerte monatlich kontrolliert werden. Nach 12 Wochen stellt sich Herr Beyer wieder vor. „Ich habe alle Ihre Ratschläge befolgt und jetzt sehen meine Zehen aus wie neu. Das ist ja wirklich schnell gegangen."

14 Erkrankungen der Nägel

Key Point

Nagelveränderungen resultieren in Veränderungen der Form, Farbe oder Konsistenz und bilden für einzelne Erkrankungen charakteristische Muster.

14.1 Grundlagen

Der Nagel besteht aus einer durchsichtigen **Nagelplatte**, die in ihrem proximalen Bereich den distalen Anteil der **Nagelmatrix**, die halbmondförmige **Lunula**, weißlich durchscheinen lässt.
Die **Nagelmatrix** erstreckt sich unter den **proximalen Nagelfalz** und produziert die **Nagelplatte**, die sich von proximal nach distal in ihrem längs geriffelten **Nagelbett** vorschiebt, das von parakeratotischen Keratinozyten gebildet wird.
Lateral wird die Nagelplatte vom **lateralen Nagelfalz (Paronychium**) begrenzt, distal verbindet das **Hyponychium** den freien Nagelrand mit der Fingerbeere. Das **Nagelhäutchen (Kutikula, Eponychium**) bildet den Übergang vom proximalen Nagelfalz zur Nagelplatte (**Abb. 14.1**).

14.2 Leitsymptom Nagelveränderung

MERKE

Nagelmatrixveränderungen wachsen grundsätzlich mit dem Nagel heraus oder bilden bei Bestehenbleiben longitudinale Nagelveränderungen, während Schäden des Nagelbettes stationär bleiben.

14.2.1 Veränderungen der Nagelform und -oberfläche

Siehe **Tab. 14.1**.

14.2.2 Veränderungen der Nagelfarbe (Dyschromie)

Siehe **Tab. 14.2**.

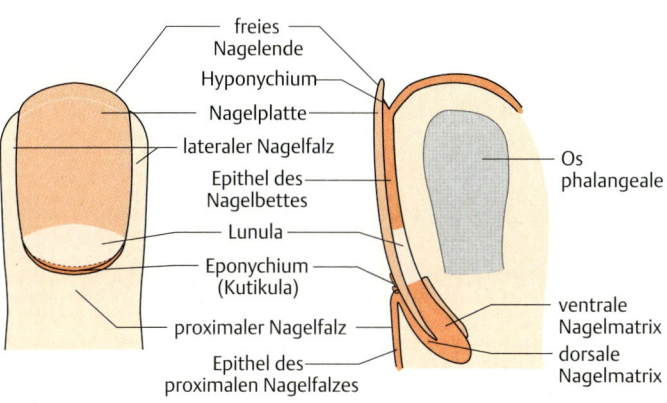

Freies Nagelende
Hyponychium
Nagelplatte
lateraler Nagelfalz
Epithel des Nagelbettes
Lunula
Eponychium (Kutikula)
proximaler Nagelfalz
Epithel des proximalen Nagelfalzes
Os phalangeale
ventrale Nagelmatrix
dorsale Nagelmatrix

Abb. 14.1   Anatomie des Nagels (aus Sterry et al., Checkliste Dermatologie, Thieme, 2010).

14

Tabelle 14.1		
Veränderungen der Nagelform und -oberfläche		
	Klinik	Ätiopathogenese
Beau-Querfurchen	**Querrillen**, die von proximal nach distal herauswachsen normales Wachstum nach Beseitigung der Ursache	vorübergehende Reduktion der Nagelplattenbildung in der Matrix durch **Infekte**, **Noxen**, Medikamenteneinnahme oder Schub eines atopischen Ekzems
Glanznägel	glänzende, wie **polierte Fingernägel**	durch häufiges Kratzen und Scheuern wird die Oberfläche glatt poliert häufig bei **juckenden Dermatosen** wie atopischem Ekzem oder Prurigo

Tabelle 14.1

Veränderungen der Nagelform und -oberfläche (Fortsetzung)

	Klinik	Ätiopathogenese
Krallennägel (Onychogrypose) 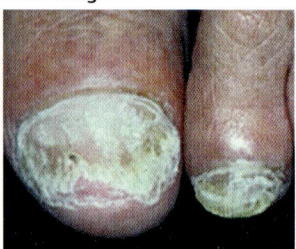	Verdickung, Verhärtung und **krallenartiges Vorwachsen** des Nagels bereits ab proximaler Nagelplatte	meist bei **älteren Menschen** bei Durchblutungsstörungen oder mangelnder Nagelpflege sowie bei neurologischen (trophischen) Erkrankungen
Krümelnägel 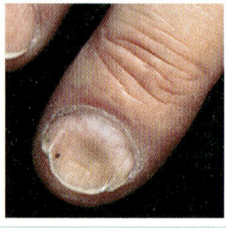	gelblich-bräunlich **krümelig-bröckelige Nägel**, die eine glatte Oberfläche vollständig verloren haben	bei **Onychomykose** (Nagelpilz) oder **Psoriasis** (minderwertige, parakeratotische ungeordnete Nagelproduktion, ggf. Onycholyse)
Löffelnägel (Koilonychie) 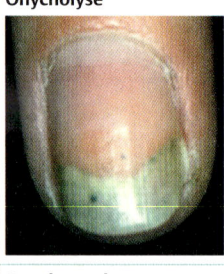	**konkave** Verformung der Nagelplatte	meist bei **Eisenmangelanämie**, auch bei Stoffwechselkrankheiten oder anderen Mangelerkrankungen (Cystinmangel) (aus Moll, Duale Reihe Dermatologie, Thieme, 2010).
Onycholyse 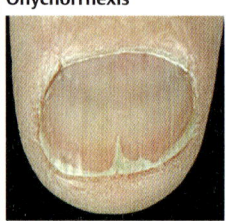	**Ablösen** der Nagelplatte vom Nagelbett	Trauma, akute Paronychie, Infektionen u. a.
Onychomadese	**Ablösen** der Nagelplatte von der Nagelmatrixregion	Trauma, akute Paronychie, Infektionen u. a.
Onychorrhexis 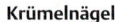	**abnorme Brüchigkeit** des Nagels → Einreißen vom freien Nagelrand her oder Aufsplitterung in **Längsrichtung**	meist durch **externe Manipulation** (häufiges Waschen), auch bei Hyperthyreose, Anämien oder Mangelerscheinungen

14

Tabelle 14.1

Veränderungen der Nagelform und -oberfläche (Fortsetzung)

	Klinik	Ätiopathogenese
Onychoschisis 	**horizontale Aufsplitterung** der Nagelplatte in übereinander liegende Schichten	meist durch **Feuchtarbeiten** und häufigen **Lösungsmittelkontakt**, seltener bei Systemerkrankungen (Amyloidose, Polycythaemia vera), Lichen ruber planus oder durch Medikamente (Retinoide, Penicillamin)
Pachyonychie 	massive regelmäßige **Verdickung** der Nagelplatte ab dem Lunulabereich, häufig mit gräulich-bräunlicher Verfärbung	hypertrophe und parakeratotische Verdickung der gesamten Nagelplatte bei **genetischen** (ektodermale Dysplasie, Pachyonychia congenita) oder **erworbenen** (Mykose, Syphilis, Hypothyreose) Erkrankungen
Pterygium unguis dorsale 	vom proximalen Nagelfalz zieht sich meist medial gelegen eine **hautfarbene strangförmige Wulst**	Ausdruck der narbigen Verbindung von Matrixzellen mit dem Nagelbett bei Beteiligung beider im Rahmen eines **Lichen ruber planus** (s. S. 143)
Röhrennägel (Pincer-Nails, Zangennägel) 	von proximal nach distal zunehmende **transversale Krümmung** der Nagelplatte, die sich in das distale lateroakrale Gewebe hineinbohrt (*Cave:* Unguis incarnatus)	kongenital oder idiopathisch, auch erworben bei **Hallux valgus** oder engem Schuhwerk, selten bei β-Blocker-Therapie
Trachyonychie (Sandpapiernägel) 	Längsriffelung, „**rauhe**" Oberfläche, fest haftende Schuppen auf der Nagelplatte mit Onychorrhexis	bei Alopecia areata, Lichen ruber planus, Psoriasis, idiopathisch oder als autosomal-dominant vererbte Nageldystrophie (20-Nägel-Dystrophie)

14

Tabelle 14.1

Veränderungen der Nagelform und -oberfläche (Fortsetzung)

	Klinik	Ätiopathogenese
Tüpfelnägel (Pitting) 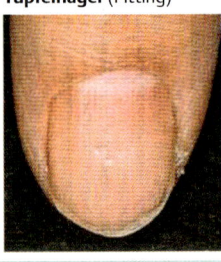	kleine **Grübchen** (Pitts) in der Nagelplatte, wie gepunzt	kurzdauernde, umschriebene, oberflächliche Störungen der Nagelplattenbildung charakteristisch für **Psoriasis**, auch bei Ekzem und Alopecia areata oder idiopathisch (aus Sterry et al., Checkliste Dermatologie, Thieme, 2010)
Uhrglasnagel (Ungues hippocratici, Clubbing)	uhrglasförmige, longitudinal und transversal **konvex** verformte Nagelplatte, häufig mit kolbenartig aufgetriebenen Endgliedern (**Trommelschlegelfinger**)	in 80 % der Fälle **zyanotische Herz-Lungen-Erkrankungen**, in 5 % gastrointestinale Störungen (z. B. Karzinome, Colitis ulcerosa, Morbus Crohn), endokrinologische und hämatologische Erkrankungen (Polycythaemia vera)
Unguis incarnatus (eingewachsener Nagel) 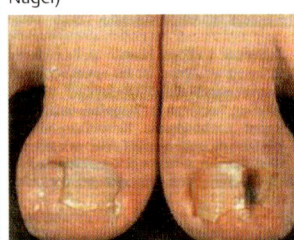	meist stark gebogene Nagelplatte, die sich in den lateralen Nagelfalz einbohrt **Entzündungszeichen, starker Schmerz** bei lateralem Druck auf den Nagelfalz und **Eiterentleerung** *Therapie:* konservativ (z. B. Nagelspangen) oder operativ (isolierte laterale Matrixresektion)	Einwachsen der Nagelplatte oder eines Nagelsporns (meist **Großzeh**) in den lateralen Nagelfalz mit nachfolgender Entzündungsreaktion begünstigt durch unsachgemäßes **Rundschneiden** der Nägel und **enges Schuhwerk** (s. Röhrennagel) (aus Sterry et al., Checkliste Dermatologie, Thieme, 2010)

14

Tabelle 14.2

Veränderungen der Nagelfarbe (Dyschromie)

	Klinik	Ätiopathogenese
weißliche Verfärbung des Nagels (Leukonychie)		
Leukonychia punctata 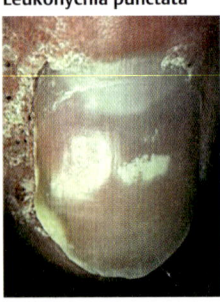	1–3 mm große **weiße Flecken** in der Nagelplatte	meist durch **Mikrotraumen** der Nagelmatrix (wachsen von proximal nach distal mit dem Nagel heraus)

Tabelle 14.2

Veränderungen der Nagelfarbe (Dyschromie) (Fortsetzung)		
	Klinik	**Ätiopathogenese**
Leukonychia longitudinalis striata	weiße **Längsstreifen** der Nägel	Teilsymptom bei **Morbus Hailey-Hailey** oder **Morbus Darier**, auch idiopathisch
Mees-Bänder	weiße **Querstreifen** der Nägel	6–8 Wochen nach akuter **Arsenintoxikation**, schweren Infektionen oder schweren Stoffwechselstörungen
Leukonychia totalis	**komplette** Weißfärbung sämtlicher Nägel	extern durch Kontakt mit **Salpetersäure** oder **kongenital** (aus Sterry et al., Checkliste Dermatologie, Thieme, 2010)
Terry-Nägel (Milchglasnägel)	bis auf einen dünnen distalen Rand **trübe kreideartige** Weißfärbung der Nägel	**Leberzirrhose**, Herzinsuffizienz, Diabetes mellitus, Colitis ulcerosa u. a.
gelbliche Verfärbung des Nagels		
Yellow-Nail-Syndrom	verhärtete, langsam wachsende **verdickte grünlich-gelbe** Nägel mit distaler Onycholyse an einem oder allen Nägeln	ursprünglich Bezeichnung für eine Trias aus Gelbfärbung der Nägel, **Lymphödem** und **Pleuraerguss**, meist jedoch nicht als komplettes Bild auftretend

14

Tabelle 14.2

Veränderungen der Nagelfarbe (Dyschromie) (Fortsetzung)

	Klinik	Ätiopathogenese
bräunliche und bläuliche Verfärbung des Nagels		
Melanonychia striata longitudinalis 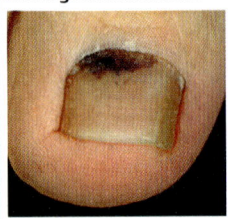	**streifige**, meist braunschwarze Pigmentierung, die aus der Nagelmatrix herauswächst *Cave:* bei unklarem Befund **Nagelbiopsie** zum Ausschluss eines Melanoms!	Lentigines, melanozytärer Nävuszellnävus in der Nagelmatrix, akrolentiginöses Melanom
subunguales Hämatom 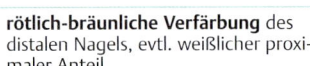	bräunlich bis bläulich-schwärzliche Pigmentierung im Nagelbettbereich, z. T. sehr schmerzhaft *Therapie:* bei schmerzhaften subungualen Hämatomen Druckentlastung durch Anbohren	**Trauma** des Nagels (z. B. Einklemmung)
half and half nails (Halb-und-halb-Nägel)	**rötlich-bräunliche Verfärbung** des distalen Nagels, evtl. weißlicher proximaler Anteil	unbekannt; meist bei terminaler **Niereninsuffizienz**
„Ölflecke" 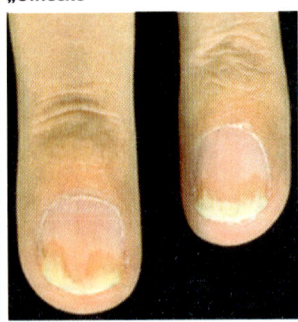	**bräunlich-rote** Flecken im Nagelbett	Akkumulation von Schüppchen unterhalb der Nagelplatte charakteristisch für **Psoriasis**
akrolentiginöses Melanom 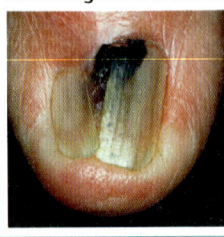	s. Tumoren im Bereich des Nagelapparats ab S. 261	

14

14.3 Infektionen des Nagelapparats

Akute Paronychie
Ätiopathogenese | Akute Entzündung des Nagelfalzes meist durch **Bakterien**, seltener durch HSV-Infektionen. Häufig nach Verletzung des Nagelhäutchens.
Klinik | Schmerzhafte Rötung und Schwellung sowie Einschmelzung des Nagelfalzes (**Abb. 14.2**), was zur Onycholyse, Onychomadese oder Onychodystrophie führen kann.
Diagnostik | Erregernachweis als Kultur, bei Verdacht auf virale Genese ggf. Abstrich und Zytologie.
Therapie | Bei bakterieller Ursache Entlastung durch **Stichinzision**, systemische Antibiotikatherapie, feuchte aseptische Verbände. Bei viraler Genese (Herpesviren) empfiehlt sich eine antivirale systemische Therapie in Kombination mit feuchten aseptischen Verbänden.

Chronische Paronychie
Ätiopathogenese | Chronische Entzündung des Nagelfalzes meist durch **Candida albicans**, sekundär auch durch Bakterien. Die Besiedlung wird durch chronische Mazeration (85 % der Betroffenen), wiederholte Mikrotraumen, Dermatosen, chemische Noxen sowie Manipulation am Nagelhäutchen verursacht.
Klinik | Primär Rötung und Schwellung des Nagelfalzes, später ggf. Eiterentleerung, weniger schmerzhaft als die akute Paronychie (**Abb. 14.3**).
Diagnostik | Erregernachweis. Ausschalten der Risikofaktoren (z. B. Mazeration, Noxen).

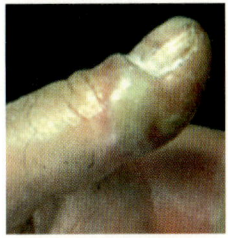

Abb. 14.2 Akute Paronychie.

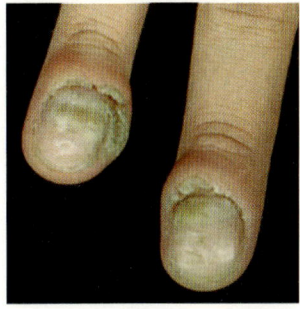

Abb. 14.3 Chronische Paronychie.

Therapie | Häufig schwierig. Primär Ausschalten der prädisponierenden Faktoren und lokale antimykotische sowie antiseptische Maßnahmen. Bei ausbleibendem Erfolg systemische antimykotische sowie antibiotische Therapie; ggf. auch operative Entfernung des distalen Anteils des proximalen Nagelfalzes.

Tiefes Panaritium
Ätiopathogenese | Seltene Komplikation einer Paronychie mit Befall der tieferen Gewebe des Fingers bis hin zur Sehnenscheidenphlegmone, meist durch Staphylokokken.
Klinik | Rötung und Schwellung des Nagelfalzes sowie Abszedierung mit starken Schmerzen.
Diagnostik | Erregernachweis mittels Abstrich. Bei Verdacht auf Befall des Knochens oder Gelenkes Röntgenaufnahme.
Therapie | Sofortige **chirurgische Intervention**, Drainage, systemische Antibiotikatherapie und Ruhigstellung, aseptische Umschläge.

Onychomykose (Tinea unguium)
Synonym: Tinea unguium
Pilzbefall des Nagelbettes und der Nagelplatte, in 90 % der Fälle durch **Dermatophyten**, seltener durch Schimmelpilze oder Hefen (Candida albicans). Siehe Kap. 4, S. 68.

14.4 Tumoren im Bereich des Nagelapparats

14.4.1 Akrolentiginöses Melanom
Ätiopathogenese | Maligner Tumor, der von Melanozyten ausgeht und im Bereich der Akren in Hautarealen ohne Haarfollikel wächst. 3–7 % aller Melanome in Deutschland sind akrolentiginöse Melanome.
Klinik | Akrolentiginöse Melanome werden meist spät erkannt. Meist findet sich eine peri- oder subunguale **bräunlich-schwarze Hyperpigmentierung** (**Tab. 14.2**), die im Verlauf die Nagelplatte zerstört und zu Ulzerationen neigt. Melanome im Nagelbereich setzen sich häufig auf dem Nagelfalz als Pigmentierung fort (sog. **Hutchinson-Zeichen**).
Diagnostik | Probebiopsie bei unklarem Befund, ansonsten Primärexzision und der Histologie entsprechend Nachexzision.
Therapie | Sie richtet sich nach den Leitlinien.

14.4.2 Subunguale Exostose und Osteochondrome
Ätiopathogenese | Selten diagnostizierter, sich langsam entwickelnder Tumor unterhalb des Nagelbettes, der von der **Endphalanx** ausgeht. Traumen sowie fehlerhafte Belastung sind die häufigsten Ursachen.

14

Klinik | Überwiegend bei jungen Erwachsenen entwickelt sich aus der Endphalanx der Zehen wachsend ein knöcherner oder knorpeliger Vorsprung (**Abb. 14.4**), der primär zu einer **distalen Onycholyse** führt. Im Verlauf wird ein **harter Knoten** im Nagelbett sichtbar, der den gesamten Nagel abhebt. Der Druck auf die Nagelplatte ist **schmerzhaft**. Meist ist die Großzehe betroffen.

Diagnostik | Röntgenbild der knöchernen Endphalanx in zwei Ebenen. Die Trias aus Schmerz, Nagelwachstumsstörungen und einem charakteristischen Röntgenbild führt zur Diagnose.

Therapie | Vollständige Exzision.

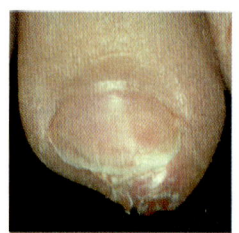

Abb. 14.4 Subunguale Exostose.

14.4.3 Koenen-Tumoren

Siehe Morbus Bourneville-Pringle, S. 297.

14

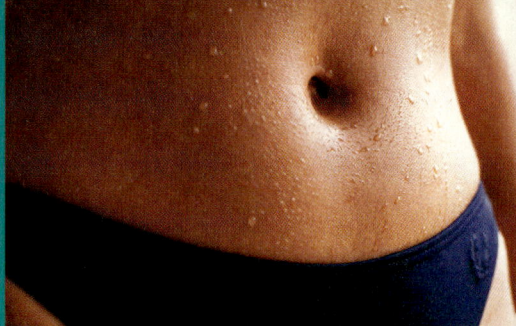

Erkrankungen der Talg- und Schweißdrüsen

Erst Mitesser, dann Eiterbeulen

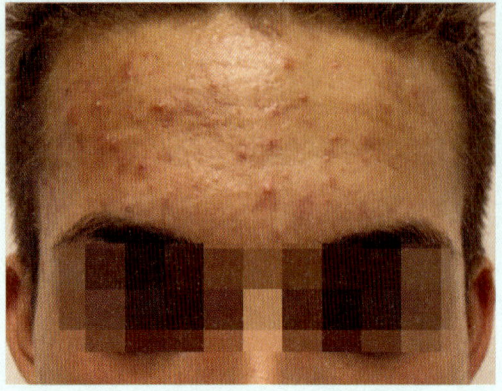

Der 15-jährige Tobias stellt sich zusammen mit seiner Mutter bei einer Hautärztin vor.

„Vor 4 Monaten fing es mit ein paar Mitessern an Stirn und Nase an. Mein Hausarzt hat mir dann Waschgel und verschiedene Pickelcremes empfohlen. Danach ist es zwar kurz etwas besser geworden, aber jetzt habe ich von heute auf morgen plötzlich wieder Pickel im Gesicht und richtige Eiterbeulen am Rücken und auf der Brust bekommen. Hoffentlich bleiben da nicht wie bei meinem Vater so hässliche Narben zurück." Die Mutter berichtet, dass auch der Vater in der Pubertät eine schwere Akne gehabt habe und heute noch unter den unschönen Narben im Gesicht leide.

Schwere Acne conglobata

Klinischen zeigen sich bei Tobias eine massive Seborrhoe im Gesicht (v. a. an der Stirn) und am Körper. Zentrofazial, am gesamten Rücken und Dekolleté sind hochentzündliche Papulopusteln erkennbar, z. T. auch tiefe entzündliche fluktuierende Knoten, z. T. bereits narbige Einziehungen (v. a. am Rücken).

Therapie mit Nebenwirkungen

„Das bekommen wir in den Griff, Tobias", beruhigt ihn die Ärztin. „Heutzutage gibt es zahlreiche Medikamente gegen Akne. Bei besonders schweren Verlaufsformen und insbesondere bei positiver Familienanamnese, wie bei Dir, sollten wir mit systemisch wirksamen Retinoiden behandeln, da mit diesen Wirkstoffen schnell und dauerhaft eine Besserung erreicht und insbesondere die Narbenbildung verhindert werden kann."

Die Ärztin verordnet Tobias bei einem Körpergewicht von 60 kg eine Dosis von 30 mg/d (entsprechend 0,5 mg/kg Körpergewicht).

„Und welche Nebenwirkungen gibt es?" will die Mutter von der Ärztin wissen. Daraufhin erläutert die Ärztin die häufigsten Nebenwirkungen. Hierzu gehören insbesondere eine trockene Haut, die einerseits therapeutisch erwünscht ist, aber andererseits durch Austrocknung der Lippen und auch manchmal der Augen oft störend sein kann (Abhilfe: Lippen häufig nachfetten, ggf. keine Kontaktlinsen tragen und Augentropfen zur Befeuchtung verwenden). Insbesondere im Sommer besteht eine erhöhte Lichtempfindlichkeit (durch die Trockenheit und den verminderten Zellumsatz) und ein damit verbundenes Sonnenbrandrisiko. Selten kann es auch zu Knochenschmerzen, Stimmungsschwankungen oder Nagelbettentzündungen kommen. Vor Therapiebeginn und dann alle 4 Wochen müssen zudem die Leberwerte und Blutfette kontrolliert werden. „Sobald Sie die Einwilligungserklärung für ihren Sohn unterschrieben haben, können wir mit der Therapie beginnen."

Alles wieder top!

Tobias stellt sich nach einer 4-monatigen Therapie wieder bei seiner Hautärztin vor und ist überglücklich. Alle Stellen sind jetzt abgeheilt, nachdem es zu Beginn kurzzeitig sogar noch etwas schlimmer geworden war. Die trockenen Lippen ließen sich durch regelmäßige Pflege mit Dexpanthenol gut ertragen. Insgesamt ist die Haut schön glatt geworden und auch nicht mehr so fettig. „Lediglich am Rücken sind einige Narben zurückgeblieben, mein Gesicht ist aber wieder top," erzählt Tobias und grinst.

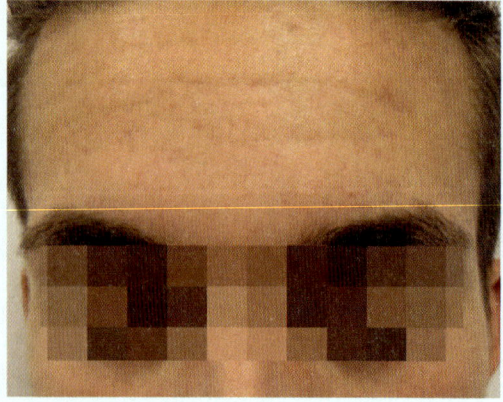

15 Erkrankungen der Talg- und Schweißdrüsen

15.1 Acne vulgaris

Key Point
Die Acne vulgaris zählt zu den häufigsten dermatologischen Erkrankungen. Sie betrifft vor allem Jugendliche, kann aber prinzipiell in jedem Lebensalter auftreten.

Definition | Die Acne vulgaris ist eine multifaktorielle Erkrankung der Talgdrüsenfollikel, die mit Komedonen, Papeln, Pusteln und Knoten einhergeht. Betroffen sind insbesondere das Gesicht und der obere Stammbereich. Typisch ist das erstmalige Auftreten während der Pubertät.

Epidemiologie | Die Acne vulgaris zählt zu den häufigsten Hautkrankheiten überhaupt. Die Prävalenz beträgt zwischen dem 12. und 20. Lj. (Pubertät) etwa 80–90 %. Bei männlichen Patienten kommt es durch Androgeneinfluss typischerweise zu schwereren Verläufen. Die Akne kann auch außerhalb der Pubertät auftreten (Neugeborenenalter/Acne neonatorum, bis ins höhere Erwachsenenalter/Acne tarda) und vielfältige Ursachen haben.

Ätiopathogenese | Es gibt Hinweise auf eine **genetische** Prädisposition. Weitere pathogenetisch bedeutsame Faktoren sind:
- **hormonelle Faktoren:** vermehrte Produktion von **Androgenen** bei Beginn der Pubertät (physiologisch) und zusätzlich gesteigerte Empfindlichkeit der Androgenrezeptoren der Sebozyten
- **follikuläre Verhornungsstörungen:** erhöhte Keratinozytenproliferation → Okklusion der Talgdrüsenausführungsgänge → Retentionshyperkeratose → Komedonen
- **Talgdrüsenhyperplasie:** unter Androgeneinfluss nimmt die Talgdrüsenaktivität zu → Seborrhö
- **Seborrhö** (vermehrte Talgproduktion): Die Lipidsynthese wird in den Talgdrüsen durch zwei verschiedene Rezeptoren stimuliert:
  - Androgenrezeptor durch Androgene
  - Peroxisom-Proliferation-aktivierender Rezeptor (PPAR) insbesondere durch Leukotrien B4
- **bakterielle Besiedelung:** Besiedelung der Follikel mit **Propionibakterien** (Propionibacterium acnes) → Produktion von Chemokinen und Lipase → Entzündungsreaktion
- **Entzündungsreaktion:** insbesondere induziert durch Freisetzung von pro-inflammatorischen Fettsäuren (durch Lipase von P. acnes) und Leukotrienen (z. B. Leukotrien B4)

Weitere pathogenetische Faktoren:
- **Stress:** Die Ausschüttung des Corticotropin-Releasing Hormons (CRH) wird durch Stress getriggert. Dies führt zu vermehrter Bildung von Dehydroepiandrosteron (DHEA) und sekundär auch zu einer Umwandlung in Testosteron, das dann in Sebozyten die Lipidproduktion verstärken kann.
- **Zigaretten:** Sie enthalten große Mengen proinflammatorischer Substanzen (Arachidonsäure, polyzyklische aromatische Kohlenwasserstoffe). Zudem begünstigt Nikotin die Vermehrung von Staph. aureus, hemmt die Phagozytosefähigkeit von Makrophagen und die Apoptose neutrophiler Granulozyten.

MERKE

Schokolade löst keine Akne aus! Aber Adipositas begünstigt durch die vermehrte Bildung von Androgenen im Fettgewebe den Verlauf der Akne.

Klinik | Prädilektionsstellen sind seborrhoische Areale, d. h. Gesicht, Brust und Rücken. Je nach vorherrschendem Effloreszenztyp unterscheidet man folgende Formen:
- **Acne comedonica:** Durch die Retention von Talg in den Talgdrüsenfollikel entstehen **Komedonen** ("Mitesser", **Abb. 15.1a**).
  - **offene** Komedonen: dunkelbrauner/schwarzer Pfropf in der Follikelöffnung (Ursache: Melanin und Oxidation von Fettsäuren, kein Dreck!)
  - **geschlossene** Komedonen: erscheinen weiß (Sebum)
- Diese Form kann zusätzlich durch komedogene Stoffe (z. B. in Kosmetika enthalten) verschlimmert werden (verstärken die Retentionshyperkeratose).
- **Acne papulopustulosa:** Hier entstehen zusätzlich entzündlich gerötete **Papeln** und **Pusteln** ("Pickel", **Abb. 15.1b**). Durch mechanische Manipulation kann die Talgdrüse rupturieren und die Entzündungsreaktion verstärkt werden.
- **Acne conglobata:** Schwerste Akneform, die häufig bei jungen Männern auftritt. Zusätzlich entstehen tiefe **Knoten**, die sekundär einschmelzen und **Fisteln** bilden können. Nach Abheilung bleiben oft eingezogene **Narben** und Hyperpigmentierungen zurück (**Abb. 15.1c**).

Sonderformen | Es gibt verschiedene endogen und exogen induzierte Sonderformen der Akne (**Tab. 15.1**).

Diagnostik | Die Diagnose wird in der Regel klinisch gestellt. Wichtig sind außerdem Familienanamnese, Medikamentenanamnese und der Ausschluss hormoneller Erkrankungen.

15

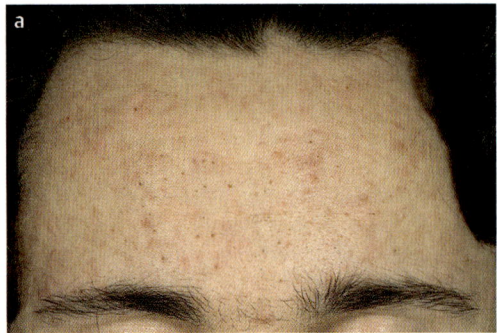

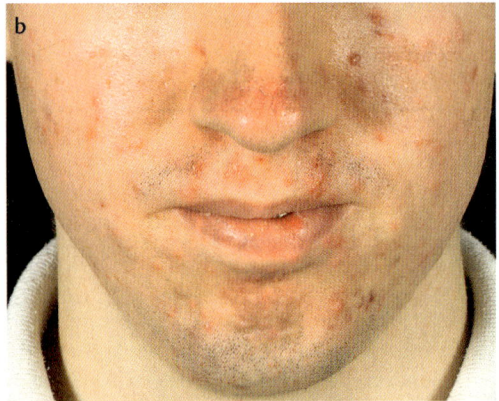

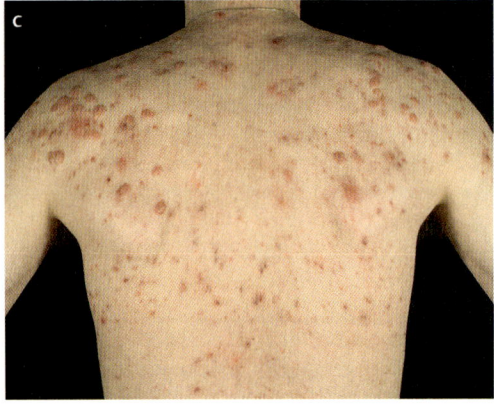

Abb. 15.1 Acne vulgaris. a Acne comedonica. **b** Acne papulopustulosa. **c** Acne conglobata.

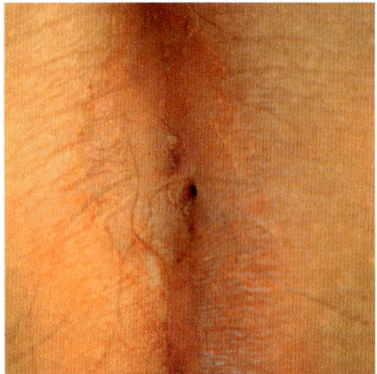

Abb. 15.2 Acne inversa.

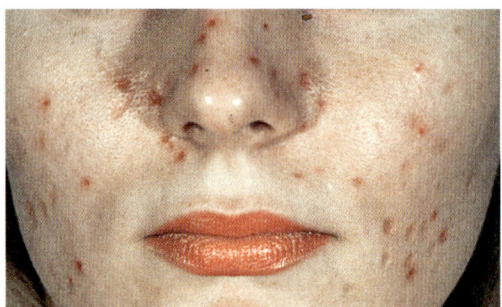

Abb. 15.3 Acné excoriée des jeunes filles.

Differenzialdiagnose ▍ Rosazea (keine Komedonen, ältere Patienten, s. S. 268), periorale Dermatitis (keine Komedonen, nicht an typischen Prädilektionsstellen, meist isoliert perioral, s. S. 269).

Therapie ▍ Die Behandlung der Akne orientiert sich am Schweregrad der Akne. Zur Anwendung kommen verschiedene **topische** und **systemische** Therapeutika (**Tab. 15.2**).
Bei einer milden **Akne comedonica** oder **papulopustulosa** sollte zunächst **topisch** therapiert werden. Empfehlenswert ist z. B. die Kombination aus Ben-

zoylperoxid (als Waschsuspension) und topischer Azelainsäure oder einem topischen Retinoid. Sollte dies nicht ausreichen oder die Erkrankung stark entzündlich verlaufen, können zusätzlich systemische Antibiotika (z. B. Minocyclin) verabreicht werden. Bei schwereren Verlaufsformen (tiefe Akneknoten und Abszesse) besteht ein hohes Risiko der sekundären Narbenbildung, so dass möglichst umgehend mit einer **systemischen** Therapie begonnen werden sollte (zusätzlich zur topischen Therapie). Hierbei sollten besonders Retinoide (Isotretinoin) zum Einsatz kommen, da sie zu einer langfristigen Besserung und Abheilung führen.

MERKE

Keine Kombination von Isotretinoin und Tetracyclinen (Risiko einer Hirndruckerhöhung: Pseudotumor cerebri)!

Die **Acne inversa** kann mit Diaminodiphenylsulfon (DADPS, Dapson) behandelt werden. Prädisponierende Faktoren, insbesondere das Rauchen, sollten vermieden werden. Ggf. operative Entfernung aller Knoten und Fistelgänge.

Tabelle 15.1

Sonderformen der Akne

Akneform	Eigenschaften
Acne neonatorum	Akne im Neugeborenenalter (**ab Geburt**), bedingt durch intrauterine Stimulation der Talgdrüsen durch mütterliche Androgene
Acne infantum	Akne im vorpubertären Kindesalter (**ab 3. Lebensmonat**), bedingt durch mütterliche Androgene sowie vorübergehend gesteigerte Androgenproduktion
Acne tarda	Akne im fortgeschrittenen Erwachsenenalter (**nach dem 30. Lebensjahr**) *Cave:* Ausschluss von Hyperprolaktinämie und polyzystischen Ovarien!
Acne fulminans	schwere, akut auftretende Akne, die klinisch einer Acne conglobata ähnelt Patienten sind oft schwerkrank mit Fieber, Leukozytose und Gelenkbeschwerden **SAPHO-Syndrom:** Synovitis, Acne conglobata, Pustulosis palmoplantaris, Hyperostosis, Osteitis
Acne inversa	entzündliche Knoten, Abszesse und Fisteln in **intertriginösen Arealen**, z. B. Achseln, Inguinal- und Genitalregion (**Abb. 15.2**) sowie submammär auslösende Faktoren: v. a. Nikotinabusus (Rauchen), auch Übergewicht, mechanische Irritation (enge Kleidung, „Haut an Haut") und Diabetes mellitus **Acne tetrade:** Acne conglobata et Acne inversa, Folliculitis nuchae abscedens et suffodiens, Pilonidalsinus
Acne aestivalis (Mallorca-Akne)	stecknadelkopfgroße, follikulär gebundene Papeln mit schmalem rötlichem Randsaum, gelegentlich auch kleine Pusteln (keine Komedonen!) ausgelöst durch eine Kombination aus fettreichen, emulgatorhaltigen Kosmetika/Sonnencremes, vermehrtem Schwitzen und UV-Exposition
Acne medica-mentosa	ausgelöst durch eine Vielzahl von **Medikamenten**, z. B. Steroide (sog. Kortison- oder Steroid-Akne), Anabolika, Barbiturate, Antipsychotika (Lithium) oder hohe Dosen an Vitamin B_6 oder B_{12}
Acne venenata (Kontaktakne)	nach Kontakt mit Halogenen (Chlor, Brom, Jod), Öl, Teer oder komedogenen Kosmetika
Acne mechanica	durch mechanische Irritation (z. B. Kleidung, Reibung der Oberschenkel aneinander) ausgelöste Akne
Acné excoriée des jeunes filles	Exkoriationen, die durch **Manipulation** (Kratzen mit den Fingernägeln, habituelles Ausdrücken) bei meist milder Akneform entstehen (**Abb. 15.3**) insbesondere bei jungen Mädchen (oft bei psychischer Belastung)

Tabelle 15.2

Topische und systemische Behandlung der Akne

Therapeutika	Wirkung
topisch:	
▬ **Benzoylperoxid** (Waschsuspension, Gel)	antibakteriell, keratolytisch Vorteil: erzeugt keine Resistenzen
▬ **Azelainsäure** (Creme, Gel)	antikomedogen, antientzündlich
▬ **Antibiotika** (Clindamycin, Erythromycin)	antibakteriell, antientzündlich Nachteil: Resistenzentwicklung
▬ **Retinoide** (Adapalen, Isotretinoin)	sebostatisch, antikomedogen Nachteil: leichte Hautirritation, Vorteil: gute Langzeitwirkung
▬ **Salicylsäure**	komedolytisch
▬ **Fruchtsäure-Peelings**	komedolytisch (wiederholte Anwendung erforderlich)
systemisch:	
▬ **Antibiotika** (Minocyclin, Tetracyclin)	antibakteriell, antientzündlich Nachteile: Resistenzentwicklung, Phototoxizität, gramnegative Follikulitis
▬ **Hormone** („**Pille**") bei Frauen (Östrogene in Kombination mit Antiandrogenen)	sebostatisch
▬ **Retinoide** (Isotretinoin)	sebostatisch, differenzierungsfördernd, Verminderung der follikulären Hyperkeratose besonders bei schweren Akneformen (Acne conglobata)

15.2 Rosazea

Synonyme: Kupferfinne

 Key Point
Bei der akneähnlichen Dermatose finden sich zwar auch Papulopusteln, aber keine Komedonen.

Definition I Entzündliche, akneähnliche Dermatose des Gesichts (meist zentrofazial) mit rezidivierenden Erythemen (Flush), Teleangiektasien und Papulopusteln.

Epidemiologie I In Deutschland sind bis zu 5 % der Bevölkerung betroffen; in Skandinavien bis zu 20 % („Fluch der Kelten"). Die Erkrankung beginnt typischerweise zwischen dem 40. und 50. Lebensjahr. Frauen, v. a. mit hellem Hauttyp, sind häufiger betroffen.

Ätiopathogenese I Unklar, wahrscheinlich besteht eine genetische Prädisposition. Diskutiert werden:
- vermehrte Expression von **VEGF** (Vascular Endothelial Growth Factor) und **VEGF-Rezeptor** → Neoangiogenese → **Vermehrung von Blutgefäßen** in der Haut (Teleangiektasien), insbesondere auch nach UV-Exposition
- verstärkte Immunreaktion auf follikuläre **Milbenantigene** (Demodex follicularis).

Klinik I Erstes Anzeichen sind meist anfallsartig auftretende, flüchtige **Erytheme im Gesicht** (Flush), die später persistieren. Diese werden v. a. durch die oben genannten Provokationsfaktoren ausgelöst. Die Erkrankung kann in 3 Stadien verlaufen:
- **Typ I:** persistierende Erytheme, **Teleangiektasien** (Couperose), keine Pusteln (**Abb. 15.4a**)

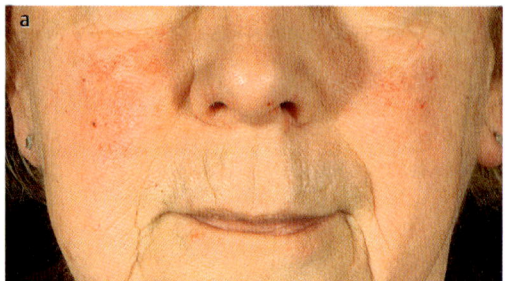

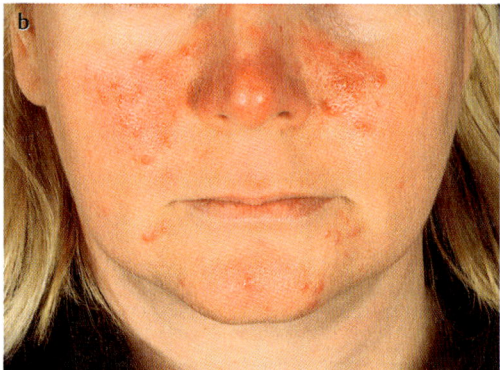

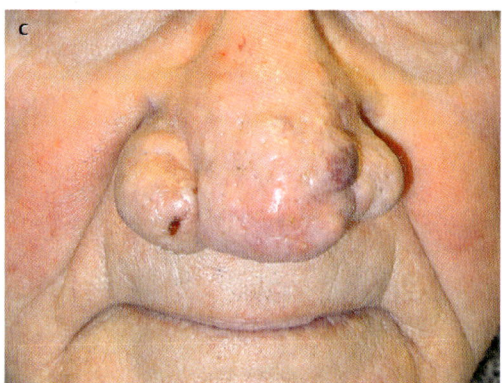

Abb. 15.4 Rosazea. a Typ I mit Erythem und Teleangiektasien. **b** Typ II mit Papeln und Pusteln. **c** Typ III mit Rhinophym.

- **Typ II:** persistierende Erytheme, **Papeln** und **Pusteln**, die auch die Stirn-/Haargrenze überschreiten (DD zur Akne) (**Abb. 15.4b**)
- **Typ III:** großflächige entzündliche Knoten, Talgdrüsen- und Bindegewebshyperplasie → Vergrößerung der Nase (**Rhinophym**, „Knollennase", **Abb. 15.4c**), der Stirn (Metophym) oder des Kinns (Gnatophym); auch isoliertes Auftreten möglich (evtl. eigene Entität?)

Tabelle 15.3

Stadienabhängige Therapie der Rosazea	
Stadium	**Therapie**
I	**topisch:** – Metronidazol-haltige Externa (z. B. als Creme oder Gel) oder andere Antibiotika (z. B. Erythromycin-Creme; nur als 2. Wahl, da Resistenzbildung!) – Farbstofflasertherapie zur Entfernung der Teleangiektasien
II	**topisch:** – Metronidazol-haltige Externa **systemisch:** – Tetracyclin oder Minocyclin über mehrere Wochen *oder* – Isotretinoin (Retinoid) über 6 Monate
III	bei Rhinophym: operative oder laserchirurgische (CO_2- oder Erbium-YAG-Laser) Abtragung

Bei bis zu 50 % der Patienten findet sich eine okuläre Beteiligung (**okuläre Rosazea**) in Form einer Blepharitis, Konjunktivitis, Iridozyklitis oder Keratokonjunktivitis mit Fremdkörpergefühl und Photophobie.

Diagnostik I Anamnese (Provokationsfaktoren) und typische Klinik sichern meist die Diagnose. Aufgrund der häufigen okulären Beteiligung sollte eine **Augenuntersuchung** erfolgen.

Differenzialdiagnose I Acne papulopustulosa (Komedonen, Alter s. S. 265), periorale Dermatitis (s. unten), Demodex-Follikulitis, photoallergische Reaktion, Lupus erythematodes (Histologie, s. S. 167).

Therapie I Es erfolgt eine stadienabhängige Therapie (**Tab. 15.3**). Zusätzlich sollten auslösende Faktoren (Kaffee, Gewürze, Alkohol, Sonne etc.), Seifen oder alkoholische Lösungen vermieden werden. Wichtig ist insbesondere ein konsequenter **UV-Schutz**.

15.3 Periorale Dermatitis

Synonyme: Mundrose, „Stewardessenkrankheit"

Key Point

Um eine gute Compliance bei der Therapie zu erreichen, müssen die meist jungen Patientinnen über die Pathogenese aufgeklärt werden. Nur dann besteht die Chance, dass das Absetzen sämtlicher kosmetischer Artikel (Auslöser) akzeptiert wird.

Definition I Die periorale Dermatitis ist eine häufige entzündliche Hauterkrankung des Gesichts, die primär perioral lokalisiert ist. Betroffen sind meist jüngere Frauen.

Ätiopathogenese I Störung der epidermalen Barrierefunktion (Veränderung des Mikromilieus) durch

– eine **Überfeuchtung** der Haut (z. B. durch zu häufige Anwendung von kosmetischen Cremes) mit sekundärer Quellung der Hornschicht, Wasserverlust → „Trockenheitsgefühl" → verstärkte Anwendung von Cremes (Circulus vitiosus)

– die Anwendung von **Kortisoncremes**

Praxistipp

Bei bestehender perioraler Dermatitis führen Kortisoncremes nur kurzzeitig zu einer minimalen Verbesserung, dann jedoch – durch den Gewöhnungseffekt und die weitere Störung des Mikromilieus – zu einer Verschlechterung.

Klinik I Perioral finden sich kleine rötliche Papeln, Papulovesikeln und Pusteln, typischerweise mit Aussparung eines Saums unmittelbar um die Lippen (**Abb. 15.5**). Leichtes Brennen und Schmerzen können auftreten.

Diagnostik I Aufgrund der typischen Klinik leicht zu diagnostizieren.

Differenzialdiagnose I Rosazea (Provokationsfaktoren, ältere Patienten, s. S. 268), Acne vulgaris (Komedonen, s. S. 265), atopisches Ekzem (s. S. 119), Kontaktekzeme (s. S. 123).

Therapie I Alle bisher verwendeten Externa (Tages-/ Nachtcremes, Antifaltencremes/-sera, Kortisoncremes etc.) sollten sofort abgesetzt werden. Zu empfehlen ist eine seltene, wässrige Pflege (z. B. mit Physiogel AI).

Praxistipp

Nach Absetzen von Kortisoncremes kommt es zunächst zu einer Verschlechterung der Symptomatik, worauf der Patient unbedingt vorbereitet werden sollte.

15

Auch Gerbstoffe (z. B. Tannolact-Creme) und Azelainsäure können **lokal** angewendet werden; Calcineurin-

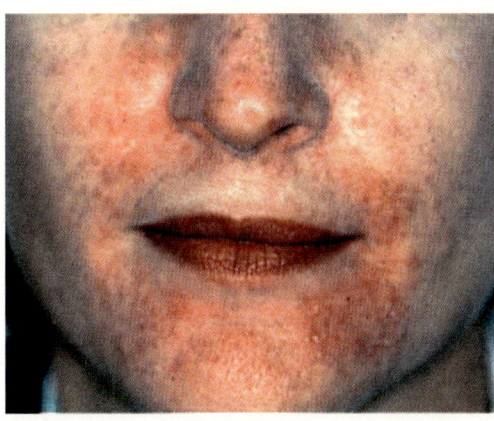

Abb. 15.5 Periorale Dermatitis.

Inhibitoren sind nur in Ausnahmefällen indiziert. Bei ausgedehnten Fällen kann auch **systemisch** mit oralen Antibiotika (Tetracycline, Erythromycin) behandelt werden.

15.4 Hyperhidrosis

Definition | Pathologisch vermehrte Schweißsekretion, die sowohl lokalisiert als auch generalisiert auftreten kann. Prädilektiosstellen der lokalisierten Form sind Palmae, Plantae und Axillen, aber auch das Gesicht.

Ätiologie | Ursachen der **generalisierten** Hyperhidrose:

- idiopathisch
- infektiös (Tbc, HIV)
- paraneoplastisch
- medikamentös (z. B. Sympathomimetika)
- endokrin (Hormonstörungen, Menopause, Diabetes mellitus)
- neurologische und psychiatrische Erkrankungen
- Stress

Ursachen der **lokalisierten** Hyperhidrose sind meist nicht zu eruieren. Es besteht eine genetische Prädisposition bzw. familiäre Häufung. Neurologische und psychiatrische Erkrankungen sowie Stress können die lokalisierte Hyperhidrosis verstärken.

> **MERKE**
>
> Eine Sonderform ist das **gustatorische Schwitzen (Frey-Syndrom)**, das reflektorisch nach Nahrungsaufnahme aufgrund einer Fehlfunktion des Nervus auriculotemporalis – oft nach Parotisoperationen – auftritt.

Klinik | Schweißnasse Palmae, Plantae oder Axillen. Dunkle Flecken mit Salzrändern auf der Kleidung, besonders axillär, Mazerationen in seltenen Fällen. Patienten vermeiden das Händeschütteln oder wischen sich zuvor die Hände an der Hose ab.

> **MERKE**
>
> Hyperhidrosis kann zu erheblichen sozialen, psychologischen und beruflichen Beeinträchtigungen führen.

Diagnostik | Anamnese und klinischer Befund. Mit dem Jod-Stärke-Test nach Minor kann das betroffene Areal bestimmt werden (Farbreaktion). Die gravimetrische Schweißmessung (Filterpapier + Waage) gibt Auskunft über die Schweißmenge; Werte ab 30 mg/min sind pathologisch. Internistische Erkrankungen (s. Ätiologie) müssen ausgeschlossen werden.

Therapie | Stressreduktion bzw. -verarbeitung (Sport, Yoga), Meiden von Nikotin, Kaffee, Tee, Alkohol und scharf gewürzten Speisen, Tragen atmungsaktiver Kleidung.

- **topisch:**
  - Antiperspirantien (z. B. Aluminiumchlorid-Hexahydrat-Gele als Deo-Roller oder Creme)
  - Leitungswasser-Iontophorese (Anwendung von schwachen, gepulsten Gleichströmen, 10–15 mA)
- **systemisch:**
  - orale Anticholinergika (z. B. Methantheliniumbromid)
- **operative Maßnahmen:**
  - Injektionstherapie mit Botulinumtoxin (BTX), Wiederholung ca. alle 4–6 Monate
  - subkutane Schweißdrüsen-Saugkürettage (sehr gut und dauerhaft wirksam), Sympathikusdurchtrennung (Ultima ratio)

EXKURS

Die **Miliaria** (Hitzepöckchen, Schwitzbläschen) ist eine lokalisierte Form der Hyperhidrosis, die bevorzugt bei Säuglingen auftritt. Durch Hitze und vermehrte Schweißproduktion kommt es zur Quellung des Keratins und sekundärem Verschluss der Schweißdrüsenausführungsgänge. Meist bilden sich kleine Papeln oder Papulovesikel an Gesicht, Hals und Intertrigines auf. Spontanremission nach wenigen Tagen.

15.5 Anhidrosis

Definition | Fehlende Schweißsekretion, die lokalisiert oder generalisiert auftreten kann.

Ätiologie |

- Schweißdrüsenaplasie im Rahmen von Ichthyosen oder ektodermalen Dysplasien
- Sklerodermie
- Bestrahlungen (Tumortherapien)
- Sympathikusausfälle (Läsionen des Rückenmarks oder der sympathischen Ganglien, Sympathektomie)
- Medikamente mit anticholinerger Wirkung
- hohes Alter.

Klinik | Anhidrosis führt zu extrem trockener, oft schuppiger Haut. Aufgrund der gestörten Thermoregulation kann es bei Wärmezufuhr durch den „Wärmestau" zu Kopfschmerzen, Übelkeit, Hyperventilation und Tachykardie kommen (*Cave:* Hitzschlag).

Therapie | Ggf. Behandlung der Grunderkrankung, Absetzen von Medikamenten, Meiden von Hitze und körperlicher Anstrengung, rückfettende Externa, luftige und atmungsaktive Kleidung, ggf. Befeuchtung der Kleidung zur Erzeugung von Verdunstungskälte.

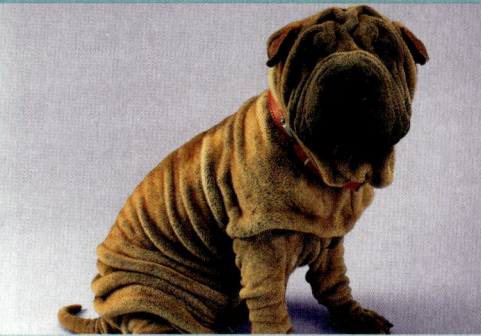

Erkrankungen des subkutanen Fettgewebes

Eine schmerzhafte Erkrankung

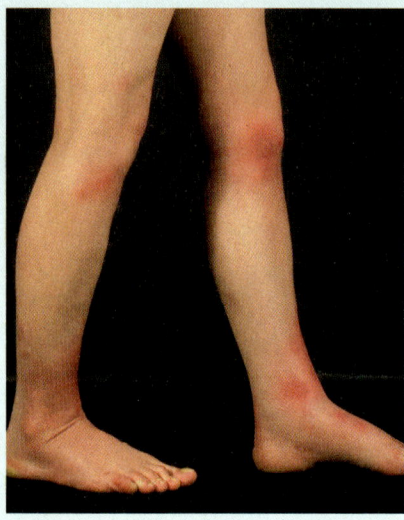

Fieber und Beulen an den Beinen

Die 30-jährige Frau Neumann stellt sich in der Notaufnahme der Hautklinik vor. „Ich habe bereits seit zwei Wochen Fieber und schmerzende Beulen an den Beinen. Das werden immer mehr. Auch meine Sprunggelenke tun mir weh und sind geschwollen. Ich weiß nicht mehr weiter, selbst mit Paracetamol gehen die Schmerzen nicht weg. Und außerdem kann ich ja nicht ständig Schmerzmittel nehmen. Ich fühle mich mittlerweile völlig fertig."

Bettruhe bis zur Diagnose

Der diensthabende Arzt untersucht die Patientin. Die Temperatur ist erhöht (38,6°C). An den Unterschenkeln beidseits mit Betonung der Schienbeine zeigen sich erythematöse, stark druckdolente, bis zu 5 cm durchmessende kutan-subkutane Knoten und Plaques. Die Sprunggelenke sind geschwollen (links stärker als rechts). Der Arzt erklärt der Patientin, dass die schmerzhaften Knoten eine Entzündung des Fettgewebes wären und es verschiedene Ursachen hierfür gäbe. Daher fragt er Frau Neumann nach Atembeschwerden, der Einnahme der Pille oder anderen Medikamenten, einer möglichen Schwangerschaft, kürzlich erfolgten Impfungen sowie bestehenden oder zuvor aufgetretenen infektiösen Symptomen. Sämtliche Fragen werden von ihr verneint. „Frau Neumann, aufgrund Ihrer Symptome muss ich eine akute Sarkoidose ausschließen. Ich werde zunächst ein Röntgenbild Ihrer Lunge und Sprunggelenke aufnehmen lassen; auch Ihr

Blut muss untersucht werden. So kann ich typische Infektionen ausschließen und weitere Hinweise auf die Ursache finden. Sie werden aber ein paar Tage bei uns bleiben müssen und sollten relative Bettruhe einhalten, d. h. Sie dürfen zum Toilettengang aufstehen, ansonsten sollten Sie aber im Bett bleiben."

Auffälliges Röntgenbild

Im Krankenzimmer werden die Hautläsionen zunächst mit einem lokalen Steroid der Klasse III behandelt. Anschließend wird eine Kompressionswickelung an den Beinen angelegt und Frau Neumann erhält orales Indometacin gegen Schmerzen und Entzündungsreaktion. Am nächsten Tag erhält der behandelnde Arzt die angeforderten Röntgenbilder. Auf dem Röntgenthorax ist eine bihiläre Lymphadenopathie erkennbar; insbesondere im linken Sprunggelenk ist eine Arthritis nachweisbar. Somit erhärtet sich der Verdacht auf ein Löfgren-Syndrom, d. h. eine akute Verlaufsform der Sarkoidose mit Erythema nodosum, Sprunggelenksarthritis und bihilärer Lymphadenopathie. Auch das Fieber und die Abgeschlagenheit passen gut zu diesem Krankheitsbild. Die veranlasste Blutuntersuchung zeigt typische Veränderungen einer Sarkoidose wie ACE-Erhöhung und Hyperkalzämie, auch die CD4/CD8-Ratio ist erniedrigt.

Verlegung auf die Innere

„Frau Neumann, die Untersuchungen haben gezeigt, dass Sie an einer akuten Sarkoidose leiden. Diese befällt manchmal die Lunge und die Augen, auch andere Organe können betroffen sein. Deswegen möchte ich Sie auf die Innere Abteilung verlegen – hier wird man Sie ganz genau unter die Lupe nehmen." Frau Neumann unterbricht den Arzt und fragt ängstlich: „Ist das nicht eine sehr gefährliche Krankheit?" „Die meisten Patienten haben eine sehr gute Prognose, innerhalb einiger Wochen heilt diese Erkrankung in den überwiegenden Fällen von selbst ohne Therapie vollständig aus."

In der Inneren Abteilung können sämtliche weiteren Organmanifestationen ausgeschlossen werden. Zum schnelleren Abheilen der Entzündungreaktionen wird eine interne Glukokortikoidtherapie eingeleitet (1 mg/kg KG), die über mehrere Wochen langsam ausgeschlichen wird. Nach 6 Wochen sind sämtliche Symptome bei Frau Neumann abgeklungen, auch die bihiläre Lymphknotenschwellung hat sich zurückgebildet.

16 Erkrankungen des subkutanen Fettgewebes

16.1 Grundlagen

Das subkutane Fettgewebe (**Panniculus adiposus**) liegt zwischen der Dermis und den Ligamenten, Sehnen und Faszien. Es besteht überwiegend aus univakuolären Fettzellen (Adipozyten), die einen exzentrisch liegenden Zellkern aufweisen. Bei der histologischen Aufarbeitung (Fixierung) verbleibt daher nach Herauslösung des Fettes eine Siegelringzelle. Das Fettgewebe wird durch **Bindegewebssepten** in Läppchen (**Lobuli, Mikrolobuli**) unterteilt, die reichlich **Blutgefäße** und **Nerven** mit sich führen, und ist so für Noxen direkt angreifbar.

Hauptfunktionen des subkutanen Fettgewebes sind Kälteschutz, Energiespeicher und Abpolsterung.

16.2 Pannikulitis

Key Point

Pannikulitiden entwickeln sich häufig am Unterschenkel. Durch ihre tiefe Lokalisation in der Haut sind die rötlich bis bläulichen Läsionen eher unscharf begrenzt.

Definition ❙ Pannikulitiden sind Entzündungen des subkutanen Fettgewebes unterschiedlicher Genese. Sie können überwiegend die Bindegewebssepten (**septale Pannikulitis**) oder die Fettläppchen (**lobuläre Pannikulitis**) betreffen. Auch die Gefäße können beteiligt sein (mit oder ohne **Vaskulitis**).

> **MERKE**
>
> Das **Erythema nodosum** (s. S. 273) ist die häufigste septale Pannikulitis (ohne Vaskulitis).

Ätiologie ❙ Einer Pannikulitis können verschiedene Erkrankungen bzw. Ursachen zugrunde liegen (**Tab. 16.1**).

16.2.1 Erythema nodosum

Epidemiologie und Ätiologie ❙ Häufigste septale Pannikulitisform, die bevorzugt bei **Frauen** (6:1) und meist zwischen dem 20. und 35. Lebensjahr auftritt. Das Erythema nodosum kann mit zahlreichen Erkrankungen assoziiert sein (**Tab. 16.2**), meist tritt es jedoch **idiopathisch** auf (**55 %** der Fälle).

Klinik ❙ Rötlich bis bläuliche, subkutane, symmetrische Plaques und Knoten, die insbesondere an den **Unterschenkelstreckseiten** lokalisiert sind (**Abb. 16.1**). Das Erythema nodosum ist hochgradig **schmerzhaft**

Tabelle 16.1

Ätiologie von Pannikulitiden (Auswahl)	
Kollagenosen	Lupus erythematodes, systemischer Sklerodermie, Morphea
physikalische Ursachen	durch Kälte, Druck oder Injektionen
granulomatöse Erkrankungen	Sarkoidose, Granuloma anulare, Necrobiosis lipoidica
Systemerkrankungen	Pankreatitis, chronische Polyarthritis, Niereninsuffizienz, Lymphome, Infektionen, α_1-Antitrypsin-Mangel
Infektionen	Bakterien, Mykobakterien (Erythema induratum Bazin, s. S. 274), Pilze
Gefäßerkrankungen	Thrombophlebitis, Polyarteritis nodosa, chronisch-venöse Insuffizienz (Lipodermatosklerose)
idiopathisch	Pfeifer-Weber-Christian-Syndrom

16

Tabelle 16.2

Ursachen des Erythema nodosum	
idiopathisch (55 %)	
bakterielle Infektionen	z. B. durch Streptokokken (**Streptokokkenpharyngitis** 28–48 %), Yersinien (Europa), Mykobakterien (Tuberkulose), Salmonellen
Sarkoidose (11–25 %)	Löfgren-Syndrom: Erythema nodosum, bihiläre Lymphadenopathie, Fieber, Husten und Arthralgie
Medikamente (3–10 %)	v. a. Antibiotika (Sulfonamide, Amoxicillin), orale Kontrazeptiva
Schwangerschaft (2–5 %)	
sonstige Ursachen (ca. 1 %)	Viren (HIV, HSV, EBV, Hepatitis B und C), Parasiten (Amöbiasis, Giardiasis), Lymphome, Malignome, rheumatologische Erkrankungen, Morbus Crohn, Colitis ulcerosa, Autoimmunerkrankungen, Morbus Behçet

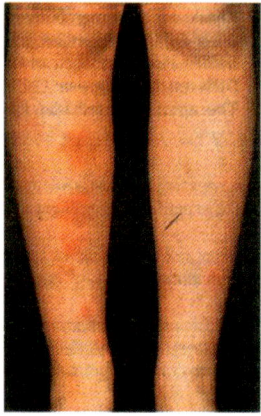

Abb. 16.1   Erythema nodosum (aus Sterry et al., Checkliste Dermatologie, Thieme, 2010).

und geht häufig mit Fieber und Gelenkbeschwerden einher. Die Läsionen heilen meist nach 2–3 Wochen **narbenfrei** ab, es kann jedoch manchmal ein schubweises, rezidivierendes Auftreten beobachtet werden.

Diagnostik I Die Diagnose wird in der Regel **klinisch** gestellt. Zum **Ausschluss von Grunderkrankungen** sind weitere Untersuchungen notwendig: z. B. Blutbild, CRP, BSG, Rachenabstrich und Antistreptolysin-Titer (Ausschluss Streptokokken), Röntgenthorax, ggf. Histologie.

Therapie I Behandlung der Grunderkrankung. Außerdem Bettruhe, Kompression mit Zuggurtungsbinden, topische Glukokortikoide und Gabe von NSAR (z. B. Indometacin), ggf. orale Glukokortikoide bei schwerem Verlauf.

Praxistipp
Orale Glukokortikoide dürfen erst nach Ausschluss einer Infektion verabreicht werden!

16.2.2 Erythema induratum Bazin

Das Erythema induratum Bazin wird meist als infektallergische bzw. hyperergische Reaktion auf eine **Tuberkuloseinfektion** betrachtet (s. S. 65). Betroffen sind meist junge Frauen. Histologisch ist sie die einzige lobuläre Pannikulitis mit Vaskulitis. An den Unterschenkeln (v. a. Waden) treten typischerweise **erythematöse, schmerzhafte Knoten** bis hin zu **Ulzerationen** auf. Typisch ist ein chronischer Verlauf. Die Behandlung erfolgt mit NSAR, Kompression und oralen Glukokortikoiden.

16.3 Lipomatosen

Definition I Als Lipomatosen werden diffuse Vermehrungen des (subkutanen) Fettgewebes bezeichnet.

Benigne symmetrische Lipomatose

Es handelt sich um eine schmerzlose, subkutane Fettgewebsvermehrung, die meist bei Männern (15:1) mit chronischen Leberschäden durch Alkoholabusus (60–90 %) auftritt. Je nach Verteilungsmuster unterscheidet man:
- Lipomatose des Nackens (**Büffelhöcker**) und des Halses (Madelung-Fetthals)
- Lipomatose der Schultern, der Oberarme (**Puffärmel-Lipomatose**), des seitlichen Rumpfes und des Rückens (**pseudoathletischer Typ**, **Abb. 16.2**)
- Lipomatose des Beckengürtels (**gynäkoider Typ**)

Morbus Dercum

Synonym: Lipomatosis dolorosa

Der Morbus Dercum ist eine meist bei adipösen Frauen im Klimakterium auftretende Erkrankung unklarer Genese. Es finden sich druckschmerzhafte subkutane diffuse Lipome, die insbesondere an Oberarm, Ellenbogen, Bauchwand, Oberschenkel und Knie lokalisiert sind.

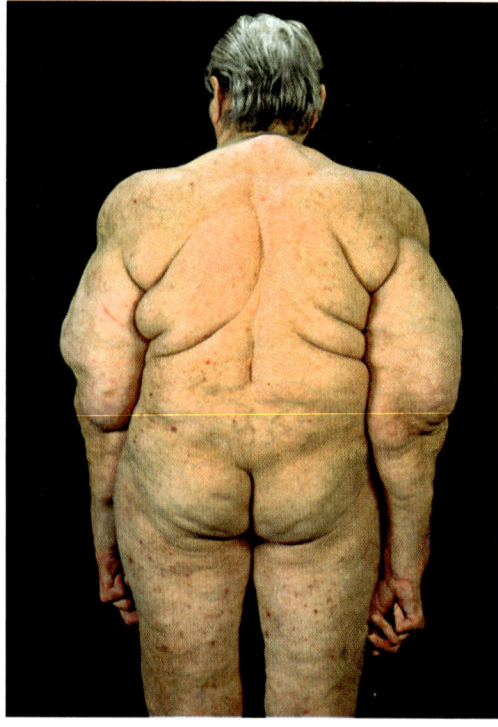

Abb. 16.2   Benigne symmetrische Lipomatose.

16.4 Perniones

Synonym: Frostbeulen, Pernionen

Ätiopathogenese I Frostbeulen sind **Kälteverletzungen**, die bei Temperaturen meist unter 10 °C (jedoch über 0 °C) und nasskaltem Klima an den Akren entstehen. Prädisponierende Faktoren sind Hyperhidrosis manuum und pedum, Akrozyanose sowie Cutis marmorata als Ausdruck einer **gestörten Gefäßfunktion**.

Klinik I Akral finden sich meist dorsal gelegene, druckschmerzhafte, bläulich-rötliche Knoten und kissenartige Schwellungen, die nach Expositionsende abheilen. Selten können sich diese blasig umwandeln oder ulzerieren.

Therapie I Wärmezufuhr, hyperämisierende Salben, intern ggf. niedrigdosierte Acetylsalicylsäure, Pentoxifyllin u. a. gefäßerweiternde Medikamente. Prophylaxe: entsprechende Bekleidung, Gefäßtraining mit Wechselbädern.

16.5 Lipodystrophie

Definition I Lipodystrophien sind Erkrankungen, die durch eine **Umverteilung des Fettgewebes** charakterisiert sind, d. h., Hypertrophien und Atrophien des Fettgewebes kommen vor. Der Begriff Lipoatrophie dagegen beschreibt den partiellen oder kompletten Verlust des subkutanen Fettgewebes. Im (medizinischen) Sprachgebrauch werden beide Begriffe zu Unrecht meist synonym verwendet.

Ätiologie I Lipodystrophien können angeboren (selten) oder erworben sein, lokalisiert oder generalisiert auftreten.

Klassifikation I
- **angeboren:**
  - lokalisierte/generalisierte Form
- **erworben:**
  - **HIV-assoziierte Lipodystrophie**
  - lokalisierte Lipodystrophie, meist sekundär durch Drogen, Druck, Trauma, Pannikulitis, Medikamente
  - **Lipoatrophia semicircularis**
  - idiopatisch

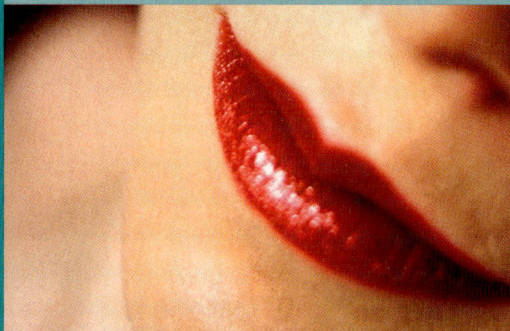

Kapitel 17

Erkrankungen der Lippen und der Mundschleimhaut

„Sonnenterrassen"

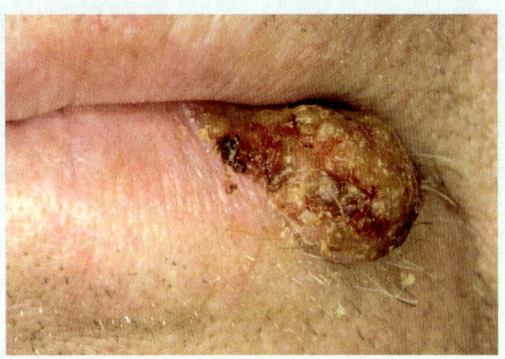

Hornhaut auf der Unterlippe

Herr Neumann ist 75 Jahre alt und seit 40 Jahren begeisterter Schrebergartenbesitzer. Bei schönem Wetter verbringt er zusammen mit seiner Frau jede freie Minute im Freien und kümmert sich liebevoll um seinen Gemüsegarten. Schon seit vielen Monaten hat er eine komische harte Stelle auf der Unterlippe, die im Laufe der Zeit immer dicker geworden ist und gelegentlich blutet. Auch seiner Frau ist schon aufgefallen, dass die Unterlippe immer schiefer wird. „Das heilt ja gar nicht mehr ab und wird immer größer", bemerkt seine Frau. „Du musst jetzt endlich zum Arzt gehen. Langsam mache ich mir wirklich Sorgen." Am nächsten Tag vereinbart Herr Neumann einen Termin bei seinem Hautarzt.

Diagnose durch Biopsie

Herr Neumann stellt sich wenige Tage später bei seinem Hautarzt vor. Dieser stellt einen hyperkeratotischen, leicht exophytisch wachsenden Tumor auf der Unterlippe fest und notiert in der Patientenakte den Verdacht auf ein Lippenkarzinom. Anschließend palpiert er noch die Lymphknoten, bemerkt aber keine nennenswerte Schwellung. „Herr Neumann, bei Ihrem Knötchen auf der Unterlippe könnte es sich um einen weißen Hautkrebs handeln. Daher würde ich gerne gleich eine Gewebeprobe nehmen, wenn Sie einverstanden sind." Nach ein paar Tagen erhält der Hautarzt den Befund: Es handelt sich tatsächlich um ein Plattenepithelkarzinom der Unterlippe. Für die komplette Exzision und die Erfassung der Tumorausdehnung wird Herr Neumann in eine Hautklinik eingewiesen.

Noch mehr verdächtige Läsionen

In der Hautklinik erklärt ihm die aufnehmende Ärztin, dass der Hautkrebs in lokaler Betäubung komplett herausgeschnitten werden muss. „Aber dann fehlt mir doch ein Stück Lippe. Kann ich dann überhaupt noch richtig trinken oder sprechen?" „Machen Sie sich keine Sorgen", beruhigt ihn die Ärztin. „Wir werden eine sog. Lippenrotplastik vornehmen, d. h. die entstehende Lücke durch benachbartes Gewebe schließen." Bei der körperlichen Untersuchung entdeckt die Ärztin auf Stirn und Glatze viele raue Hautstellen, bei denen es sich um aktinische Keratosen handelt. „Dies sind ebenfalls Vorläufer für den weißen Hautkrebs, die wir aber erst nach der Operation behandeln werden." Vor der Operation wird im Rahmen des Tumorstagings noch eine Lymphknotensonographie durchgeführt. Da das Plattenepithelkarzinom der Unterlippe fast immer zuerst in die regionären Lymphknoten metastasiert, kann der unauffällige Befund von Herrn Neumann als prognostisch sehr günstig bewertet werden.

Zukünftig Sonnenschutz

Herr Neumann hat die Operation gut überstanden und sucht noch einmal das Gespräch mit der Ärztin. „Aber woher kommt denn so ein Tumor und was kann ich tun, damit nicht noch mehr entstehen?" fragt Herr Neumann. „Sind sie häufig draußen?" fragt die Ärztin. Herr Neumann nickt und erzählt ihr vom Schrebergarten. Sie erklärt ihm, dass gerade an chronisch sonnenlichtexponierten Arealen, den sog. „Sonnenterrassen", dieser Hautkrebs entsteht und er sich zukünftig bei seiner Gartenarbeit besser vor dem UV-Licht schützen müsse, d. h. Krempenhut und langärmelige Bekleidung tragen sowie Sonnenmilch mit hohem Lichtschutzfaktor verwenden. Die Mittagszeit solle er am besten ganz meiden, da hier die stärkste UV-Exposition stattfindet. Für die Behandlung der aktinischen Keratosen auf Kopfhaut und Stirn erhält Herr Neumann Salizylsäure-Gel. Nach ungenügendem Ansprechen wird eine photodynamische Therapie eingeleitet, unter der es zu einem Abheilen der aktinischen Keratosen kommt.

17 Erkrankungen der Lippen und der Mundschleimhaut

Key Point
Die Mundschleimhaut ist bei vielen Hautkrankheiten mit betroffen und zeigt häufig einen diagnoseweisenden Befund.

17.1 Grundlagen

Die Mundschleimhaut ist ein auf die Nahrungsaufnahme spezialisiertes Gewebe, an dem sich eine mastikatorische, eine auskleidende sowie eine spezialisierte Schleimhaut unterscheiden lassen.

- **mastikatorische** Mukosa: an Zahnfleisch und Gaumen; wird bei der Kaufunktion mechanisch stark beansprucht und besitzt neben einer dicken Lamina propria (unter dem Epithel liegendes Bindegewebe) ein keratinisiertes Plattenepithel.
- **auskleidende** Mukosa: wird beim Kauakt mechanisch kaum belastet und ist nicht verhornt. Sie hat eine dünne Lamina propria und eine Submukosa.
- **spezialisierte** Mukosa für Geschmack: Sie überzieht den **Zungenrücken** mit 12 Papillae vallatae und Papillae foliatae im hinteren Zungendrittel sowie Papillae fungiformes in den vorderen ⅔ der Zunge. Papillae filiformis, die der Zunge ihren rauen Aspekt geben, besitzen hier hingegen keine sensorische Funktion.

Das feuchte Milieu und dieser von der Haut abweichende Aufbau führen zu einem besonderen klinischen Bild der **Mundschleimhaut**erkrankungen: Blasen können nur im mastikatorischen Mukosabereich bestehen bleiben und manifestieren sich als Erosionen. Hyperkeratosen und Hyperplasien bilden weißliche, nicht abstreifbare Beläge aus und Ulzerationen der Mundschleimhaut zeigen sich als scharf begrenzte, meist von einem entzündlichen Randsaum umgebene, teils mit Fibrin belegte Substanzdefekte.

In den **Lippen** fehlt insbesondere bei hellen Hauttypen das Melanin, ein wichtiger Schutzmechanismus gegen UV-Schäden. Darüber hinaus ist das Lippenepithel mit 3–5 Zellschichten besonders dünn, auch fehlen im Lippenrot die Talg- und Schweißdrüsen. Hierdurch sind sie besonders anfällig auf äußere Einflüsse wie Wind und UV-Licht.

17.2 Lippenerkrankungen

17.2.1 Cheilitis

Definition I Cheilitis ist eine **Entzündung der Lippen**. Es lassen sich verschiedene Formen mit unterschiedlicher Ätiopathogenese unterscheiden (**Tab. 17.1**).

17.2.2 Herpes labialis und Gingivostomatitis herpetica

Virale Erkrankungen (s. S. 43).

17.2.3 Lippenkarzinom

Definition I Plattenepithelkarzinom der Lippe, das häufig infolge **chronischer UV-Exposition** auf dem Boden einer Cheilitis actinica entsteht. Bevorzugt bei Männern.

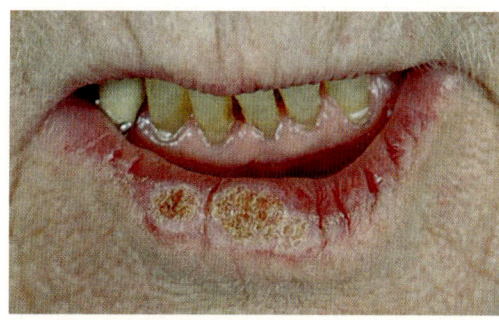

Abb. 17.1 Cheilitis actinica chronica.

17

Tabelle 17.1

Formen der Cheilitis	
akute Cheilitis (Cheilitis simplex)	**Ursache:** durch chronische Irritation wie vermehrtes Lippenlecken, Wind, Kälte, Sonnenstrahlung → Entfettung und Austrocknung der Lippen **Klinik:** Einrisse, Rötung, Schuppung bis hin zu tiefen Rhagaden
Cheilitis angularis (Mundwinkelrhagaden)	**Ursache:** bei Kindern Ausdruck einer **Atopie** oder einer Streptokokkeninfektion, im Alter aufgrund von Speichelfluss und Mazeration infolge erschlaffender Gesichtshaut; auch durch Candida, Eisenmangelanämie, Achylie, schlecht sitzende Prothesen **Klinik:** schmerzhafte Rhagadenbildung sowie Verkrustung des Mundwinkels
Cheilitis granulomatosa	**Ursache:** isoliert oder im Rahmen des **Melkersson-Rosenthal-Syndroms** (periphere Fazialisparese, Cheilitis granulomatosa und Lingua plicata, s. S. 151) **Klinik:** rezidivierende Schwellung der Ober- oder Unterlippen, später persistierend, histologisch Granulombildung
Cheilitis actinica chronica (In-situ-Karzinom des Lippenrots)	**Ursache:** chronische UV-Exposition **Klinik:** weißliche Verfärbung, Querfältelung, Erosionen oder Krusten, meist ist die **Unterlippe** betroffen (**Abb. 17.1**) **DD:** Lippenkarzinom (ggf. Probebiopsie)

Klinik | Derber, exophytischer, hyperkeratotischer, krustöser, erosiver oder ulzerierter Tumor, der meist an der **Unterlippe** lokalisiert ist. Bei fortgeschrittenem Befall ist eine Metastasierung in die Lymphknoten möglich (schlechte Prognose).

Diagnostik | Histologie, Sonografie der regionären Lymphknoten, Röntgenthorax.

Therapie | Mikrografisch-kontrollierte Exzision, Chemotherapie bei Metastasierung.

17.3 Mundschleimhauterkrankungen

17.3.1 Aphthen

Definition | Aphthen sind schmerzhafte, runde bis ovale Ulzerationen der Schleimhaut mit **gelblich-schmierigem Belag** und **rotem Randsaum** (**Abb. 17.2**). Häufig treten sie ohne erkennbare Ursache als chronisch-rezidivierende Aphthen (sog. habituelle Aphthen) auf, sind aber auch Begleitsymptome verschiedener Dermatosen oder Grunderkrankungen (**Tab. 17.2**).

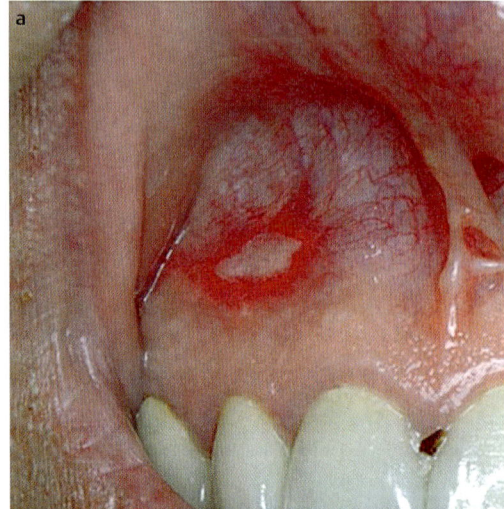

> **MERKE**
>
> Ulzerationen (Aphthen), die länger als 6 Wochen bestehen, rote Plaques sowie weiße nicht abstreifbare Beläge sind malignitätsverdächtig.

Habituelle Aphthen

Synonym: chronisch-rezidivierende Aphthen

Definition | Habituelle Aphthen sind häufige, in Schüben auftretende Aphthen unbekannter Ursache.

Klinik | Krankheitsbeginn meist in der Kindheit, Besserung im Erwachsenenalter. Man unterscheidet mehrere Formen:

- **Minor-Typ (80 %):** 5–10 mm große Aphthen v. a. an Lippen- und Wangenschleimhaut, Abheilung nach 5–7 Tagen ohne Narbenbildung
- **Major-Typ:** größere und tiefere Ulzerationen als Minor-Typ, Abheilung über mehrere Wochen mit **Narbenbildung**

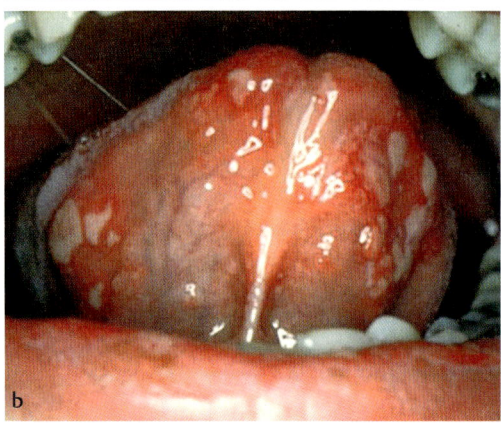

Abb. 17.2 **Aphthen.**

- **herpetiforme Aphthen:** 1–3 mm große, gruppiert stehende Ulzerationen, die konfluieren können

Diagnostik und Differenzialdiagnose | Ausschlussdiagnose; v. a. Gingivostomatitis herpetica (Virus-

Tabelle 17.2	
Ursachen von Aphthen	
Ursache	**Erkrankungen**
unbekannt	habituelle Aphthen (s. u.)
Multisystem- oder Autoimmunerkrankung	SLE, Morbus Behçet (s. u.), Morbus Reiter
Mangelernährung	Colitis ulcerosa, Zöliakie, Malabsorption, Morbus Crohn
Dermatosen	Sweet-Syndrom, Erythema exsudativum multiforme, blasenbildende Dermatosen, erosiver Lichen ruber planus, fixes Arzneimittelexanthem
Infektionen	HIV, Varizellen, Hand-Fuß-Mund-Krankheit, HSV, CMV
Medikamente	Bisphosphonate, Nicorandil, NSAR
hämatologisch	zyklische Neutropenie, Lymphome
andere	schlecht sitzende Prothese, Trauma, Malignom

nachweis) und Morbus Behçet (s. u.) müssen abgegrenzt werden.

Therapie I Symptomatische Lokalmaßnahmen: antimikrobielle Mundspülungen, lokale Anästhetika, lokale Kortikosteroide.

Morbus Behçet

Definition I In Schüben verlaufende systemische Vaskulitis mit multipler Organbeteiligung. Leitsymptome sind orale Aphthen, genitale Ulzera und ein Augenbefall.

Epidemiologie I Die Erkrankung tritt v. a. entlang der Seidenstraße auf, höchste Prävalenz in der Türkei (420:100 000). Manifestation zwischen dem 20. und 40. Lebensjahr. Assoziation zu HLA-B51.

Klinik und Diagnostik I Leitsymptom sind **orale Aphthen** (100 %) mit mindestens 3 Rezidiven innerhalb der letzten 12 Monate.

Zusätzlich müssen mindestens 2 weitere Nebenkriterien vorliegen:

- rezidivierende **genitale Ulzerationen** (**Aphthen**) oder Vernarbungen (57–93 %)
- **Augenbeteiligung** (30–70 %): Uveitis, Retinitis, Hypopyon
- **Hautläsionen** (80 %): Erythema nodosum, sterile Follikulitis, Papulopusteln, akneiforme Knoten
- **positiver Pathergietest** (65 %): nach intrakutaner Injektion von NaCl-Lösung oder nach Blutentnahme Bildung einer Pustel, Ablesung nach 24 und 48 h

Weitere Symptome: ZNS- (5–10 %), gastrointestinale (2–30 %) und Nierenbeteiligung (1–29 %), Arthralgien und Arthritis (66 %), Thrombosen, Abgeschlagenheit und Fieber, erhöhte Entzündungsparameter.

Therapie I
- **lokal:** antimikrobielle Mundspülungen, Anästhetika, Kortikosteroide.
- **systemisch:** Colchizin, Dapson, Kortikosteroide, TNF-α-Inhibitoren (Infliximab, Etanercept) u. a.

17.3.2 Orale Candida-Infektion

Synonym: Mundsoor

Klinische Formen I
- **akute pseudomembranöse Candida-Infektion:** leicht abwischbare, weißliche Beläge an Wange (s. **Abb. 4.32**, S. 76), Gaumen und seltener Zunge, die einen rötlichen Grund hinterlassen; v. a. bei Immundefizienz (Kleinkinder, Malignome, HIV). Bei längerem Bestehen kann sie in eine **chronische hyperplastische Candida-Infektion** mit persistierenden derben weißen Plaques übergehen, die sich deutlich schwerer abwischen lassen.
- **chronische atrophe Candida-Infektion:** glänzend-glatte, erythematöse Schleimhaut und ver-

strichene Papillen; häufig im Druckbereich schlecht sitzender Prothesen
- **akute atrophe Candida-Infektion:** Rötung und Atrophie der Schleimhaut, meist im Zusammenhang mit Antibiotikaeinnahme
- **Glossitis rhombica mediana:** rhombenförmige Rötung mit Verlust der Papillen im mittleren bis hinteren Zungendrittel

> **MERKE**
>
> Im Gegensatz zu echten Leukoplakien sind akute Beläge durch Candida abstreifbar.

17.3.3 Orale Leukoplakie

Definition I Leukoplakie ist ein Sammelbegriff für **weiße, nicht abwischbare Beläge**. Da es sich um eine potenziell maligne Veränderung handelt, ist eine Abklärung unbedingt nötig.

Ätiopathogenese I Pathogenetisch liegt eine abnorme oder vermehrte Verhornung zugrunde. Die Ursachen sind vielfältig: Toxine (Betelnüsse, Tabak, Alkohol), mechanische Irritationen (schlecht sitzende Prothesen, Kauen), schlechte Mundhygiene, verschiedene Dermatosen sowie In-situ-Karzinome und invasive Karzinome (**Tab. 17.3**).

Klinik I Leukoplakien verursachen in der Regel keine Beschwerden und werden meist zufällig entdeckt. Klinisch unterscheidet man **homogene** (einheitlich flach, meist benigne) und **nichthomogene** Plaques (unregelmäßig flach, nodulär oder verrukös).

> **MERKE**
>
> Mit zunehmender Inhomogenität steigt das Malignitätspotenzial.

Diagnostik und Differenzialdiagnose I Zunächst klinische Diagnose und Beobachtung unter Ausschaltung/Behandlung möglicher Ursachen (**Tab. 17.3**). Persistiert die Leukoplakie oder besteht der dringende Verdacht auf einen malignen Prozess, muss eine Biopsie zur Diagnosesicherung durchgeführt werden.

Therapie I Bei persistierenden oder malignen Herden ist eine **Exzision** notwendig.

17.4 Zungenerkrankungen

- **Lingua geographica** (Landkartenzunge): harmlose rezidivierende Abschilferung des physiologischen Zungenreliefs unter Hinterlassung erythematöser, scharf begrenzter Areale (**Abb. 17.4a**)
- **Lingua plicata** (Faltenzunge): mediane Längsfurche, von der weitere Furchen ausstrahlen können (**Abb. 17.4b**); meist Normvariante (10–15 % der Bevölkerung), auch bei Melkersson-Rosenthal-Syndrom (s. S. 151)

17

Tabelle 17.3

Differenzialdiagnose der Leukoplakie

Differenzialdiagnosen	klinische und diagnostische Kriterien
Naevus spongiosus albus (weißer Schleimhautnävus)	frühes Lebensalter, positive Familienanamnese, großflächig, ggf. genitale Mukosa betroffen
Friktionskeratose	mechanische Traumaanamnese, schlecht sitzendes Gebiss, reversibel bei Entfernung der Ursache
Morsicatio buccarum	habituelles Lippen- oder Wangenbeißen, irreguläre Plaques mit gezacktem Randsaum
Verletzung durch Lauge/Säure	bekannte Anamnese, Läsion stimmt mit Kontaktfläche überein, schmerzhaft, schnelle Abheilung
Leukokeratosis nicotinica palati	positive Raucheranamnese, gräulich-weißlicher Gaumen
akute pseudomembranöse Kandidose	abwischbar unter Hinterlassung eines erythematösen Grundes
Lichen ruber planus vom Plaque-Typ	zusätzlich Wickham-Streifung (netzförmige weiße Streifung) oder andere Lichen-ruber-Zeichen (s. S. 143)
lichenoide Reaktion	nach Amalgan-Sanierung und Medikamenten
chronisch diskoider Lupus erythematodes	sternförmige Linien um umschriebene Läsionen mit zentralem Erythem
orale Haarleukoplakie	weißliche, streifige Veränderungen am seitlichen Zungenrand bei HIV-Infektion (Abb. 17.3b), ausgelöst durch Epstein-Barr-Virus und humane Papillomaviren
Karzinome	nichthomogene Plaques: gesprenkelte, noduläre Areale mit kleinen polypoiden Auswüchsen oder verrukös-gefältelter Oberfläche

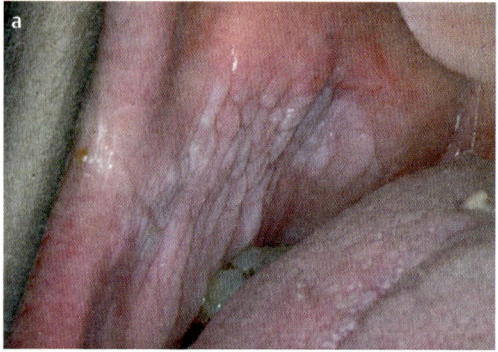

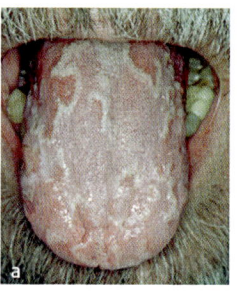

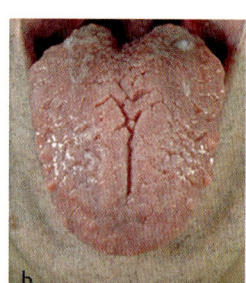

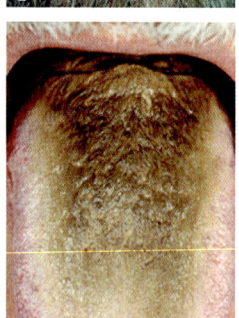

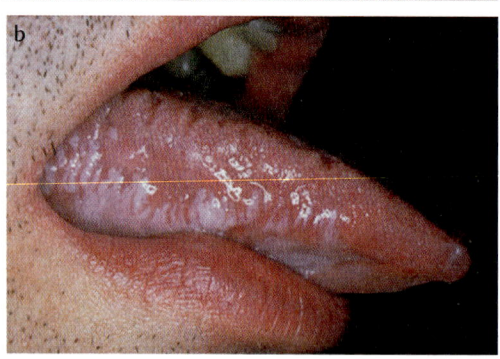

Abb. 17.4   Zungenveränderungen. a Lingua geographica. **b** Lingua plicata. **c** Lingua villosa nigra.

Abb. 17.3   Leukoplakie. a Leukoplakie der Wangenschleimhaut. **b** Orale Haarleukoplakie.

– **Lingua villosa nigra** (schwarze Haarzunge): schmerzlose Hyperplasie und Verlängerung der filiformen Papillen (**Abb. 17.4c**); v. a. bei Nikotinabusus und Antibiotikatherapie

– **Möller-Hunter-Glossitis:** atrophe, rot glänzende Zungenoberfläche, Glossodynie; häufig Frühsymptom des Vitamin-B$_{12}$-/Folsäuremangels
– **Plummer-Vinson-Syndrom:** atrophe, glatt-rote Zungenoberfläche, zusätzlich Schluckbeschwerden und Mundwinkelrhagaden; bei Eisenmangelanämie
– **orale Haarleukoplakie** (**Tab. 17.3, Abb. 17.3b**)

17

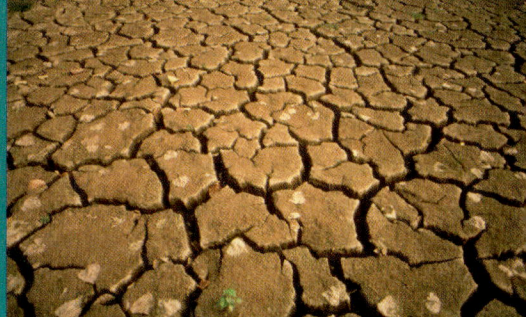

Kapitel 18

Erbkrankheiten der Haut (Genodermatosen)

Braune Schuppen

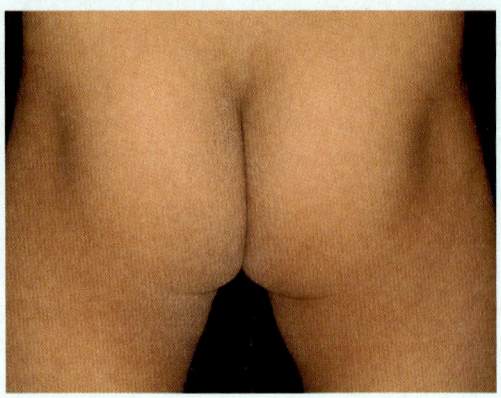

Männliche Familienmitglieder mit trockener Haut

Frau Meyer stellt ihren 1,5 Jahre alten Sohn Noah in der kinderdermatologischen Ambulanz vor. Kurz nach der Geburt sei der Mutter bereits die trockene Haut ihres Kindes aufgefallen. „Besonders schlimm ist die Haut im Winter geworden. Ich habe mein Kind jeden Tag eingecremt, trotzdem sieht Noah immer so aus, als ob er völlig ausgetrocknet ist. An den Beinen hat er mittlerweile richtig schmutzig aussehende, grau-braune Schuppen bekommen, die gar nicht mehr weggehen. Mein Vater hatte auch so eine trockene Haut. Meinen Sie, dass es etwas Vererbtes sein könnte?"

Schuppen, Hodenhochstand und Wehenschwäche

Mit dem Gedanken an eine hereditäre Verhornungsstörung untersucht die Hautärztin das gesamte Integument des Kindes. Dabei findet sie eine Xerosis cutis mit feinlamellärer, weißlicher Schuppung an den proximalen Gliedmaßen, am Stamm und im Gesicht sowie teilweise dicke hellbraune Schuppen am Kapillitium. An den distalen Extremitäten, insbesondere den Unterschenkeln, sind die Schuppen polygonal, dunkelgrau bis braun, groß und fest haftend. Handinnenflächen, Nägel und Fußsohlen sowie Haare sind unauffällig, was gegen eine Ichthyosis vulgaris spricht. Sie tastet den Hodensack ab und stellt fest, dass nur ein Hoden tastbar ist. „Hatten Sie während der Geburt eine Wehenschwäche, Frau Meyer?" fragt sie die Mutter. Diese bejaht.

Verdacht auf eine Erbkrankheit

Aufgrund des klinischen Bildes und des Vererbungsmodus hegt die Hautärztin den Verdacht auf eine X-chromosomal-rezessive Ichthyosis. „Frau Meyer, ihr Sohn könnte an einer erblichen Verhornungsstörung leiden, eine sog. Ichthyosis, die nur Jungen bekommen können. Frauen, die nur ein erkranktes X-Chromosom haben, zeigen als Überträgerinnen dieser Erkrankung manchmal Wehenschwäche, aber bleiben gesund." Zur Sicherung der Diagnose nimmt die Hautärztin bei Noah und auch seiner Mutter EDTA-Blut ab und schickt es in ein Speziallabor. Dort soll die Aktivität der Steroidsulfatase bestimmt werden, die bei X-chromosomal-rezessiver Ichthyosis bei weiblichen Trägern reduziert bzw. bei männlichen Trägern nicht messbar wäre. Zusätzlich verschreibt die Ärztin eine Basistherapie mit 3 % Urea, die mindestens 2 mal pro Tag angewendet werden soll. „Der Hodenhochstand muss von Ihrem Kinderarzt behandelt werden, da es ansonsten später zu Unfruchtbarkeit kommen kann. Außerdem besteht ein erhöhtes Risiko für Hodenkrebs."

Laborergebnisse

Bei Noah ließ sich keine messbare Aktivität der Steroidsulfatase feststellen, bei seiner Mutter dagegen war die Aktivität verringert. Das heißt, Noah ist an einer X-chromosomal-rezessiven Ichthyosis erkrankt und seine Mutter ist Konduktorin. Auch der Hodenhochstand ist typisch für diese Erbkrankheit.

Lebenslange Hautpflege

Nach 4 Wochen wird Noah wieder vorgestellt (s. Foto). „Seine Haut ist schon viel besser geworden, sie ist richtig schön glatt und schuppt kaum noch. Muss ich ihn denn jetzt weiterhin jeden Tag eincremen?" „Voraussichtlich wird sich die Haut später etwas bessern, aber eine trockene Haut wird Noah behalten. Besonders in den Wintermonaten ist die Haut etwas pflegebedürftiger, was einerseits an der Heizungswärme bzw. der trockenen Zimmerluft und andererseits an den ständigen Temperaturwechseln liegt." Frau Meyer wird ihren Sohn nun regelmäßig 2-mal täglich eincremen. Auf Rat der Ärztin stellt sie sich bei einer genetischen Beratungsstelle vor und nimmt Kontakt mit der Ichthyosis-Selbsthilfegruppe auf, die ihr weitere hilfreiche Pflegetipps gibt.

18 Erbkrankheiten der Haut (Genodermatosen)

Genetisch bedingte Hautveränderungen können generalisiert oder auf bestimmte Areale beschränkt sein. Sie sind häufig bei Geburt noch nicht sichtbar und entwickeln ihre Klinik erst in einem bestimmten Lebensabschnitt. Bis auf wenige Erkrankungen (z. B. Morbus Fabry, bei dem mittlerweile eine Enzymersatztherapie möglich ist) werden die Genodermatosen symptomatisch therapiert und sind nicht heilbar. Im Folgenden werden klassische Genodermatosen vorgestellt und ein Überblick über Syndrome mit Hautbeteiligung gegeben.

18.1 Hereditäre Verhornungsstörungen

Hereditäre Verhornungsstörungen sind die häufigsten Genodermatosen. Sie resultieren letztendlich in einem Missverhältnis zwischen der Neubildung und der Abschilferung des Stratum corneum. Zugrunde liegen Gendefekte, die entweder quantitative und qualitative Störungen der epidermalen Differenzierung zur Folge haben.

18.1.1 Ichthyosen

Key Point

Im Vordergrund der Ichthyosen stehen unterschiedlich starke Schuppungen der Haut oder fest haftende, bräunliche Hyperkeratosen, die meist am gesamten Integument zu finden sind. Aufgrund des stigmatisierenden Aussehens und der ständig notwendigen Behandlungen bei einigen Formen besteht eine starke Lebenseinschränkung und hohe psychosoziale Belastung.

Der Name Ichthyose leitet sich von dem griechischen Begriff ichthýs (= Fisch) ab und soll das „fischschuppenähnliche" Aussehen der Haut beschreiben. Viel-

mehr sind die Hautschuppen bei Ichthyose aber eher pflastersteinartig (nebeneinander) angeordnet. Der umgangssprachliche Begriff „Fischschuppenkrankheit" ist daher nicht zutreffend und sollte nicht verwendet werden.

Definition | Ichthyosen sind eine Gruppe von heterogenen Genodermatosen, die durch eine **generalisierte Schuppenbildung** charakterisiert sind. Sie lassen sich in erst postnatal beginnende (nichtkongenitale) und kongenitale Erkrankungen sowie in Syndrome mit Ichthyose unterteilen. Wichtige Formen sind in **Tab. 18.1** dargestellt. Sie unterscheiden sich in Klinik, Schweregrad, Pathogenese sowie Vererbungsmodus.

Pathogenese | Bei allen Ichthyoseformen führen die genetisch bedingten Veränderungen zu einer **gestörten Hautbarrierefunktion** mit einer verminderten Wasserbindungskapazität. Die Patienten verlieren vermehrt Flüssigkeit, Proteine und Wärme, **dehydrieren** und **unterkühlen** daher schneller. Auf der anderen Seite ist bei schweren Formen durch die verlegten Schweißdrüsenausführungsgänge die Fähigkeit zu **schwitzen stark vermindert oder fehlend**, was einen Wärmestau mit Kollaps zur Folge haben kann. Auch **Hautinfektionen** und Elektrolytentgleisungen werden je nach Schwere der Erkrankung begünstigt.

Ichthyosis vulgaris

Ätiopathogenese | Häufigste und mildeste Ichthyosis (Prävalenz: 1:250–1:1000) mit autosomal-dominanter Vererbung. Zugrunde liegt ein Defekt der epidermalen Filaggrin-Synthese (Mutation im **Filaggrin-Gen**). Das Protein Filaggrin sorgt für die Vernetzung der Keratinfilamente und trägt entscheidend zum Aufbau der epidermalen Hautbarriere bei.

> **MERKE**
>
> Mutationen im Filaggrin-Gen führen auch zu **atopischer Dermatitis** (s. S. 119), die pathogenetisch ebenfalls auf eine gestörte Barrierefunktion der Haut zurückzuführen ist.

18

Tabelle 18.1			
Wichtige hereditäre Ichthyosen			
Einteilung	**Formen**	**Erbgang**	**defekte Enzyme oder Strukturproteine**
nichtkongenitale Ichthyosen	Ichthyosis vulgaris (häufigste Form)	AD	Filaggrin
	X-chromosomal-rezessive Ichthyosis	XCR	Steroidsulfatase
kongenitale Ichthyosen	lamelläre Ichthyosen	AR	Transglutaminase 1, ABCA12 (Lipidtransporter)
	bullöse Ichthyosen	AD	Keratin 1 und 10 (Strukturprotein)
Ichthyosis-Syndrome	Netherton-Syndrom	AR	SPINK5 (Protease-Inhibitor)
AD = autosomal-dominant, AR = autosomal-rezessiv, XCR = X-chromosomal-rezessiv			

Abb. 18.1 Ichthyosis vulgaris.

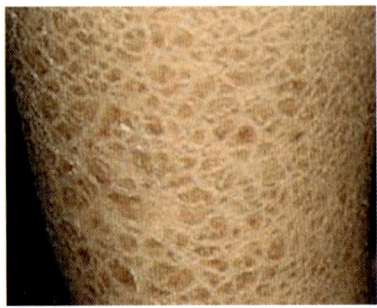

Abb. 18.2 X-chromosomal-rezessive Ichthyosis.

Klinik Die Erkrankung beginnt ab dem 1. Lebensjahr mit **follikulären Keratosen** und hellgrauen, **feinen Schuppen** (**Abb. 18.1**) mit Betonung der **Extremitätenstreckseiten** und Aussparung der Beugen. An Handtellern und Fußsohlen zeigt sich typischerweise ein vergröbertes Linienmuster (**Ichthyosishand**). Im Erwachsenenalter bessert sich meist die Symptomatik. Häufig ist diese Ichthyose mit einer atopischen Diathese assoziiert.

Diagnostik Klinisches Bild (Manifestation im 1. Lj., Befallsmuster) und Familienanamnese (dominanter Erbgang?), ggf. Histologie (reduziertes bzw. fehlendes Stratum granulosum).

Differenzialdiagnose Insbesondere Ausschluss einer X-chromosomal-rezessiven Ichthyosis (nur Männer, „schmutzige" Schuppen).

X-chromosomal-rezessive Ichthyosis

Ätiopathogenese Zweithäufigste Ichthyosis mit X-chromosomal-rezessiver Vererbung. Die Mutation im **Steroidsulfatase-Gen** führt zu einem Fehlen der Steroidsulfatase. Aufgrund des Vererbungsmodus findet man diese Erkrankung fast nur bei **männlichen** Patienten.

Klinik Innerhalb der ersten 3 Lebenswochen setzt eine feine, weißliche Schuppung am gesamten Integument ein, die sich nach und nach in **dunkelbraune**, polygonale Schuppen umwandelt (**Abb. 18.2**). Prädilektionsstellen sind die **Extremitätenstreckseiten** (v. a. die Unterschenkel) und auch der Nackenbereich („schmutziger Hals"). Im Gegensatz zur Ichthyosis vulgaris gibt es aber **keine palmoplantare Beteiligung** (keine Ichthyosishand), die **Beugen** dagegen sind mitbetroffen, jedoch in sehr milder Ausprägung. Mögliche Begleiterkrankungen sind **Hornhauttrübungen** und **Kryptorchismus**. Bei Frauen (Konduktorinnen) kann eine Wehenschwäche auftreten. Keine Besserung im Erwachsenenalter.

Diagnostik Klinisches Bild (Befallsmuster) und Familienanamnese (Erbgang), Steroidsulfatase-Test (biochemischer Test), Mutationsnachweis im Steroidsulfatase-Gen.

Lamelläre Ichthyosen

Ätiopathogenese Genetisch und klinisch heterogene Gruppe von seltenen Erkrankungen. Man unterscheidet:

- **nichterythrodermatische Formen**: meist Mutationen im **Transglutaminase-1-Gen** oder im **ABCA12-Gen**
- **erythrodermatische Formen** (nichtbullöse ichthyosiforme Erythrodermie): mit entzündlicher Erythrodermie, meist Mutationen im **ABCA12-Gen**.

Klinik Die Verhornungsstörung der lamellären Ichthyosen kann bei Geburt als **Harlekinbaby**, **Kollodiumbaby** oder als **diskrete Schuppung** manifest sein (s. Exkurs).

Die **Verhornungsstörung** umfasst ein Spektrum von diskreter weißlicher Schuppung bis hin zu dunkelgrau-braunen Schuppenplatten (**Abb. 18.3**). Einige Patienten leiden zusätzlich an einer vernarbenden **Alopezie** sowie **Nagel-** und **palmoplantaren** Veränderungen. Je nach Ausprägung der Ichthyosis kann es durch die gespannte, straffe Gesichtshaut zu einem Auswärtsrollen der Lider (**Ektropium**) oder einer Umstülpung der Lippe nach außen (**Eklabium**) kommen.

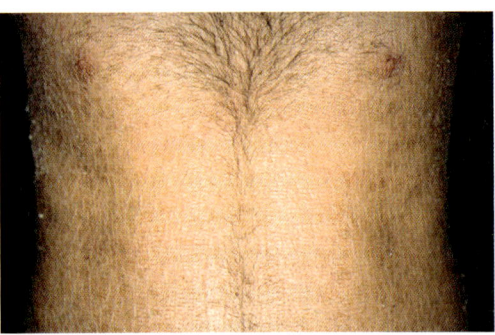

Abb. 18.3 Lamelläre Ichthyose.

Ein großes Problem ist die **Hitzeintoleranz** dieser Patienten, da sie nicht schwitzen können.

Eine **Erythrodermie** kann stark entzündlich oder diskret und kaum wahrnehmbar vorliegen. Stark entzündliche Formen verursachen häufig quälenden Juckreiz und sind bereits bei Geburt vorhanden („**rotes Baby**").

Erythrodermien und Verhornungsstörungen zeigen meist im Verlauf des Lebens eine Besserungstendenz, heilen jedoch meist nicht komplett aus.

EXKURS

Kollodiumbaby: Prinzipiell können alle kongenitalen Ichthyosis-Mutationen dieses Bild auslösen, meist liegt aber eine autosomal-rezessive lamelläre Ichthyose vor. Das gesamte Integument ist bei Geburt von einer **pergamentartigen Membran** umgeben, die sich im Verlauf der ersten Lebenswochen ablöst, und häufig besteht auch ein Ektropium. Anschließend entwickelt sich eine lamellären Ichthyosis oder es kommt zur kompletten Abheilung (**selbstheilendes Kollodiumbaby** bei ca. 10 % der Fälle).

Harlekin-Ichthyosis: Sehr seltene und schwerste Form der Ichthyosen. Die Betroffenen sind bei Geburt von einem **Hornpanzer** umgeben (→ Atmungsbeeinträchtigung) und leiden an einem massiven Ektropium und Eklabium. Postnatal entstehen tiefe Hauteinrisse durch Einreißen der Hornplatten mit hohem Infektionsrisiko. Durch interne Retinoiden und intensivmedizinische Betreuung kann heute ein Überleben bei ca. 50 % der Fälle erreicht werden.

Bullöse Ichthyosen

Bei diesen Erkrankungen liegt der Defekt im **Keratin 1** oder **Keratin 10**. Diese Intermediärfilamente (v. a. in den suprabasalen Keratinozyten) sorgen für den mechanischen Zusammenhalt der Zellen. Bei Mutationen kommt es daher zu dem histologischen Bild einer epidermolytischen Hyperkeratose, was sich klinisch als **Blasenbildung** an mechanisch belasteten Arealen und **Ichthyosis** mit Betonung der Gelenke äußert.

Bullöse ichthyosiforme Erythrodermie Typ Brocq

Ätiopathogenese | Autosomal-dominant vererbte Ichthyose mit Mutationen im **Keratin 1** (mit Palmoplantarkeratose) oder **Keratin 10** (ohne Palmoplantarkeratose).

Klinik | Bei Geburt zeigt sich eine Erythrodermie mit teils stark ausgeprägter **Blasenbildung** (Bild eines „**verbrühten Kindes**"). Prädilektionsstellen sind meist nur **mechanisch belastete Areale**. Die Blasenbildung lässt relativ schnell nach und zeigt einen schubweisen Verlauf. Mit Betonung der Gelenke bildet sich im Verlauf eine **stachelartige** (hystrixartige) **Hyperkeratose** aus.

Netherton-Syndrom

Synonym: Ichthyosis linearis circumflexa, Comèl-Netherton-Syndrom

Ätiopathogenese | Seltene, autosomal-rezessive Erkrankung mit einer Mutation im Gen für einen Serin-Protease-Inhibitor (**SPINK5-Gen**).

Klinik | Bei Geburt liegt meist eine ichthyosiforme **Erythrodermie** vor. Später entwickeln sich girlandenförmige, wandernde Plaques, die von einer doppelreihigen Schuppenkrause begrenzt werden (**Ichthyosis linearis circumflexa**). Typisch ist auch eine Trichorrhexis invaginata (**Bambushaare**, s. S. 251). Darüber hinaus besteht eine schwere **Atopie** mit deutlich erhöhtem Gesamt-IgE. Weitere assoziierte Symptome sind: geistige und motorische Retardierung, Epilepsie, Immundefekte sowie benigne und maligne Tumoren.

Therapie der Ichthyosen

Eine kausale Therapie ist derzeit nicht möglich. Die symptomatische Behandlung erfolgt durch **schuppenlösende** (keratolytische) und **rückfettende Maßnahmen**.

- **keratolytische Externa:** Bewährt haben sich Milchsäure, Harnstoff/Urea, Polyäthylenglykol und Salicylsäure.

Praxistipp
Salicylsäure nicht bei Kleinkindern anwenden, da es zu einer toxischen Resorption kommen kann (Cave: metabolische Azidose).

- **Rückfettende Externa:** Sie sollten nach jedem Wasserkontakt (Duschen, Baden) angewendet werden, um ein Austrocknen der Haut zu vermeiden.
- **Orale Retinoide:** Im Kindesalter nur bei schwersten Fällen indiziert; bei weiblichen fertilen Patienten müssen die üblichen Maßnahmen bei Retinoidgabe beachtet werden (u. a. doppelte Verhütung, regelmäßige Schwangerschaftstests).

18.1.2 Palmoplantarkeratosen (PPK)

Key Point
Gemeinsames Charakteristikum aller PPK ist eine überschießende Hornbildung an den Handflächen und Fußsohlen.

Definition | Sehr seltene, heterogene Gruppe von Erkrankungen, die durch eine Verhornungsstörung der Handflächen und Fußsohlen charakterisiert sind. Sie bilden sich meist innerhalb der ersten Lebensjahre aus und sind normalerweise bei Geburt noch nicht vorhanden.

Ätiopathogenese und Einteilung | Die Vererbung findet autosomal-dominant oder autosomal-rezessiv statt. PKK können **isoliert**, als Teilsymptom eines komplexen Krankheitsbildes (**ektodermale Dysplasien** mit Beteiligung von nichtpalmoplantarer Haut, Haaren, Nägeln und Schweißdrüsen) oder im Rahmen von **Syndromen** (mit Organbeteiligung, z. B. Taubheit, NNR-Insuffizienz oder Kardiomyopathie) auftreten.

Einteilung und Klinik I Klinisch zeigen sich die Hautveränderungen als tröpfchenförmige Papeln (**punktförmige Keratose**), als Verdickung der gesamten Handflächen und Fußsohlen (**diffuse Keratose**) oder nur in Arealen mechanischer Belastung (überschießende **fokale Keratose**).

Ferner unterscheidet man **nichttransgrediente** Formen mit ausschließlichem Befall der Handflächen und Fußsohlen (Leistenhaut) und **transgrediente** Typen, die auf Hand- oder Fußrücken übergreifen.

Je nach Typ können die Hyperkeratosen sehr ausgeprägt sein und das normale Leben des Patienten stark beeinträchtigen: Einschränkung des Tastsinns, druckschmerzhafte Klavi, tiefe Rhagaden mit schlechter Heilungstendenz, lokale **Hyperhidrose** (begünstigt Superinfektionen mit Dermatophyten und Bakterien).

PPK Typ Vörner-Unna-Thost: Häufigster PPK-Typ mit autosomal-dominanter Vererbung und Mutation im **Keratin 9**, das ausschließlich palmoplantar exprimiert wird. Klinisch zeigt sich das Bild einer **nichttransgredienten**, **diffusen PPK** mit gelben, glatten Hyperkeratosen (**Abb. 18.4**) und erythematösem Randsaum. Subjektiv bestehen kaum Beschwerden.

Differenzialdiagnose I Erworbene Palmoplantarkeratosen, z. B. im Rahmen anderer Dermatosen (Psoriasis, chronisches Hand- und Fußekzem), bei Infektionen (z. B. Clavi syphilitici, Verruca) oder als paraneoplastisches Syndrom.

Therapie I Die Behandlung richtet sich nach der Ausprägung des Befundes und erfolgt symptomatisch.

Bei leichten Formen genügt meist eine **lokale** Therapie mit harnstoff- und salicylhaltigen Externa, auch topische Retinoide und Calcipotriol (Vitamin-D-Derivat) können eingesetzt werden.

Bei schweren Befunden können **orale Retinoide** zur Ablösung der massiven Hornschichten in Kombination mit Externa zur Anwendung kommen.

18.1.3 Porokeratosen

Key Point
Porokeratosen sind histologisch durch die sog. kornoide Lamelle gekennzeichnet.

Definition I Porokeratose sind eine klinisch wie auch genetisch heterogene Gruppe von Verhornungsstörungen, deren gemeinsames histologisches Merkmal die **kornoide Lamelle** ist – eine schlotförmige, säulenartige Parakeratose, welche die gesamte Epidermis durchzieht.

Ätiopathogenese I Autosomal-dominanter Erbgang, auch spontan auftretend.

Klinik I Leitsymptom sind anfangs **hyperkeratotische Papeln**, später **atrophe Plaques** mit einem hyperkeratotischen **Randwall**, der histologisch der kornoiden Lamelle entspricht. Die Läsionen sind normalerweise symptomlos und breiten sich langsam aus (bis 10 cm Durchmesser).

MERKE

Merke
In Arealen mit Porokeratose gibt es eine **erhöhte Malignominzidenz** (v. a. Plattenepithelkarzinome) → regelmäßige Kontrolluntersuchungen.

Es werden verschiedene **klinische Typen** unterschieden:
- **Porokeratosis Mibelli:** beginnt in der Kindheit, meist an Extremitäten (**Abb. 18.5a**)
- **lineäre** Porokeratose: in den Blaschko-Linien verlaufend
- **disseminierte aktinische** Porokeratose: in lichtexponierten Arealen
- unterschiedliche **palmoplantare** Formen

Diagnostik I Histologie mit Nachweis der **kornoiden Lamelle** (schlotförmige, säulenartige Parakeratose, **Abb. 18.5b**).

Differenzialdiagnose I Psoriasis (s. S. 133), aktinische Keratose (s. S. 201), Granuloma anulare (s. S. 151).

Therapie I Die Therapie ist schwierig, das Ansprechen ist individuell unterschiedlich. Neben konsequentem

18

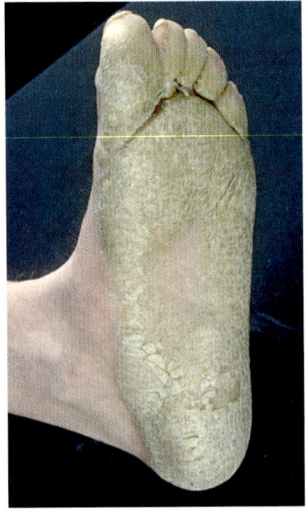

Abb. 18.4 PPK Typ Vörner-Unna-Thost.

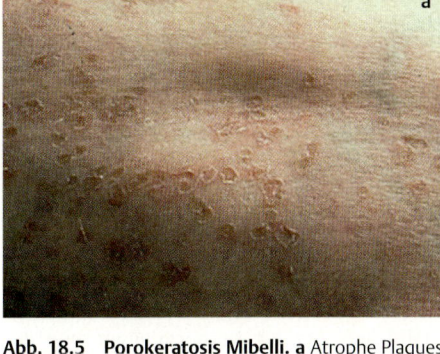
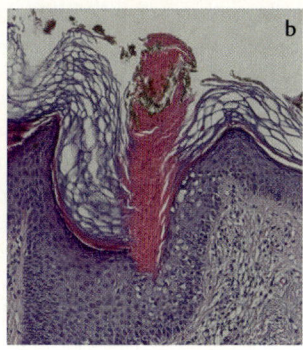

Abb. 18.5 Porokeratosis Mibelli. a Atrophe Plaques mit hyperkeratotischem Randsaum.
b Kornoide Lamelle (entspricht dem hyperkeratorischen Randsaum).

Lichtschutz bei der aktinischen Form sind Kryotherapie, Exzision einzelner Herde, Lasertherapie, 5-Fluororacil und keratinolytische Externa möglich.

18.1.4 Erkrankungen mit dyskeratotischer Akantholyse

Key Point

Es handelt sich um klinisch völlig unterschiedliche Genodermatosen, deren Gemeinsamkeit in der Histologie (dyskeratotische Akantholyse) und in der Molekulargenetik zu finden ist. Aufgrund fehlerhafter ATPasen kommt es zu einem defekten Kalziumkanal.

Zu dieser Erkrankungsgruppe zählen der Morbus Darier (Dyskeratosis follicularis), die Acrokeratosis verruciformis Hopf und der Morbus Hailey-Hailey (Pemphigus benignus familiaris chronicus).

Morbus Darier

Synonym: Dyskeratosis follicularis
Ätiopathogenese I Relativ häufige, autosomal-dominant vererbte Genodermatose, deren Mutation im **ATP2A2-Gen** liegt, das für eine Kalziumkanalpumpe im endoplasmatischen Retikulum (ATPase Typ 2 /SERCA2) codiert. Hierdurch werden die Zell-Zell-Adhäsion und die epidermale Differenzierung beeinträchtigt und letztendlich die Desmosomen in ihrer Funktion gestört.
Klinik I Beginn in der 1. oder 2. Lebensdekade. Es bilden sich juckende, hellbraune, **keratotische, follikuläre Papeln** oder Plaques in den **seborrhoischen Arealen** wie Gesicht und Schweißrinne sowie an den **Beugeseiten** der Extremitäten (**Abb. 18.6**). Diese können bei Exazerbation mazerieren, sich superinfizieren und mit einem unangenehmen Geruch einhergehen.
Palmoplantar findet man kleine Unterbrechungen in den Papillarleisten (sog. **Pits**) sowie gelegentlich

Palmoplantarkeratosen. Die **Nägel** können longitudinale, weiße oder rote Streifen zeigen, die mit subungualen Keratosen assoziiert sind. An den **Schleimhäuten** bilden sich pflastersteinartige, weißliche Papeln, die zu Leukoplakien konfluieren können. Eine leichte geistige Retardierung und eine assoziierte Acrokeratosis verruciformis Hopf (s. u.) werden ebenfalls beobachtet.

MERKE

Hitze, Schwitzen und Sonnenexposition können die Hautveränderungen verschlimmern.

Diagnostik I Familienanamnese, klinisches Bild (fötider Geruch!) und Histologie; Mutationsnachweis.
Histologie: Keratinolyse, Dyskeratose sowie vereinzelte nekrotische Keratinozyten im Stratum corneum und Stratum spinosum mit Akantholyse.
Therapie I Ablösen der Hyperkeratosen mit oralen Retinoiden (Acitretin), bei Superinfektion Antibiose oder lokale Antiseptika.

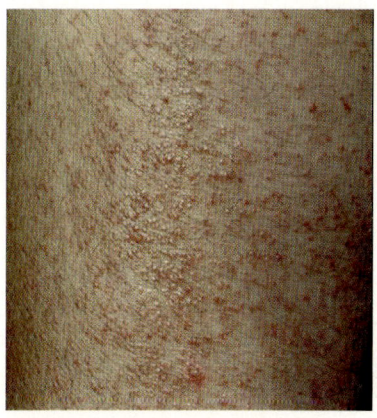

Abb. 18.6 Morbus Darier (Dyskeratosis follicularis).

18

Acrokeratosis verruciformis Hopf

Ätiopathogenese | Autosomal-dominante Vererbung mit Mutation im **ATP2A2-Gen** wie beim Morbus Darier. Es bestehen aber deutliche histologische wie auch klinische Unterschiede.

Klinik | Manifestation meist bei Geburt oder in früher Kindheit, jedoch auch bis zur 5. Lebensdekade. Typisch sind flache bis konvexe, hautfarbene bis braune 2–5 mm große Papeln mit **warzenähnlicher** Oberfläche, die bevorzugt an **Hand-** und **Fußrücken** lokalisiert sind. Auch punktförmige Hyperkeratosen palmoplantar sowie Nagelveränderungen wie beim Morbus Darier werden beobachtet.

Histololgie | Hyperkeratose, Papillomatose, Akantholyse, Hypergranulose, kirchturmspitzenartige Epidermis-Dermis-Grenze.

Morbus Hailey-Hailey

Synonym: Pemphigus benignus familiaris chronicus

Ätiopathogenese | Autosomal-dominante Genodermatose mit Mutation im **ATP2C1-Gen**, das – wie beim Morbus Darier – für eine Kalziumkanalpumpe codiert und für Zell-Zell-Adhäsionen und die epidermale Differenzierung wichtig ist.

Klinik | Prädilektionsstellen sind die **großen Körperfalten** („Scheuerstellen" wie Axillen, Leisten, perianal, Nacken). Im Erwachsenenalter kommt es schubweise zu **schmerzhaften Bläschen**, **Erosionen** und **Fissuren** (**Abb. 18.7**). Das klinische Bild erinnert an eine eingetrocknete Pfütze. Die betroffenen Areale neigen zur Superinfektion und haben häufig einen **fötiden Geruch**. Nagelveränderungen wie beim Morbus Darier (s. S. 289).

Diagnostik | Familienanamnese, klinisches Bild (Prädilektionsstellen!) und Histologie; Mutationsnachweis.

Histologie: Bild einer „zusammenbrechenden Backsteinmauer" durch Akantholyse sowie Dyskeratose.

Therapie | Leichte Fälle werden mit lokalen Maßnahmen wie aseptische und antiinflammatorische Lokaltherapeutika behandelt. Bei schweren Manifestationen können neben der genannten Lokaltherapie interne Antibiotika notwendig werden; eine Abtragung der betroffenen epidermalen Areale kann in Betracht gezogen werden, z. B. durch Laser oder Schleifen (ausgehend von den nicht betroffenen Follikeln kommt es zu einer Reepithelialisierung). Hierdurch kann jedoch keine dauerhafte Heilung erreicht werden, es kommt zu Rezidiven.

18.1.5 Follikuläre Keratosen
Keratosis follicularis (pilaris)

Es handelt sich um eine häufige, wahrscheinlich autosomal-dominant vererbte Verhornungsstörung der Haarfollikel, die in der Kindheit oder Pubertät auftritt. An den Streckseiten der Extremitäten sowie den Außenseiten der Ober- und Unterschenkel bilden sich an Follikel gebundene, **hautfarbene** bis **rötliche Hornpfröpfe**, die sich beim Darüberstreichen **reibeisenartig** anfühlen. Häufig mit atopischer Diathese und Ichthyosis vulgaris assoziiert. Die Therapie erfolgt symptomatisch (keratolytische Externa).

18.2 Hereditäre blasenbildende Erkrankungen

18.2.1 Epidermolysis bullosa (EB)

Key Point

Die Klinik der EB ist sehr vielfältig und reicht von milden Formen mit geringer Blasenbildung bis hin zu schweren Formen mit massiver Haut- und Schleimhautbeteiligung und letalem Ausgang.

Definition und Pathogenese | Epidermolysis bullosa beschreibt eine heterogene Gruppe kongenitaler Erkrankungen, bei denen sich aufgrund einer mangelhaften Adhärenz der Hautschichten bereits **nach Bagatelltraumen** Blasen bilden. Ursache sind molekulare **Defekte** von verschiedenen **Strukturproteinen** (**Tab. 18.2**). Je nach der Lokalisation der Spaltebene in der Epidermis bzw. Dermis unterscheidet man 3 Hauptgruppen:

- **Epidermolysis bullosa simplex (EBS):** Spaltbildung in der **Epidermis** (infolge Zytolyse der basalen Keratinozyten)
- **Epidermolysis bullosa junctionalis (EBJ):** Spaltbildung in der **junktionalen Übergangszone** (in der Lamina lucida der Basalmembran)
- **Epidermolysis bullosa dystrophica (EBD):** Spaltbildung in der oberen **Dermis** (unterhalb der Lamina densa der Basalmembran)

18

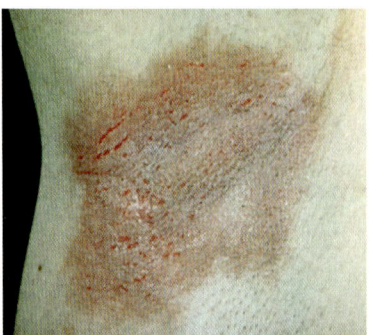

Abb. 18.7   Morbus Hailey-Hailey.

Tabelle 18.2

Hauptgruppe der Epidermolysis bullosa (EB)

Typ	defekte Strukturproteine	Spaltbildung	Narben	Erbgang
EB simplex (EBS)	Keratine 5 und 14, Plektin (Intermediärfilamente)	basale Keratinozyten E ... Blase BM D	-	meist AD (selten AR)
EB junctionalis (EBJ)	Laminin 5, Kollagen XVII (Ankerfilamente, Hemidesmosomen)	Lamina lucida (Basalmembran) Blase	-	AR
EB dystrophica (EBD)	Kollagen VII (Ankerfibrillen)	obere Dermis Blase	+	AD oder AR

AD = autosomal-dominant, AR = autosomal-rezessiv
E = Epidermis, BM = Basalmembran, D = Dermis

MERKE

Während die EBS und EBJ narbenlos abheilen, kommt es bei der **EBD** aufgrund der dermalen Spaltbildung stets zur **Narbenbildung**.

Diagnostik I Zur Sicherung der Diagnose ist eine Hautbiopsie notwendig. Die Ebene der Spaltbildung kann unter dem **Elektronenmikroskop** oder mit Hilfe von **immunhistochemischen** Methoden („Antigen-Mapping") festgestellt werden. Auch Mutationenanalysen sind möglich.

MERKE

Die **Epidermolysis bullosa acquisita** ist eine erworbene, blasenbildende Autoimmunerkrankung mit Antikörpern gegen Kollagen VII (s. S. 166).

Epidermolysis bullosa simplex (EBS)

Es lassen sich verschiedene Verlaufsformen unterscheiden (s. u.). Die klinische Ausprägung variiert erheblich. Typisch sind **oberflächliche Blasen**, die mit Betonung der **Akren** (mechanisch stark belastete Bereiche, **Abb. 18.8**) und je nach Typ auch an den Schleimhäuten (v. a. Mundschleimhaut) auftreten. Aufgrund der relativ oberflächlichen Lage der Spaltbildung heilen die Blasen primär **ohne Vernarbung** aus. Alle EBS-Formen haben quoad vitam eine **gute Prognose**.

— **EBS Typ Weber-Cockayne:** Häufigster Typ der EBS. Die Blasenbildung ist auf **Hände** und **Füße** begrenzt. Im Gegensatz zu anderen Epidermolysen

manifestiert sich die Erkrankung erst in der Kindheit oder im Jugendalter infolge mechanischer Traumen.

— **EBS Typ Köbner:** Beginn bei Geburt oder im frühen Kindesalter. **Generalisierte**, relativ milde Blasenbildung mit Betonung der Akren; typischerweise auch durch warme Temperaturen ausgelöst.

— **EBS Typ Dowling-Meara:** Schwerster, sehr seltener Typ der EBS mit bei Geburt entstehenden Erosionen, mit **generalisierter** Blasenbildung und großflächiger Epidermisablösung. Im Verlauf können progressive palmoplantare **Hyperkeratosen**, **Nageldystrophien**, sekundäre Hautinfektionen, Milien und eine **Schleimhautbeteiligung** auftreten.

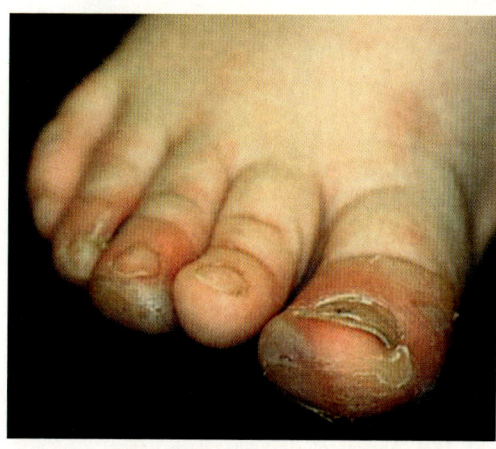

Abb. 18.8 Epidermolysis bullosa simplex (EBS).

18

Epidermolysis bullosa junctionalis (EBJ)

Die Gruppe der EBJ wird klinisch in die Subtypen **Herlitz** und **non-Herlitz** aufgeteilt. Da auch hier die Spaltbildung oberhalb der Dermis liegt (entlang der Basalmembran), heilen die Blasen **ohne Narbenbildung** ab.

- **EBJ Typ non-Herlitz:** Ab Geburt tritt eine **generalisierte** Blasenbildung der Haut inkl. der Schleimhäute auf. Im Verlauf bilden sich Hautatrophien, Nageldystrophien, Alopezie (v. a. parietal) und Zahnschmelzdefekte.
- **EBJ Typ Herlitz:** Sehr **schwerer** Subtyp mit bei Geburt auftretender, großflächiger Blasenbildung nach Bagatelltraumen. Zusätzlich sind die **Schleimhäute** massiv befallen. Aufgrund von Superinfektionen, Protein- und Flüssigkeitsverlust kommt es meist innerhalb der ersten 2 Lebensjahre zu einem **letalen** Ausgang.

Epidermolysis bullosa dystrophica (EBD)

Charakteristisch sind pralle Blasen, Erosionen und Ulzerationen, die mit starker **Narbenbildung** einhergehen (**Abb. 18.9**). Der Schweregrad variiert je nach Subtyp. Alle Formen gehen mit **Nageldystrophie** oder Nagelverlust einher. Bei den generalisierten EBD besteht außerdem ein erhöhtes Risiko für Plattenepithelkarzinome.

- **EBD Typ Cockayne-Touraine:** Bevorzugt an **Extremitäten** und **akral** finden sich atrophe Narben mit Milienbildung. Die Schleimhäute sowie die Zähne sind nicht betroffen. Die Lebenserwartung ist nicht eingeschränkt.
- **EBD Typ non-Hallopeau-Siemens:** Die Blasenbildung ist **generalisiert**, Mundschleimhaut und Ösophagus (*Cave:* Stenosenbildung) sind mitbeteiligt. Variabler Schweregrad, von relativ mild bis

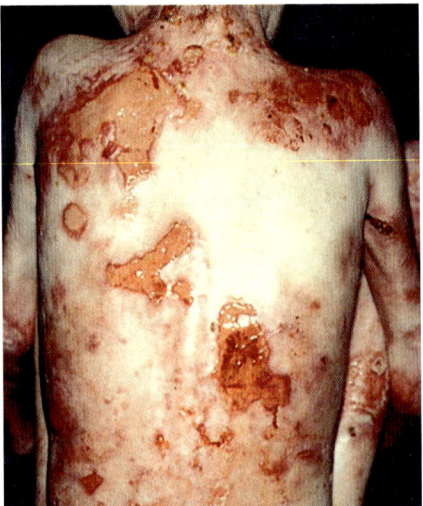

Abb. 18.9   Epidermolysis bullosa dystrophica (Typ Hallopeau-Siemens).

schwer. Erhöhtes Risiko für **Plattenepithelkarzinome**.

- **EBD Typ Hallopeau-Siemens:** Es handelt sich um eine **generalisierte**, **schwer** verlaufende Form mit massiver Blasenbildung an Haut (v. a. Extremitäten) und Schleimhäuten. Typischerweise neigen die Läsionen zu Synechien und Verwachsungen, so dass sich im Verlauf Syndaktylien (kokonartiges Zusammenwachsen der Finger bzw. Zehen) und Gelenkkontrakturen bilden können. Zahnschmelzdefekte (→ massive Kariesbildung), stark reduzierte Mundöffnung, Ösophagusstenosen (→ erschwerte Nahrungsaufnahme) sowie Gedeihstörungen sind weitere Kennzeichen. Hohes Risiko für **Plattenepithelkarzinome** (68 % im 35. Lebensjahr).

> **Praxistipp**
>
> **Wunden, die innerhalb von 6 Wochen nicht abheilen, sind malignitätsverdächtig und sollten biopsiert werden.**

Therapie der Epidermolysis bullosa

Je nach Schwere der Erkrankung ist eine interdisziplinäre Betreuung erforderlich. Da es bislang keine kausalen Behandlungsmöglichkeiten gibt, beschränkt sich die Therapie auf symptomatische Maßnahmen. Besonders wichtig sind das Vermeiden von Traumen, eine sorgfältige **Hautpflege** und ein geeignetes **Wundmanagement** (Verwendung von „nichtklebenden" Verbänden, z. B. Hydrokolloidverbände oder Silikon- und Fettgazen). Auf eine **kalorienreiche Ernährung** ist bei den schweren Formen aufgrund des hohen Protein- und Flüssigkeitsverlusts durch die großflächigen Wunden zu achten. Synechien können durch **chirurgische Maßnahmen** gelöst werden. Ferner können Krankengymnastik und eine psychologische Betreuung sinnvoll sein.

18.3 Hereditäre Bindegewebsstörungen

> **Key Point**
>
> **Diese sehr heterogene Gruppe hat entweder Strukturdefekte im Kollagen, im Elastin oder Enzymdefekte als Ursache. Erstere sind bereits bei Geburt manifest, während Letztere sich mit der Zeit ausbilden.**

18.3.1 Ehlers-Danlos-Syndrom (EDS)

Definition I Ehlers-Danlos-Syndrome sind eine klinisch und genetisch heterogene Gruppe von Bindegewebserkrankungen, die sich in unterschiedlichem Ausmaß an Haut, Ligamenten, Blutgefäßen und inneren Organe manifestieren.

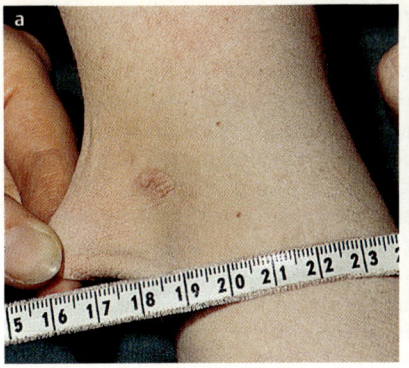
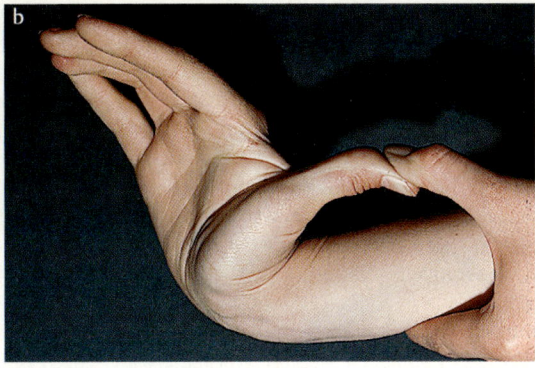

Abb. 18.10 Ehlers-Danlos-Syndrom (aus Moll, Duale Reihe Dermatologie, Thieme, 2010).

Epidemiologie I Insgesamt sind EDS eher selten (Inzidenz 1:5000–10 000).

Ätiopathogenese I Zugrunde liegen Defekte der **Kollagenbiosynthese**, die auf Mutationen in Strukturproteinen der Kollagenketten und in Enzymen der Kollagenbiosynthese zurückzuführen sind. Die betroffenen Strukturen neigen zu Überdehnbarkeit, leichter Verletzlichkeit bzw. Brüchigkeit (Fragilität) sowie gestörter Wundheilung.

Klassifikation I Die häufigsten Typen sind der **klassische Typ**, gefolgt vom **vaskulären** und **hypermobilen** Typ (**Tab. 18.3**), während alle anderen EDS (Kyphoskoliose-, Arthrochalasis-, Dermatosparaxis-Typ) sehr selten sind.

Klinik I Die häufigsten Symptome der EDS sind – je nach Typ in unterschiedlicher Ausprägung – eine Überdehnbarkeit der Haut, eine Überstreckbarkeit der Gelenke, eine erhöhte Verletzlichkeit der Haut und eine verzögerte Wundheilung (**Tab. 18.3**, **Abb. 18.10**).

– **Haut:** Bis auf den vaskulären Typ zeigen alle EDS eine **Überdehnbarkeit** (**Hyperelastizität**) der Haut, die sich wie ein Gummiband dehnen lässt und wieder zurückschnellt. Häufig ist die Haut besonders weich und samtartig sowie leicht verletzlich (**Hämatome**). Die verzögerte Wundheilung hinterlässt besonders an den stark beanspruchten Bereichen wie Ellenbogen, Knie und Kinn zigarettenpapierartige **atrophe Narben**.
– **Gelenke:** Die Gelenkbeteiligung äußert sich in einer **Überstreckbarkeit** (**Hypermobilität**), die oft bizarre Bewegungen zulässt. Die instabilen Gelenke neigen zu **Luxationen** (spontan oder durch Bagatelltraumen ausgelöst) sowie Fehlstellungen der Füße und der Wirbelsäule (Kyphoskoliose).
– **Weitere Symptome:** Organ- und Gefäßrupturen, Varikosis, Aneurysmen, muskuläre Hypotonie (→ verzögerte motorische Entwicklung), chronische Gelenk- und Muskelschmerzen, Hiatushernien, Analprolaps, Mitral- bzw. Trikuspidalklappenprolaps, Augenveränderungen (z. B. blaue Skleren, Linsenluxation).

Tabelle 18.3

Häufige Ehlers-Danlos-Syndrome		
Typ	**Erbgang**	**Leitsymptom**
klassischer Typ	AD	– überdehnbare Haut – atrophe Narbenbildung – weiche, samtartige Haut – überstreckbare Gelenke
	AR	– überdehnbare Haut – erhöhte Verletzlichkeit der Haut – überstreckbare Gelenke
hypermobiler Typ	AD	– generalisierte Hypermobilität der Gelenke – milde Hautbeteiligung: geringe Überdehnbarkeit, weiche Haut, leichte atrophe Narbenbildung
vaskulärer Typ	AD	– ausgeprägte Verletzlichkeit der Gefäße und der Haut (ausgeprägte Hämatomneigung) – dünne, durchscheinende Haut – arterielle, intestinale und uterine Fragilität oder Ruptur – charakteristische Fazies (prominente Augen, schmale Nase und Lippen, gespannte Haut)
AD = autosomal-dominant, AR = autosomal-rezessiv		

18

Diagnostik I Familienanamnese, klinische Symptomatik, Hautbiopsie mit elektronenmikroskopischer Untersuchung der Kollagenstruktur und molekulargenetischen Untersuchungen. Interdisziplinäre Abklärung.

Therapie I Eine kausale Therapie existiert derzeit nicht. Im Vordergrund stehen daher symptomatische Maßnahmen sowie die Prophylaxe von Folgeschäden (**Krankengymnastik**, Schutz verletzungsgefährdeter Bereiche, ggf. operative Stabilisierung).

18.3.2 Kongenitale Cutis laxa

Ätiopathogenese I Es handelt sich um eine heterogene Gruppe kongenitaler Erkrankungen, die durch **defekte Elastinfasern** ausgelöst werden. Man unterscheidet X-chromosomale, autosomal-dominante und autosomal-rezessive Vererbungsmodi.

Klinik I Die wie zu groß wirkende, in **Falten** hängende Haut erinnert an Progeriepatienten und lässt die Patienten vorgealtert aussehen („**Trauergesicht**").

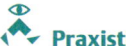

Praxistipp

Im Gegensatz zum Ehlers-Danlos-Syndrom bleiben Hautfalten stehen, wenn man an ihnen zieht, und es besteht auch keine Wundheilungsstörung.

Da Elastinfasern auch in anderen Geweben wie Knochen, Blutgefäßen, Bändern und Knorpel eingebunden sind, können hier je nach Typ ebenfalls Veränderungen auftreten (z. B. Emphyseme, Herzklappenanomalien, Hernien, Aortendilatation bis zur Dissektion, aber auch Symptome wie chronische Diarrhö, Malabsorption, Hydronephrose und Divertikelbildung in Harnblase und Urethra).

EXKURS

Progerie („Vergreisungssyndrom") ist eine sehr seltene Erbkrankheit, die durch vorzeitig einsetzende Alterungsprozesse der Haut und der inneren Organe gekennzeichnet ist. Charakteristisch sind u. a. eine faltige und atrophe Haut, sichtbare Venenzeichnung, vermindertes subkutanes Fettgewebe, früh ergrauendes Kopfhaar und Alopezie, Minderwuchs sowie weitere degenerative Veränderungen des Bewegungsapparats und der Organe.

18.3.3 Pseudoxanthoma elasticum

Synonym: Grönblad-Strandberg-Syndrom
Ätiopathogenese I Autosomal-rezessive Multisystemerkrankung, die durch **Verkalkung des weichen Bindegewebes** in unterschiedlichen Organen gekennzeichnet ist. Zugrunde liegt eine Mutation im

ABCC6-Gen aus der Gruppe der ATP-bindenden Kaskade-Proteine.

Klinik I Beugenbetont kommt es meist ab der 2.–3. Lebensdekade zur Ausbildung von **kleinen, gelblichen Papeln**, die zu lederartigen, harten **Plaques** konfluieren (Ablagerungen von Kalziumphosphat in den elastischen Fasern). Am **Augen**hintergrund zeigen sich „angioid streaks" – gefäßartige, unregelmäßige, rötlich-braun-graue Streifen. Im **kardiovaskulären System** führt die progrediente Mineralisierung der arteriellen Gefäße zu gastrointestinalen Blutungen, intermittierender Claudicatio, Hypertension und ggf. auch zu frühzeitigen Myokardinfarkten.

18.4 Genodermatosen mit Gefäßveränderungen

Key Point

Kongenitale Gefäßveränderungen, insbesondere in lateraler Lokalisation, können Hinweise auf eine zusätzliche (meist unterhalb des Nävus liegende) Organbeteiligung geben.

18.4.1 Sturge-Weber-Krabbe-Syndrom

Synonyme: Sturge-Weber-Syndrom, enzephalotrigeminale Angiomatose
Definition I Das Sturge-Weber-Krabbe-Syndrom ist durch Gefäßfehlbildungen im Gesicht (Naevus flammeus), am Auge und im ZNS charakterisiert.

Klinik I
- **Haut:** Meist einseitiger **Naevus flammeus** im Gesicht (Versorgungsbereich des 1. oder 2. Trigeminusastes, s. Abb. 217, S. 217), der von Geburt an besteht
- **Auge:** Ipsilaterale Gefäßbildungen in Chorioidea, Skleren und Retina verursachen häufig ein **Glaukom**.
- **ZNS:** Fehlbildungen der leptomeningealen Gefäße führen zu **Krampfanfällen** (ab dem 6.–18. Lebensmonat), **kontralateraler Hemiparese**, Kopfschmerzen und geistiger Retardierung.

Diagnostik I Die Diagnose ergibt sich aus der typischen Konstellation der Symptomatik. Wichtig ist insbesondere die Erfassung einer neurologischen Beteiligung vor Einsetzen der Krampfanfälle durch eine **MRT-Untersuchung**, die ggf. bis zum 2. Lebensjahr wiederholt werden sollte. Eine Augenbeteiligung wird mit der **Spaltlampenuntersuchung** erfasst.

MERKE

Der **Naevus flammeus** ist eine häufige angeborene Gefäßfehlbildung. Insbesondere bei **lateraler** Lokalisation müssen Fehlbildungssyndrome wie Sturge-Weber- und Klippel-Trenaunay-Syndrom ausgeschlossen werden.

Therapie | Bewährt hat sich die Kombination einer agressiven antikonvulsiven Therapie (z. B. Oxcarbazepin) mit niedrigdosierter Acetylsalicylsäure, ggf. neurochirurgische Interventionen. Wichtig sind regelmäßige Untersuchungen des Augeninnendrucks. Der Naevus flammeus kann mittels Lasertherapie behandelt werden.

18.4.2 Klippel-Trenaunay-Syndrom

Synonyme: Klippel-Trenaunay-Weber-Syndrom, angioosteohypertrophisches Syndrom

Definition | Das Syndrom ist durch Gefäßfehlbildungen meist einer Extremität charakterisiert, die mit Weichteil- und Knochenhypertrophie einhergehen.

Klinik | Die typischen Befunde des Klippel-Trenaunay-Syndroms sind:
- einseitiger **Naevus flammeus** (98 %) (**Abb. 18.11**)
- abnorme venöse Gefäße (→ **Varikosis**, Lymphstau) (**Abb. 18.11**)
- Weichteil- und Knochenhypertrophie (→ **Riesenwuchs** der betroffenen Extremität)

Häufig sind diese Veränderungen an der **unteren Extremität** lokalisiert.

Komplikationen | Blutungen aus den Gefäßanomalien (traumatisch bedingt), Thrombosen (*Cave:* Lungenembolien).

Diagnostik | Klinisches Bild (einseitiger Naevus flammeus seit Geburt). Um das Ausmaß der Gefäßfehlbildungen und der Knochen-/Weichteilbeteiligung zu erkennen, sind zahlreiche bildgebende Verfahren notwendig (z. B. Gefäß-Doppler, CT).

Therapie | Die Therapie erfolgt individuell: Kompressionstherapie, operative Maßnahmen zur Entfernung der Gefäßanomalien (z. B. Sklerotherapie, endovenöse thermale Ablation, Venenstripping, Phlebekto-

mie), Lasertherapie zur Behandlung des Naevus flammeus.

18.4.3 Morbus Rendu-Osler

Synonym: hereditäre hämorrhagische Teleangiektasien

Definition | Autosomal-dominante Erkrankung mit multiplen, **leicht blutenden** Gefäßerweiterungen an Haut, Schleimhaut und inneren Organen.

> **MERKE**
>
> Erstsymptom ist meist starkes, **rezidivierendes Nasenbluten** im jugendlichen Alter.

Klinik | Prädilektionsstellen der stecknadelkopfgroßen Gefäßanomalien sind **Gesicht**, **Lippen** und **Hände.** Typisch ist auch ein Befall des HNO-Bereichs (Ohren, Nasen- und Mundschleimhaut, **Abb. 18.12**), aber auch Lunge, Gehirn und Gastrointestinaltrakt können betroffen sein. Da die Gefäßwände leicht rupturieren, kommt es zu rezidivierenden Blutungen.

Komplikationen | Starke **Blutungen** aus den Gefäßanomalien und schwere Komplikationen wie Schlaganfall.

Diagnostik | Familienanamnese, Klinik, ggf. Bildgebung.

Therapie | Symptomatische Maßnahmen in erfahrenem Zentrum: ggf. chirurgische Akutbehandlung der Blutungen, Embolisation, Laserablationen, Eisensubstitution bei Anämie, Transfusionen; bei schweren Verläufen hat sich die Substitution weiblicher Hormone bewährt. Auch prothrombotische Medikamente wie Tranexamsäure sind wirkungsvoll.

18.4.4 Cutis marmorata teleangiectatica congenita

Synonym: Van-Lohuizen-Syndrom
Kongenitale vaskuläre Malformation unbekannter Ätiologie. Meist finden sich an einer Extremität (seltener Rumpf oder Gesicht) **retikuläre Erytheme** und **Teleangiektasien**, die durch dilatierte Kapillaren und Venen in der Dermis entstehen und nicht auf lo-

18

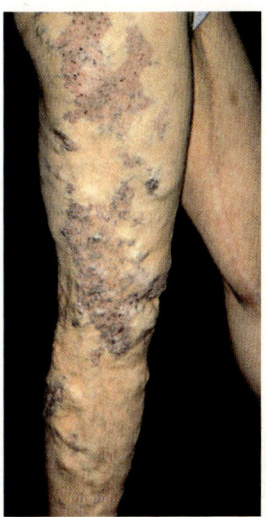

Abb. 18.11 Klippel-Trenaunay-Syndrom.

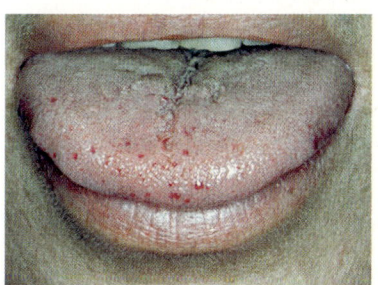

Abb. 18.12 Morbus Rendu-Osler.

kale Wärme reagieren. Zusätzlich können in dem betroffenen Areal **Hautatrophien** und/oder **Ulzerationen** auftreten.

18.5 Mit Tumoren assoziierte Genodermatosen und Syndrome

Key Point

Genodermatosen mit Malignomassoziation zeigen meist kleine unauffällige Hautveränderungen, die als Markerläsionen für ein erhöhtes Karzinomrisiko gelten.

18.5.1 Gorlin-Goltz-Syndrom

Autosomal-dominant vererbtes Syndrom, das durch ungewöhnlich früh und/oder zahlreich auftretende **Basalzellkarzinome** und andere Fehlbildungen (v. a. an ZNS und Skelett) gekennzeichnet ist (s. S. 203).

18.5.2 Peutz-Jeghers-Syndrom

Synonym: intestinale hamartomatöse Polypose
Autosomal-dominante Erkrankung mit Mutation einer Serin-Threonin-Kinase. Charakteristisch sind multiple **melanozytäre Lentigines** an Haut und Schleimhaut (v. a. Lippen und perioral) sowie **gastrointestinale Polypen** (v. a. Ileum). Die Polypen manifestieren sich durch rezidivierende Bauchschmerzen (aufgrund von Invaginationen), sekundäre Anämien infolge okkulter Blutungen, Hämatochezie und Hämatemesis. Es besteht ein erhöhtes Risiko **Karzinome** zu entwickeln (GIT, Ovarien, Pankreas). Daher sind regelmäßige Kontrolluntersuchungen sehr wichtig.

18.5.3 Louis-Bar-Syndrom

Synonym: Ataxia teleangiectatica
Ätiopathogenese ▌ Autosomal-rezessives Syndrom mit Mutation im ATM-Gen (Ataxia teleangiectasia mutated).
Klinik ▌ Charakteristisch sind:
- progressive **zerebellare Ataxie**, die meist im Kleinkindalter mit Beginn des Laufens erkannt wird
- okulokutane **Teleangiektasien** ab dem 2. Lebensjahr
- bronchopulmonale Anfälligkeit
- **Tumoren des lymphatischen Systems**

Zusätzlich besteht ein erhöhtes Risiko für andere maligne Tumoren und eine Defizienz des Immunsystems (v. a. durch Thymushypoplasie).
Diagnostik ▌ Anamnese und Klinik, erhöhtes α_1-Fetoprotein, ggf. Molekulargenetik.
Therapie ▌ Die Behandlung erfolgt symptomatisch: u. a. Gabe von Immunglobulinen, Antibiotika bei Infekten, Behandlung der Tumoren (*Cave*: keine radiologische Bestrahlung, da diese neue Mutationen auslösen könnte!).

18.5.4 Neurofibromatose

Definition ▌ Neurofibromatosen (NF) sind Systemerkrankungen, die durch multiple Tumoren der Haut (**Neurofibrome**) und des Nervensystems gekennzeichnet sind.
Klassifikation und Ätiologie ▌ Die häufigsten Typen sind die Neurofibromatose Typ I und II, die beide meist autosomal-dominant vererbt werden.
- **Neurofibromatose Typ I** (**periphere** NF): Inzidenz von ca. 1:3000, Mutation im Neurofibromin-Gen (NFI-Gen), häufig Spontanmutationen
- **Neurofibromatose Typ II** (**zentrale** NF): Inzidenz von ca. 1:50 000, Mutation im Merlin- bzw. Schwannomin-Gen (NF2-Gen)

Neurofibromatose Typ I (NF1)

Synonyme: Morbus Recklinghausen, periphere Neurofibromatose
Klinik ▌ Zur Diagnosestellung müssen 2 der folgenden Kriterien erfüllt sein (**Abb. 18.13**):
- **≥ 6 Café-au-lait-Flecken** (> 5 mm präpubertär, > 15 mm postpubertär)
- **≥ 2 Neurofibrome** oder 1 plexiformes Neurofibrom
- **axilläres** oder **inguinales „Freckling"** (sommersprossenartige Flecken)
- **Gliome** des N. opticus
- **≥ 2 Lischknötchen** (Irishamartome)
- Knochenveränderungen (z. B. Keilbeindysplasie, Makrozephalie, Skoliose)
- Verwandter 1. Grades mit NF1.

Neurofibrome sind weiche Tumoren, die den Schwannzellen entstammen. Sie zeigen das sog. **Klingelknopfphänomen**, wenn sie eingedrückt werden. Plexiforme Neurofibrome sind eher derb tastbar und schlecht abgrenzbar. Selten bilden sich große Aussackungen, die wammenartig herunterhängen können.

Patienten mit NF1 haben ein **erhöhtes Malignomrisiko** (3–15 %). Die häufigsten Tumoren sind Optikusgliome und Neurofibrosarkome, daneben kommen auch Leukämien und Lymphome, Karzinoide, Rhabdomyosarkome, Wilms-Tumoren, Ganglioneurofibrome, Medulloblastome und Osteosarkome gehäuft vor.

Verlauf: Langsam progrediente Erkrankung, die teils sehr milde verläuft und den Patienten kaum beeinträchtigt, teils sehr schwere, zur Invalidität führende Verläufe zeigt.
Diagnostik ▌
- Familienanamnese und Klinik (diagnostische Kriterien, s. o.)
- bildgebende Verfahren, v. a. CT (Kopf und Wirbelsäule), Spaltlampenuntersuchung
- Kontrolle der Katecholamine im Urin zum Ausschluss eines Wilms-Tumors

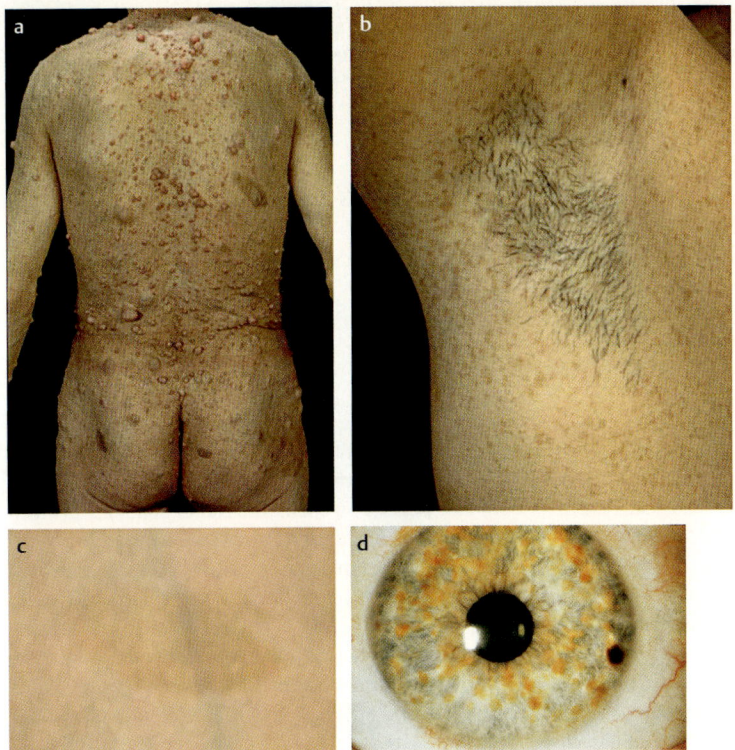

Abb. 18.13 Neurofibromatose Typ I. a Neurofibrome. **b** Café-au-lait-Flecken. **c** Axilläres „Freckling".
d Lischknötchen (aus Sterry et al., Checkliste Dermatologie, Thieme, 2010).

 Praxistipp
**Wichtig sind jährliche dermatologische,
neurologische und orthopädische Kontrolluntersuchungen.**

Therapie ❘ Die Behandlung erfolgt symptomatisch.
Problematische Neurofibrome können exzidiert werden, wobei man bei großen plexiformen Neurofibro-
men durch eine Exzision auch ein vermehrtes Wachstum indizieren kann (strenge Indikationsstellung).
Prognose ❘ Eine erhöhte Sterblichkeit ist in Abhängigkeit von den auftretenden Komplikationen zu beobachten.

Neurofibromatose Typ II (NF2)

Synonyme: zentrale Neurofibromatose, bilaterale
Akustikus-Neurofibromatose
Klinik ❘ Meist manifestiert sich diese Form nach der
Pubertät durch einen plötzlichen uni- oder bilateralen
Hörverlust, der durch **Akustikusneurinome** (90 %)
entsteht. Auch andere ZNS-Tumoren wie Neurinome,
Gliome, Schwannome und Meningeome entstehen
gehäuft und führen je nach Lokalisation zu Kopfschmerzen oder anderen Symptomen. Am Auge entwickelt sich eine subkapsuläre Linsentrübung (juvenile subkapsuläre **Katarakt**). **Neurofribrome** (v. a.

plexiform) und **Café-au-lait-Flecken** treten seltener
und in geringerer Anzahl als bei der NF1 auf. Lischknötchen und axilläres „Freckling" werden nicht beobachtet.
Verlauf: Es werden milde und auch schwerste Verläufe beobachtet (je nach Lokalisation und Progredienz der Tumoren).
Diagnostik ❘ Familienanamnese, Klinik und bildgebende Verfahren. Aufgrund der Vielzahl von ZNS-Tumoren sollte die Bildgebung jährlich wiederholt werden.
Therapie ❘ Symptomatische Behandlung. Exzision der
Tumoren so weit möglich.

18.5.5 Tuberöse-Sklerose-Komplex (TSC)

Synonyme: tuberöse Hirnsklerose, Morbus Bourneville-
Pringle
Definition ❘ Beim Tuberöse-Sklerose-Komplex zeigt
sich die klassische Trias aus Adenoma sebaceum, Epilepsie und mentaler Retardierung.
Epidemiologie und Ätiopathogenese ❘ Autosomal-
dominant vererbte Erkrankung mit Mutationen im
TSC1-Gen oder TSC2-Gen. Sehr häufig finden sich
spontane Mutationen. Die Inzidenz beträgt ca.
1:6000–10 000.

18

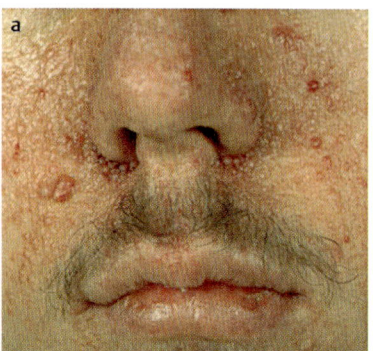
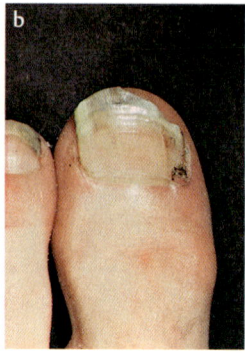

Abb. 18.14   Tuberöse-Sklerose-Komplex.
a Adenoma sebaceum. **b** Koenen-Tumoren
(aus Sterry et al., Checkliste Dermatologie,
Thieme, 2010).

Klinik ▮
- **Kutane Manifestation:**
  - **Adenoma sebaceum** (75 %): besteht aus Angiofibromen, die sich langsam im Gesicht (v. a. in den Nasolabialfalten) ausbreiten (**Abb. 18.14a**)
  - **Koenen-Tumoren** (25 %): Angiofibrome im Bereich des Nagelbetts (**Abb. 18.14b**)
  - **Eschenblattnävus** (90 %): hypopigmentierte, ováläre Flecken (nicht krankheitsspezifisch!)
  - **Shagreennävus:** grünliche bis rötliche Bindegewebsnävi, die meist am Rücken oder an den Flanken lokalisiert sind (sie besitzen eine höckrige, an Shagreenleder erinnernde Oberfläche)
- **Extrakutane Manifestation:**
  - Gingivafibrome und punktförmige Zahnschmelzdefekte
  - **Auge:** retinale Hamartome
  - **Herz:** Rhabdomyome → Herzrhythmusstörungen
  - **Niere** (80 %): Angiomyolipome oder multiple renale Zysten
  - **ZNS:** subependymale Knoten („Tubera") und Riesenzellastrozytome → epileptische Anfälle, geistige Retardierung (bei ca. 50 %), Autismus.

Diagnostik ▮ Familienanamnese, ggf. Woodlichtuntersuchung zur besseren Darstellung der Eschenblattnävi, Spaltlampenuntersuchung, bildgebende Verfahren, Nachweis der Mutation.

Therapie ▮ Laserablation oder Dermabrasio des Adenoma sebaceum, antiepileptische Therapie. Neuere Studien zeigen ein Ansprechen insbesondere der Hirn- und Nierentumoren auf Rapamycin.

Prognose ▮ 40 % der Patienten versterben bis zum 35. Lebensjahr an Nierenversagen, ZNS-Tumoren oder Status epilepticus.

18.5.6 Xeroderma pigmentosum (XP)

Definition ▮ Die Xeroderma pigmentosum ist durch eine starke Lichtempfindlichkeit charakterisiert, die bereits in jungen Jahren zu chronischen Hautschäden und malignen Hauttumoren führt.

Ätiopathogenese ▮ Ursache sind autosomal-rezessiv vererbte Defekte der **DNS-Reparaturmechanismen**. Die Inzidenz beträgt ca. 1:250 000.

Klinik ▮ Bereits im Kleinkindesalter manifestiert sich die Erkrankung durch schwere **Sonnenbrände** bei minimaler Sonnenexposition mit Erythem, Blasen und Krusten. In den lichtexponierten Arealen entwickeln sich langsam braune bis schwarze Lentigines, Teleangiektasien, hypo- und hyperpigmentierte Flecken, aktinische Elastosen (lichtbedingte Hautalterung), Hautatrophie und schwielige Verdickungen (= Bild einer **Poikilodermie**).

Durch den chronischen Lichtschaden haben die Kinder ein 1000fach **erhöhtes Hautkrebsrisiko**. Bereits im Kindes- und Jugendalter entstehen Hauttumoren, v. a. Plattenepithelkarzinome, Basalzellkarzinome und Melanome.

Assoziierte Symptome: neurologische Störungen (40 %) wie Ataxie, Sprachentwicklungsstörungen und periphere Neuropathien, Augenbeteiligung (Konjunktivitis, Tumoren).

De-Sanctis-Cacchione-Syndrom: XP mit ausgeprägter neurologischer Beteiligung (schwere Ataxie, Minderwuchs, spastische Paresen, geistige Retardierung u. a.).

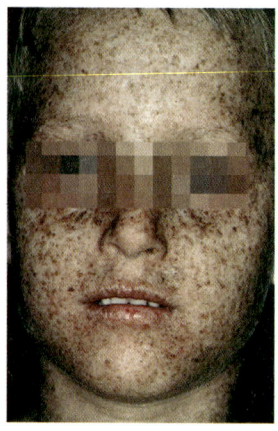

Abb. 18.15   Xeroderma pigmentosum (aus Sitzmann, Duale Reihe Pädiatrie, Thieme, 2006).

18

Diagnostik I Die Diagnose wird klinisch gestellt (typische Hautveränderungen ab früher Kindheit).

Therapie I Besonders wichtig ist ein **konsequenter Lichtschutz**. Mehrmals tägliche Anwendung von Lichtschutzcremes, möglichst lichtundurchlässige Kleidung, Bedeckung des Gesichts und der Hände bei Aufenthalt im Freien. Regelmäßige Hautkontrollen und ggf. chirurgische Entfernung maligner Tumoren.

Prognose I ⅔ der Patienten versterben vor dem Erwachsenenalter an metastasierten Hauttumoren, bei konsequentem Lichtschutz kann jedoch ein höheres Lebensalter erreicht werden.

18.5.7 Von Hippel-Lindau-Syndrom

Dieses autosomal-dominante Syndrom ist durch das Auftreten einer Reihe von benignen und malignen Tumoren charakterisiert, z. B. Hämangioblastome der Retina und des Kleinhirns, Nierenzellkarzinome, Phäochromozytome und Pankreastumoren. Die Hautbeteiligung besteht in einem **fazialen Naevus flammeus**, der jedoch nicht obligat vorhanden ist.

18.6 Sonstige Genodermatosen

18.6.1 Morbus Fabry

Synonym: Angiokeratoma corporis diffusum

Ätiopathogenese I Der Morbus Fabry ist eine X-chromosomal vererbte **lysosomale Speicherkrankheit** mit Defekt der **α-Galaktosidase A** – ein Enzym des Glykosphingolipidstoffwechsels. Männer sind dementsprechend schwerer betroffen.

Klinik I Die Symptome beginnen im Kindesalter mit anfallartigem **Brennen** der Hände und Füße, **Hypohidrose** und gastrointestinalen Störungen (Bauchschmerzen, Diarrhö, Übelkeit). An der Haut entstehen diffuse **Angiokeratome**, ca. 2 mm durchmessende dunkelrote Papeln, die bevorzugt periumbilikal und in der „Badehosenregion" lokalisiert sind (**Abb. 18.16**). Häufig finden sich auch Augenveränderungen (z. B. **Cornea verticillata**: radspeichenartige Hornhauttrübung). Im Erwachsenenalter kommen z. T. schwere Komplikationen durch **Herz-**, **Nieren-** und **ZNS-Beteiligung** hinzu.

Diagnostik I Nachweis des Enzymdefekts und Molekulargenetik. Aufgrund der unspezifischen Symptomatik zu Beginn wird die Diagnose meist um Jahre verzögert gestellt.

Therapie I Frühzeitige **Enzymersatztherapie**, um schwere Komplikationen (Herzinfarkt, Nierenversa-

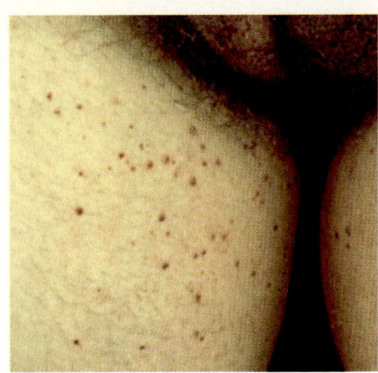

Abb. 18.16   Morbus Fabry.

gen, Schlaganfall) zu verhindern, sowie symptomatische Behandlung.

18.6.2 Porphyrien

Porphyrien sind eine seltene Gruppe von hereditären und erworbenen Stoffwechselstörungen der Hämbiosynthese. Je nach Enzymdefekt reichern sich die Zwischenprodukte in verschiedenen Organen an und verursachen die für die jeweilige Porphyrie typischen Symptome. Die Hautveränderungen äußern sich durch eine **starke Lichtempfindlichkeit** (s. S. 317).

18.6.3 Incontinentia pigmenti

Synonym: Bloch-Sulzberger-Syndrom

X-chromosomal-dominante Multisystemerkrankung, die bei weiblichen Patienten als Mosaik überlebt wird, während sie für das männliche Geschlecht bereits intrauterin letal verläuft. Die Hautveränderungen verlaufen in den **Blaschko-Linien** der Haut und sind zunächst **vesikulös**, dann **hyperkeratotisch** und später **hyper-** und **hypopigmentiert** (s. S. 195).

18.6.4 Buschke-Ollendorff-Syndrom

Synonym: Dermatofibrosis lenticularis disseminata mit Osteopoikilie

Autosomal-dominant vererbte Erkrankung mit multiplen **Bindegewebsnävi** und **Osteopoikilie** (disseminierte herdförmige Osteosklerose in den Epi- und Metaphysen der langen Röhrenknochen). Die Veränderungen manifestieren sich meist im Erwachsenenalter, erste Hautveränderungen sind aber auch schon im Kindesalter möglich.

18

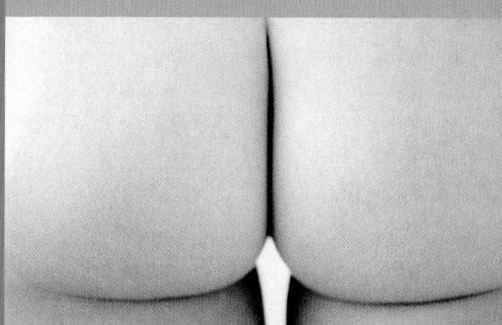

Proktologische Erkrankungen

Gut- oder bösartig?

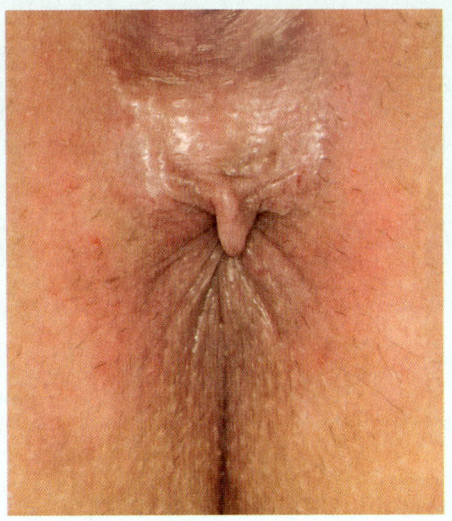

Online-Recherche

Melanie trifft sich mit ihrer besten Freundin Susanne im Cafe. Sie rutscht immer wieder unruhig auf dem Stuhl hin und her. Als sie von ihrer Freundin darauf angesprochen wird, zögert sie zunächst, aber dann platzt es aus ihr heraus. „Ich habe seit einigen Tagen so ein komisches Gefühl – da unten – und so einen Juckreiz. Ich kann nicht mehr richtig sitzen und als ich mir heute den Po abgewischt habe, hatte ich Schmerzen und Blut am Toilettenpapier." Susanne packt ihren Laptop aus und sucht im Internet nach den beiden Stichwörtern „Blut" und „Stuhlgang". Sie klickt auf einen Link und liest laut vor: *"Blut im Stuhl kann unterschiedliche Krankheitsbilder als Ursache haben. Hämorrhoiden, Einriss im After (Analfissur), Entzündungen im Dickdarm (z. B. Colitis ulcerosa), Polypen und auch bösartige Tumoren (= Darmkrebs). Suchen Sie auf jeden Fall Ihren Arzt auf."* Melanie schluckt. „Darmkrebs, oh je, ich bin doch noch so jung".

Unangenehme Untersuchungen

Nach einer schlaflosen Nacht geht Melanie schließlich zu ihrem Hausarzt, der sie an eine proktologische Praxis überweist. Dort wird Melanie auf einem proktologischen Stuhl untersucht. Ihr ist das alles etwas peinlich und Angst hat sie auch, dass es weh tun könnte – ganz schlimme Sachen standen da im Internet.

Bei der Inspektion erkennt der Proktologe äußerlich einen glatt begrenzten Knoten bei 12 Uhr SSL (Steinschnittlage). Die rektal-digitale Untersuchung, u. a. zur Beurteilung des Spinktertonus, ist ohne pathologischen Befund, am Fingerling ist kein Blut. Abschließend schaut er mit einem starren Rohr in den Enddarm, aber auch hier findet er keinen krankhaften Befund – keine Hämorrhoiden, kein Hinweis auf ein Analkarzinom oder einen Rektumprolaps. „Sie haben eine entzündlich veränderte Mariske. Das ist ein harmloses, gutartiges Knötchen bzw. Hautläppchen am äußeren Analrand, ohne Krankheitswert. Bei mechanischer Reizung, z. B. durch übertriebene Analhygiene, kann eine Mariske anschwellen und dann auch jucken und schmerzen, so wie bei Ihnen. Aber Sie brauchen sich keine Sorgen zu machen."

Nur ein kleiner Schnitt

Melanie ist beruhigt. Es ist nichts Böses. „Und muss man das behandeln?" fragt sie den Arzt. Er erklärt ihr, dass Marisken ohne Symptome keiner Therapie bedürfen. Treten allerdings wie bei ihr Beschwerden auf, sollten die Hautläppchen operativ entfernt werden. Eine Woche später kommt Melanie erneut in die Praxis. In Lokalanästhesie entfernt der Arzt mit einer Elektroschlinge die Mariske. Der Eingriff verläuft unkompliziert und Melanie kann anschließend gleich nach Hause gehen. „Und wann soll ich zum Fäden ziehen kommen," fragt sie den Arzt. „Nach der Abtragung einer Mariske wird die Wunde nicht genäht, sondern in der Regel offen gelassen, damit sich kein Narbenwulst oder gar ein Abszess bildet. Die Wundheilung dauert etwa 2–3 Wochen." Für die Behandlung zu Hause erhält Melanie Kompressen, Desinfektionsmittel, Salben und Schmerzmittel, die sie bei Bedarf einnehmen kann. Der Arzt empfiehlt ihr auch ein mehrfaches Ausduschen am Tag mit Wasser, besonders nach dem Stuhlgang, um den Heilungsverlauf zu fördern.

19 Proktologische Erkrankungen

Die Proktologie befasst sich mit Erkrankungen des Enddarms (Rektum und Analkanal) und der Perianalregion. Proktologische Erkrankungen sind sehr häufig und können in jedem Lebensalter auftreten.

19.1 Grundlagen

Key Point
Der Enddarmbereich ist sehr komplex und das Anoderm höchst sensibel. Seine wichtigsten Aufgaben sind Kontinenz und Defäkation.

Zur Anatomie des Anorektums s. **Abb. 19.1**. Der anatomische Analkanal, der von der **Linea dentata** (proximal) bis zur **Linea anocutanea** (distal) reicht, wird durch nichtverhornendes, stark sensibles Plattenepithel ausgekleidet. *Proximal* geht dieses über ein noch sensibles Übergangsepithel in eine unsensible Mukosa über, *distal* in das verhornende Plattenepithel der Haut.

Durch das komplexe Zusammenspiel unterschiedlicher Strukturen (Muskulatur, Nerven, Gefäßplexus) können die Funktionen des Anorektums – die **Defäkation** und die Aufrechterhaltung der **Kontinenz** – gewährleistet werden. Wichtige Strukturen des Kontinenzorgans sind:
- **M. sphincter ani internus:** glatte, autonome Muskulatur, die in Ruhestellung kontrahiert ist und bei Dehnung *reflektorisch* erschlafft
- **M. sphincter ani externus:** quergestreifte Muskulatur mit *willkürlicher* Kontraktion bzw. Entspannung
- **Corpus cavernosum recti** (Plexus haemorrhoidalis internus): submuköse, arteriovenöse Schwellkörper, die den Analkanal von innen polsterartig auskleiden (s. Hämorrhoiden, S. 306)

> **MERKE**
>
> Während die **Grobkontinenz** muskulär gesteuert wird (v.a durch M. sphincter ani internus), wird die **Feinkontinenz** durch das Corpus cavernosum vermittelt. Erst die Feinkontinenz ermöglicht es, den Analkanal vollständig dicht abzuschließen (vergleichbar mit einer Gummidichtung in einem Fenster: Fehlt sie, so ist das Fenster zu, aber es zieht).

19.2 Diagnostik

Key Point
Da der anale Bereich von den meisten Patienten als sehr intim empfunden wird und Erkrankungen mit einem hohen Leidensdruck verbunden sind, muss hier besonders vorsichtig und taktvoll vorgegangen werden.

19.2.1 Anamnese und klinische Untersuchung
Die **Anamnese** beinhaltet die Erfassung von: Blutungen (auf Toilettenpapier oder als Auflagerung auf dem Stuhl), Schmerzen (zusammen mit Defäkation, einschießend, andauernd), Stuhlgewohnheiten (Frequenz, Unregelmäßigkeiten, Diarrhö, Obstipation), Inkontinenzbeschwerden, Juckreiz, chronische Erkrankungen, Familienanamnese (z. B. Darmkarzinome), Voroperationen.

Die **klinische Untersuchung** wird in Steinschnittlage (SSL), Linksseitenlage oder Knie-Ellenbogen-Lage durchgeführt. Die Lokalisation der Befunde wird mit Hilfe einer gedanklichen Ziffernblatteinteilung angegeben (**Abb. 19.2**).

> **MERKE**
>
> In jeder Lage bezeichnet **6 Uhr** die Richtung der **Steißbeinspitze**.

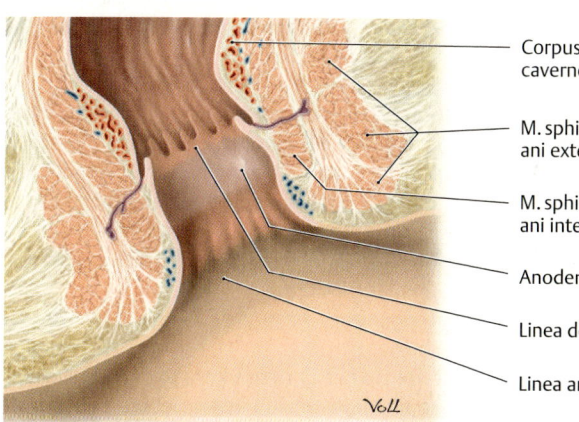

Corpus cavernosum recti

M. sphincter ani externus

M. sphincter ani internus

Anoderm

Linea dentata

Linea anocutanea

Abb. 19.1 Anatomie des Anorektums (aus PROMETHEUS Innere Organe, Thieme, 2009).

19

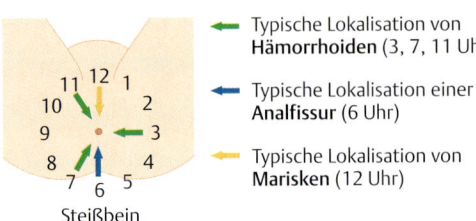

Typische Lokalisation von
Hämorrhoiden (3, 7, 11 Uhr)

Typische Lokalisation einer
Analfissur (6 Uhr)

Typische Lokalisation von
Marisken (12 Uhr)

Steißbein

Abb. 19.2   Steinschnittlage.

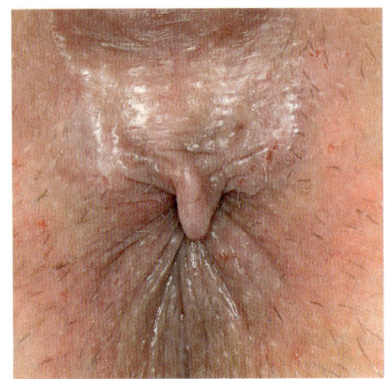

Abb. 19.3   Mariske.

– **Inspektion:** Perianale Veränderungen lassen sich hier bereits erkennen (z. B. Marisken, Perianalvenenthrombose oder Hinweise auf andere Hauterkrankungen wie Ekzeme, Psoriasis etc.). Um prolabierende Prozesse erkennen zu können, fordert man den Patienten auf zu pressen.
– **Palpation:** Die digitale Untersuchung des Analkanals mit dem Finger (mit z. B. Vaseline) erfolgt mit und ohne Pressen (Sphinktertonus?). Hierbei können pathologische Strukturen ertastet (z. B. Karzinome) und auch die Prostata beurteilt werden.

19.2.2 Apparative Diagnostik
Apparative Basisdiagnostik
Zu der Basisdiagnostik gehört die Untersuchung mit starren Instrumenten (**Prokto**- und **Rektoskop**), nicht zuletzt wegen ihrer unkomplizierten und einfachen Handhabung sowie der leichten Verfügbarkeit. Die **Proktoskopie** ermöglicht eine Untersuchung des Analkanals und des unteren Rektums. Verwendet werden Proktoskope mit seitlicher Öffnung und geschlossener Spitze (Blond) sowie nach vorne offene Proktoskope (Morgan).

Weiterführende Diagnostik
Eine weiterführende Diagnostik ist dann indiziert, wenn sich die Ursachen der Beschwerden mit den o. g. Untersuchungen nicht klären lassen oder wenn durch bereits erhobene Befunde (z. B. Blutung in der Anamnese) andere Krankheiten (z. B. maligne Prozesse, chronisch-entzündliche Darmerkrankungen, funktionelle Darmerkrankungen) ausgeschlossen werden müssen. Sie beinhaltet u. a.: Koloskopie, Endosonografie (anal und rektal), neurologische und radiologische Diagnostik (CT, Fisteldarstellung, MRT, EMG etc.).

19.3 Perianale Erkrankungen

19.3.1 Marisken
Definition I Marisken sind harmlose, hautfarbene und indolente Knoten oder Hautläppchen am äußeren Analrand, die häufig bei 12 Uhr in Steinschnittlage zu finden sind (**Abb. 19.3**), aber auch zirkulär auftreten.

Ätiologie I Primär (idiopathisch) oder sekundär, z. B. bei Analfissur (als sog. Vorpostenfalte, s. S. 307) oder als Folge von Operationen.
Klinik I Marisken sind selten symptomatisch. Bei entzündlichen Veränderungen kommt es zu Fremdkörpergefühl, Schmerzen, Juckreiz und Nässen.
Diagnostik I Typisches klinisches Bild.

Praxistipp
Im Gegensatz zu Hämorrhoiden füllen sich die Hautläppchen beim Pressen nicht.

Differenzialdiagnose I Anales Fibrom, Analkarzinom.
Therapie I Nur bei symptomatischen Marisken ist eine operative Entfernung mit sekundärer Wundheilung indiziert. Vor Therapie sollten intraanale Erkrankungen ausgeschlossen bzw. saniert werden.

19.3.2 Analekzem

Key Point
Die zugrunde liegende Erkrankung ist oft anhand des klinischen Bildes nicht zu erkennen. Oft kann erst eine Biopsie die Diagnose sichern.

Definition I Das Analekzem ist eine Folgeerscheinung unterschiedlicher dermatologischer, proktologischer, allergologischer und mikrobiologischer Erkrankungen, die durch die besondere Anatomie der Analregion („feuchte Kammer") begünstigt wird. Klinisch zeigt sich das Bild einer stark juckenden perianalen Dermatitis.
Ätiopathogenese I Folgende Ekzemformen werden unterschieden:
– **irritativ-toxisches (kumulativ-toxisches) Ekzem:** Diese häufigste Form entsteht durch die chronische Einwirkung von Irritanzien ohne Entwicklung einer spezifischen Immunreaktion (s. S.

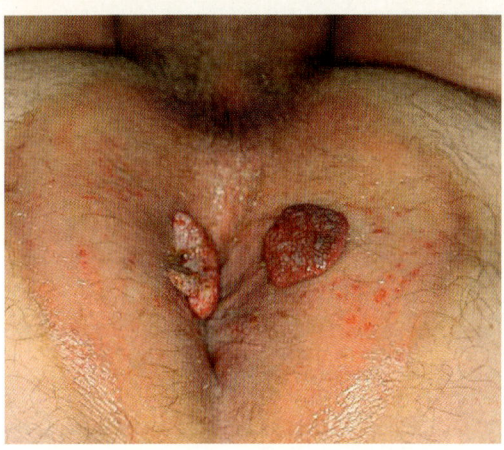

Abb. 19.4 Analekzem mit Kondylomen ("Abklatsch-phänomen").

124). Ursachen sind meist sezernierende Erkrankungen wie **Hämorrhoidalleiden** (!), Sphinkterinsuffizienz oder Fistelleiden, aber auch mechanische Hautschäden (z. B. durch raues Toilettenpapier) und übertriebene Analhygiene kommen in Frage.

– **atopisches Ekzem** (atopische Diathese, s. S. 119)
– **allergisches Kontaktekzem:** Es entsteht durch die Sensibilisierung z. B. auf Inhaltsstoffe von Intimpflegemitteln oder verschiedenen Lokaltherapeutika (Hämorrhoidalsalben etc.).

Klinik Je nach Stadium des Ekzems finden sich nässend-erosive (akut) oder lichenifizierte (chronisch) Hautveränderungen mit feinen Fissuren und Kratzartefakten (**Abb. 19.4**). Der Patient beschreibt **unerträglichen Juckreiz** (besonders nachts mit Schlafstörung), außerdem Blut am Toilettenpapier sowie Brennen und Nässen.

Tabelle 19.1	
Differenzialdiagnosen des Analekzems	
chronisch-entzündliche Erkrankungen	
Psoriasis intertriginosa (inversa)	rötliche, scharf begrenzte Erytheme/Plaques ohne charakteristische Psoriasis-Schuppung, oft Rhagadenbildung (s. S. 133)
Lichen ruber planus	rötliche, polygonale Papeln mit Juckreiz, perianal oft erosive Form, isoliertes Auftreten in der Perianalregion möglich (s. S. 143)
Lichen sclerosus et atrophicus	weißlich-atrophische (porzellanfarbene) Papeln, Juckreiz, Erosionen, Hämorrhagien, Karzinomentwicklung möglich (s. S. 145)
bakterielle Erkrankungen	
Erythrasma (Corynebacterium minutissimum)	großflächige, rotbraune, schuppende, scharf umschriebene Herde, geringer Juckreiz (s. S. 53)
perianale Cellulitis (β-hämolysierende Streptokokken der Gruppe A)	perinanales, scharf begrenztes Erythem, keine Verschlechterung des Allgemeinzustandes wie beim Erysipel (s. S. 58)
Condylomata lata (Treponema pallidum, Syphilis II)	erodierte und nässende Papeln, breitbasig aufsitzende Plaques, perianal und intertriginös (s. S. 85)
mykologische Erkrankungen	
Tinea (Dermatophyten)	rundlich-ovaläre, schuppende Areale mit erhabenem Randwall, kontinuierliche Ausdehnung und Abheilung vom Zentrum her (s. S. 69)
Kandidose (Hefepilze)	mazerierte Fläche mit Erosionen und randständigen Satelliten, meist weißlich belegte Zunge (s. S. 75)
virale Erkrankungen	
Condylomata acuminata (HPV 6, 11)	weißliche Papeln, die sich zu mazerierten papillomatösen Arealen ausweiten, Fötor (s. S. 50)
In-situ-Karzinome	
Morbus Bowen	scharf begrenzte, rotbraune Herde mit Schuppung (s. S. 202)
bowenoide Papulose (HPV 16, 18)	grau- bis rotbraune Papeln, flach erhabene und scharf begrenzte Plaques (s. S. 202)
extramammärer Morbus Paget	scharf begrenzter, schuppender, rötlicher, teils leicht infiltrierter Herd (s. S. 214)

19

Diagnostik I Neben der Basisdiagnostik (s. S. 303) sind im Einzelfall ergänzende Untersuchungen nötig wie z. B. mykologische und parasitologische Untersuchung (Rima ani, Stuhl), allergologische Diagnostik, ggf. Biopsie bei klinisch unklarem Bild oder Verdacht auf einen malignen Prozess.

Differenzialdiagnose I Dermatosen der Perianalregion (**Tab. 19.1**), andere Erkrankungen mit Pruritus ani (z. B. Stoffwechselerkrankungen, Medikamente, psychiatrische Erkrankungen) sowie viele weitere Erkrankungen (z. B. chronische Fisteln bei Morbus Crohn, Acne inversa und Primäraffekt bei Lues) müssen ausgeschlossen werden.

Therapie I Die Therapie richtet sich nach der zugrunde liegenden Erkrankung. Allgemein sollte die Haut vor zusätzlicher Mazeration geschützt (z. B. durch weiche Zinkpaste) werden. Bei akuter Symptomatik wird kurzfristig mit lokalen Glukokortikoiden behandelt. Sitzbäder mit Gerbsäurezusatz lindern den Juckreiz. Wichtig ist außerdem eine gründliche, aber nicht übertriebene Analhygiene (Hygieneberatung).

19.4 Intraanale Erkrankungen

19.4.1 Hämorrhoidalleiden

Key Point

Hämorrhoidalleiden gehören zu den häufigsten proktologischen Erkrankungen.

Definition I Unter Hämorrhoiden versteht man eine pathologische Schwellung bzw. Vergrößerung des Corpus cavernosum recti. Kommt es infolgedessen zu Beschwerden, spricht man von einem Hämorrhoidalleiden.

Ätiologie I Prädisponierende Faktoren sind:
- chronische Obstipation (zu starkes Pressen bei der Defäkation)

Tabelle 19.2		
Stadieneinteilung der Hämorrhoiden (nach Goligher)		
Grad	**Befund**	**Therapie**
I	hämorrhoidale Knoten nur proktoskopisch nachweisbar	Stuhlregulierung und Sklerosierung
II	Knoten prolabieren nur beim Pressen zeitweilig aus dem Analkanal, spontane Retraktion	Gummibandligatur (2. Wahl: Sklerosierung)
III	Knoten prolabieren beim Pressen permanent aus dem Analkanal, sind aber digital reponibel	operative Therapie
IV	Knoten ständig prolabiert und nicht reponibel, zusätzlich Analprolaps	operative Therapie

- ballaststoffarme Ernährung
- chronischer Durchfall (selten)
- Laxanzienabusus
- familiäre Disposition
- sitzende oder stehende Tätigkeiten, Bewegungsmangel
- Schwangerschaft

Klinik I Nässen, Juckreiz, Brennen, Blutung (als Auflagerung auf dem Stuhl oder auf dem Toilettenpapier), Stuhlschmieren.

Komplikationen I Analekzem, Inkarzeration oder Thrombosierung eines hämorrhoidalen Analprolaps.

Diagnostik I Die Diagnose wird mittels Inspektion, Palpation sowie Rekto- und Proktoskopie gestellt. Befunde s. **Tab. 19.2** und **Abb. 19.5**.

Praxistipp

Hämorrhoiden finden sich meist bei 3, 7 und 11 Uhr in Steinschnittlage.

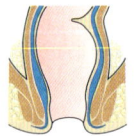
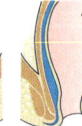

I. Grades   II. Grades

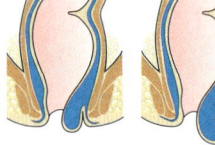

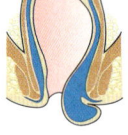

III. Grades   IV. Grades

a

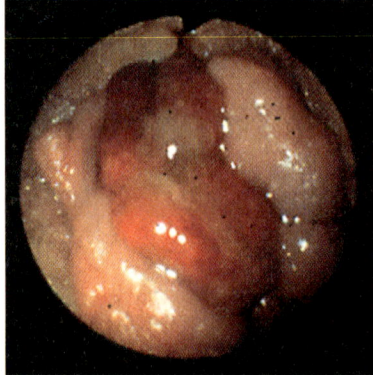

b

Abb. 19.5 Hämorrhoiden.
a Stadieneinteilung der Hämorrhoiden (aus Moll, Duale Reihe Dermatologie, Thieme, 2010) . **b** Hämorrhoiden Grad III (aus Duale Reihe Innere Medizin, Thieme, 2009).

Therapie I

> **MERKE**
>
> Ziel der Therapie ist nicht die Vernichtung des Corpus cavernosum, sondern der beschwerdefreie Patient, da das Corpus cavernosum recti ein wichtiger Bestandteil des Kontinenzorgans ist (s. S. 303).

Neben allgemeinen Maßnahmen erfolgt eine stadien-adaptierte Behandlung (**Tab. 19.2**).
- **Allgemeine Maßnahmen:** Stuhlgangregulierung, ballaststoffreiche Ernährung, reichlich Flüssigkeit, keine Laxanzien (!), richtige Analhygiene
- **Symptomatische Therapie:** Salben und Zäpfchen (nur passager anwenden, *Cave:* Kontaktallergien!)
- **Sklerosierung**
- **Gummibandligatur**
- **Operative Verfahren** (Hämorrhoidektomie): ab Hämorrhoiden Grad III indiziert.

19.4.2 Analfissur
Definition I Es handelt sich hierbei um einen Einriss und damit Defekt des hochsensiblen Anoderms, der meist bei 6 Uhr in Steinschnittlage lokalisiert ist (**Abb. 19.6**). Man unterscheidet primäre und sekundäre Form.
Ätiologie I
- **primär:** ungeklärt, wahrscheinlich multifaktorielle Genese: mechanische, infektiöse, vaskuläre und neuromuskuläre (z. B. erhöhter Sphinktertonus, DD sekundäres Phänomen) Faktoren
- **sekundär:** als Folge anderer Grunderkrankungen (z. B. Morbus Crohn)

Klink I Bei der **primären** Form unterscheidet man zwischen einer akuten Analfissur, die auch rezidivieren kann, und einer chronischen Form, die meist mit Sekundärveränderungen einhergeht:
- **akute** Analfissur: Es bestehen **heftige Schmerzen** besonders bei Defäkation, die beim Patienten (aus Angst davor) reaktiv zur Verkrampfung der

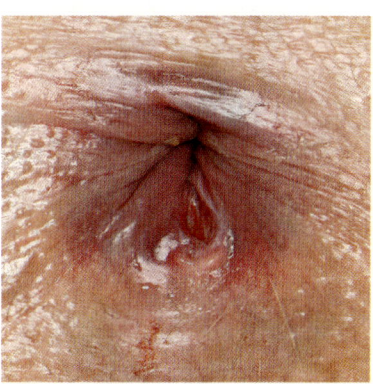

Abb. 19.6 Analfissur.

Sphinktermuskulatur und zum Stuhlverhalt führen (Circulus vitiosus!).
- **chronische** Analfissur: schmierig belegtes Ulkus, weniger schmerzhaft, in der Regel keine Heilungstendenz, meist Sekundärveränderungen wie z. B. Vorpostenfalte.

Diagnostik I Inspektion, Spreizen der Nates, proktologische Untersuchung.

 Praxistipp
> **Vor der Untersuchung einer akuten primären Analfissur erfolgt wegen der starken Schmerzhaftigkeit in der Regel eine Lokalanästhesie (Gel oder Unterspritzung).**

Therapie I

> **MERKE**
>
> Die Gefahr der Chronifizierung und die starken Beschwerden erfordern eine konsequente Vorgehensweise, um den Circulus virtiosus zu durchbrechen!

Die Behandlung der akuten Analfissur erfolgt **konservativ** durch Stuhlregulierung (ausreichende Flüssigkeitszufuhr, ballaststoffreiche Ernährung), Lokaltherapie mit Glyceroltrinitrat-Creme (senkt den Sphinktertonus), lokalanästhetikahaltigen Externa und Kalziumkanalblocker-Creme (Diltiazem) sowie Analdehnung. Zunehmend kommen auch Botulinumtoxin-Injektionen (Botox) zur Anwendung. Bei Versagen dieser Maßnahmen oder bei chronischer Analfissur ist eine **operative** Therapie indiziert, da hier nicht mehr mit einem Abheilen gerechnet werden kann.

19.4.3 Analvenenthrombose

 Key Point
> **Typisch sind eine kurze Anamnese und starke Schmerzen.**

Definition I Die Analvenenthrombose ist ein akutes, stark schmerzhaftes Krankheitsbild, das durch eine Thrombose einer Analvene entsteht.

> **MERKE**
>
> Der im angloamerikanischen Sprachraum verwendete Begriff „äußere Hämorrhoiden" ist irreführend, da es sich **nicht** um entzündete oder vorgefallene Hämorrhoiden handelt!

Ätiologie I Auslöser sind häufig: körperliche Anstrengung/Sport, Druckerhöhung im Abdomen (z. B. Husten, Pressen und Defäkation), Schwangerschaft.

19

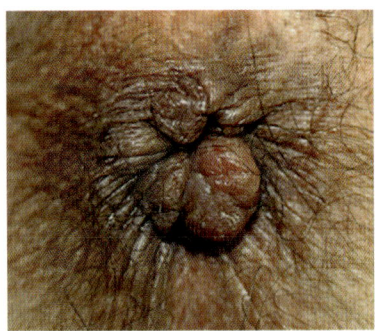

Abb. 19.7   Analvenenthrombose.

Klinik und Diagnostik I Die Patienten berichten meist von **unerträglichen Schmerzen**, die sich akut entwickelt haben. Bei der Inspektion zeigt sich ein sehr schmerzhafter, ödematöser, prall-elastischer, **blauroter Knoten** am Analring (**Abb. 19.7**).

Therapie I Bei nur geringen Schmerzen oder abklingender Symptomatik kann **konservativ** mit NSAR und glukokortikoid- oder heparinhaltigen Salben behandelt werden. Bestehen starke Schmerzen, ist eine **operative** Therapie indiziert: entweder durch Stichinzision mit Entfernung der Koagula (Rezidivneigung!) oder durch Exzision des gesamten Knotens in Lokalanästhesie.

19.5 Weitere Erkrankungen

- **Tumoren:** z. B. Analrandkarzinom und Analkanalkarzinom (selten), Analfibrome
- **Entzündungen:** Kryptitis (Entzündung der Morgagni-Krypten), Proktitis (Geschlechtskrankheiten, Radiatio), Abszesse und Fisteln (Ausschluss von chronisch-entzündlichen Darmerkrankungen), Acne inversa (s. S. 267), Pilonidalsinus (Entzündung der Subkutis im Bereich der Rima ani, vorwiegend bei Männern)
- **Infektionen** (Geschlechtskrankheiten, s. S. 82)
- **Prolapserkrankungen:** Analprolaps, Rektumprolaps
- **Inkontinenzstörungen** unterschiedlicher Genese
- unterschiedliche **Schmerzsyndrome** (z. B. Proctalgia fugax, Kokzygodynie)

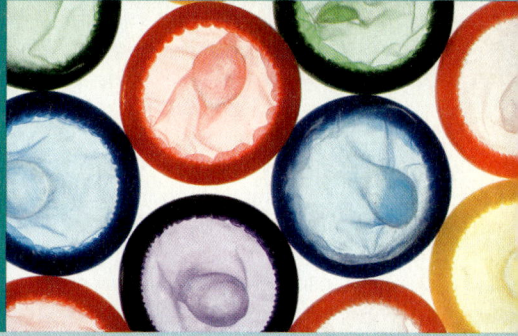

Andrologie

Druckgefühl im Hoden

Unerfüllter Kinderwunsch

Herr Meyer ist 32 Jahre alt und seit 2 Jahren glücklich verheiratet. Vor 4 Jahren bemerkte er zum ersten Mal ein leichtes Druckgefühl im linken Hoden. Da aber keine Schmerzen vorhanden waren, ist er auch nicht zum Arzt gegangen, obwohl ihm das seine Frau mehrmals nahe gelegt hatte. Seit etwas 2 Wochen ist der Hoden nun auch noch deutlich vergrößert. „Das solltest Du nicht auf die leichte Schulter nehmen", sagt seine Frau besorgt. „Vielleicht ist das ja auch der Grund dafür, warum wir immer noch keine Kinder haben." Gleich am nächsten Tag geht er zu seinem Hausarzt, der ihn an einen Hautarzt mit Schwerpunkt Andrologie überweist.

Auffälliger sonographischer Befund

Bei der klinischen Untersuchung fällt dem Hautarzt sofort die sichtbare Schwellung des linken Hodens auf. Beim Tasten spürt der Patient keine Schmerzen, die Venen an der linken Seite des Hodensackes bilden ein prallelastisches Konglomerat. Der Hautarzt vermutet eine Varikozele und ergänzt die klinische Untersuchung mit einer Duplexsonographie. Es zeigt sich eine variköse Erweiterung der Venen des Plexus pampiniformis, was die Verdachtsdiagnose bestätigt.

Pathologisches Spermiogramm

Nach einer Karenzzeit von 3 Tagen wird Herr Meyer zur Analyse seines Ejakulats einbestellt. Bei der Auswertung des Spermiogramms (s. Tab.) zeigt sich eine Oligo-Astheno-Terato-Zoospremie, d. h. die Anzahl der Spermien ist erniedrigt, die Motilität reduziert und die Morphologie ebenfalls pathologisch. „Bei so einem Befund kann es zu einer reduzierten Fertilität kommen", erklärt der Arzt Herrn Meyer. „Durch den Rückstau des Blutes im Hodensack überwärmt sich der Hoden, was eine verminderte Spermienqualität und -quantität zur Folge haben kann."

Spermiogramm

Ejakulatvolumen	2,5 ml
pH-Wert	≥ 7,2
Spermien-konzentration	6 Mio. pro ml
Spermien-gesamtzahl	15 Mio. pro Ejakulat
Beweglichkeit	**a:** 2 %, **b:** 12 %, **c:** 28 %, **d:** 58 %
	a: schnell progressiv
	b: langsam oder träge progessiv
	c: nicht progressiv
	d: immotil
Morphologie	3 % Normalformen
Anteil vitaler Spermien	46 %

Operation oder nicht?

Herr Meyer wird über die möglichen Therapieoptionen aufgeklärt. Die Unterbindung, Sklerosierung oder Embolisation des Abflussgefäßes (Vena spermatica interna) führt meist zu einer Abnahme der Schwellung und einer Linderung der Beschwerden. Allerdings kann damit keine Verbesserung der Fertilität garantiert werden. Herr Meyer entscheidet sich schließlich für die operative Behandlung. Bei weiterhin bestehendem Kinderwunsch wird ihm die Vorstellung in einem speziellen Kinderwunschzentrum zur Besprechung der reproduktionsmedizinischen Möglichkeiten empfohlen.

20 Andrologie

Die Andrologie beschäftigt sich mit der Pathophysiologie der männlichen Fertilität („Zeugungsfähigkeit") und Sexualität. Dazu gehören auch die erektile Dysfunktion und die assistierte Reproduktion.

20.1 Andrologische Diagnostik

Key Point

Wegen der Komplexität und der Vielfalt der Ursachen andrologischer Störungen erfordert die Diagnostik und Behandlung eine interdisziplinäre Zusammenarbeit verschiedener Fachgebiete wie Urologie, Dermatologie, Psychiatrie und Neurologie.

Wichtig ist die Erhebung einer ausführlichen allgemeinen sowie auch sexuellen und psychologischen **Anamnese**. Die **klinische Untersuchung** des Habitus, des Behaarungstyps und der Genitalien wird durch eine Reihe von **Laboruntersuchungen** ergänzt.

– **Spermiogramm:** Die Befunde der Ejakulatuntersuchung werden in einem Spermiogramm gelistet. Das Ejakulat wird nach 2–7 Tagen Karenzzeit durch Masturbation gewonnen. Es besteht aus einem korpuskulären und einem flüssigen (**Seminalplasma**) Anteil. Normwerte und Nomenklatur zur Beurteilung des Spermiogramms s. **Tab. 20.1** und **Tab. 20.2**.
– **Biochemische Untersuchung des Seminalplasmas:**
  • **α-Glukosidase:** Nebenhodensekretmarker, erniedrigt beim Verschluss der ableitenden Samenwege
  • **Fruktose:** Marker für das Bläschendrüsensekret, Energiequellen für die Spermien
  • **Zink, Zitronensäure, saure Phosphatase:** Marker für das Prostatasekret
– **Mikrobiologie:** direkter Nachweis, Kultur und Resistenzbestimmung, Ligasekettenreaktion; Entzündungsmarker sind der Granulozytennachweis und die Granulozytenelastase
– **Endokrinologische Untersuchung:**
  • **Basisdiagnostik:** Testosteron, FSH, LH
  • **erweiterte Diagnostik:** Prolaktin, 17-β-Estradiol, HCG, Inhibin B
– **Endokrinologische Funktionstests:**
  • **HCG-Test:** zur Abgrenzung der Anorchie vom Kryptorchismus → bei Kryptorchismus Anstieg des Testosterons im Blut nach HCG-Gabe
  • **GnRH-Test:** Beurteilung der Hypophysenaktivität, nach Stimulation mit GnRH → Anstieg des LH- und FSH-Wertes im Serum
– **Immunologische Untersuchungen:** mittels **MAR-Test** (Mixed Antiglobulin Reaction) Nachweis von

Spermatozoen-Antikörpern im Serum (nicht obligat pathologisch) oder im Seminalplasma (stets pathologisch)
– **Hodenbiopsie:** zur histologischen Abklärung (bei Verdacht auf maligne Hodenerkrankung) oder zur Materialgewinnung für die Kryokonservierung und die assistierte Reproduktion
– **Chromosomenuntersuchung:** bei auffälligem Phänotyp zum Ausschluss von chromosomalen Abnormalitäten.

Tabelle 20.1

Normwerte des Spermiogramms (nach WHO 1999)	
Ejakulatvolumen	≥ 2 ml
pH-Wert	> 7,2
Konzentration der Spermien	≥ 20 × 10⁶/ml
Gesamtzahl der Spermien	≥ 40 × 10⁶/ml pro Ejakulat
Motilität (Beweglichkeit) a: schnell progressiv b: langsam oder träge progressiv c: nicht progressiv d: immotil	≥ 50 % (Kategorie a + b) *oder* ≥ 25 % (Kategorie a)
Morphologie	≥ 30 % Normalformen
Anteil vitaler Spermien	≥ 75 %
Leukozyten	< 1 × 10⁶/ml
α-Glukosidase	≥ 11 mU/Ejakulat
Fruktose	≥ 13 µmol/Ejakulat
Zink	≥ 2,4 µmol/Ejakulat
saure Phosphatase	≥ 200 µmol/Ejakulat
Zitronensäure	≥ 52 µmol/Ejakulat

Tabelle 20.2

Nomenklatur der Ejakulatparameter	
Normozoospermie	normale Ejakulatparameter
Oligospermie	Spermienkonzentration ↓
Asthenospermie	Motilität ↓
Teratozoospermie	normale Morphologie bei < 15 % der Spermien
Oligo-Astheno-Terato-Zoospermie	pathologische Konzentration, Motilität und Morphologie
Kryptozoospermie	Nachweis der Spermatozoen erst nach Zentrifugation des Ejakulates
Azoospermie	keine Spermien im Ejakulat
Aspermie	kein Ejakulat

20

20.2 Männliche Fertilitätsstörungen

Key Point

Als Ursachen männlicher Sterilität gelten testikuläre genitale Störungen (primäre und sekundäre Hodenschäden, z. B. Hypogonadismus 9,7 %, Lageanomalien der Testes 8 %, Infektionen 8,5 %), extratestikuläre genitale Störungen (z. B. Varikozele 15,7 %), immunologische Störungen (3,8 %) und Impotentia coeundi (Störungen der Beischlaffähigkeit). Bei 30 % der Fälle lässt sich keine zugrunde liegende Pathologie nachweisen (idiopathische Fertilitätsstörung).

20.2.1 Testikuläre Störungen

MERKE

Störungen der Leydigzellen führen zu Androgenmangel, Störungen der Tubuli seminiferi (Keimepithel) beeinträchtigen die Spermiogenese.

Primäre Hodenschäden

Definition I Störungen im Bereich des **Hodens**. Man unterscheidet zwischen angeborenen und erworbenen primären Hodenschäden. Der Zeitpunkt des Auftretens des Androgenmangels bestimmt das Erscheinungsbild der Patienten.

Angeborene Hodenschäden
- **Anorchie:** Fehlen der Hoden unbekannter Ursache. Femininer Phänotyp. Bestätigung durch **HCG-Test** (kein Testosteronanstieg) und damit Abgrenzung vom Kryptorchismus. Sehr hohe LH- und FSH-Werte. Therapie mit Testosteronsubstitution.
- **Maldescensus testis:** gestörter Hodenabstieg → Bauchhoden, Leistenhoden, Gleithoden oder außerhalb des normalen Deszensus-Weges (Penis, Perineum). Erhöhtes **Risiko für Hodentumoren** und Fertilitätsminderung. Oligo-Astheno-Terato-Zoospermie im Spermiogramm, Hodenbiopsie bei Malignitätsverdacht oder zur assistierten Reproduktion.
- **Spermatozoendefekte:** normaler Phänotyp und Sterilität
  - **Syndrom der immotilen Zilien:** Fehlen der Dynein-Arme in der Spermiengeißel → Unbeweglichkeit
  - **Globozoospermie:** Fehlen des Akrosoms und des Penetrationsenzyms Akrosin
- **Spermatogenese-Arrest:** Stillstand der Keimzellenausreifung auf verschiedenen Stufen aufgrund von genetischen Defekten oder sekundären Einflüssen (z. B. Chemotherapie oder Bestrahlung)

- **Klinefelter-Syndrom:** abnormer Karyotyp (**XXY** oder weitere zusätzliche X-Chromosome). Sterilität, Gynäkomastie, reduzierte Körperbehaarung, lange Beine und oft Varicosis. Diagnosesicherung durch Karyotypisierung. Abgrenzung vom Marfan-Syndrom wegen des ähnlichen Phänotyps. Therapie mit Androgensubstitution.
- **Germinalaplasie (Sertoli-Cell-Only-Syndrom, SCOS):** Fehlen der Keimzellen der Tubuli seminiferi bei Anwesenheit von Sertoli-Zellen. Angeboren oder sekundäre Ursachen (z. B. Chemotherapie, Bestrahlung). Azoospermie im Spermiogramm, erhöhtes FSH, histologische Bestätigung der fehlenden Keimzellen.

Erworbene Hodenschäden
- **Leydigzellinsuffizienz:** Syndrom des alternden Mannes
- **Tubulusinsuffizienz:** Schädigung des Keimepithels nach **Infektionen** (Mumps), Kontakt mit verschiedenen toxischen **Umweltnoxen** (z. B. Schwermetalle), zytostatischer Therapie, Trauma. Die Schädigung kann reversibel oder irreversibel sein. Im Spermiogramm zeigt sich meist eine Oligo-Astheno-Terato-Zoospermie, FSH und LH sind im Normbereich.
- **Hodentumoren:** z. B. Seminom, embryonales Karzinom, Teratokarzinom

Sekundäre Hodenschäden

Definition I Störungen im Bereich der **Hypophyse** (sekundärer Hypogonadismus) oder des **Hypothalamus** (tertiärer Hypogonadismus).
Klinik I Bei **präpubertalen** Schäden kommt es zur Beeinträchtigung der Körperentwicklung, zu femininem Aussehen (Eunuchoidismus) und Sterilität. Bei **postpubertalen** Schäden bilden sich die sekundären Geschlechtsmerkmale zurück; Sterilität mit Oligo- oder Azoospermie.
Ätiopathogenese I
- **idiopathischer hypogonadotroper Hypogonadismus und Kallmann-Syndrom:** konstitutionelle Störung der GnRH-Sekretion
- **Pasqualini-Syndrom:** isolierter LH-Mangel (anlagebedingt), isolierter FSH-Mangel (anlagebedingt)
- **Pubertas tarda:** konstitutionell verzögerte pulsatile Freisetzung von GnRH im Hypothalamus → verzögerte Pubertät (nach dem 14. Lj.)
- **Panhypopituitarismus:** Ausfall aller Hypophysenhormone, z. B. durch Tumoren, Traumen, Operation
- **Hyperprolaktinämie:** Hypophysenadenome (Prolaktinome), Medikamente.
Diagnostik I Spermiogramm, endokrinologische Kontrolle (GnRH, FSH, LSH, Testosteron, Prolaktin), ggf. radiologische Abklärung.

Therapie | Möglichst kausale Therapie. Ansonsten GnRH-Pulstherapie oder HCG/FSH-Substitution. Testosteronsubstitution bei fehlendem Kinderwunsch.

> **MERKE**
>
> Eine Androgensubstitution hemmt die testikuläre Testosteronproduktion und somit auch die Spermiogenese → Sterilität.

20.2.2 Extratestikuläre genitale Störungen
Verschlussazoospermie

Verschluss der **ableitenden Samenwege**, kongenital (Aplasie oder Agenesie, zystische Fibrose) oder erworben (chronische Epididymitis, Trauma, iatrogen). Azoospermie im Spermiogramm, unauffällige Hodenbiopsie, keine endokrinologische Auffälligkeiten. Therapieversuch mit mikrochirurgischer Rekonstruktion, ggf. assistierte Reproduktion.

Varikozele

Definition | Pathologische Erweiterung des **Plexus pampiniformis**, bedingt durch Blutreflux in die Vena testicularis interna.

Ätiopathogenese | Idiopathisch, in Ausnahmefällen durch Raumforderungen im Abflussgebiet bedingt.

Klinik und Therapie | Überwiegend **linksseitige** Lokalisation. Palpables oder sichtbares Venenkonvolut, welches mit Schmerzen oder Spannungsgefühl einhergehen kann. Die Rolle der Varikozele bei der männlichen Sterilität ist umstritten; nach deren Korrektur (Unterbindung, Sklerosierung oder Embolisation der Vena spermatica interna) kommt es nicht immer zur Verbesserung der Fertilität, sodass der operative Eingriff nur bei klinischen Beschwerden empfohlen wird.

Epididymitis

Definition | Akute oder chronische Entzündung des **Nebenhodens**.

Ätiopathogenese | Meist durch aszendierende Erreger (Neisserien, Mykoplasmen, Chlamydien, Enterokokken, E. coli).

Klinik | Die **akute** Epididymitis stellt sich als eine sehr schmerzhafte Rötung und Schwellung des Hodens dar. Die **chronische** Entzündung manifestiert sich dagegen als empfindliche Verdickung des Nebenhodens.

Diagnostik | Bakteriologische Untersuchung des Ejakulates und Spermiogramm.

Therapie | Therapie mit Antibiotika und adjuvant mit NSAR (vermeidet eine postentzündliche Fibrosierung). In der akuten Phase können systemische Glukokortikoide eine Tubulusschädigung verhindern.

Priapismus

Schmerzhafte Dauererektion aufgrund neurologischer Erkrankungen, Durchblutungsstörungen, Traumen, Entzündungen oder Tumoren. Kausale Therapie.

Retrograde Ejakulation

Störung der **Samendeposition** mit retrograder Ejakulation in die Harnblase. Sie tritt bei einer Schädigung des Blasenschließmuskels oder einer Störungen des lumbalen oder sakralen Nervensystems auf. Sicherung der Diagnose durch Nachweis von Spermien im Urin.

20.2.3 Immunologische Störungen

Nach einem temporären oder permanenten Verschluss der ableitenden Samenwege können sich **Spermatozoen-Autoantikörper** bilden, welche die Spermienmotilität bzw. -interaktion mit dem Zervixschleim beeinträchtigen können. Der Nachweis der Antikörper im Serum ist ohne klinische Relevanz, im Seminalplasma jedoch stets pathologisch. Immunsuppressive Therapie oder bei Versagen assistierte Reproduktion.

20.2.4 Impotentia coeundi

Definition | Kohabitationsstörung, die sich als erektile Dysfunktion manifestiert und Konsequenzen für die Fertilität haben kann.

Ätiopathogenese | Neben **psychischen** finden sich überwiegend **organische** Ursachen (**70–80 %**), z. B. vaskuläre (50–70 %), neurologische (z. B. diabetische Neuropathie), endokrinologische Störungen oder Medikamenteneinnahme.

Diagnostik |
- allgemeine (systemische Erkrankungen, Alkohol- und Nikotinabusus?), sexuelle und Medikamentenanamnese
- körperliche und psychosomatische Untersuchung, Ausschluss von organischen Erkrankungen (Diabetes, arterielle Hypertonie u. a.)
- Messung der Erektion (z. B. durch Injektion von Prostaglandin E1 und dopplersonografischer Kontrolle)
- endokrinologische Abklärung (Testosteron, LH, Prolaktin)

Therapie | Sie orientiert sich an der Ursache:
- Absetzen von suspekten Medikamenten
- **psychische** Ursachen: psychosomatische Mitbetreuung und Yohimbin-Gabe (wirkt gefäßerweiternd)
- **vaskuläre** Störungen: intraurethrale Applikation von Prostaglandin E1, oral Sildenafil (Viagra)

Bei Therapieresistenz können Vakuumpumpen, intrakavernöse Injektion von Papaverin oder Phentolamin sowie die Anwendung von Penisprothesen zum Einsatz kommen.

20

20.3 Gynäkomastie

Definition I Ein- oder beidseitige, gutartige Vergrößerung der männlichen Brust.

Ätiopathogenese I
- **idiopathisch** (50 % der Fälle)
- **arzneimittelinduziert** (z. B. Testosteron, Östrogene, Spironolacton, Digitoxin, Isoniazid, Psychopharmaka)
- **hormonproduzierende Tumoren** (Hypophysentumoren, embryonale Tumoren, Hoden- und Nebennierentumoren)
- **primärer Hypogonadismus:** verminderte Testosteronproduktion → Östrogenüberschuss
- **physiologisch:** im Säuglingsalter und in der Pubertät, Involutionsgynäkomastie bei alten Männern aufgrund der Dysbalance zwischen Östrogen- und Testosteronproduktion
- **Adipositas** (Pseudogynäkomastie, Lipomastie)

Diagnostik I Je nach Anamnese und klinischem Befund erfolgt eine weitere andrologische (Spermiogramm), endokrinologische (z. B. Testosteron, Prolaktin, LH, FSH, HCG, TSH, Leber, Nierenwerte, Östrogene u. a.), sonographische (Brust und Hoden) und radiologische (Mammografie, CT/MRT-Schädel, Röntgenthorax u. a.) Abklärung.

Therapie I Therapie der zugrunde liegenden Erkrankungen. Bei psychischer Belastung und kosmetischer Beeinträchtigung ggf. Mammareduktion.

20.4 Assistierte Reproduktion

Als assistierte Reproduktion bezeichnet man medizinische Maßnahmen, die eine Schwangerschaft bei vorexistierender Infertilität erzielen. Je nach Ursache der Infertilität können verschiedene Methoden zum Einsatz kommen:
- **intrauterine Insemination (IUI):** bei Vorliegen eines pathologischen Zervixfaktors der Partnerin und gesicherter Tubendurchgängigkeit
- **In-vitro-Fertilisation (IVF):** bei Tubenverschlüssen oder bei Vorliegen andrologischer Subfertilität
- **intrazytoplasmatische Spermatozoeninjektion (ICSI):** Wenn für die In-vitro-Fertilisation nicht ausreichend vitale Spermien zur Verfügung stehen, können einzelne Spermien in vitro direkt in die Eizelle injiziert werden. Der Spermiengewinn erfolgt je nach Indikation mit Hilfe operativer Methoden, z. B. mikrochirurgischer epididymale Spermienaspiration (MESA), testikulärer Spermienaspiration (TESA) oder testikuläre Spermienextraktion (TESE).

Die **Kryokonservierung** von Spermien (Lagerung in flüssigem Stickstoff) spielt eine wichtige Rolle bei der assisierten Reproduktion (insbesondere bei Azoospermie). Sie kann aber auch als „präventive" Konservierung erfolgen, wenn durch geplante medizinische Maßnahmen oder Erkrankungen Infertilität zu erwarten ist, z. B. bei Chemotherapie, medizinischer Bestrahlung oder Orchidektomie bei Hodenkrebs.

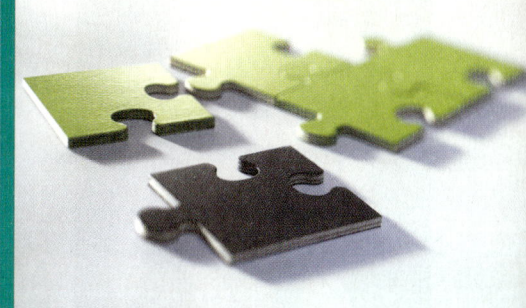

Kapitel 21

Hautveränderungen bei systemischen Erkrankungen

Blasen an lichtexponierten Arealen

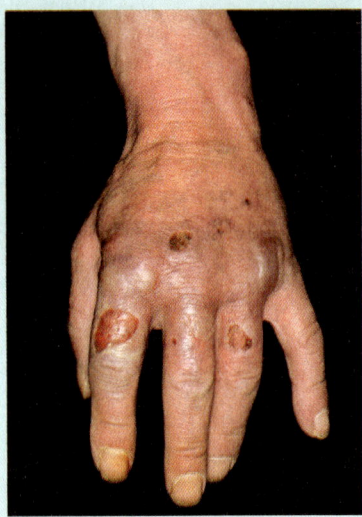

Brüchige Haut

Seit 3 Jahren ist Herr Müller endlich in Pension. Er genießt es, viel Zeit in seinem kleinen Garten zu verbringen und sich jetzt regelmäßig mit seinen Freunden auf ein paar Bier in der Kneipe zu treffen. Er wäre mehr als zufrieden mit diesem neuen Lebensabschnitt, wenn er nicht seit etwa einem halben Jahr diese lästigen Probleme mit der Haut hätte. Schon ein leichter Kontakt mit rauen Flächen reicht aus und schon blutet es an seinen Hände (vor allem Handrücken) oder im Gesicht. Und nicht nur das. Im Gesicht wachsen jetzt mehr Haare als je zuvor, obwohl er immer dachte, dass mit dem Alter die Haare weniger werden. Als nach einem sonnigen Wochenende an der Ostsee im Mai dann auch noch große Blasen an den Händen und im Gesicht auftreten, holt er sich schließlich eine Überweisung für den Hautarzt.

Blasen, Erosionen und Hypertrichose

„Dabei habe ich mich im Gesicht und an den Händen extra dick eingecremt, da ich ja schon immer sehr leicht einen Sonnenbrand bekommen habe. Und Arme und Beine halte ich sowieso immer bedeckt." Der Hautarzt inspiziert das gesamte Integument. Dabei fällt ihm als erstes auf, dass die Hautveränderungen fast ausschließlich an den lichtexponierten Arealen (d. h. Hände und Gesicht) lokalisiert sind; am Stamm zeigt sich ein komplett unauffälliger Befund. Neben den prallen Blasen und den Erosionen an Handrücken

und Kopfhaut ist auch die Hautfarbe des Patienten etwas ungewöhnlich – deutlich dunkler als der typische Nordeuropäer. „Ich hatte eigentlich mein ganzes Leben eine sehr helle Haut, erst seit den Hautproblemen hat sich das geändert," erzählt Herr Müller. Der Arzt schaut sich anschließend noch mit der Lupe die Hautveränderungen etwas genauer an und entdeckt neben den kleinen Narben auch mehrere kleine Milien. Schließlich klagt Herr Müller dem Arzt noch sein Problem mit den dichteren Augenbrauen und den vermehrten Haarwuchs am Jochbein.

Urin- und Blutanalysen

Hautbefund und Anamnese lassen den Arzt an eine Porphyrie denken, eine hereditäre oder erworbene Störung der Hämbiosynthese, die zur Ansammlung von phototoxischen Metaboliten in der Haut führt. Zur Sicherung der Diagnose werden Urin und Blut des Patienten untersucht. In der Tat ergibt die Urinanalyse erhöhte Porphyrinwerte, im Serum finden sich neben mäßig erhöhten Transaminasen und GGT erhöhte Ferritin- und Eisenwerte. Eine virale Hepatitis wird ausgeschlossen. Die Familienanamnese ist nach Angaben von Herrn Müller unauffällig. Diese Befunde führen schließlich zu der Diagnose einer erworbenen Porphyria cutanea tarda, der häufigsten Porphyrie der Haut; als Triggerfaktor kann der Alkoholkonsum betrachtet werden.

Aderlass und Malariamittel

Nach der Diagnosesicherung wird Herr Müller zur Therapieeinleitung stationär eingewiesen. Dort erläutert ihm der behandelnde Arzt das weitere Procedere: „Da Sie zu viel Eisen im Blut haben, müssen wir alle 2 Wochen einen Aderlass durchführen, um das Eisen zu eliminieren. Außerdem erhalten Sie das Malariamittel Chloroquin, mit dem sich die Krankheit in der Regel gut behandeln lässt. Davon müssen Sie zweimal pro Woche eine halbe Tablette einnehmen." Weiterhin empfiehlt er Herrn Müller, seinen regelmäßigen Alkoholkonsum einzuschränken, da Alkohol diese Stoffwechselstörung in der Leber provozieren kann. Wichtig ist außerdem ein konsequenter Lichtschutz durch geeignete Bekleidung oder Lichtschutzpräparate.

Ein halbes Jahr später ist Herr Müller mehr als zufrieden mit seiner Haut – seit 3 Monaten sind keine neuen Blasen aufgetreten und der Verzicht auf Alkohol fällt ihm auch nicht schwer. Jetzt kann er endlich seinen Ruhestand wieder richtig genießen.

21 Hautveränderungen bei systemischen Erkrankungen

21.1 Porphyrien

Key Point

Die Symptomatik der Porphyrien ist sehr variabel und reicht von Hautveränderungen, gastrointestinalen Symptomen (Bauchschmerzen) bis hin zu neurologisch-psychatrischen Befunden (Lähmungen, Verwirrtheit). Wichtig für die Diagnosefindung ist daher: überhaupt daran denken!

Definition I Porphyrien sind seltene Stoffwechselstörungen, die durch unterschiedliche, meist genetisch bedingte Enzymdefekte der Hämbiosynthese ausgelöst werden.

Ätiopathogenese I Die **Enzymdefekte der Hämbiosynthese** (**Abb. 21.1**) führen zur Akkumulation von Porphyrinen (= Zwischenprodukte der Hämsynthese) in verschiedenen Organen, v. a. Haut, Leber, Knochenmark, wo sie zyto- und gewebstoxisch wirken können. An der Haut kommt es nach Lichtaktivierung und Bildung von freien Sauerstoffradikalen zur direkten Hautschädigung. Die kumulierten Porphyrine lassen sich in Urin, Stuhl oder Blut (Erythrozyten) nachweisen.

Klassifikationen und Formen I
- nach dem Ort des Enzymdefektes (Knochenmark, Leber): s. **Abb. 21.1**
  - **erythropoetische** Porphyrien: kongenitale erythropoetische Porphyrie (CEP), erythropoetische Protoporphyrie (EPP)

- **hepatische** Porphyrien: Porphyria cutanea tarda (PCT), Porphyria variegata, hereditäre Koproporphyrie, akute intermittierende Porphyrie
- nach dem Verlauf:
  - **akute** Porphyrien: akute intermittierende Porphyrie, Porphyria variegata, hereditäre Koproporphyrie
  - **nichtakute** Porphyrien: PCT, CEP und EPP.

MERKE

Bei akuten Porphyrien können potenziell **lebensbedrohliche** Attacken mit schweren neuroviszeralen Symptomen auftreten. Auslösende Faktoren dieser Attacken sind häufig porphyrinogene Medikamente, Alkohol oder Hormone (Östrogene).

Für den Dermatologen wichtig ist jedoch die Unterscheidung zwischen Porphyrien mit überwiegend **kutaner** (insbesondere PCT, EPP, CEP) und Porphyrien mit überwiegend **systemischer** Manifestation.

21.1.1 Erythropoetische Porphyrien
Kongenitale erythropoetische Porphyrie
Synonym: Morbus Günther
Ätiopathogenese I Sehr seltene, aber **schwerste** Porphyrieform mit Beginn im Kleinkindesalter. Defizienz der **Uroporphyrinogen-III-Cosynthetase**, autosomal-rezessiv.
Klinik I Bereits im Kindesalter reagiert die lichtempfindliche Haut nach Sonnenexposition mit Bildung von brennenden Erythemen, auf deren Grund sich **Blasen** und anschließend **Ulzerationen** bilden. Cha-

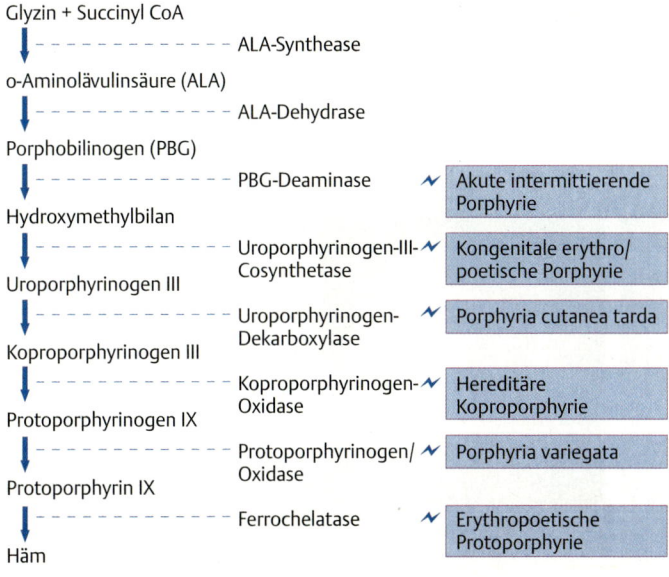

Abb. 21.1 Enzymdefekte der Porphyrien.

Glyzin + Succinyl CoA
↓ — — — — — — — — ALA-Synthease
o-Aminolävulinsäure (ALA)
↓ — — — — — — — — ALA-Dehydrase
Porphobilinogen (PBG)
↓ — — — — — — — PBG-Deaminase ⤳ Akute intermittierende Porphyrie
Hydroxymethylbilan
↓ — — — — — — Uroporphyrinogen-III-Cosynthetase ⤳ Kongenitale erythro/poetische Porphyrie
Uroporphyrinogen III
↓ — — — — — — Uroporphyrinogen-Dekarboxylase ⤳ Porphyria cutanea tarda
Koproporphyrinogen III
↓ — — — — — — Koproporphyrinogen-Oxidase ⤳ Hereditäre Koproporphyrie
Protoporphyrinogen IX
↓ — — — — — — Protoporphyrinogen/Oxidase ⤳ Porphyria variegata
Protoporphyrin IX
↓ — — — — — — Ferrochelatase ⤳ Erythropoetische Protoporphyrie
Häm

21

rakteristisch sind Lichtscheu, die roten Zähne („Dracula-Legende") und der **weinrote Urin**. Die Abheilung findet mit Hinterlassen von hyperpigmentierten Narben, **Mutilationen** und Alopezie statt.

Diagnostik | Massive Ausscheidung von Uro- und Koproporphyrinen I in Urin und Stuhl, vermehrte Uro- und Koproporphyrine I in Erythrozyten und Plasma, normale ALA und PBG im Urin.

Therapie | Lichtschutz und Umstellung des Tag-Nacht-Rhythmus, Versuch mit allogener Knochenmarktransplantation.

Erythropoetische Protoporphyrie

Ätiopathogenese | Häufige Porphyrie mit Manifestation im Kindesalter. Defizienz der **Ferrochelatase**, autosomal-dominant.

Klinik | Erhöhte Photosensitivität mit Bildung von persistierenden, **brennenden Erythemen**, welche auch einen **urtikariellen** Aspekt aufweisen können. Sie treten vorzugsweise an lichtexponierten Arealen auf. Narbige Abheilung oder Verdickung der Haut am Handrücken möglich (**Abb. 21.2**).

Diagnostik | Erhöhte Konzentration von Protoporphyrin in Erythrozyten.

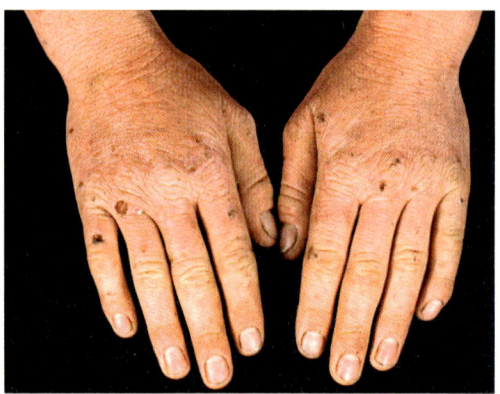

Abb. 21.2 Erythropoetische Protoporphyrie. Nach Lichtexposition Bildung von brennenden Erythemen, gelegentlich mit urikariellem Aspekt, narbige Abheilung ist möglich.

Differenzialdiagnose | Dermatitis solaris (s. S. 184), polymorphe Lichtdermatose (s. S. 186), Lichturtikaria (s. S. 111).

Therapie | Externer Lichtschutz, systemische Gabe von β-Karotinen.

21.1.2 Hepatische Porphyrien

Porphyria cutanea tarda (PCT)

Ätiopathogenese | Häufigste Porphyrie, meist **erworben** im Rahmen von Leberschäden (Assoziation mit Alkohol, oralen Kontrazeptiva, Hepatitis). Defizienz der **Uroporphyrinogen-Decarboxylase**.

Klinik | An den lichtexponierten Arealen ist die **erhöhte Verletzlichkeit** auffällig, auch nach trivialen Verletzungen. Das klinische Bild ist durch Blasen, Erosionen, Krusten und Milien sowie **Hypertrichose** am Jochbein gekennzeichnet. Selten sklerodermieartige Hautveränderungen (**Abb. 21.3**).

Diagnostik | Rotfluoreszenz des Urins im UV-Licht; Uro- und Koproporphyrine im Urin, Isokoproporphyrin im Stuhl erhöht. Hepatitis-Serologie.

Differenzialdiagnose | Abgrenzung von weiteren Porphyrien (Porphyrinuntersuchung im Urin), Sklerodermie (s. S. 174) und Epidermolysis bullosa acquisita (s. S. 166).

Therapie | Aderlass oder Chloroquin.

21.2 Xanthomatosen

Key Point

Xanthome treten häufig bei erhöhten Lipoproteinspiegeln auf, z. T. aber auch normolipämisch. Insbesondere bei jungen Menschen sind diese Hautherde oft erstes Anzeichen einer zugrunde liegenden Fettstoffwechselstörung, die durch das typische klinische Bild bereits eingegrenzt werden kann.

Definition | Die Ablagerung von Lipiden oder Lipoproteinen in der Haut führt zur Bildung von gelblichen Hautveränderungen, den **Xanthomen** (xanthos = gelb).

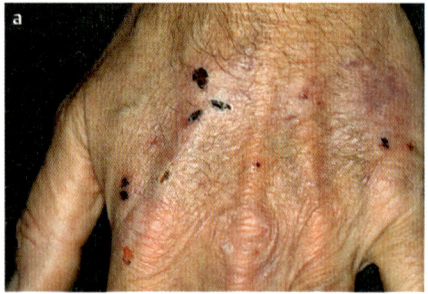 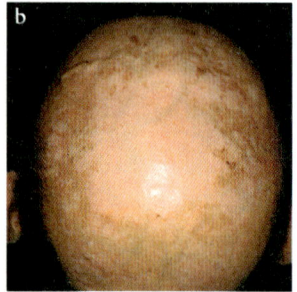

Abb. 21.3 Porphyria cutanea tarda. a Handrücken mit Blasen, Erosionen und Krusten. **b** Sklerodermieartige Hautveränderungen am Kopf.

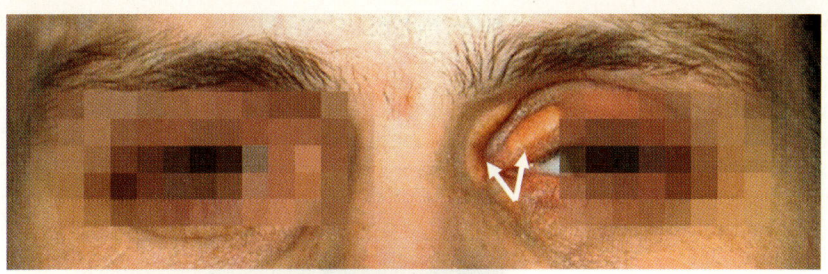

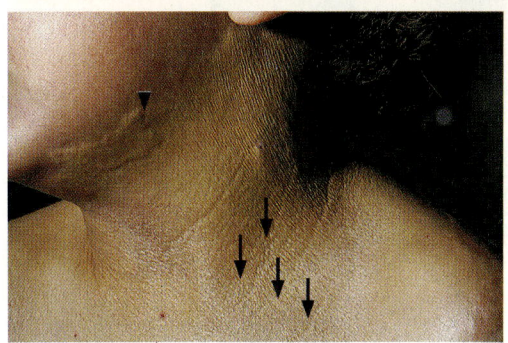

Abb. 21.4 Xanthome. a Xanthelasma palpebrarum (aus Greten et al., Lehrbuch Innere Medizin, Thieme, 2010). **b** Xanthoma tuberosum (aus Sitzmann, Duale Reihe Pädiatrie, Thieme, 2006).

Ätiopathogenese | Xanthome treten häufig im Rahmen von **Dyslipoproteinämien** auf. Histopathologisch handelt es sich um Aggregate von lipidspeichernden Histiozyten (Schaumzellen) in der Haut.

Klinik | Die verschiedenen Xanthomtypen unterscheiden sich in Form, Farbgebung und Verteilung:

- **Xanthelasma palpebrarum** (häufigste Form): gelbe, flache, weiche Plaques an den medialen **Ober**- und **Unterlidern**, häufig symmetrisch bzw. bilateral (**Abb. 21.4a**). Meist ohne Fettstoffwechselstörung.
- **Xanthoma planum diffusum:** flächenhafte, plane, gelbliche Maculae.
- **Xanthoma tuberosum:** knotige, gelbliche Hautveränderungen über **druckbelasteten Stellen** (Ellenbogen, Knie, Hände, Füße). Auftreten im Rahmen von familiären Hypercholesterinämien und Dysbetalipoproteinämien (**Abb. 21.4b**).
- **Xanthoma tendinosum** (Sehnenxanthome): derbe, schmerzlose Knötchen an den Strecksehnen. Sonderform der tuberösen Xanthome, mit denen sie zusammen auftreten können.
- **Xanthoma eruptivum:** multiple, millimetergroße, gelbliche Papeln mit entzündlich **gerötetem Hof** an den Streckseiten der Extremitäten und gluteal. Sie treten meist schnell in großer Anzahl (**exanthemisch**) auf. Bei Patienten mit Hypertriglyzeridämien; oft bei Diabetes mellitus.
- **Xanthoma palmare striatum** und **papulosum:** gelbe **Handlinien** und gelbliche Papeln an den Fin-

gerbeugefalten. Bei Patienten mit atherogener familiärer Dysbetalipoproteinämie.

Diagnostik | Histologie und Lipidstatus.

Therapie | Die Behandlung der zugrunde liegenden Erkrankung oder Fettstoffwechselstörung führt zur Rückbildung der Xanthome. Exzision oder Laserbehandlung der normolipämischen Xanthome.

21.3 Diabetes mellitus

Key Point
Diabetes mellitus ist die häufigste Endokrinopathie und die Mehrheit der Diabetiker entwickeln als Folge der diabetischen Neuropathie und Mikroangiopathie pathologische Hautveränderungen.

Klinik |

- **Hautinfektionen:** Staphylokokken- und Steptokokken-Infektionen (Follikulitis, Erysipel) mit atypischem Verlauf und rezidivierendem Auftreten. Ausgeprägte Candidainfektionen (Mund, Genitalschleimhaut, Intertrigo)
- **Wundheilungsstörungen**
- **Assoziation mit anderen Hautkrankheiten:** häufigeres Auftreten von Vitiligo, Granuloma anulare, Necrobiosis lipoidica (s. S. 152), Acanthosis nigricans (s. unten), Porphyria cutanea tarda und Lichen ruber

MERKE

Die **Acanthosis nigricans** (bräunliche Hyperpigmentierung und papillomatöse Hyperplasie, v. a. axillär) kann auch bei anderen endokrinen Erkrankungen oder als paraneoplastisches Syndrom auftreten (s. S. 226).

- **neuropathisches Ulkus** (Malum perforans pedis): scharf begrenztes, tiefes rundes Ulkus in der Mitte des Vorfußes (druckbelastete Stellen). Komplikation mit Osteomyelitis möglich. Therapie: Wundversorgung, orthopädische Schuhe, ggf. orthopädisch-chirurgische Korrektur.
- **diabetische Gangrän:** An den Zehen und am Vorfuß livide Schwellung mit Übergang zu einer

21

feuchten Gangrän und möglicher Superinfektion mit gramnegativen Bakterien (gramnegativer Fußinfekt). Therapie: antibiotische Behandlung der Superinfektion und ggf. Behandlung der arteriellen Durchblutungsstörung (Gefäßrekonstruktion).

– **Bullosis diabeticorum:** pralle Blasen auf unveränderter Haut an den Unterschenkeln (DD: bullöses Pemphigoid, s. S. 161), häufig bei älteren Patienten. Therapie: topische Glukokortikoide.

EXKURS

Neben einem Diabetes mellitus (s. o.) können weitere Störungen des Hormonstoffwechsels mit Hautsymptomen einhergehen. Oft führen diese Hauterscheinungen zu einer Früherkennung der zugrunde liegenden Erkrankung.

Hyperthyreose: schwitzige, glatte und gerötete Haut, Nägel mit distalen Onycholysen und dünnes Haar (Haarausfall). An den Streckseiten der Unterschenkel zeigt sich eine symmetrische teigige orange-bräunliche Schwellung (**prätibiales Myxödem**).

Hypothyreose: trockene, kalte Haut, feine und brüchige Haare, Rarefizierung der Augenbrauen, Gelbverfärbung palmoplantar und der Nasolabialfalte aufgrund von Karotineinlagerung; diffuse Ablagerung von Mukopolysacchariden in der Haut, welche zu einer nicht wegdrückbaren Schwellung führt (**Myxödem**).

Morbus Addison (Hypokortizismus): diffuse Hyperpigmentierung (**Hypermelanose**) v. a. an sonnenexponierten Arealen, auch an Handlinien, Narben oder postinflammatorisch.

Cushing-Syndrom (Hyperkortizismus): Umverteilung des Fettgewebes → Schwellung von Gesicht und Hals (**Mondgesicht**, **Büffelhals**) und dünne Beine (**Storchenbeine**). Atrophe Haut mit abdominalen Striae distensae, Hypertrichose und purpuriforme Exantheme.

Nach adäquater Behandlung der systemischen endokrinologischen Erkrankung bilden sich viele von diesen Hautveränderungen wieder zurück.

21.4 Kalziphylaxie

Ätiopathogenese ❙ Störung im **Kalzium**- und **Phosphatstoffwechsel**. Betroffen sind meist Patienten mit **dialysepflichtiger chronischer Niereninsuffizienz** und sekundärem Hyperparathyreoidismus, seltener Patienten mit destruierenden Knochenerkrankungen oder erhöhter Kalziumzufuhr. Durch die Kalziumsalzablagerung im Gewebe und in den Gefäßen kommt zu Gefäßverschlüssen und Gewebeischämie.

Klinik ❙ Es zeigen sich **schmerzhafte blitzfigurenartige Erytheme**, die im Verlauf ulzerieren und nekrotisieren (**Abb. 21.5**). Gefahr der Superinfektion und **Sepsis**!

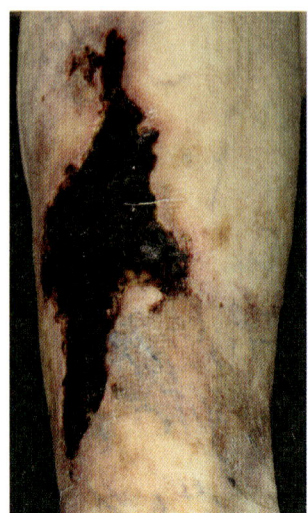

Abb. 21.5 Kalziphylaxie. Ausgedehnte Nekrose am Unterschenkel eines dialysepflichtigen Patienten.

Diagnostik und Differenzialdiagnose ❙ Durch die charakteristische Histologie (Kalkeinlagerung in der Haut und in den Gefäßen) können die Differenzialdiagnosen venöse/arterielle Ulzera und Pyoderma gangraenosum (s. S. 239) abgegrenzt werden.

Therapie ❙ Konsequentes Wundmanagement, Behandlung der zugrunde liegenden Erkrankung, ggf. Resektion der Nebenschilddrüsen. Kalzium- und phosphatarme Diät.

21.5 Amyloidosen

 Key Point
Gemeinsame Charakteristika der Amyloide sind die Eosinophilie, die PAS-Positivität, die Affinität zu Kongorot sowie das grüne Leuchten und das Doppelbrechungsverhalten im polarisierten Licht.

Definition ❙ Amyloidosen sind sehr seltene Stoffwechselstörungen mit interstitieller Ablagerung von **Amyloid** (Glykoproteine mit fibrillärer β-Faltblattstruktur) im Gewebe.

Einteilung ❙ s. Tab. 21.1

Klinik und Therapie ❙

– **Lichen amyloidosus** (häufigste Hautamyloidose): rötliche oder bräunliche, stark juckende, glänzende, gruppiert stehende Papeln an den Unterschenkeln. DD: Lichen ruber und Lichen simplex chronicus. Therapieversuch mit intrafokalen Glukokortikoiden, Retinoiden oder PUVA.

Tabelle 21.1		
Einteilung der Amyloidosen		
	Erkrankungen	**Amyloidtyp**
primäre kutane Amyloidosen	Lichen amyloidosus	AK
	makulöse Hautamyloidose	AK
	knotige Hautamyloidose	AL
sekundäre kutane Amyloidosen	im Rahmen von Hautneoplasien (z. B. Basalzellkarzinome, Plattenepithelkarzinome, aktinische Keratosen)	AK
systemische Amyloidosen mit sekundärem Hautbefall	Amyloidosen bei lymphoproliferativen Erkrankungen (z. B. multiples Myelom, maligne Lymphome)	AL
	Amyloidosen vom AA-Typ im Rahmen von chronisch-entzündlichen Erkrankungen und Tumoren	AA

AL = Amyloid vom Leichtkettentyp
AK = keratinassoziiertes Amyloid
AA= Amyloid aus Fragmenten des Serum-Amyloid-assoziierten Proteins

– **makulöse Hautamyloidose:** bräunliche, z. T. konfluierende, stark juckende Maculae interskapulär und an den Extremitäten. Oft sekundär bei Patienten mit chronischen Ekzemen. DD: Ekzeme, postinflammatorische Hyperpigmentierungen, fixe Arzneimittelreaktionen. Lokale Behandlung mit Capsaicin-Lösung.
– **knotige Hautamyloidose:** bräunlich-rote Knoten oder Plaques mit atrophischem Zentrum. DD: Anetodermien, Lymphome, Naevus lipomatosus. Therapie mit lokalen Glukokortikoiden oder ggf. Exzision.
– **Amyloidose bei lymphoproliferativen Erkrankungen:** weißliche oder gelbliche Papeln oder Knoten zu Plaques konfluierend, nicht juckend, oft periorbikulär und im Gesichtsbereich. Symptomatische Therapie und internistische Behandlung der Grunderkrankung.

MERKE

Die kutane Amyloidose ist oft das erste Symptom einer systemischen Amyloidose.

– **Amyloidosen vom AA-Typ (Begleitamyloidose):** Hauterscheinungen sind selten, gelegentlich Blutungen (Purpura) und Alopezie. Das zur Diagnose führende Symptom ist die progressive Niereninsuffizienz als Folge der Amyloidablagerung in der Niere. Nach Behandlung der zugrunde liegenden Erkrankung zeigt sich oft eine Rückbildungstendenz.
Diagnostik | Histologischer Nachweis von Amyloid (Charakteristika s. S. 320). Bei der knotigen Hautamyloidose finden sich die Ablagerungen in der gesamten Dermis bis in die Subkutis, bei allen anderen Formen lediglich im Bereich des **Stratum papillare** der Dermis. Bei Amyloidosen vom AA-Typ kann das Amyloid

histologisch auch in klinisch unbefallener Haut nachgewiesen werden.

21.6 Muzinosen

Definition | Primäre Muzinosen sind durch Ablagerung von **Muzin** (Glykosaminoglykane) in der Dermis charakterisiert. Von Bedeutung sind:
– prätibiales Myxödem bei Hyperthyreose (s. S. 320)
– diffuses Myxödem bei Hypothyreose (s. S. 320)
– Lichen myxoedematosus und Skleromyxödem
– Sklerödem (Scleroedema adultorum)
– retikuläre erythematöse Muzinose

21.6.1 Lichen myxoedematosus und Skleromyxödem
Klinik | Der Lichen myxoedomatosus wird als die lokalisierte Form des Skleromyxödems betrachtet. An Stirn, Nacken oder Extremitäten treten weißliche oder hautfarbene **Papeln** auf. Beim Skleromyxödem zeigen sich zusätzlich diffuse, rötliche **Verdickungen der gesamten Haut**, die mit starkem Juckreiz einhergehen; Organbeteiligung möglich (Herz, ZNS, Niere).

MERKE

Assoziierte Erkrankungen sind monoklonale Gammopathie und HIV-Infektion (Ausschluss!).

Diagnostik | Histologie mit Muzin- und Kollagenvermehrung, starker **Proliferation** der dermalen **Fibroblasten** und perivaskuläre lymphozytäre Infiltrate.
Differenzialdiagnose |
– Lichen myxoedematosus: Lichen ruber (s. S. 143), Lichen amyloidosus
– Sklerödem: Sklerodermie (s. S. 174) und Sklerödem (keine papulösen Veränderungen!)

21

Therapie | Extrakorporale Photopherese, Plasmapherese, Bade-PUVA, systemische Glukokortikoide.

21.6.2 Sklerödem

Synonym: Scleroedema adultorum
Klinik | Auftreten parainfektiös oder seltener bei Diabetikern. Typisch ist eine teigige Verhärtung und **Verdickung der Haut** im **Nacken** und am **Rücken** (keine Extremitäten). Die Faltung der verdickten Haut ist nicht möglich (**Abb. 21.6**).
Diagnostik | Histologie mit Kollagen- und Muzinvermehrung in der Dermis und dezenten perivaskulären lymphozytären Infiltraten; keine Fibroblastenvermehrung.
Differenzialdiagnose | Sklerodermie (s. S. 174) und eosinophile Fasziitis (Histologie), Skleromyxödem.
Therapie | Breitspektrumantibiose bei der parainfektiösen Form, ggf. Optimierung der antidiabetischen Therapie.

21.6.3 Retikuläre erythematöse Muzinose

Synonym: REM-Syndrom
Klinik | Flache erythematöse retikuläre (**netzförmige**) **Plaques** mittig an **Brust** und **Rücken**, milder Juckreiz.
Diagnostik | Die Histologie zeigt Muzinablagerungen in der oberen und mittleren Dermis sowie ein perifollikuläres und perivaskuläres lymphozytäres Infiltrat.
Differenzialdiagnose | Lupus erythematodes (s. S. 167; Abgrenzung schwierig).
Therapie | Therapieversuch mit Chloroquin. Nach langjähriger Persistenz evtl. selbstlimitierender Verlauf.

21.7 Gicht

Synonym: Arthritis urica
Ätiopathogenese | Hyperurikämie mit Ablagerung von Harnsäurekristallen in und um die Gelenke. Die **Hyperurikämie** kann Folge eines Enzymdefektes im Purinstoffwechsel oder eines erhöhten Zellumsatzes wie bei Malignitäten sein oder idiopathisch auftreten.
Klinik | Akuter Gichtanfall mit Gelenkschmerzen, -schwellung und -rötung, meist am Großzehengrundgelenk (**Podagra**). Bei chronischen Verläufen lagern sich Uratkristalle als gelbliche Verfärbung und Knöt-

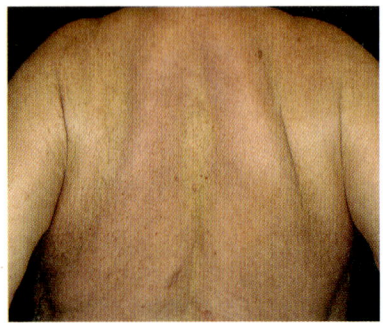

Abb. 21.6   Sklerödem. Teigige Verhärtung und Verdickung der Haut.

chen (**Gichttophi**) in der Haut ab. Bevorzugte Lokalisationen sind Großzehengrundgelenk und Helix.
Diagnostik | Erhöhter Harnsäurespiegel im Serum, radiologischer Nachweis der Arthritis und der Verkalkungen.
Differenzialdiagnose | Erysipel (s. S. 58) und bakterielle Arthritiden im akuten Stadium. Bei chronischem Verlauf stets an Rheumaknoten denken.
Therapie | Nichtsteroidale Antiphlogistika (NSAR), Allopurinol, Kolchizin, purinarme Diät.

21.8 Acrodermatitis enteropathica

Ätiopathogenese | Autosomal-rezessive Erkrankung, welche zu einer Störung der Zinkresorption im Darm mit sekundärem **Zinkmangel** führt. Auch erworbener Zinkmangel (z. B. bei Alkoholikern oder parenteraler Ernährung) kann mit einer ähnlichen Klinik einhergehen.
Klinik | Um die Körperöffnungen (Mund, Nase, Analregion) und an den distalen Extremitäten zeigen sich auf erythematösem Boden Blasen und Erosionen, die z. T. mit gelblichen Krusten belegt sind. Gelegentlich psoriasiformes oder lichenoides Erscheinungsbild bei chronischem Verlauf. Superinfektion mit Candida, Nagelveränderungen und Haarausfall.
Diagnostik | Absoluter Zinkmangel im Serum.
Differenzialdiagnose | Mukokutane Candidose (s. S. 75), blasenbildende Dermatosen (s. S. 157).
Therapie | Unter Zinksubstitution kommt es zu einer raschen Rückbildung.

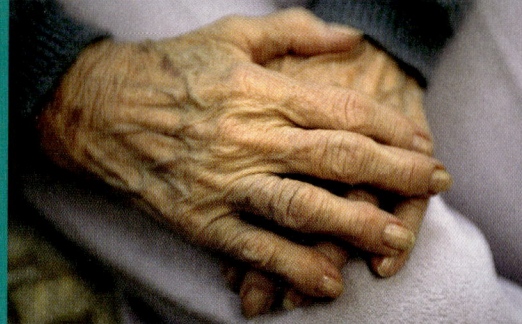

Kapitel **22**

Dermatologie in verschiedenen Lebensabschnitten

Hauterkrankung in der Spätschwangerschaft

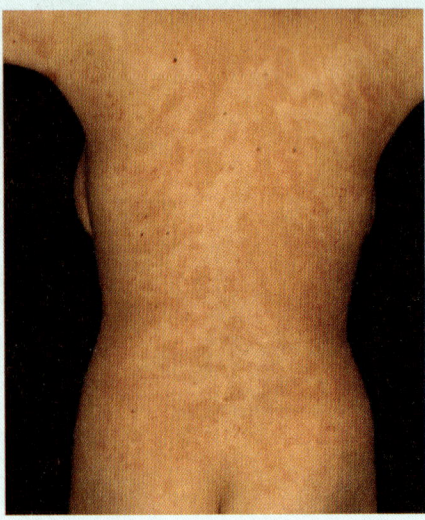

Juckende Hautveränderungen

Frau Koch, eine 25-jährige Frau, befindet sich im letzten Trimenon ihrer ersten Schwangerschaft und bis jetzt ist alles gut gelaufen. Vor etwa 2 Wochen bemerkte sie zum ersten Mal einen leichten Juckreiz am Rumpf. Da ihr Bauch in den letzten Wochen ziemlich schnell gewachsen ist, ging sie zunächst davon aus, dass die Überdehnung der Haut und die jetzt sichtbaren Schwangerschaftsstreifen die Ursache wären. In den letzten Tagen haben die Beschwerden jedoch so stark zugenommen, dass sie kaum noch schlafen kann. Als nun auch noch rötliche Flecken am Bauch auftreten, macht sie sich langsam Sorgen und lässt sich von ihrer Freundin in die nächste Hautklinik fahren.

In der Ambulanz

In der dermatologischen Ambulanz wird Frau Koch von einem jungen Assistenzarzt untersucht. „Dieser Juckreiz ist wirklich unerträglich, und jetzt auch noch dieser Ausschlag. Ist das eine Allergie?" Der Assistenzarzt sieht sich die Hautveränderungen etwas genauer an: Es handelt sich um urtikarielle Plaques am Stamm und an den proximalen Extremitäten. Gesicht, Bauchnabel, Hände und Füße sind frei. Zunächst denkt er an eine akute Urtikaria, doch die flächenhafte Verteilung der Plaques und der zusätzliche Befund von multi-

plen rötlichen Papeln in der Peripherie der großen Plaques lassen ihn skeptisch werden. Daher konsultiert er den zuständigen Oberarzt und berichtet ihm von seiner Verdachtsdiagnose. „Erstgebärende und im letzten Schwangerschaftsdrittel?" fragt der Oberarzt. „Dann tippe ich eher auf Prurigo gestationis, Pemphigoid gestationis oder PUPPP. Das sind die häufigsten Schwangerschaftsdermatosen im letzten Trimenon. Prurigo und Pemphigoid lassen sich sicher durch die Bestimmung der Leberwerte bzw. der Antikörper ausschließen."

Harmlose, aber unangenehm

Ein paar Tage später liegen die Laborbefunde vor: Es besteht kein Anhalt für eine benigne Cholestase der Schwangerschaft (Prurigo gestationis) oder eine blasenbildende Dermatose der Schwangerschaft (Pemphigoid gestationis). Der Arzt bespricht mit Frau Koch den Befund. „Sie brauchen sich keine Sorgen machen. Es besteht keine Gefahr für Sie oder Ihr Kind. Sie leiden an einer sog. PUPPP, das steht für pruritic urticarial papules and plaques of pregnancy. Es handelt sich um eine harmlose Hauterkrankung im letzten Schwangerschaftsdrittel."

Systemische Therapie bei Schwangerschaft?

Wegen des unerträglichen Juckreizes wünscht Frau Koch eine schnelle Behandlung. Sie erhält vom Arzt ein Rezept für eine Glukokortikoid-haltige Creme, die sie 1 mal täglich auftragen muss. „Wenn es damit nicht besser wird, können wir es noch mit der Einnahme eines Antihistaminikums oder ggf. eines Glukokortikoids versuchen." „Aber ist das nicht schädlich für mein Kind?" fragt Frau Koch besorgt. Der Arzt erklärt ihr daraufhin, dass niedrig dosierte Glukokortikoide (z. B. Prednisolon 20–40 mg) über einen beschränkten Zeitraum unbedenklich eingesetzt werden können, jedoch wegen des benignen Verlaufs der Erkrankung nur selten gebraucht werden.

Rasche Besserung nach der Entbindung

Die weitere Betreuung von Frau Koch erfolgt durch Ihre Frauenärztin. Die Behandlung mit der Glukokortikoid-Creme führt zu einer raschen Linderung der Beschwerden und 2 Wochen nach Entbindung bilden sich auch die letzten Hautveränderungen vollständig zurück.

22 Dermatologie in verschiedenen Lebensabschnitten

22.1 Dermatosen im Kindesalter

22.1.1 Die klassischen Infektionskrankheiten

Key Point

Die klassischen Infektionskrankheiten können meist klinisch und damit ohne aufwendige Diagnostik differenziert werden.

Nach der Einführung der MMR-Impfung (MMR = Masern, Mumps, Röteln) in den 1970er Jahren ist die Infektionsrate der wichtigsten viralen Infektionskrankheiten deutlich rückläufig. Dennoch ist die Kenntnis dieser Erkrankungen nach wie vor von großer Bedeutung im klinischen Alltag, denn nicht zuletzt aufgrund bestehender Impflücken kommt es immer wieder zu kleineren Epidemien.

Masern

Synonym: Morbilli

Ätiopathogenese I Masernviren sind RNA-Viren aus der Gruppe der **Paramyxoviren**, die Übertragung erfolgt durch Tröpfcheninfektion. **Infektiosität** besteht 3–5 Tage vor Ausbruch des Hautausschlags bis 4 Tage danach.

Klinik I Nach einer symptomlosen Inkubationszeit (9–12 Tage) folgen prodromale Symptome wie Fieber, bellender Husten, eitrige Rhinitis, Lichtempfindlichkeit, Konjunktivitis und Halsschmerzen. Typisch für diese sog. katarrhalische Phase (3–4 Tage) sind ein ausgeprägtes Krankheitsgefühl und die **Koplik-Flecken** an der Wangenschleimhaut (weiße Punkte mit einem roten Hof). Anschließend folgt die exanthematische Phase (3–4 Tage) mit dem charakteristischen **großfleckigen**, **makulopapulösen Exanthem** (zunächst hellrot, dann bräunlich), das zur **Konfluenz** neigt (**Abb. 22.1a**). Es beginnt hinter den Ohren und breitet sich auf das Gesicht, den Rumpf und die Extremitäten aus.

Komplikationen I Bronchopneumonie und Otitis media, seltener neurologische Komplikationen wie die subakut sklerosierende Panenzephalitis.

Diagnostik I Das typische klinische Bild und in Grenzfällen die serologische Kontrolle (Anstieg der IgG-AK 14 Tage nach dem ersten Nachweis von IgM-AK) führen zur Diagnose.

Differenzialdiagnose I Das Masern-Exanthem lässt sich von den Exanthemen der anderen klassischen Kinderkrankheiten (Röteln, Scharlach) durch seine Konfluenz und den Befall der Handflächen und Fußsohlen unterscheiden (**Tab. 22.1**). Ferner kommen differenzialdiagnostisch Arzneimittelexantheme (Anamnese, s. S. 113) in Betracht.

Therapie I In den meisten Fällen ist nur eine symptomatische Therapie mit strenger Bettruhe zu empfehlen, bei Komplikationen ggf. Einsatz von Antibiotika und interdisziplinäre Zusammenarbeit.

Röteln

Synonym: Rubella

Ätiopathogenese I Das Rötelnvirus gehört zu den RNA-**Togaviren**, die Übertragung erfolgt über den respiratorischen Weg. **Infektiosität** besteht 1 Woche vor bis 1 Woche nach Ausbruch des Exanthems.

Klinik I Nach einer relativ langen, asymptomatischen Inkubationszeit (14–21 Tage) kommt es zu der kurzen Prodromalphase (2–3 Tage), die im Gegensatz zu den Masern durch lediglich leichte Beschwerden wie leichtes Fieber (bis 38 °C), Schnupfen und Husten gekennzeichnet ist. Anschließend folgt die exanthematische Phase, die mit einem **mittelfleckigen**, **makulopapulösen**, nichtkonfluierenden **Exanthem** (hellrot bzw. rosafarben) im Gesicht beginnt, das sich auf den Rest des Körpers ausbreitet und sich bereits nach nur 2 Tagen zurückbildet (**Abb. 22.1b**).

MERKE

Richtungsweisend und wichtig für die Abgrenzung von den anderen viralen Exanthemen sind die **rasche Rückbildung** des Exanthems und die ausgeprägte zervikale und retroaurikuläre **Lymphadenopathie**, v. a. aber der **druckdolente Processus mastoideus**.

Komplikationen I Trotz dieses meist leichten Krankheitsbilds sind Röteln wegen der schwerwiegenden Komplikationen in der Schwangerschaft gefürchtet. In den ersten Schwangerschaftswochen besteht die Gefahr eines Abortes und später einer **Rötelnembryopathie** (Gregg-Syndrom mit Taubheit, Katarakt und Herzfehler).

Diagnostik I Klinisches Bild und in atypischen Fällen Serologie (IgM-AK).

Differenzialdiagnose I Zur Abgrenzung von anderen viralen Exanthemen s. unter Klinik und **Tab. 22.1**.

Therapie I Symptomatische Therapie. Nach erstmaligem Röteln-Kontakt in der Schwangerschaft ist eine Behandlung mit Immunglobulinen zu empfehlen.

Scharlach

Synonym: Scarlatina

Ätiopathogenese I Scharlach entsteht im Rahmen einer **streptokokken**bedingten Pharyngitis oder Tonsillitis und wird durch **erythrogene Toxine** ausgelöst. Übertragung durch Tröpfcheninfektion.

Klinik I 1–2 Tage nach dem Beginn der **Pharyngitis/Tonsillitis** (mit Vergrößerung der Tonsillen, Rötung des Rachens, Halsschmerzen, zervikaler **Lymphknotenschwellung**, Fieber und Krankheitsgefühl) bilden

22

sich an der Zunge weißliche Beläge, durch welche die Zungenpapillen erythematös und vergrößert imponieren (weiße Erdbeerzunge). Nach dem Verlust der Beläge in den nächsten Tagen kommt es zu dem pathognomonischen Bild der typischen **Erdbeerzunge**. Das **papulöse Exanthem** beginnt am Hals und breitet sich auf den Rest des Integuments aus. Typischerweise wird die palmoplantare Region ausgespart, nach Rückbildung des Exanthems kommt es jedoch zu einer typischen **groblamellären Abschuppung** der Handteller und Fußsohlen.

Diagnostik ❘ Die typische Klinik und der Erregernachweis im Rachenabstrich führen zur Diagnose.

> **MERKE**
>
> Es können schwerwiegende Komplikationen entstehen, wie **Endokarditis**, **Glomerulonephritis** und **rheumatisches Fieber** → bei Verdacht Ausschluss erforderlich.

Therapie ❘ Die frühzeitige orale Antibiose mit Penicillin V verkürzt den Krankheitsverlauf und mindert das Risiko von Komplikationen.

Exanthema subitum

Synonym: Roseola infantum, Dreitagefieber

Ätiopathogenese ❘ Assoziation mit dem humanen **Herpes Virus 6** (HHV-6, ein ds-DNA-Virus), seltener HHV-7 assoziiert. Übertragung durch Speichel, ggf. Tröpfcheninfektion.

Epidemiologie ❘ Relativ häufige exanthematische Viruserkrankung in den ersten 2 Lebensjahren.

Klinik ❘ Nach 7–14 Tagen Inkubationszeit tritt sehr **hohes Fieber** auf. Nach 3(–5) Tagen klingt das Fieber ab und es bildet sich rasch ein stammbetontes, blass-

rötliches, **makulöses** Exanthem, das sich auf die proximalen Extremitäten ausbreitet und nach 1–2 Tagen wieder verschwindet (**Abb. 22.1c**). Das **Gesicht** bleibt **ausgespart**.

Diagnostik ❘ Die Diagnosestellung erfolgt bei typischem Verlauf klinisch. In unklaren Fällen ggf. Blutbild (während Exanthemphase Leukopenie mit relativer Lymphozytose) und/oder Serologie (IgM-AK) oder PCR (Nachweis von HHV-6 oder HHV-7).

Differenzialdiagnose ❘ Die Aussparung des Gesichts und der normale Tastbefund der Lymphknotenstationen bei Exanthema subitum (siehe auch **Tab. 22.1**) ermöglichen die Abgrenzung zu Röteln.

Therapie ❘ In der Phase des 3-tägigen Fiebers ist eine symptomatische fiebersenkende Therapie zu empfehlen, um den sonst relativ häufig auftretenden Fieberkrämpfen (ca. 10 %) vorzubeugen.

Erythema infectiosum

Synonym: Ringelröteln

Ätiopathogenese ❘ Erreger ist das **Parvovirus B19** (ein ss-DNA-Virus), das überwiegend durch Tröpfcheninfektion übertragen wird.

Klinik ❘ Nach 4–14 Tagen Inkubationszeit bildet sich an den Wangen und am Thorax ein **makulopapulöses Exanthem**. Hinweisend auf die Diagnose sind die figurierten, **girlandenförmigen Erytheme** an den Innenseiten der Extremitäten, die über Wochen bestehen bleiben können (**Abb. 22.1d**). Die Allgemeinsymptome sind mild, nur bei 15–20 % der Infizierten treten Symptome auf.

Komplikationen ❘ Bei Patienten mit vorbestehenden Anämien kann das Virus durch Beeinträchtigung der Funktion der hämatopoetischen Stammzellen aplastische Krisen auslösen. In der Schwangerschaft können

Tabelle 22.1

Differenzialdiagnose ausgewählter Infektionskrankheiten mit makulopapulösem Exanthem

	Masern	Röteln	Exanthema subitum	Erythema infectiosum
Inkubationszeit:	9–12	14–21	7–14	4–14
Exanthem:				
▬ Form	großfleckig, konfluierend	mittelfleckig, anämischer Hof, nichtkonfluierend	mittelfleckig	konfluierend, girlandenförmig, im Gesicht erysipelartig
▬ Farbe	purpurrot bis braun	rosafarben bis rot	blassrosa	rot
▬ Verteilung	generalisiert; von oben nach unten ausbreitend	lokalisiert (Beginn im Gesicht) oder generalisiert (rasche Ausbreitung auf Hals, Stamm, Extremitäten)	nach Abklingen des Fiebers generalisiert, z. T. konfluierend	Gesicht, Streckseiten der Extremitäten, glutäal
▬ Dauer	3–4 Tage	2 Tage	1–2 Tage	über Wochen möglich
Mund:	Koplik-Flecken	–	Enanthem	–
Fieber:	zweigipflig	gering, kann fehlen	hoch über 3(–5) Tage	subfebril

22

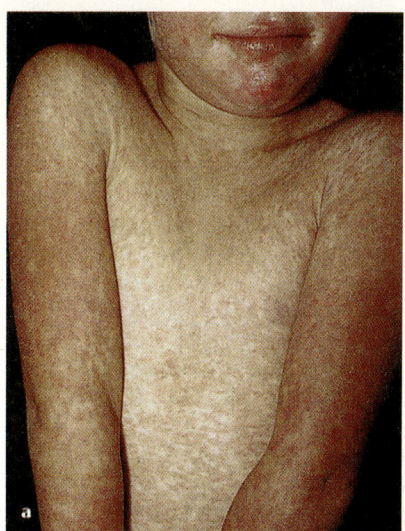

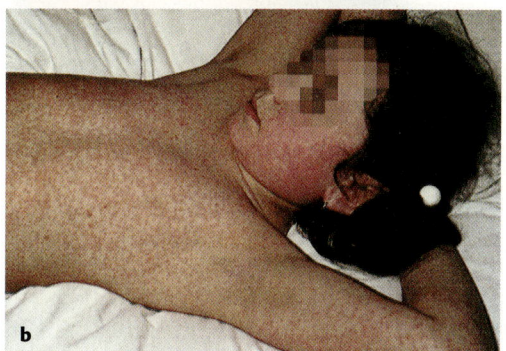

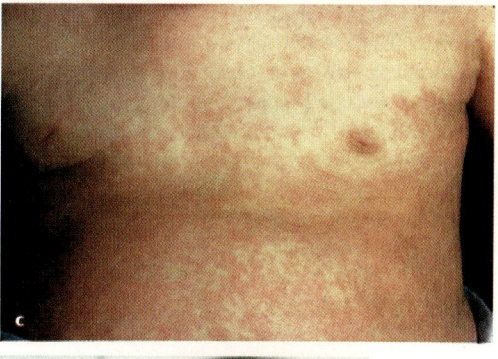

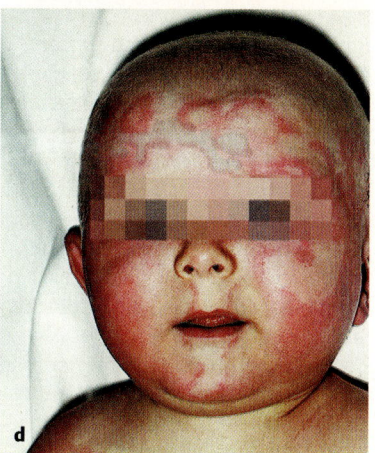

Abb. 22.1   Die klassischen Infektionskrankheiten im Kindesalter. a Masern. **b** Röteln. **c** Exanthema subitum. **d** Erythema infectiosum (a, b, d aus Sitzmann, Duale Reihe Pädiatrie, Thieme, 2006; c aus Plettenberg et al., Infektionskrankheiten der Haut, Thieme, 2010).

eine Myokarditis und eine Anämie des Fetus zum Abort führen.

Diagnostik I Meist kann die Diagnose klinisch gestellt werden. In unklaren Fällen ggf. Blutbild (Leukopenie mit Eosinophilie), Serologie (spezifische IgM- und IgG-AK) und/oder PCR (Nachweis der Virus-DNA).

Differenzialdiagnose I Die anderen klassischen Infektionskrankheiten (**Tab. 22.1**), Arzneimittelexantheme (Anamnese, s. S. 113) und Morbus Still (juvenile rheumatoide Arthritis).

Therapie I Symptomatische Therapie nach Bedarf. In der Schwangerschaft sind ein serologischer Nachweis und wöchentlicher Ultraschall (zum Ausschluss eines Hydrops fetalis) unerlässlich.

22.1.2 Kawasaki-Syndrom

Synonym: mukokutanes Lymphknotensyndrom

Ätiopathogenese I Wegen der jahreszeitlichen Häufung wird ein noch unbekanntes infektiöses Agens vermutet. Es handelt sich um eine **systemische Vaskulitis**, die meist bei Kleinkindern (1–5 Jahren) auftritt. Höchste Inzidenz in Japan.

Klinik I Die Krankheit ist durch hohes **Fieber** (bis 40 °C) mit **Lymphknotenschwellung**, **Konjunktivitis** und **Arthralgien** gekennzeichnet. An der Haut zeigt sich ein scharlachähnliches **Exanthem**, an der Mundschleimhaut ein Enanthem, eine **Erdbeerzunge** sowie Rötung und Schwellung der Lippen (sog. **Lacklippen**). Hinweisend ist die palmoplantare Abschuppung (wie bei Scharlach) in der Abheilungsphase.

Komplikationen I Bereits ab der 2. Krankheitswoche können Aneurysmen der Koronargefäße auftreten. Gefahr von Herzinfarkten.

> **MERKE**
>
> Wegen frühzeitiger kardiologischer Komplikationen sollte bei Verdacht eine sofortige Einweisung in die Kinderklinik erfolgen.

Diagnostik I Wegweisend ist die Kombination aus klinischen Symptomen und (Labor-)Befunden. Im Blutbild zeigt sich eine Anämie und Leukozytose, die Entzündungsparameter (BSG, CRP) sind erhöht. Zur Abgrenzung von systemischen Vaskulitiden und Mor-

22

bus Still sollten ANA und Rheumafaktor bestimmt werden, ggf. ist der Nachweis von zirkulierenden Immunkomplexen möglich. Sorgfältige **kardiale Diagnostik** v. a. mittels Echokardiografie. Die Histologie des Exanthems ist unspezifisch.

Differenzialdiagnose ❙ Scharlach und andere Virusexantheme (**Tab. 22.1**), systemische Vaskulitiden (Panarteriitis nodosa, s. S. 239) und rheumatisches Fieber.

Therapie ❙ Innerhalb der ersten 10 Tage sollten Immunglobuline hoch dosiert i. v. verabreicht werden. Wichtig ist auch die Prophylaxe kardialer Komplikationen (z. B. Koronarthrombosen) mit ASS.

22.1.3 Sonstige Dermatosen des Kindesalters

Gianotti-Crosti-Syndrom (Acrodermatitis papulosa): Nach Schutzimpfungen oder nach verschiedenen Infekten (Hepatitis-B-, Coxsackie-, Echo-Viren, Epstein-Barr-Virus) können bevorzugt an den Extremitäten, im Gesicht und an der Glutäalregion papulovesikulöse Hautveränderungen auftreten, die unter dem Oberbegriff Gianotti-Crosti-Syndrom (infantiles akrolokalisiertes papulovesikulöses Syndrom) zusammengefasst werden. Diagnostisch ist eine Hepatitis-Serologie zu empfehlen.

Erythema toxicum neonatorum: Eine polymorphe Dermatose (disseminierte Erythemen, Urticae, Papeln, Pusteln) unklarer Genese, die häufig bei Frühgeburten auftritt und durch eine spontane Abheilung innerhalb der ersten 2 Wochen gekennzeichnet ist.

Windeldermatitis: Bei etwa ⅔ aller Säuglinge tritt in der Windelregion eine diffuse Rötung und Exsudation der Haut auf, die durch entsprechende Irritationen (Urin, Stuhl) hervorgerufen wird. Eine Candida-Superinfektion verschlimmert das klinische Bild. Prophylaktisch ist das regelmäßige Trocknen und die Anwendung von austrocknenden Salben (z. B. weiche Zinkpaste) von größter Bedeutung, während eines akuten Schubes sollten milde externe Glukokortikoide angewandt werden.

Juveniles squamöses palmoplantares Ekzem: Eine irritative Dermatitis bei Schulkindern mit atopischer Diathese wird oft als Pilzinfektion fehldiagnostiziert und dementsprechend jahrelang falsch behandelt.

Weitere wichtige Dermatosen im Kindersalter: atopische Dermatitis (s. S. 119), allergische Reaktionen (s. S. 99), bakterielle Infektionen (s. S. 52), Nävi (s. S. 199) und Genodermatosen (s. S. 285).

22.2 Schwangerschaftsdermatosen

Key Point

Das Erkennen von spezifischen Schwangerschaftsdermatosen ist sehr wichtig, da diese potenziell Mutter und Kind gefährden können.

Bei Hautveränderungen in der Schwangerschaft muss geklärt werden, ob es sich um physiologische Hautveränderungen, vorbestehende Dermatosen, spezifische Schwangerschaftsdermatosen oder zufällig während der Schwangerschaft auftretende Dermatosen handelt.

22.2.1 Physiologische Veränderungen

Insbesondere die hormonelle Umstellung während der Schwangerschaft wirkt auf die Haut und ihre Funktionen ein. Typische Beispiele für sehr häufige Hautveränderungen ohne Krankheitswert sind hormoninduzierte **Hyperpigmentierungen** in bestimmten Körperregionen (Mamillen, Gesicht, Genitalbereich), die **Hypertrichose** (durch Verlängerung der Anagenphase), das anschließende **postpartale Effluvium** sowie die **Striae distensae** als Folge der Überdehnung der Bauchhaut. Weitere physiologische Veränderungen sind Hyperhidrose, Varizen sowie Gefäßerweiterungen.

22.2.2 Durch eine Schwangerschaft beeinflusste Dermatosen

Positiver Einfluss auf Akne, Psoriasis vulgaris und Sarkoidose.

Negativer Einfluss auf Autoimmunerkrankungen, Stoffwechselerkrankungen und Mykosen. Bei Tumoren wie dem malignen Melanom oder den Hautlymphomen findet gelegentlich ein Übergang zu aggressiveren Formen statt.

22.2.3 Spezifische Schwangerschaftsdermatosen

Pruritische urtikarielle Papeln und Plaques in der Schwangerschaft

Synonym: Pruritic urticarial papules and plaques of pregnancy, PUPPP

Ätiopathogenese ❙ Noch unklar. Es gibt Hinweise, dass eine mechanische Schädigung der Haut durch die Überdehnung (Striae distensae) sowie eine Immunreaktion (ausgelöst durch fetale Zellen in der Haut der Patientinnen) eine Rolle spielen könnten.

Epidemiologie ❙ Eine von 200 Schwangeren ist betroffen.

Klinik ❙ Es handelt sich um ein **polymorphes Exanthem** (Erythem, Papeln, Bläschen, Urticae, urtikarielle Plaques, Exkoriationen) mit **starkem Juckreiz** im 3. Trimenon der Schwangerschaft (**Abb. 22.2a**). Das Exanthem beginnt am Abdomen, meistens innerhalb der Striae distensae, und kann sich auf Oberschenkel und Oberarme ausbreiten. Der **Nabel** bleibt meist **ausgespart**. Gesicht, Hände und Füße bleiben stets frei.

Diagnostik ❙ Klinische Diagnose. Histologisch (indiziert in klinisch atypischen Fällen) zeigt sich ein unspezifisches entzündliches Infiltrat, das Labor (Leberwerte, Blutbild) ist unauffällig.

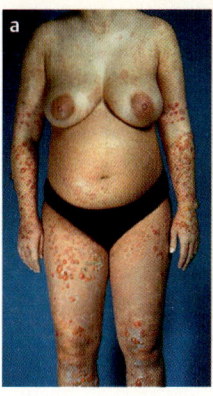
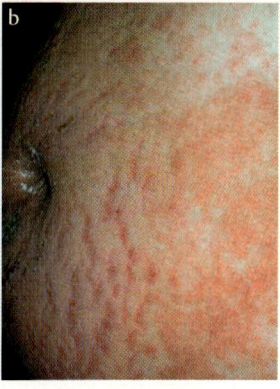

Abb. 22.2   PUPPP versus Pemphigoid gestationis.
a Pruritische urtikarielle Papeln und Plaques in der
Schwangerschaft (PUPPP). **b** Pemphigoid gestationis (mit
freundlicher Genehmigung von Prof. D. Bruch-Gerharz).

Differenzialdiagnose I Wesentlich ist die Abgrenzung vom Pemphigoid gestationis (**Abb. 22.2b**). Während bei PUPPP der Nabel meist ausgespart ist und
vor allem erstgebärende Frauen betroffen sind,
nimmt die Krankheitsaktivität beim Pemphigoid gestationis von Schwangerschaft zu Schwangerschaft
zu und auch der Nabelbereich sowie ggf. auch Gesicht,
Hände und Füße sind betroffen.
Therapie und Prognose I Externe Therapie mit austrocknenden Maßnahmen (Lotio zinci) und milden
Glukokortikoiden. Bei schweren Verläufen ist eine
kurzfristige systemische Behandlung mit Glukokortikoiden (z. B. Prednisolon) und Antihistaminika zu er-
wägen. Nach der Geburt bilden sich die Hautveränderungen in der Regel spontan zurück, eine Gefahr für
den Fetus besteht nicht.

Pruritus gravidarum
Ätiopathogenese I Intrahepatische Cholestase weitgehend unklarer Ätiologie.
Epidemiologie I Häufige Erkrankung im 3. Trimenon
der Schwangerschaft (0,02–2,4 % in Mitteleuropa).
Klinik I Charakteristisch ist der **starke** und v. a. nachts
auftretende **Juckreiz**, der durch das häufige Kratzen
zu multiplen Exkoriationen am Integument führt.
Durch die Cholestase kann es gelegentlich zu Ikterus,
dunklem Urin und hellem Stuhl sowie zu Übelkeit und
Erbrechen kommen.
Diagnostik I Wegweisend ist die typische Kombination aus Beschwerden, Schwangerschaftsstadium
(3. Trimenon) und Laborbefund (Erhöhung von γGT,
alkalischer Phosphatase und Bilirubin als Folge der
intrahepatischen Cholestase, Verlängerung der Pro-
thrombinzeit als Folge der vorübergehenden Beeinträchtigung der Leberfunktion durch die Cholestase).
Therapie und Prognose I Therapieversuch mit Cho-
lestyramin (bindet im Darm die Gallensäuren und
hemmt ihre Rückresorption), symptomatische Be-

handlung mit Antihistaminika (z. B. Clemastin) und
externe Therapie mit Lotio zinci (ggf. mit Zusatz von
5 % Polidocanol). Der Fetus ist nicht gefährdet und
nach der Entbindung zeigt sich eine Spontanremission.

Impetigo herpetiformis
Ätiopathogenese I Die Krankheit wird (aktuell,
2008) als Variante der **Psoriasis pustulosa** betrachtet;
darüber hinaus wird eine Assoziation mit einem Hy-
poparathyreoidismus beschrieben.
Epidemiologie I Sehr selten, jährlich etwa 100 Fälle
weltweit.
Klinik I Schwer verlaufende Krankheit im dritten Trimenon der Schwangerschaft mit erhöhtem Risiko für
Kind und Mutter. Zunächst bilden sich rundliche Erytheme in den **intertriginösen Arealen**, die sich später
auf den Stamm und die proximalen Extremitäten ausbreiten und an deren Rand innerhalb von Stunden
Pusteln auftreten. Im Zentrum der Hautveränderungen zeigt sich eine Schuppung. Die Patientinnen klagen über Krankheitsgefühl, Fieber und Abgeschlagenheit. Bei einem niedrigen Kalziumspiegel kann es zu
einer **Tetanie** kommen.
Diagnostik I Wegweisend ist der klinische Befund,
die Entzündungsparameter sind erhöht (BSG, CRP,
Leukozyten), der Kalziumspiegel erniedrigt. Der histologische Befund ist mit einer Psoriasis pustulosa
vereinbar (s. S. 135).
Therapie I Die Schwere der Krankheit erfordert ein
interdisziplinäres Vorgehen. Zum Einsatz kommen
systemische Glukokortikoide sowie externe antibiotische Salben und feuchte Umschläge.

> **MERKE**
>
> Komplikationen der **Hypokalzämie** (Herzversagen)
> und eine potenzielle **Niereninsuffizienz** können
> nicht nur das Leben des Kindes, sondern auch das der
> Mutter gefährden, so dass ggf. auch der Abbruch der
> Schwangerschaft erwogen werden muss.

Sonstige Schwangerschaftsdermatosen
Autoimmun-Progesteron-Dermatitis: Eine seltene,
für den Fetus potenziell **gefährliche** Dermatose im
1. Trimenon der Schwangerschaft, die durch ein
akneiformes Exanthem gluteal und an den Extremitäten, Arthralgien und eine Überempfindlichkeit gegenüber Progesteron charakterisiert ist. Die Therapie mit
Östrogenen und Antihistaminika erfolgt durch den
Gynäkologen.
Pruritische Follikulitis: In der 2. Schwangerschafts-
hälfte auftretende Erkrankung mit stark juckenden,
follikulär gebundenen Papeln am gesamten Integument. Möglicherweise handelt es sich um eine hormoninduzierte Sonderform der Akne.

22

Erythema nodosum gravidarum: Rötliche, subkutane, schmerzhafte Knoten an den Streckseiten der Unterschenkel im 1. oder 2. Trimenon. Therapeutisch kommen lokale Glukokortikoide unter Okklusion zum Einsatz.

Pemphigoid gestationis (Herpes gestationis): Eine subepidermale Autoimmundermatose im 2. und 3. Trimenon der Schwangerschaft (s. S. 164). Die Gefahr von Schwangerschaftskomplikationen (15–30 %) und die Unterschiede in den therapeutischen Optionen erfordern die sichere diagnostische Abgrenzung von der harmlosen PUPPP (s. S. 328).

22.2.4 Therapie in der Schwangerschaft
Systemische Therapien sollten eher zurückhaltend angewandt werden. Milde lokale und niedrig dosierte systemische **Glukokortikoide** können bei entsprechender Indikationsstellung angewendet werden. Dasselbe gilt auch bezüglich einer systemischen Gabe älterer **Antihistaminika** wie Clemastin und Dimetinden.
Zytostatika sind – mit Ausnahme von Azathioprin und Ciclosporin (hier strenge Indikationsstellung unter Berücksichtigung des Risikos für die Mutter bei ansonsten therapierefraktären Dermatosen) – absolut kontraindiziert. Für eine **antibiotische** Behandlung sind Penicilline, Cephalosporine und Erythromycin Mittel der Wahl. Die **Antimykotika** Clotrimazol, Ketoconazol, Nystatin etc. sind bei externer Anwendung unbedenklich (*Cave*: keine systemische Anwendung!).

22.3 Geriatrische Dermatologie

 Key Point
Aufgrund der demografischen Entwicklung der Gesellschaft spielt die geriatrische Dermatologie eine immer wichtigere Rolle.

Die geriatrische Dermatologie befasst sich mit den physiologischen Hautveränderungen im Alter, den bevorzugt im Alter auftretenden Dermatosen und den damit verbundenen therapeutischen Strategien. Grundsätzlich unterscheidet man zwischen der **intrinsischen Hautalterung** als einem physiologischen, genetisch vorprogrammierten Alterungsprozess (wodurch es zu sog. Altersstigmata kommt) und der **extrinsischen Hautalterung**. Bei der extrinsischen Hautalterung spielen Umweltfaktoren wie

chemische Karzinogene (besonders Rauchen) und Lichtbestrahlung eine wichtige Rolle und führen zu einem vorzeitigen Altern sowie einer Verstärkung des intrinsischen Alterungsprozesses.

22.3.1 Physiologische Hautalterung (Altersstigmata)
Atrophie: Aufgrund der Atrophie aller Hautschichten und der Reduktion der Kollagenfasern imponiert die Haut **dünn, schlaff, faltig** und **leicht verletzlich**. Schon kleine Traumen wie z. B. das Entfernen eines Pflasters können zu einer Verletzung führen.
Trockenheit und Blässe: Die Unterfunktion der Talg- und Schweißdrüsen sowie die veränderte Zusammensetzung der Hautlipide führen zu einer Trockenheit der Haut, die außerdem wegen einer Reduktion von Melanozyten und Gefäßen blass aussieht. Konsequente rückfettende Pflege.
Haare und Nägel: Während das übliche Haarwachstum verlangsamt ist (**Alopezie**), zeigt sich an anderen Stellen (Nase und Ohr bei Männern, Bart bei Frauen) eine **Hypertrichose**. Die Melaninproduktion der Melanozyten in den Haarfollikeln geht zurück, wodurch die Haare zunehmend „ergrauen" (**Canities**). Die Nägel sind leicht brüchig.
Lichtschäden: Wegen der chronischen Lichtexposition lassen sich an der Altershaut die Folgen der kumulativen Lichtschädigung wie **Falten, vermehrte Pigmentflecken (Lentigo solaris)** und **aktinische Keratosen** erkennen.
Gefäßhyperplasien stellen sich als senile (eruptive) Angiome dar. Dabei handelt es sich um kleine, leicht erhabene rote Papeln. Eine Therapie erfolgt in der Regel nur aus kosmetischen Gründen.

22.3.2 Altersdermatosen
Eine wichtige Folge der veränderten Hautphysiologie im Alter ist das vermehrte Auftreten von auch in anderen Lebensabschnitten vorkommenden Dermatosen wie Tinea (s. S. 69), Intertrigo (s. S. 75),

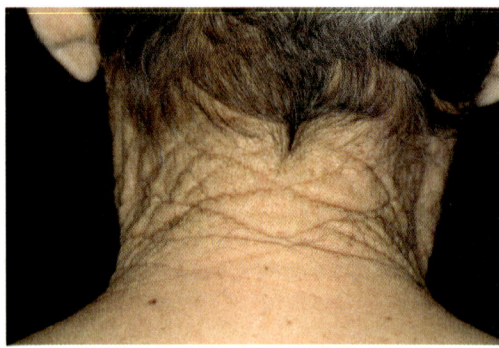

Abb. 22.3 Cutis rhomboidalis nuchae. Tiefe Falten im Nacken eines 80-jährigen Mannes, welche an Rhomben erinnern. Zustand nach jahrelanger aktinischer Schädigung der Haut.

seborrhoisches Ekzem (s. S. 125), Lichen sclerosus et atrophicus (s. S. 145) sowie von Hauttumoren wie das maligne Melanom (s. S. 211), die Hautlymphome (s. S. 221), die epithelialen Tumoren und seborrhoischen Keratosen (s. S. 200).

Demgegenüber tritt eine Reihe von Dermatosen bevorzugt oder sogar ausschließlich im Alter auf und erfordert eine intensive Therapie. Diese werden im Folgenden näher beschrieben.

Alterserythrodermie: Erythrodermie (s. S. 141) mit Lymphknotenschwellung. Ätiologisch steht oft eine nicht diagnostizierte atopische Dermatitis oder Kontaktallergie im Hintergrund. Therapie der zugrunde liegenden dermatologischen Krankheit.

Xerosis cutis: Die Haut im Alter ist trocken und bei prädisponierenden Faktoren, z. B. atopische Dermatitis oder Ichthyosis vulgaris, kann es zu einer milden Schuppung kommen. Folge dieser Trockenheit der Haut ist eine besondere Form der Dermatitis, das **Exsikkationsekzem**. Behandlung mit rückfettenden Externa, ggf. kurzfristig mit externen Glukokortikoiden.

Juckreiz: Sehr häufiges Symptom im Alter. Nach dem konsequenten Ausschluss systemischer Ursachen wie Malignome, Endokrinopathien und Stoffwechsel-störungen kann die Diagnose eines **Pruritus sine materia** gestellt werden. Antihistaminika und ggf. psychosomatische Mitbetreuung der Patienten.

Atrophe Balanitis: An der Dorsalseite der Glans penis zeigt sich eine bräunlich-rote Plaque, die brennen und jucken kann. Das Trockenhalten der Region ist von größter Bedeutung. Aufgrund der unterschiedlichen Therapie und Prognose ist die Abgrenzung von der Erythroplasie Queyrat (s. S. 202) besonders wichtig.

Ulcus cruris venosum: Mit zunehmendem Alter treten Spätfolgen der chronisch-venösen Insuffizienz wie das Ulcus cruris venosum („offenes Bein") und die Muskelatrophie auf.

Dekubitus: Eine potenziell lebensbedrohliche Folge der chronischen Bettlägerigkeit ist der Dekubitus, eine lokale Schädigung und anschließende Nekrose des Gewebes durch Hypoxie. Zunächst bildet sich an einer chronischen Druckstelle ein Erythem, welches sich allmählich zu einer Nekrose umwandelt. Die Prophylaxe mit dem Einsatz von speziellen Dekubitus-matratzen ist viel sinnvoller als die Therapie mit austrocknenden Maßnahmen bzw. bei konservativ therapierefraktären Formen und Nekrosenbildung mit chirurgischer Abtragung des abgestorbenen Gewebes.

22

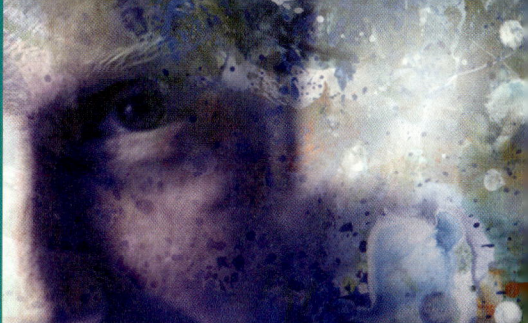

Psychodermatosen

„Tierchen" unter der Haut

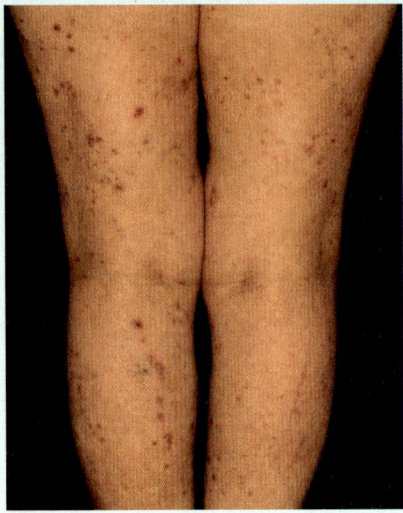

Asienreise

Die 57-jährige Frau Siegel stellt sich völlig verzweifelt in einer Hautarztpraxis vor. „Seit 2 Jahren kann ich nicht mehr normal leben. Diese Tierchen unter meiner Haut treiben mich zum Wahnsinn. Ich bin bereits bei so vielen Ärzten gewesen, aber keiner konnte mir helfen." Nach ihrer letzten großen Reise in Asien habe der Juckreiz der Haut nie wirklich aufgehört. Selbst die mehrfache lokale antiskabiöse Therapie mit Permethrin und die systemische Therapie mit Ivermectin haben keine große Besserung erbracht. „Diese exotischen Tierchen lassen sich einfach nicht mit den üblichen europäischen Therapien behandeln! Können Sie mir helfen?"

Unspezifische Hautveränderungen

Bei der klinischen Untersuchung der Haut fallen der Hautärztin sofort multiple Exkoriationen und exkoriierte Papeln mit Betonung der Extremitäten auf. Die typischen Prädilektionsstellen für Skabies – submammär, axillär, inguinal und Fingerzwischenräume – sind allerdings nicht befallen und Milbengänge lassen sich dermatoskopisch auch nicht feststellen. Der Rücken ist ohne Befund. Es sind also nur Körperstellen betroffen, die von der Patientin zum Kratzen erreicht werden können.

„Tierchen"-Sammlung

Die Patientin wird während der klinischen Untersuchung schnell ungeduldig. „Es gibt doch sowieso keinen Grund weiterzusuchen, da die Ursache doch klar ist." Sie zeigt der Hautärztin einen kleinen durchsichtigen Becher voll mit Hautschuppen und Haaren und besteht auf die mikroskopische und parasitologische Analyse. „ Der Becher ist voll mit Tierchen, die ich von der Haut entfernt habe. Das beweist doch alles." Sowohl makro- als auch mikroskopisch lassen sich jedoch weder Parasiten noch Insekten erkennen.

Ausführliche Anamnese

Schon während der klinischen Untersuchung fällt der Hautärztin die depressive Stimmungslage der Patientin auf. Bei der Medikamentenanamnese gibt die Patientin ein Antidepressivum an, welches von ihrem Hausarzt verschrieben worden sei. „Mit Psychiatern möchte ich aber nichts zu tun haben, weil sie die Patienten nicht ernst nehmen und immer als Narren betrachten." In einer ausführlichen Anamnese findet die Hautärztin weiterhin heraus, dass die Patientin seit etwa 2 Jahren arbeitslos ist. Sie lebt allein und hat keine häufigen sozialen Kontakte. Nachdem das Problem mit den „Tierchen" anfing, nahm die soziale Isolation der Patientin zu, aus Angst weitere Menschen anzustecken.

Psychiater abgelehnt

Es besteht der hochgradige Verdacht auf Dermatozoenwahn. Jeder Versuch der Hautärztin, die Patientin in einer psychiatrischen Ambulanz vorzustellen, scheitert und schließlich empfiehlt sie ihr eine lokale Basistherapie mit rückfettenden Salben. Einen Monat später kommt Frau Siegel wieder in die Sprechstunde, mit zusätzlichem Hautmaterial in einem Becher, und beklagt, dass die Therapie keinerlei Linderung erbracht habe. Nach telephonischer Rücksprache mit einem Psychiater verschreibt die Hautärztin Frau Siegel ein Neuroleptikum und führt die lokale Therapie fort. Zwei Monate später zeigt sich eine mäßige Besserung des Hautbefundes. Nach 2 Jahren besteht nun zum ersten Mal die Hoffnung, dass die „Tierchen" vielleicht besiegt werden können.

23 Psychodermatosen

23.1 Einteilung

Psychodermatosen lassen sich in 3 Gruppen einteilen:
1. Hautveränderungen als Folge von psychischen Störungen oder psychiatrischen Erkrankungen
Beispiele: Grunderkrankung ist eine psychische Störung (z. B. Angst- und Zwangsstörungen, Depressionen, Wahnvorstellungen).

– **Artifizielle Störungen:** selbst beigefügte Hautschädigungen, z. B. Artefakte (s. unten), Acne excoriee (übersteigerte Wahrnehmung von minimalen Akneeffloreszenzen führt zur ausgeprägten Manipulation, s. S. 267), Trichotillomanie (Ausreißen von Haaren, s. S. 249)
– **Wahnhafte Störungen:** z. B. Dermatozoenwahn (s. unten)
– **Somatoforme Störungen:** Symptome werden geschildert, ohne dass körperliche Ursachen vorliegen, z. B. Dysmorphie (s. S. 336), Hypochondrie (s. S. 336), psychogener Pruritus

2. Psychische Belastung als Folge von dermatologischen Erkrankungen (somatopsychische Störungen)
Beispiele: z. B. Akne, Psoriasis, Alopecia areata, Lichen ruber planus, Sklerodermie, maligne Hauttumoren (z. B. malignes Melanom), Epidermolysis bullosa, Kontaktekzeme, Vitiligo.
Diese Erkrankungen belasten den Patienten psychisch durch Entstellung bzw. Stigmatisierung, Schmerzen, soziale Ängste, Vermeidungsverhalten (Sozialphobie), Tumorangst. Eine zusätzliche psychotherapeutische Mitbetreuung kann zur Linderung des Leidens führen, die Lebensqualität der Patienten verbessern und nicht selten Suizidgedanken verhindern.

3. Hauterkrankungen, die durch psychische Faktoren (z. B. Stress) getriggert werden
Beispiele: atopische Dermatitis, Urtikaria, Psoriasis, Haarausfall, Herpes labialis und genitalis, seborrhoisches Ekzem.
Nicht selten führt eine psychotherapeutische Mitbetreuung dieser Patienten nicht nur zu einer beträchtlichen Erleichterung der Arbeit der Dermatologen und einer besseren Compliance der Patienten, sondern auch zur Linderung der Beschwerden und Beschleunigung des Abheilungsprozesses.
Die Häufigkeit psychischer Störungen liegt in der dermatologischen Praxis je nach Studie bei 25–30 %. Daher lässt sich die Zusammenarbeit der Dermatologen mit fachkundigen Spezialisten als unerlässlich betrachten. Die Mitberücksichtigung der psychischen Faktoren kann das Erzielen eines optimierten individuellen Therapieplans so wie auch das Vermeiden von Fehldiagnosen ermöglichen.

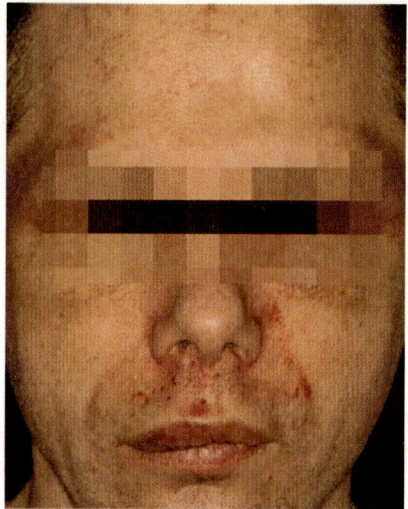

Abb. 23.1   Artefakte. Patient mit Lippen- und Stirnschwellung. Unter Mitwirkung der Frau wurden wiederholte stationäre Aufenthalte erzielt, welche dem Patienten eine vorübergehende Erholung vom Stress des Familienlebens ermöglichten.

23.2 Artefakte

Synonym: Dermatitis artefacta
Definition | Artefakte entstehen durch **Selbstschädigung**, z. B. durch Kratzen, Scheuern, Reiben, Anwendung von toxischen oder chemischen Substanzen oder verschiedenen Gegenständen. Häufiger im Kindsalter oder bei jungen Erwachsenen.
Klinik | Das klinische Spektrum ist sehr breit und reicht von Rötungen und Exkoriationen bis zu petechialen Blutungen und Verbrennungen (**Abb. 23.1**). Meistens finden sich Hautveränderungen an **leicht zugänglichen Hautarealen** und zeigen eine **bizarre Konfiguration**.
Diagnostik und Therapie | Artefakte sind eine Ausschlussdiagnose. Hilfreich für die Diagnosesicherung ist der **Therapieversuch mit dem Zinkleimverband** über mehrere Tage. Der Okklusionsverband verhindert die weitere Hautverletzung, so dass es nach einigen Tagen zu einer raschen Besserung kommt. Nach Diagnosesicherung ist eine psychiatrische Weiterbetreuung der Patienten erforderlich.

23.3 Dermatozoenwahn

Definition | Ausdruck einer monosymptomatischen Psychose, seltener Folge von hirnorganischen Störungen. Die Patienten sind überzeugt, von „Tierchen" befallen zu sein und versuchen diese durch Kratzen oder Manipulation mit verschiedenen Instrumenten zu entfernen. Häufig bei älteren Patienten.

23

Klinik | Multiple Exkoriationen am gesamten Integument. Zudem klagen die Patienten über Juckreiz und „Krabbeln", die als quälend empfunden werden.

Diagnostik | Ausschluss von Epizoonosen (s. S. 77).

Therapie | Symptomatische lokale Therapie zur Juckreizlinderung (z. B. mit Polidocanol) und psychiatrische Mitbetreuung des Patienten (wird meist abgelehnt).

23.4 Dysmorphophobie und Missempfindungen

Definition | Diverse **Störungen der Selbstwahrnehmung** des Patienten, die sich als eine lokalisierte Missempfindung oder als eine pathologische Interpretation von Hautstrukturen (Selbstbeobachtungsphänomene) äußern, die vom externen Betrachter als normal bewertet werden. Behaarte Kopfhaut, Gesicht und Genitalregion sind meist betroffen.

Klinik | Die Patienten erleben ihren Körper als entstellt oder glauben einen unangenehmen Körpergeruch zu haben, was zu einem hohen Leidensdruck führt. Zu den häufigsten angegebenen Symptomen gehören Schmerzen und Brennen der Mund- und genitalen Schleimhaut, Schmerzen der Haarwurzeln, Zahnfleischschmerzen, Rötung im Genitalbereich oder im Gesicht, Haarausfall (diffuses Effluvium).

Diagnostik und Therapie | Eine zugrunde liegende somatische Krankheit muss stets ausgeschlossen werden. Eine psychiatrische Vorstellung des Patienten wird oft abgelehnt, vom Dermatologen kann eine psychosomatische Mitbetreuung erzielt werden.

23.5 Hypochondrie

Eine Hypochondrie besteht in der übermäßigen Beschäftigung mit der **Angst oder Überzeugung, eine ernsthafte Erkrankung zu haben**, was auf einer Fehlinterpretation von körperlichen Symptomen oder Funktionen beruht und trotz angemessener medizinischer Abklärung und Rückversicherung durch den Arzt bestehen bleibt. Hypochondrische Patienten, die beim Dermatologen wiederholt professionelle Hilfe suchen, sind überzeugt, an potenziell bedrohlichen Hautkrankheiten wie Melanom, HIV- Infektion, Syphilis, Borreliose zu leiden. Der wiederholte paraklinische und klinische Ausschluss der Verdachtsdiagnose führt meistens nicht zur Beruhigung der Patienten, so dass eine psychotherapeutische Betreuung der Patienten erforderlich ist. Im neuen Klassifizierungssystem DSM-IV zählt die Hypochondrie zu den somatoformen Störungen.

23.6 Essstörungen

Anorexia nervosa und **Bulimia nervosa** sind die wichtigsten Vertreter dieser Gruppe von psychischen Erkrankungen, welche mit einer potenziell lebensbedrohlichen Fehlernährung einhergehen. Die Patienten fokussieren auf **Hautsymptomen** die als Folge der Fehlernährung entstehen, und lehnen häufig den Gedanken an eine Assoziation mit dem psychischen Problem ab. Häufige Folgen der Malnutrition sind Xerosis cutis, Wachsen vom Lanugohaar, telogenes Effluvium, Carotinoderma, seborrhoische Dermatitis, Intertrigo u. a.

Anhang

24 Sachverzeichnis

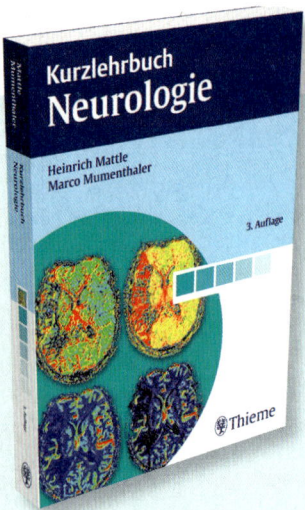
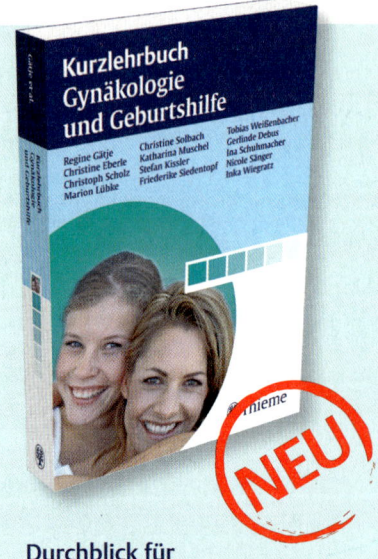
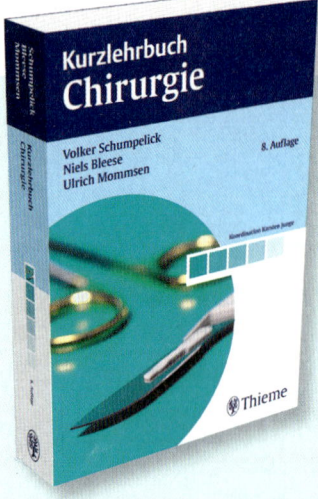
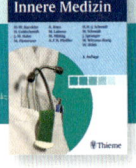 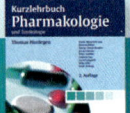 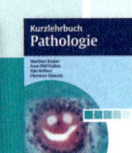 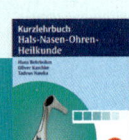 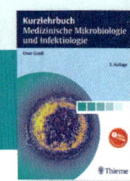
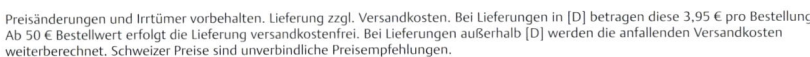
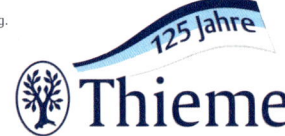